Tratamento tridimensional da escoliose

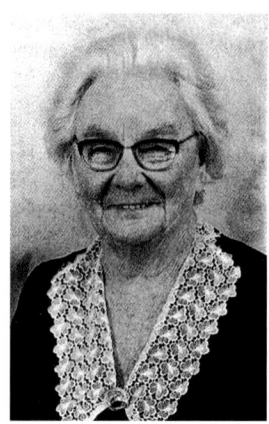

Em homenagem à minha mãe Katharina Schroth, nascida em 22 de fevereiro de 1894 e falecida em 19 de fevereiro de 1985, agraciada com a comenda de Ordem ao Mérito da República Federal da Alemanha (Bundesverdienstkreuz am Bande des Verdienstordens der Bundesrepublik Deutschland) pelo desenvolvimento e implementação do método Schroth.

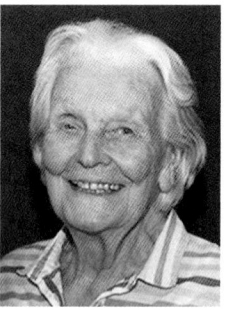

Obituário

Conhecer a Sra. Christa Lehnert-Schroth foi um enorme enriquecimento para todos. Para mim, foi uma grande honra trabalhar com ela. Ela sempre entendeu que o conceito de Schroth significava um tratamento diário durante vários meses, aplicado a escolioses grandes e pequenas.

Sua ampla visão das necessidades dos pacientes portadores de escoliose era inigualável e idealista. Ela sempre adaptava o tratamento aos pacientes e nunca às possibilidades oferecidas pelas operadoras de saúde.

Quaisquer outras opiniões podiam existir lado a lado, mas não era permitido violar o conceito Schroth. Christa Lehnert-Schroth faleceu no final de março de 2015 em idade avançada, mas de forma totalmente inesperada.

Até o final, ela trabalhou incansavelmente em novas melhorias para seu livro, as quais levamos em consideração nesta edição. As mudanças pontuais que foram feitas em seu conceito, especialmente em relação a nomenclatura, as quais ela não podia influenciar, eram-lhe particularmente importantes: "A classificação publicada em outros livros mais recentes foi alterada. No entanto, nossa nomenclatura e classificação é a original. Ela não está desatualizada nem incorreta. Outros 'desenvolvimentos adicionais' não têm nada a ver com o método Schroth."

Com a morte de Christa Lehnert-Schroth, a fisioterapia perdeu uma de suas grandes pioneiras. Ela influenciou significativamente a maneira de pensar e agir de muitos colegas e ajudou inúmeros pacientes a obter uma qualidade de vida significativamente melhor.

Dra. Petra Auner-Gröbl

Christa Lehnert-Schroth e Petra Auner-Gröbl

Tratamento tridimensional da escoliose

Método Schroth de ortopedia respiratória

Uma técnica fisioterapêutica para tratar os desvios da coluna vertebral

Edição brasileira a partir da nona edição original integralmente revisada e ampliada

Colaboração de: Sandra Käfer (Rohrbach am Kulm, Áustria)
Com prefácios de:
Dr. K. F. Schlegel, médico, professor e diretor da Orthopädische Universitätsklinik (GHS) (Essen)
San.-Rat Dr. Otto Hundt, médico especializado em Cirurgia
Dr. Karl Gross, médico especialista em Ortopedia (Bad Sobernheim)

Tradução
Renate Müller

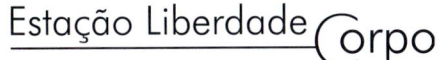
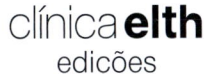

Título original: *Dreidimensionale Skoliosebehandlung. Atmungs-Orthopädie System Schroth* (Nona edição, 2021)

© Elsevier GmbH, Munique

© Editora Estação Liberdade, 2023, para esta tradução

Todos os direitos reservados.

A tradução em português desta nona edição de *Tratamento tridimensional da escoliose*, de Christa Lehnert-Schroth e Petra Auner-Gröbl, foi publicada mediante acordo com Elsevier GmbH, Urban & Fischer, Munique, Alemanha.

Urban & Fischer Verlag é um selo da Elsevier GmbH.

Edição brasileira

Preparação Melania Scoss | *Revisão* Rafaella de A. Vasconcellos | *Revisão técnica* Thais Alencar Bojadsen e Eleonora Freitas de Paula | *Editor assistente* Luis Campagnoli | *Supervisão editorial* Letícia Howes | *Edição de arte* Miguel Simon | *Editor* Angel Bojadsen

Edição original (alemã)

Planejamento Elisa Imbery | *Gestão do projeto e produção* Ines Mergenhagen | *Edição* Karin Beifuss

---

CIP-BRASIL. CATALOGAÇÃO NA PUBLICAÇÃO
SINDICATO NACIONAL DOS EDITORES DE LIVROS, RJ

L532t

Lehnert-Schroth, Christa, 1924-2015
  Tratamento tridimensional da escoliose : método Schroth de ortopedia respiratória / Christa Lehnert-Schroth, Petra Auner-Gröbl ; colaboração Sandra Käfer ; prefácio K. F. Schlegel ; Otto Hundt ; Karl Gross ; tradução Renate Müller. - 1. ed. - São Paulo : Estação Liberdade : Clínica Elth Edições, 2023.
  240 p. : il. ; 27 cm.

  Tradução de: Dreidimensionale skoliosebehandlung. Atmungs-orthopädie system Schroth
  Inclui bibliografia e índice
  ISBN 978-65-86068-68-9

  1. Escoliose - Tratamento. 2. Escoliose - Fisioterapia. 3. Coluna vertebral - Tratamento. I. Auner-Gröbl, Petra. II. Käfer, Sandra. III. Schlegel, K. F. IV. Hundt, Otto. V. Gross, Karl. VI. Müller, Renate. VII. Clínica Elth Edições. VIII. Título.

23-83139   CDD: 616.73
                  CDU: 616.711

Gabriela Faray Ferreira Lopes - Bibliotecária - CRB-7/6643
01/03/2023   03/03/2023

Aviso importante ao leitor

As descobertas da fisioterapia e da medicina estão sujeitas a constantes mudanças, decorrentes de pesquisa e experiências clínicas. As autoras envolvidas neste trabalho tomaram muito cuidado para garantir que as informações terapêuticas fornecidas (principalmente no que diz respeito à indicação, dosagem e efeitos indesejáveis) correspondam ao atual estado do conhecimento. No entanto, esse cuidado não isenta o leitor deste livro da obrigação de consultar outras fontes de informação já publicadas para verificar se as informações nelas fornecidas diferem das informações contidas nesta obra, assim permitindo ao leitor tomar suas próprias decisões terapêuticas, responsabilizando-se por elas.

A editora não se responsabiliza pela totalidade e seleção dos medicamentos listados nesta obra.

Nomes comerciais protegidos (marcas comerciais) via de regra são sinalizados (®). Contudo, a ausência de sinalização não significa automaticamente que se trata de um nome comercial não registrado.

Sobre os direitos autorais, em relação ao material de imagem usado, consulte a lista de ilustrações (p. 219). A obra, incluindo todas as suas partes, está protegida por direitos autorais. Qualquer uso fora dos limites da Lei de Direitos Autorais, sem o consentimento da editora, é proibido e passível de penalidade. Aplica-se em particular a reproduções, traduções, filmagem, armazenamento e processamento em sistemas eletrônicos.

Para não interferir na fluidez do texto, usamos a forma gramatical masculina quando nos referimos a pacientes e cargos. Obviamente, nesses casos sempre nos referimos a homens e mulheres.

ISBN original
Impresso 978-3-437-46462-1
E-book 978-3-437-06042-7

Nenhuma parte desta obra pode ser reproduzida, adaptada, multiplicada ou divulgada de nenhuma forma (em particular por meios de reprografia ou processos digitais) sem autorização expressa da editora, e sempre em conformidade com a legislação em vigor.

Esta publicação segue as normas do Acordo Ortográfico da Língua Portuguesa, Decreto nº 6.583, de 29 de setembro de 2008.

Editora Estação Liberdade Ltda.
Rua Dona Elisa, 116 | Barra Funda
01155-030 São Paulo – SP
Tel.: (11) 3660 3180
www.estacaoliberdade.com.br

Clínica Elth
Rua Prof. Artur Ramos, 241 | Jardim Paulistano | São Paulo – SP
Tel.: (11) 99219-9266
contato@clinicaelth.com.br
clinicaelth.com.br

Prefácio à segunda edição

O problema do tratamento da escoliose não foi solucionado com abordagens conservadoras ou cirúrgicas. Nem mesmo décadas de pesquisa e a elaboração de procedimentos cada vez mais complexos foram capazes de mudar essa realidade. A correção da deformidade e a manutenção dessa correção continuam sendo as metas mais importantes do tratamento. A quantidade de medidas pré-operatórias, operatórias e pós-operatórias certamente assegura o resultado final. Mas será que o enrijecimento de uma grande parte da coluna vertebral após a correção é o ideal? Será que temos a certeza de que o sucesso estético da correção cirúrgica aumenta a expectativa de vida para o paciente com uma escoliose cirurgicamente tratada, mesmo com uma coluna vertebral mais rígida do que apresentaria sem uma cirurgia? Sabemos disso quando vemos as expressões de alegria dos pacientes após um tratamento cirúrgico bem-sucedido. Entretanto, não foi comprovado que haja resultados positivos em relação à carga de trabalho e à resistência, o que se deve à falta de estudos longitudinais abrangentes. Em última análise, isso não é decidido apenas pelo estado físico almejado, mas principalmente pela motivação do paciente. No entanto, essa motivação às vezes pode ser questionada no momento em que um paciente retorna ao seu ambiente habitual após a cirurgia. Portanto, todas as sugestões de tratamento são bem-vindas desde que não tenham apenas um impacto positivo sobre o estado físico, mas também sobre o estado psicológico do paciente portador de escoliose.

Katharina Schroth, também portadora de um desvio da coluna, desenvolveu seu método especial de tratamento da escoliose e construiu um sistema verdadeiramente admirável, mas que, na Europa, não é praticado em nenhum outro país com essa intensidade e com tanto sucesso. Ela elaborou uma sequência de exercícios baseados na fixação da pelve como ponto inicial para a correção da escoliose até atingir uma posição final ativamente corrigida, partindo então para a realização de exercícios corretivos. A torção dos arcos costais e a formação de uma giba também são abordadas, o que leva secundariamente a uma melhora significativa da respiração; no entanto, trata-se primariamente de um método de tratamento funcional que ajuda os pacientes portadores de escoliose a manter sua postura.

Christa Lehnert-Schroth dá continuidade ao legado de sua mãe e, há vinte anos, dirige a Clínica Especial para o Tratamento Intensivo de Escolioses, em Sobernheim (município da Alemanha), transformando-o em um instituto internacionalmente reconhecido para o tratamento conservador da escoliose. A primeira edição de sua monografia sobre o tratamento tridimensional da escoliose foi publicada em 1973. Enquanto isso, esse sistema de tratamento continuou sendo aprimorado. Inicialmente nomeado "ortopedia respiratória" e direcionado à área paramédica, esse princípio há muito tempo foi reconhecido e recebeu críticas construtivas dos especialistas e conhecedores do tratamento da escoliose.

A fórmula "tratamento tridimensional" veio ao encontro da parte médico-mecânica do tratamento, com exercícios de Schroth, que, mais tarde e de modo semelhante, encontrou no tratamento de Cotrel, segundo o princípio de EDF (extensão-desrotação-flexão), um defensor reconhecido pela medicina convencional.

O que Katharina Schroth desenvolveu — desde o início de sua terapia de escoliose, com medidas ativas e correções com a ajuda de meios auxiliares simples para a sequência de exercícios individualizados —, Cotrel posteriormente também passou a usar de modo passivo na mesa de tração, com auxílio de faixas. Posteriormente, Cotrel também fixava no molde de gesso e usava a respiração através do colete gessado com janelas para auxiliar a respiração, a fim de eliminar a deformidade torácica.

Desde o início, o trabalho desenvolvido por Katharina Schroth recebeu apoio médico contínuo e, atualmente, pelos médicos Dr. O. Hundt e Dr. K. Gross. Em seu Prefácio à primeira edição, Dr. Hundt externou seu desejo de que "este livro cumpra seu objetivo, fornecendo aos pacientes exercícios e suporte à vida, e permitindo que os grupos especializados obtenham uma visão crítica de um sistema de tratamento comprovado". A nova edição foi revisada e refeita pela autora, também ampliada em conteúdo escrito e imagens. Alguns resultados do tratamento foram documentados não apenas fotograficamente, mas também radiologicamente.

O método Schroth certamente não é a pedra filosofal para o tratamento da escoliose. No entanto, podemos observar repetidamente que grande parte da correção consiste em uma melhora da postura e na compensação parcialmente ativa dos fatores secundários que tornam a escoliose pior do ponto de vista estético. Obviamente, o método tem suas limitações e muitas se devem, certamente, ao fato de que, nas curvas tratadas conservadoramente (aquelas até 50°), o esqueleto está em crescimento. No entanto, até mesmo a escoliose grave dos idosos reage positivamente a esse treinamento intensivo, principalmente devido à alta frequência do tratamento dos pacientes internados no Instituto Schroth. A experiência do tratamento em grupo nesta casa, aliada à familiarização com a aparência da própria escoliose, que primariamente não causa uma sensação de doença, transforma o paciente com desvios da coluna vertebral em um parceiro cooperante, o que se torna indispensável para qualquer tratamento médico conservador, bem como a exercícios de ginástica e ao usuário de ginástica com aparelhos, mas também para os procedimentos cirúrgicos necessários.

Nesse sentido, desejamos que a concepção genial de Katharina Schroth e o desenvolvimento intensivo e continuado desse método por mãe e filha — e, portanto, dessa monografia — continue sendo propagado, levando à disseminação do princípio do tratamento tridimensional da escoliose.

Essen, março de 1981
Dr. K. F. Schlegel
Professor e Diretor da Orthopädischen Universitätsklinik (GHS), Essen

Prefácio à segunda edição

Como podemos ver nesta nova edição, a apresentação do tratamento fisioterapêutico tridimensional dos danos posturais da coluna vertebral, segundo o método Schroth, foi amplamente aceita e aplicada, o que é surpreendente, uma vez que o método em si ainda não é ensinado em nossas escolas de fisioterapia. Independentemente disso, muitos médicos, e principalmente ortopedistas, já experimentaram o efeito muitas vezes surpreendente do método de tratamento em seus pacientes.

Para nós, que há anos trabalhamos no Instituto Schroth, foi muitas vezes emocionante ver como pacientes jovens, deprimidos e inibidos em virtude de sua postura anormal, se transformam e retornam para um novo exame após algumas semanas com um semblante alegre e confiante. A certeza e a sensação de que podem influenciar o desenvolvimento de uma boa postura por meio de seu esforço e boa vontade lhes devolve a esperança, influenciando positivamente o indivíduo como um todo.

Trata-se de um método de tratamento desenvolvido empiricamente. Decerto, algumas questões ainda não foram comprovadas cientificamente. Para nós, é muito difícil documentar o sucesso por meio de uma imagem radiológica, pois raramente temos tais imagens feitas antes e após o tratamento.

O sucesso dessa medida fisioterapêutica depende da duração e intensidade da prática diária em casa (um risco não controlado que muitas vezes é atribuído ao método).

Estamos cientes de que ainda nos faltam fatos científicos que possam sustentar o empirismo. Somos gratos por toda ajuda e conselhos, mas especialmente por imagens radiológicas de controle utilizáveis e comparáveis.

O método Schroth certamente seguirá o seu caminho. A melhor prova disso foi a necessidade desta nova edição, ampliada principalmente com exercícios que utilizam elásticos e outros acessórios, indicados para a curva lombossacral da coluna vertebral.

Este livro pretende ser um guia e uma ferramenta auxiliar para médicos, mas especialmente para fisioterapeutas e pacientes. Portanto, o conceito básico permaneceu inalterado. Continuaremos trabalhando com o método Schroth sob supervisão médica.

Bad Sobernheim, primavera de 1981
San.-Rat Dr. Otto Hundt, médico cirurgião
Dr. Karl Gross, médico ortopedista

Prefácio à oitava edição

Este livro aborda o tratamento funcional da escoliose desenvolvido por minha mãe, Katharina Schroth, no final de 1910. Seu método difere significativamente dos tratamentos fisioterapêuticos anteriores por apresentar uma estrutura de correção completamente inovadora da coluna vertebral. Duas ideias básicas ainda caracterizam o princípio:
- Inicialmente, a correção da inclinação e torção da coluna vertebral durante os exercícios é combinada com uma **técnica respiratória** especial, na qual as costelas servem como alavancas.
- Em segundo lugar, ocorre uma ativação dos músculos que se encontram inativos em sua concavidade.

Em 2011, o método Schroth comemorou seu nonagésimo aniversário. É um método extremamente bem pensado e fundamentado com precisão, representando o método original bem-sucedido no tratamento da escoliose.

O que torna o conceito do método Schroth tão especial é o fato de que não perdeu sua profundidade ao longo de várias décadas e está atualizado segundo sua forma original. Foram necessárias várias décadas até que os chamados "exercícios suecos para curvatura" desaparecessem. O método de Klapp também não existe mais.

Nesses mais de noventa anos em que é utilizado o método Schroth, muitos milhares de pacientes satisfeitos passaram por nossas mãos — até 1955, em Meissen (na Alemanha Oriental), e posteriormente na Alemanha Ocidental. A partir de 1961, construí o spa em Sobernheim, juntamente com minha mãe Katharina Schroth. O spa logo se transformou em uma Clínica Katharina Schroth. Em 1995, nossa clínica passou a integrar a Rede Asklepios, que construiu uma maravilhosa Clínica Asklepios Katharina Schroth na região de Bad Sobernheim. Nela, o método Schroth continua sendo testado e comprovado.

Durante esse longo período, um grande número de terapeutas em todo o mundo foi treinado com o método Schroth. Portanto, podemos recomendar um terapeuta local para praticamente todos os pacientes que necessitam ajuda.

A primeira edição deste livro foi publicada em 1972 e, desde então, serviu de base para o método Schroth. Como a terapia passou por várias ampliações ao longo das décadas, cada nova edição do livro foi ampliada e atualizada de acordo.

Na década de 1970, recebemos alguns pacientes com alinhamento diferente do que estávamos acostumados: até então, os pacientes apresentavam praticamente sempre a mesma forma devido à ginástica baseada nos exercícios suecos, comuns naquela época — o quadril do lado côncavo projetado lateralmente. No entanto, com esses novos pacientes, era o quadril do lado da convexidade que se apresentava projetado para o lado, de modo que os exercícios realizados até então não pareciam mais fazer sentido. Como eu, infelizmente, já não podia mais rever os conceitos com minha mãe, a única solução foi seguir o princípio Schroth e tratar a escoliose de baixo para cima — com o objetivo de criar a imagem oposta do estado que encontramos atualmente. Então, passei a alinhar o quadril que estava deslocado para fora, rodando para cima e para a frente a gibosidade lombar geralmente existente no lado oposto, com auxílio da respiração. Essa técnica funcionou e passamos a praticar também em frente ao espelho durante a marcha.

Quando um médico, que acompanhava sua paciente, trouxe consigo uma imagem radiográfica completa da coluna, com a medida do ângulo de Cobb, repentinamente ficou claro para mim que o quadril saliente também traciona a porção inferior da coluna para o lado, criando assim uma nova curva lombossacral da coluna vertebral. Durante uma visita do Prof. Schlegel, mostrei-lhe como estávamos tentando corrigi-la. Ele ficou muito impressionado e sugeriu uma apresentação no Congresso dos Médicos em 1981, em Villach. Foi o que fiz. Além disso, descrevi o tópico na *Zeitschrift für Allgemeinmedizin*, sob o título "Escoliose de quatro curvas", inserindo-o também na segunda edição deste livro.

Também consultei os terapeutas de nossa clínica se eles tinham outras ideias sobre a curva lombossacral ou a escoliose de quatro curvas. Naquela época, Joachim Karch se manifestou e informou que gostaria de cuidar desses temas. A partir de então, Karch passou a estudar os livros de anatomia e fisiologia da nossa biblioteca e começou a aplicar seus conhecimentos em um grande número de pacientes, medindo e fotografando-os, sempre na tentativa de descobrir uma maneira para determinar o deslocamento e a rotação pélvica, e como poderiam ser revertidos. Karch também encontrou determinados sintomas nos pés e nas pernas. Descreveu seus achados e me deixou muito feliz. Logo integrei suas explicações à quarta edição do livro.

Este livro passou a ser acessível internacionalmente em sua sétima edição, que já foi traduzida para vários idiomas.

A pedido da editora, a oitava edição do meu livro deveria ser substancialmente reestruturada e imagens coloridas e mais modernas também deveriam ser incluídas. Conheci minha colega Petra Gröbl, de Graz, por acaso. Petra já havia concluído um curso de formação de terapeutas na Clínica Katharina Schroth e havia trabalhado com afinco baseada em meu livro, de modo que já foi capaz de apresentar sucessos nos tratamentos. Ela ficou tão fascinada com o método Schroth, que desenvolveu sua tese de doutorado com o tema escoliose. Assim sendo, Petra aceitou assumir uma revisão completa do meu livro. Durante um longo processo de trabalho conjunto e em contato constante por e-mail, projetamos e rejeitamos temas antigos e novos, até que finalmente o manuscrito ficou pronto para ser entregue à editora.

Para a oitava edição, agora totalmente revisada, o livro original foi completamente alterado: os textos antigos foram revisados significativamente; novos capítulos foram criados; capítulos atuais e com base em evidências, principalmente para os temas de etiologia; e classificações, bem como a integração de posturas corrigidas à vida cotidiana. Além disso, as diferentes descrições e a nomenclatura foram padronizadas, e os conteúdos do roteiro do curso da Clínica Asklepios foram integrados — bem como uma referência às oportunidades de treinamento em Bad Sobernheim (➤ ver Capítulo 12). Essa revisão permitiu a criação de uma estrutura uniforme e padronizada, facilitando a compreensão do leitor.

Das mais de 650 ilustrações da edição anterior, restaram as 160 mais importantes e, em nossa opinião, indispensáveis. Essas fotos "antigas" mostram, entre outras coisas, evoluções de tratamentos de escolioses graves e gravíssimas que, felizmente, já não são mais observadas. No entanto, o sucesso terapêutico pode ser representado de modo muito impressionante. Grande parte das ilustrações antigas foi substituída por fotos atuais, que correspondem melhor aos hábitos de visualização dos leitores de hoje, tornando esta edição mais atraente e moderna.

As novas fotos foram obtidas em um processo complexo nas dependências do FH Joanneum, em Graz. As sequências de movimento e tratamento foram inicialmente filmadas, para a extração posterior das imagens estáticas mais significativas, possibilitando sua edição para o livro. Os trabalhos de filmagem foram feitos com a cooperação estreita e confiável de uma equipe dedicada — pacientes/modelos fotográficos, cinegrafistas e terapeutas —, que se caracterizou por sua concentração extrema e trabalho eficaz, bem como pelo bom humor e prazer pelo trabalho.

Como nenhuma escoliose é igual à outra, este livro descreve várias formas de escoliose, para que cada terapeuta seja capaz de aplicar os exercícios apropriados para seus pacientes específicos. Certamente, a apresentação escrita traz consigo dificuldades, pois assuntos complicados precisam ser representados no papel, necessitando antes serem resumidos e simplificados durante o tratamento.

O objetivo deste livro é combinar fatos históricos e a atualidade, com princípios e padrões atuais, bem como descrever fundamentalmente o método Schroth. Dessa maneira, oferece conhecimento especializado como a orientação dos terapeutas, o que torna o método Schroth conhecido mundialmente como a melhor terapia conservadora da escoliose atualmente disponível.

Desejo que este livro continue sendo divulgado mundialmente — para o benefício de todos os pacientes que buscam um tratamento conservador ideal.

Bad Sobernheim, outono de 2013
Christa Lehnert-Schroth, fisioterapeuta

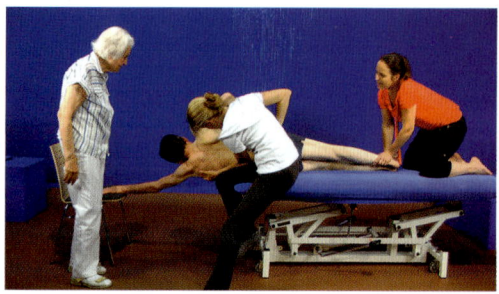

Making-of das fotos: um trabalho intensivo em conjunto leva a fotos significativas.

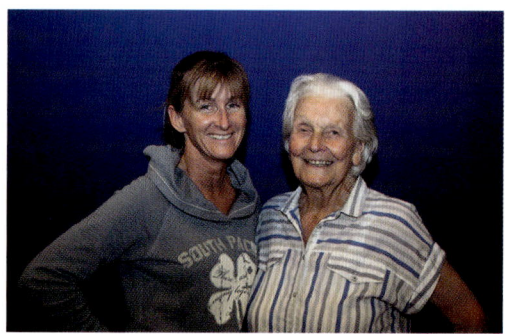

O bom humor das autoras durante uma pausa do trabalho.

As informações mais importantes para a inscrição em um curso de formação:

Endereço da clínica:
Asklepios Katharina-Schroth-Klinik
Korczakstr. 2
D-55566 Bad Sobernheim
Alemanha
<www.skoliose.com>

Inscrição para cursos de treinamento avançado:
e.mahler@asklepios.com

Prefácio à nona edição

Prezados leitores!

Quanto mais me ocupo com a escoliose na qualidade de fisioterapeuta ativa e professora, mais diferenciado se torna meu olhar no que diz respeito a esse quadro clínico e cada vez mais aumenta meu entusiasmo pelo conceito Schroth.

Schroth é um método de tratamento que completou recentemente seu centésimo aniversário, permanecendo sempre válido.

Assim, tomei a liberdade de atualizar e complementar a nomenclatura exposta no Capítulo 3 e tentar uma comparação com as denominações de outros conceitos. Enquanto o fazia, muitas vezes pensei na Sra. Lehnert-Schroth, que desta vez infelizmente não está ao meu lado ajudando com seus imensos conhecimentos durante a revisão… mas certamente seria de seu interesse que as reflexões e explanações sobre o tratamento tridimensional da escoliose fossem publicados em grande parte de forma integral seguindo sua formulação original também na nona edição.

Estou convencida de que a adesão dos pacientes é a chave para um resultado satisfatório do tratamento.

Que este livro seja útil para todos os interessados em apresentar padrões comportamentais que favoreçam a melhora da escoliose, promover e entender exercícios terapêuticos eficazes, bem como em colocar em prática sugestões funcionais para a vida cotidiana a longo prazo.

Graz, em novembro de 2020
Dra. Petra Auner-Gröbl

Agradecimentos

Estou muito feliz e grata por ter conhecido a Dra. Petra Gröbl, que aceitou a tarefa hercúlea de reestruturar meu livro. Além da reestruturação e edição dos textos, que envolveram muito trabalho, a Dra. Gröbl introduziu a parte científica sobre escoliose, e também organizou os modelos fotográficos, os operadores de câmera e o local das filmagens, aperfeiçoando o livro e tornando-o mais atraente para os leitores de hoje. Tudo isso envolveu uma enorme quantidade de tempo e muita "reflexão"; portanto, quero expressar aqui meus agradecimentos especiais a ela.

É maravilhoso o fato de meu filho, o ortopedista Dr. H-R Weiss, ter passado a tratar com eficácia pacientes de escoliose que ainda não chegaram à puberdade. Ao desenvolver e refinar continuadamente uma terapia com colete, com base no método Schroth, meu filho ajudou a manter vivo o método até a terceira geração. Foi possível incluir neste livro algumas de suas fotos sobre essa terapia, bem como suas diretrizes ortopédicas, pelas quais lhe agradeço particularmente.

Gostaria de mencionar mais uma vez Joachim Karch, que trabalhou intensivamente com as explicações relacionadas à curva lombossacral da coluna vertebral. Meus agradecimentos a ele por poder integrar neste livro suas descobertas adicionais sobre o tratamento desse fenômeno.

Também gostaria de agradecer aos modelos fotográficos por terem se disponibilizado para as fotos, bem como a toda a equipe de fotógrafos pelo excelente trabalho realizado. Para a minha alegria, fomos autorizados a filmar nos quartos do FH Joanneum, em Graz. Fiquei surpresa quando vi que os quartos haviam sido preparados, escurecidos e adaptados para a filmagem. Também agradeço aos ajudantes por esse trabalho preparatório.

O trabalho de muitos editores e redatores de nossos textos também deve ser mencionado. Gostaria de agradecer à Sandra Käfer pelo primeiro processamento do texto e revisão crítica. Gostaria de agradecer especialmente à equipe editorial: Rainer Simader e Ines Mergenhagen, a qual certamente irritei com a constante solicitação de novos desejos e que, com paciência e alterações pontuais no manuscrito, acompanhou o processo de criação desta edição.

Gostaria de agradecer à redatora Karin Beifuss pelos "retoques finais", que no nosso caso foram muito trabalhosos.

Todas as pessoas mencionadas participaram de modo fundamental da criação deste livro e tenho certeza de que esta edição também será um grande sucesso.

Bad Sobernheim, outono de 2013
Christa Lehnert-Schroth, fisioterapeuta

Instruções ao leitor

Para a melhor compreensão do texto, este livro contém um grande número de ilustrações, sequências e resultados de exercícios. Em algumas ilustrações, foram inseridas setas gráficas coloridas para destacar componentes isolados do exercício. A seguir, uma explicação das setas, usando-se uma imagem como exemplo:

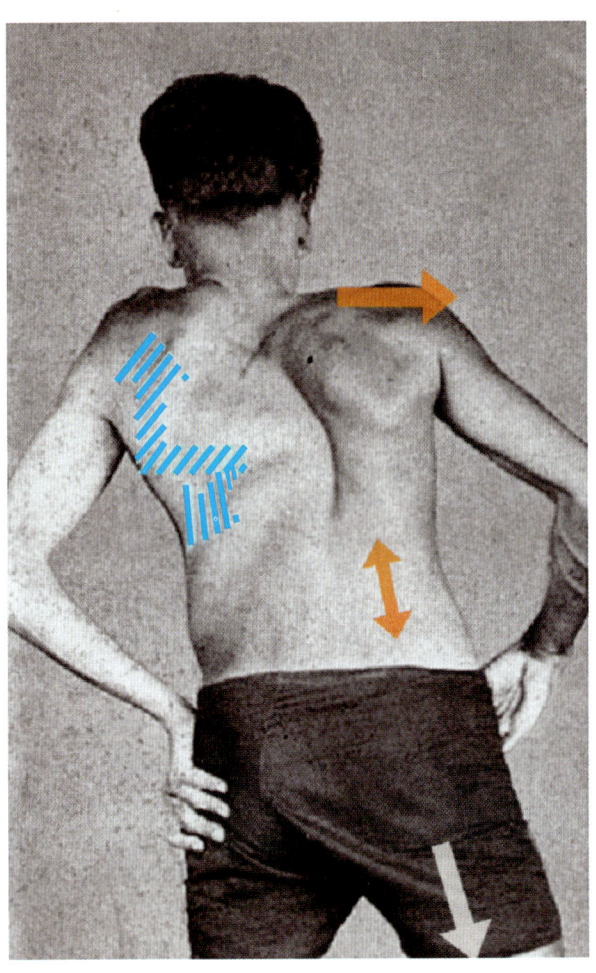

Seta azul chanfrada	Respiração rotacional
Seta laranja unilateral	Contração muscular, recrutamento da musculatura no sentido de uma tensão isométrica
Seta laranja dupla	Tensão muscular no sentido de uma estabilização, em posição de partida alongada e corrigida
Seta branca	Seta direcional com movimento corrigido ou aumento da correção

As autoras

Christa Lehnert-Schroth nasceu em Meissen, em 1924. Trabalhou como fisioterapeuta de pacientes com escoliose durante cerca de cinquenta anos, utilizando o sistema de ortopedia respiratória desenvolvido por sua mãe com grande sucesso. De 1961 a 1995, Christa Lehnert-Schroth — sempre ladeada de médicos — chefiou a Clínica Katharina Schroth, em Bad Sobernheim.

Durante numerosas palestras, artigos, cursos e filmes para fisioterapeutas e médicos, bem como registros de exercícios gravados para treinamento domiciliar dos pacientes, Christa apresentava o tratamento tridimensional da escoliose segundo Schroth, de modo a beneficiar muitos pacientes agradecidos, sempre valorizando o legado de sua mãe.

Faleceu em 22 de março de 2015.

Ms. Dra. Petra Gröbl nasceu em Graz, Áustria, em 1968. Estudou ciências desportivas na Universidade Karl Franzens, em Graz, de 1986 a 1991, formando-se depois em fisioterapia. Desde 2002, Petra Gröbl trabalha intensivamente com biomecânica da coluna vertebral e as causas funcionais da escoliose.

Gröbl considera o conceito Schroth a base da ação fisioterapêutica em pacientes escolióticos de qualquer idade, e ensina esse conceito, combinado com o conhecimento baseado em evidências, na Universidade Joanneum, em Graz. Obviamente, ela também trata seus pacientes escolióticos de acordo com esse método. Gröbl encara como um desafio especial o desenvolvimento da compreensão e conscientização do corpo em adolescentes, o que deu origem à sua tese de doutorado, intitulada "Abordagem terapêutica apoiada por jogos de computador para o tratamento fisioterapêutico e desportivo da escoliose". Em 2012, Gröbl recebeu seu título de doutora em ciências naturais. Ela considera que uma compreensão sólida da biomecânica é essencial para o sucesso do tratamento, bem como exercícios corretos, além de habilidades pedagógicas para garantir a adesão dos pacientes. Para ela, o importante é transmitir esse entendimento. Segundo Petra Gröbl, foi uma honra ter contribuído à oitava edição deste livro.

Sumário

| A | Retrospectiva | 1 |

| 1 | Desenvolvimento do método Schroth de ortopedia respiratória | 3 |

| B | Escoliose | 7 |

2	Conhecimentos básicos da escoliose	9
2.1	Definição	9
2.2	Causas da escoliose	9
2.2.1	Causas dos desvios da coluna vertebral	10
2.2.2	O papel das fáscias	11
2.3	Classificações ortopédicas	13
2.3.1	Métodos de medição convencionais	13
2.3.2	Métodos modernos de medição	14
2.4	Classificação do sistema musculoesquelético com alterações escolióticas	16
2.4.1	De acordo com a severidade da curva	16
2.4.2	De acordo com a idade	16
2.5	Escolha do método terapêutico	16
2.5.1	Colete	16
2.5.2	Fatores a serem observados na fisioterapia	16
2.5.3	Intensidade da terapia	20
2.5.4	Mobilizações e manipulações da coluna vertebral	20
2.6	Dores	22
2.7	Conceito de reabilitação das deformidades da coluna vertebral	23
2.7.1	Objetivo da reabilitação	23
2.7.2	Evidência e avaliação	24

3	Avaliação da escoliose segundo Schroth	25
3.1	Planos e eixos corporais	25
3.2	Divisão do tronco, incluindo ombros e coluna cervical	25
3.2.1	Alterações da estática corporal no plano sagital	27
3.2.2	Efeitos da posição da pelve no padrão postural do tronco	30
3.3	Desvios de postura: 3C, 3CP, 4C, 4CP	31
3.3.1	Nomenclatura Schroth	31
3.3.2	Padrões da escoliose	33
3.3.3	Distúrbios sagitais da coluna vertebral	34
3.3.4	Desvios posturais no plano sagital	36
3.3.5	Desvios posturais no plano frontal	37
3.4	Capacidade de rotação da coluna escoliótica	38
3.5	Classificações mais utilizadas para avaliar a escoliose	39
3.5.1	Classificação segundo King (a partir de 1983)	39
3.5.2	Classificação segundo Lenke (a partir de 2001)	39
3.5.3	Classificação segundo Rigo	40
3.5.4	Classificação segundo Schroth	40
3.5.5	Comparação de diferentes classificações de escoliose	41

4	Alterações fisiopatológicas condicionadas pela escoliose	43
4.1	Respiração	43
4.1.1	Considerações básicas	43
4.1.2	Padrão respiratório escoliótico	45
4.1.3	Respiração angular rotacional	46
4.2	Redução da capacidade cardiopulmonar	47
4.3	Musculatura que atua sobre a escoliose	49
4.3.1	Musculatura abdominal	49
4.3.2	Músculo quadrado lombar e musculatura postural profunda	49
4.3.3	Músculo iliopsoas	50
4.3.4	Músculo eretor da espinha: extensor das costas	51
4.3.5	Musculatura intrínseca	53
4.3.6	Músculo grande dorsal	53
4.3.7	Músculos escalenos	53
4.3.8	Musculatura torácica	53
4.3.9	Consequências estáticas para o tórax	54

| C | Tratamento segundo Schroth | 55 |

5	Tratamento tridimensional segundo Schroth	57
5.1	Ortopedia respiratória segundo Schroth	57
5.1.1	Informações gerais	57
5.1.2	Exercícios de ventilação	57
5.1.3	Treinamento da motricidade voluntária e correção dos movimentos respiratórios	58
5.1.4	Fundamentos do tratamento da escoliose segundo Schroth	61
5.1.5	Considerações gerais para a execução de exercícios exemplificados em uma escoliose torácica direita	62
5.2	Achados, objetivos e planejamento terapêutico	64
5.2.1	Achados da escoliose	64
5.2.2	Relatório de achados	65
5.3	Escoliose de três curvas: correção dos desvios na teoria e na prática	65
5.3.1	Divisão conceitual em três "blocos"	65
5.3.2	O princípio das correções pélvicas para a escoliose de três curvas	66

5.3.3	Respiração angular rotacional desejada com a contrarrotação das porções desrotadas do tronco	69		9.3.2	Exercícios de pêndulo	116
5.4	Escoliose de quatro curvas: considerações teóricas	72		9.3.3	"Pedalar"	116
5.4.1	Escoliose com uma curva lombossacral	74		9.3.4	Circular diagonalmente o tronco no espaldar	116
5.4.2	Princípios corretivos para a escoliose de quatro curvas	76		9.3.5	Outros exercícios no espaldar	117
				9.4	Exercícios modeladores	120
6	**Controle de exercícios: considerações críticas sobre as fotografias de controle**	**77**		9.4.1	"Grande arco"	120
				9.4.2	"Tração diagonal"	120
6.1	O que podemos aprender a partir das fotografias de controle	77		9.4.3	"Elevação do corpo"	121
6.1.1	Estado atual	78		9.4.4	Exercício para cervical na posição do alfaiate	121
6.1.2	Estado-alvo	78		9.4.5	Flexão a partir da posição supina	122
6.2	Desenvolvimento dos exercícios	79		9.4.6	Sentado em três apoios	122
				9.4.7	Flutuação lateral sobre a maca com auxílio	123
7	**Exercícios ineficientes ou posturas cotidianas**	**81**		9.4.8	Pronado de joelhos e as manobras auxiliares do terapeuta	123
7.1	Movimentos contraindicados	81		9.4.9	Crescimento axial na posição do alfaiate entre dois bastões	124
7.1.1	Flexões da coluna vertebral torácica	81		9.5	Exercícios de alongamento	125
7.1.2	Exercícios de reversão da curva	82		9.5.1	Treinamento da posição sentada sobre o cóccix e sobre os ísquios, com ajuda de dois bastões na posição do alfaiate	125
7.1.3	Movimentos do tronco	83				
7.2	Recomendações de correção	86		9.5.2	Elevação da pelve em decúbito lateral	125
7.3	Informações práticas	88		9.5.3	Exercícios isométricos de resistência com faixa e cinto	126
8	**Posições iniciais e posicionamento**	**89**		9.5.4	Exercício isométrico de resistência na posição supina com faixa e cinto	127
8.1	Materiais de posicionamento e meios auxiliares	89				
8.2	Posicionamento do paciente	90		9.5.5	Exercício isométrico de resistência em decúbito lateral com faixa e cinto	128
8.2.1	Decúbito dorsal sem travesseiro	90				
8.2.2	Decúbito ventral	92		9.5.6	Da posição de quatro apoios para a posição de deslizamento profundo	129
8.2.3	Decúbito lateral	93				
8.3	Outras posições iniciais	95		9.6	Exercícios para a cervical	129
8.3.1	Posição sentada	95		9.6.1	Perceber a postura errada e a correta da cabeça	130
8.3.2	Posição de quatro apoios	97		9.6.2	Inclinação da cabeça para o lado	130
8.3.3	Posição de deslizamento profundo	97		9.6.3	Inclinação oblíqua da cabeça	130
8.3.4	Posição de joelhos	97		9.6.4	A flexão lateral da cabeça: "exercício do leque"	131
8.3.5	Posição em pé	97		9.7	Exercícios com faixas elásticas	131
				9.7.1	Generalidades	131
9	**Estratégias de exercícios e sugestões de exercícios segundo áreas funcionais**	**99**		9.7.2	Exercício das "alças do metrô"	132
				9.8	Exercícios para corrigir a curva lombossacral e a deformidade pélvica	132
9.1	Introdução à estratégia de exercícios segundo Schroth	99				
				9.9	Pés e pernas: exercícios para uma base estável	138
9.2	Exercícios básicos	102		9.10	Resumo da estrutura corretiva segundo Schroth	139
9.2.1	Cilindro muscular	102		9.10.1	Escolioses de três curvas (3C, 3CP)	139
9.2.2	Sentado em três apoios	108		9.10.2	Escoliose de quatro curvas (4C, 4CP)	140
9.2.3	Posição de quatro apoios	109				
9.2.4	Crescimento axial	109		**10**	**Exemplos de casos**	**143**
9.2.5	Deslizamento profundo	111		10.1	Evoluções do tratamento	143
9.2.6	Costelas flutuantes ou "livres"	112		10.1.1	A "ilha"	143
9.2.7	Músculos abdominais	112		10.1.2	Paciente de 29 anos portadora de escoliose idiopática	144
9.2.8	Músculo quadrado lombar e a musculatura de sustentação mais profunda	113		10.1.3	Adolescente de treze anos portadora de doença de Scheuermann	145
9.3	Exercícios no espaldar	115		10.1.4	Adolescente de catorze anos portadora de escoliose idiopática	146
9.3.1	Cruz de Santo André	115				

10.1.5	Paciente de dezessete anos portador de doença de Scheuermann	147	10.2.18	Caso R: Escolioses atípicas	172
10.1.6	Menina de dez anos com escoliose torácica à esquerda em estágio inicial	147	10.2.19	Caso S: Correção da estática corporal	174
			10.2.20	Caso T: Cifose sentada	176
10.1.7	Adolescente de dezesseis anos portadora de escoliose convexa à direita	148	10.2.21	Caso U: Espondilolistese	176
			10.2.22	Caso V: Inversão da curva torácica	178
10.1.8	Menina de nove anos com escoliose convexa à esquerda	149	10.2.23	Caso W: Deslizamento rotacional vertebral	178
			10.2.24	Caso X: Escoliose toracolombar	178
10.1.9	Escoliose torácica à direita	150	10.2.25	Caso Y: Duas curvas na coluna lombar	181
10.1.10	Jovem de dezenove anos portadora de escoliose torácica direita	150	10.2.26	Caso Z: Escoliose de múltiplas curvas	181
			10.3	**Postura da cabeça**	181
10.1.11	Adolescente de dezesseis anos portadora de escoliose toracolombar	151	**10.4**	**Relatos de pacientes**	181
			10.4.1	Trecho de carta de uma paciente de 43 anos	181
10.1.12	Adolescente de catorze anos portadora de escoliose torácica à direita	151	10.4.2	Relato de uma paciente de 65 anos	182
			10.4.3	Evolução do tratamento ao longo de dez anos	183
10.1.13	Menina de dez anos com colete de Milwaukee	152	10.4.4	Relato de um paciente de 81 anos	184
10.1.14	Escoliose torácica direita	152	10.4.5	Relato de uma paciente de 84 anos	185
10.1.15	Adolescente de treze anos portadora de escoliose torácica direita	153	10.4.6	Relato de uma paciente de 32 anos	185
10.1.16	Menina de dez anos com escoliose após poliomielite	154	**D**	**Documentação e avaliação**	**187**
10.1.17	Adolescente de dezesseis anos portadora de escoliose idiopática	154	**11**	**Documentação da evolução e resultados do tratamento**	189
10.1.18	Adolescente de quinze anos portadora de curva lombossacral	154	11.1	Controles fotográficos e radiológicos	189
10.2	**Casos problemáticos de A a Z**	155	11.2	Controle eletromiográfico do músculo-alvo com eletrodos de superfície (EMG)	196
10.2.1	Caso A: Cirurgia da coluna lombar devido a deslizamento rotacional	155	11.3	Escoliômetro	197
10.2.2	Caso B: Resultado insatisfatório de um tratamento fisioterápico e reparação pelo método Schroth	157	11.4	Testes de função pulmonar	197
			11.4.1	Alterações da capacidade vital	198
10.2.3	Caso C: Radiografias com inclinação lateral para explicar o efeito da flexão lateral da porção superior do tronco contra a pelve	158	11.4.2	Mudanças na expansão torácica	199
			11.4.3	Alterações no tempo de expiração e largura do tórax no plano transversal	200
10.2.4	Caso D: Escoliose congênita de causa estática	159	11.5	Determinação das medidas de pulso	200
10.2.5	Caso E: Após correção gessada	160	**E**	**Tratamento para escoliose e mais**	**203**
10.2.6	Caso F: Deslocamento da coluna lombar decorrente do endireitamento torácico	161			
10.2.7	Caso G: Escoliose pré-adolescente instável	162	**12**	**Tratamento na Clínica Katharina Schroth, em Bad Sobernheim**	205
10.2.8	Caso H: Cifoescoliose rígida com doença de Scheuermann associada	163	12.1	Informações gerais sobre o processo de tratamento	205
10.2.9	Caso I: Reflexões sobre a validade dos controles radiológicos durante o tratamento com exercícios de Schroth	163	12.2	Indicações e contraindicações	205
			13	**Rotina ortopédica diária**	207
			13.1	Movimentos ortopédicos cotidianos	207
10.2.10	Caso J: Endireitamento da coluna às custas da curva lombossacral	166	13.2	Incorporação da postura corrigida no dia a dia	209
10.2.11	Caso K: Rotação acompanhada de flexão lateral do tronco	167		REFERÊNCIAS BIBLIOGRÁFICAS	215
10.2.12	Caso L: A puberdade	168		CRÉDITOS FOTOGRÁFICOS	219
10.2.13	Caso M: Correção de esterno deslocado	168			
10.2.14	Caso N: Correção da cintura escapular	169		ÍNDICE	220
10.2.15	Caso O: Correção da gibosidade anterior das costelas	169			
10.2.16	Caso P: Retificação da coluna	169			
10.2.17	Caso Q: Compensação do encurtamento	170			

A Retrospectiva

1 Desenvolvimento do método Schroth de ortopedia respiratória 3

CAPÍTULO 1
Desenvolvimento do método Schroth de ortopedia respiratória

Katharina Schroth, nascida em 22 de fevereiro de 1894, descobriu que tinha escoliose durante a juventude. Como muitos pacientes escolióticos, ela também sofreu psicologicamente com a deformidade de seu corpo, principalmente porque era obrigada a usar um colete. No entanto, esse aparelho de suporte ortopédico também não levou ao sucesso desejado, pois inibia sua atividade física. Katharina Schroth, por sua vez, desejava apenas ter uma postura ereta e viver sem o colete. Uma bola de borracha amassada, que voltava ao normal quando apertada, deu-lhe uma ideia e solidificou sua decisão de mudar sua deformidade física segundo esse princípio.

Na escoliose, esse amassado na bola de borracha corresponde ao lado côncavo. Essa percepção a levou a encher o espaço côncavo de seu corpo com ar, respirando profundamente. A imaginação criativa, o pensamento metódico e o trabalho persistente rapidamente levaram ao sucesso.

Por meio de espelhos, entre os quais se exercitava, ela podia acompanhar visualmente o que acontecia com seu corpo: sua curvatura principal situava-se no meio do tronco, à direita. Durante a respiração direcionada, a curvatura se achatava para o lado esquerdo. **Então, ela percebeu que, na verdade, não existia uma corcunda e sim apenas costelas torcidas.** E estas podiam voltar à posição normal. A escoliose perdeu seu caráter de destino pessoal e passou a ser uma deformidade que podia ser combatida e até mesmo curada pelos meios adequados.

Uma descoberta seguia a outra. Por exemplo, na região anterior do arcabouço torácico, exatamente em frente à gibosidade posterior, existia um achatamento. Por meio da respiração apenas, Katharina conseguia reverter esse achatamento do tórax. Ao mesmo tempo, notou que a gibosidade na região posterior direita também ficava plana. Portanto, ao corrigir a região anterior, a região posterior também se corrigia. Sua região torácica anterior ainda apresentava um abaulamento das costelas à esquerda. Ela não conseguia empurrá-lo para dentro. No entanto, a gibosidade se achatava quando a respiração enchia o afundamento do lado esquerdo das costas. **Isso levou à descoberta da respiração rotacional.** Portanto, sempre que ocorria alguma correção, outras partes do corpo também assumiam correções posturais.

Logo mais, Katharina percebeu que o tronco era composto de três partes sobrepostas, ou seja: a cintura pélvica, o arcabouço torácico e a cintura escapular, e que essas três partes se encontravam torcidas uma contra a outra em seu corpo. (Mais tarde, ela passou a ver isso também em seus pacientes.) Portanto, era uma questão de reverter essa **tríplice torção do tronco** e aplicar corretamente a alavanca com a qual a coluna vertebral retorcida podia retornar à sua posição. O que se seguiu foi uma correção e um nivelamento das três gibosidades das costas, juntamente com a redução das concavidades.

Nessa época, Katharina já atuava como professora na Rackows Handels-und Sprachscule, em Dresden. Seus colegas professores logo notaram sua mudança física favorável. Ela passou a dar palestras sobre o método, para as quais se preparou estudando anatomia, e fez exames médicos (Dr. Sentkowsky, Dresden). As palestras se transformaram em cursos ministrados em vários locais da Alemanha. Após seu casamento em 1921, Katharina Schroth se estabeleceu em Meissen, junto ao rio Elba (➤ Figura 1.1). Após um curto período de tempo, ela passou a tratar pacientes com escoliose na Alemanha e no exterior. Durante muito tempo, trabalhou arduamente e com idealismo incansável.

A cada ano surgiam novas ideias que se juntavam como pedrinhas, formando um mosaico. Assim, a "ortopedia respiratória" continuou a se expandir. Com cada caso especial, Katharina aperfeiçoava seu conhecimento (➤ Figura 1.2). Logo, passou a ser convidada para congressos. E, em 1925, o *Medizinalpolitishe Rundschau* informou que o método Schroth estava revolucionando o tratamento da escoliose.

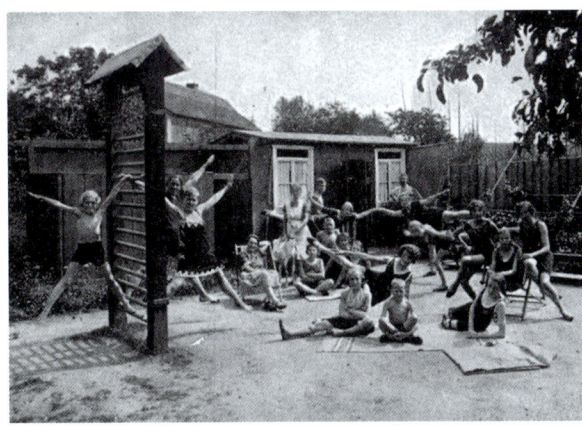

Figura 1.1 – Área destinada a exercícios ao ar livre em Meissen, em 1924. Katharina Schroth, aos trinta anos de idade, em meio a seus pacientes. [M616]

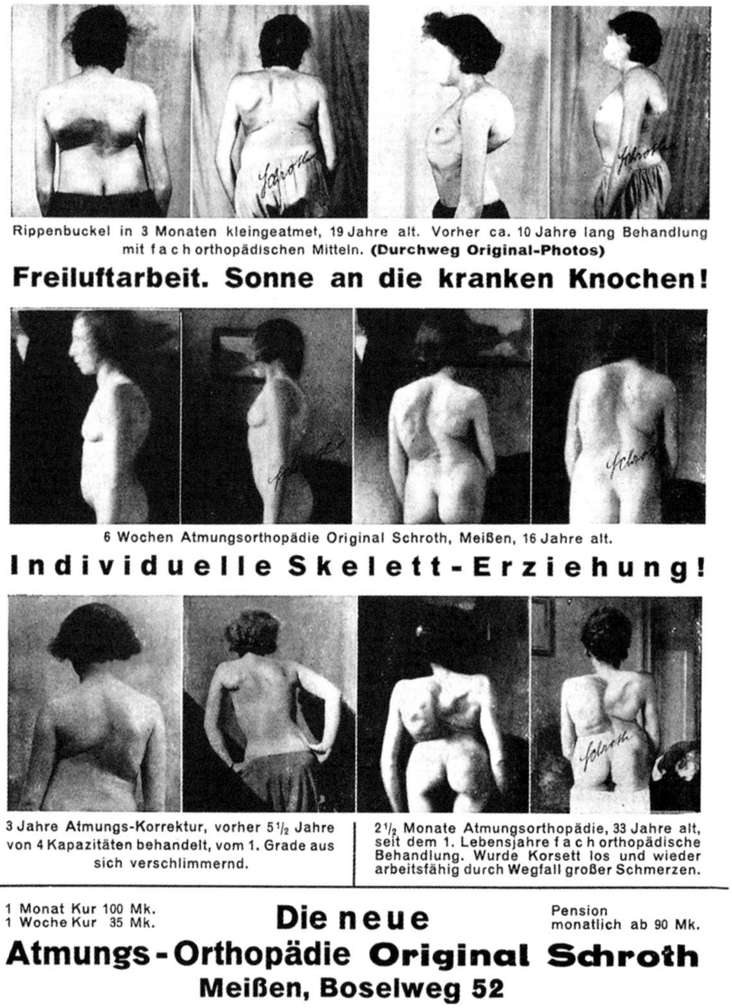

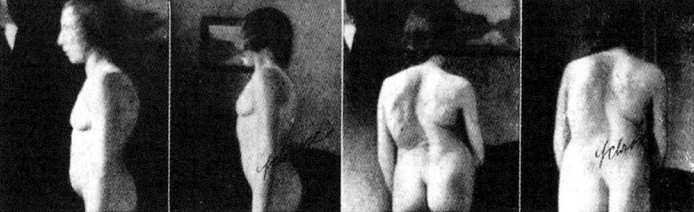

Figura 1.2 – Folheto apresentado em 1925. [M616]

Seguiram-se três anos de treinamento no seminário de Ginástica Funcional e Movimento Erna Graf-Klotz, em Dresden, que Katharina concluiu em 1927 com um diploma nota 1 (muito bom). Como parte de seu treinamento, ela se inteirou de todos os métodos de ginástica: Laban, Klapp, Medau, Hellerau-Lachsenburg, Surém, Gindler e Kallmeyer, Dr. Klatt e Leo Koffer. Também teve aulas de dança com Mary Wigman e, durante um ano, com Palucca. Aprendeu ainda ginástica sueca no Palácio Real, em Dresden.

Nesses cursos de treinamento avançado, Katharina chegou à conclusão de que os conceitos, embora aplicados à escoliose, não levavam ao resultado desejado. Em todos os cursos existentes na época não existia tratamento que pudesse ser aplicado para "colunas vertebrais tortas". Esse fato fez com que ela, ao observar intensivamente seu corpo, bem como os de seus pacientes, analisasse os efeitos que os exercícios praticados regularmente exercem sobre o corpo — princípios segundo os quais a escoliose relacionada à postura se desenvolve — e, inversamente, criasse condições por meio de exercícios apropriados, capazes de influenciar retroativamente a formação da escoliose em sua origem.

O procedimento já havia sido usado na Alta Silésia antes da Segunda Guerra Mundial quando, após uma investigação comparativa experimental dos diversos métodos, o Sistema Schroth apresentou resultados significativamente melhores em um exame de controle em Hindenburg[1], realizado por um comitê especializado: entre os resultados do tratamento Schroth e os demais métodos existia uma lacuna tão grande que os professores dos cursos semelhantes passaram a ser treinados de acordo com o método Schroth. Os professores Wilhelm (Freiburgo/Breisgau) e Gebhardt (Hohenlychen) confirmaram o sucesso do método em 1934.

A mando do Ministério do Interior da Alemanha Oriental, o método foi testado pelo Ministério da Saúde e pela Instituição de Seguro Social da Saxônia. A seguir, a instituição particular foi estatizada com o argumento de que **"o método deveria estar disponível para um grupo maior de pacientes"**.

Em 1955 houve a mudança para a Alemanha Ocidental. Em 1961, foi possível construir uma clínica moderna em Felke-Bad Sobernheim, o que possibilitou o atendimento de inúmeros pacientes alemães e estrangeiros pelo método Schroth.

---

[1] Zabrze, cidade atualmente pertencente à Polônia. [N.T.]

Em 1969, Katharina Schroth recebeu a comenda de Ordem ao Mérito do Governo Alemão, pois o método Schroth não era praticado dessa maneira e intensidade em nenhum outro lugar do continente nem com tanto sucesso.

Com médicos, especialmente de clínicas ortopédicas, bem como com instituições de seguro social, desenvolveu-se um excelente trabalho conjunto, que foi e continua sendo útil para o atendimento dos pacientes e para o desenvolvimento da clínica, pelo qual a autora gostaria de expressar seu agradecimento.

Em 1976, Johannes Heitland e Erhard Schulte desenvolveram suas teses na Westfälischen Wilhelms-Universität, em Münster, com o tema: **"Sozialpsychologische Beobachtungen an jugendlichen Skoliosepatienten aus der Sicht des Sozialpädagogen"** [Observações psicossociais em pacientes jovens portadores de escoliose, de acordo com a perspectiva de um pedagogo social]. Para sua tese, ambos entrevistaram pacientes da Clínica Katharina Schroth, em Sobernheim, durante um período de tratamento de quatro semanas, em grupos e entrevistas individuais, apresentando a seguir essas discussões.

Em 1979, Andreas Prager apresentou sua dissertação inaugural para o doutorado em Odontologia na Universidade Johannes Gutenberg (Johannes-Gutenberg-Universität), em Mainz, com o título: **"Untersuchungen über die Zusammenhänge zwischen Deformitäten der Wirbelsäule und Kieferanomalien"** [Estudos sobre as relações entre as deformidades da coluna vertebral e anomalias mandibulares]. Grande parte desses exames foi realizada em pacientes da Clínica Katharina Schroth, em Sobernheim. Verificou-se que praticamente todos os examinados apresentavam alterações dos dentes. Foram observadas as seguintes deformidades: mordida profunda, mordida cruzada, mandíbula estreita, dente incisivo-espaço limitado, mandíbula pontiaguda, mandíbula estreita, mordida anterior aberta, mordida lateral aberta, mordida compulsiva, deslocamento da linha média, prognatismo, progenia, diastema, dentes removidos e dislalia. Presumiu-se uma relação causal. Supunha-se que os danos da coluna vertebral predispunham os pacientes a anomalias dentárias. Descobrimos que as crianças com mandíbulas estreitas ou pontiagudas, e principalmente aquelas com maxilares superiores salientes, respiram pela boca.

Em 1938, Angela Blume escreveu sua tese de mestrado na Universidade de Bruxelas com o título: "De Schroth-Methode. Experimenteel oderzoeg naar de lengteverandering van de afstand tussen de zevende cervicale en de vierde lumbale werwel bij skoliosepatienten in enkele welgekozen oefeninge volgens Schroth". Anteriormente, fez medições nos pacientes durante quatro anos na Clínica Katharina Schroth, em Sobernheim. Essas medições confirmaram a correção da coluna vertebral durante os exercícios de Schroth.

Em 17 de maio de 1981, foi comemorado o **sexagésimo aniversário de carreira de Katharina Schroth** em Sobernheim. Em seu discurso, o médico ortopedista da clínica, Dr. Gross, descreveu as muitas tentativas de tratamento da escoliose por meio de um grande número de dispositivos a partir do século XVI. No início do século XIX, foram desenvolvidos vários dispositivos para exercícios. Também já existia a ginástica ortopédica. De acordo com o conhecimento atual, no entanto, os processos etiopatológicos dos desvios da coluna vertebral ainda não eram levados suficientemente em consideração pelos métodos propagados naquela época:

Apesar de todos os esforços e aperfeiçoamentos, o sucesso do tratamento da escoliose ainda era nulo. Então, Katharina Schroth, munida de sua intuição certeira, inclui a escoliose (sempre existente devido ao desvio lateral) em seu trabalho com ginástica terapêutica.

Professor Brussatis, então presidente designado da Deutschen Gesellschaft für Orthopädie und Traumatologie [Sociedade Alemã de Ortopedia e Traumatologia] e membro da Sociedade de Pesquisa em Escoliose (Scoliosis Research Society — SRS), expressou o seguinte:

O simples fato de uma sociedade como esta existir, indica quantos problemas extraordinariamente grandes e parcialmente não resolvidos ainda existem no reconhecimento da causa da escoliose [...] Mas, especialmente após um período de estagnação e derrotas, depois de tantas decepções e tentativas ao longo dos séculos, o reconhecimento tridimensional dos movimentos e da deformidade da coluna vertebral foi um marco e, principalmente, o uso desse conhecimento também na terapia [...] Acredito que o mais importante a ser enfatizado em seu método de tratamento é o fato de estar assumindo uma situação que nos é dada, e que pouco podemos mudar. Porém, podemos partir de uma situação na qual você usa tudo o que encontra funcionalmente disponível para um melhor condicionamento do corpo, especialmente a função respiratória, para ajudar o paciente em sua deficiência muitas vezes acentuada, motivando-o psicologicamente.

Quando observamos essa combinação de ideias em sua obra, sabemos o muito que temos a agradecer e para onde o nosso caminho nos levará no futuro: o tratamento tridimensional [...]

Desse modo, ficou claro que a medicina convencional passou a reconhecer o método Schroth como uma tendência para o tratamento conservador da escoliose no futuro.

Em fevereiro de 1983, a clínica passou a ser denominada **Clínica Katharina Schroth** em homenagem à fundadora do método. Katharina Schroth faleceu em 19 de fevereiro de 1985.

B Escoliose

2 Conhecimentos básicos da escoliose 9

3 Avaliação da escoliose segundo Schroth 25

4 Alterações fisiopatológicas condicionadas pela escoliose ... 43

CAPÍTULO 2

Conhecimentos básicos da escoliose

2.1 Definição

NOTA
"Sob o termo 'escoliose' entendemos um desvio lateral da coluna vertebral com rotação da coluna e da caixa torácica, bem como um distúrbio do perfil sagital" (Weiss, Rigo e Rovenich, 2006:48).

O termo "escoliose" é derivado do grego antigo σκολιὸς, *skolios*, que significa "torto". No plano sagital, trata-se de uma lordotização da coluna torácica e uma retificação da coluna lombar. Já no plano frontal, ocorre uma inclinação lateral associada com uma rotação da coluna vertebral, concomitante com uma rotação das vértebras. A coluna vertebral geralmente dá origem a várias curvas opostas que se compensam para manter o equilíbrio corporal (➤ Figura 2.1 a, b).

2.2 Causas da escoliose

Na maioria dos casos, a causa da escoliose é desconhecida. Nesse caso, fala-se de uma **"escoliose idiopática"**. As colunas vertebrais escolióticas mostram uma progressão significativa na adolescência (correspondendo, em média, à faixa etária dos jovens entre os onze e doze anos). Nessa idade, a taxa de incidência da escoliose em meninas é de 2,22% (Wong *et al.*, 2005), que são afetadas com uma frequência cerca de quatro vezes maior que a dos meninos. As demais causas são malformações vertebrais como resultado de uma doença conhecida (por exemplo, uma patologia neurogênica).

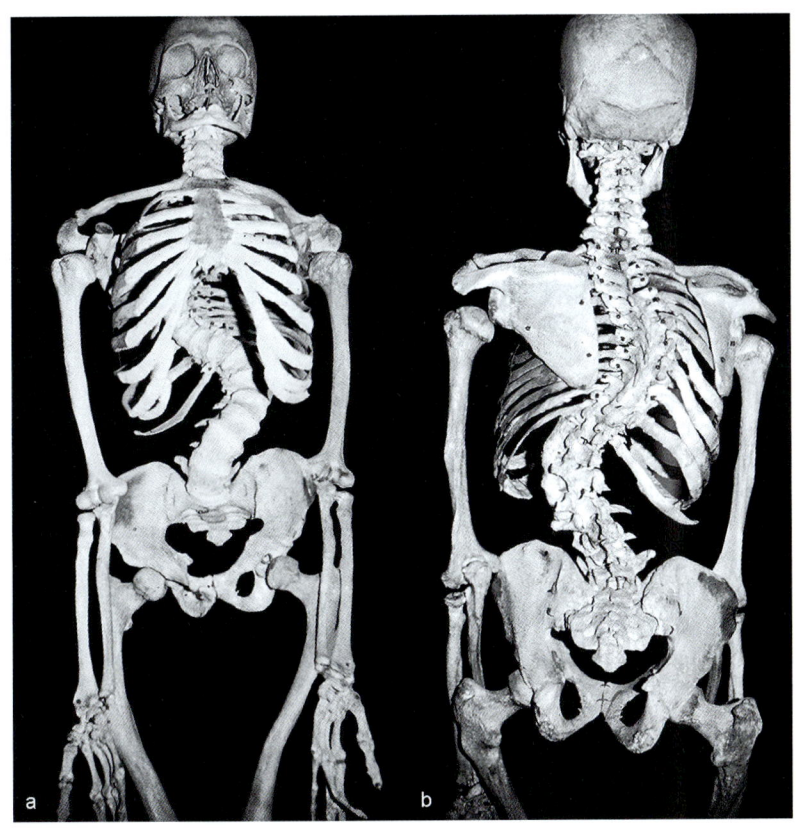

Figura 2.1 – Esqueleto escoliótico. [M616]
a. Vista anterior.
b. Vista posterior.

2.2.1 Causas dos desvios da coluna vertebral

O desenvolvimento da escoliose tem múltiplas causas (Porter, 2001). São discutidos diversos fatores, desde a **disposição genética** até os **atrasos no crescimento** do sistema neuroespinal, com forças de cisalhamento decorrentes do crescimento e dissociadas da coluna vertebral e da medula espinal, até **alterações no sistema nervoso central** (SNC). Tais considerações são frequentemente plausíveis, mas até o momento não foram capazes de explicar a causa conclusivamente (Porter, 2001).

Vários autores também discutem o desenvolvimento da escoliose como decorrente de **distúrbios na homogeneidade** dos próprios corpos vertebrais, mostrando um crescimento acelerado em relação aos arcos vertebrais. Segundo Guo *et al.* (2003), trata-se de um distúrbio primário do crescimento. Isso significaria que o corpo vertebral anterior tem uma altura maior do que a porção posterior, o que leva a uma alteração do perfil sagital da coluna vertebral no sentido de uma lordotização.

Como consequência, Porter (2000) descreve o desenvolvimento de um **desvio lateral da coluna vertebral**, com **rotação** simultânea **das vértebras**. A coluna vertebral geralmente dá origem a várias curvas opostas entre si, que se compensam para manter a estática. O canal medular sempre segue o caminho mais curto possível. Portanto, o comprimento da medula espinhal é mais curto em relação ao comprimento de todos os corpos vertebrais em indivíduos saudáveis (Porter, 2000).

Porter (2001) descreve esse fenômeno usando um modelo biomecânico. Para ilustrá-lo, usou um tubo, representando os corpos vertebrais, e um cabo que representava os processos espinhosos e seus ligamentos. Quando o cabo era encurtado, o tubo desenvolvia uma curvatura lateral e uma rotação na posição característica em forma de "S", que também se desenvolve nas escolioses.

Outra abordagem favorece a ideia de que as assimetrias têm seu ponto de partida em uma posição incomum da cabeça. Von Piekartz (2005) forneceu a seguinte teoria: se houver uma **assimetria das articulações do crânio**, ou seja, da **coluna vertebral cervical** na tenra infância, ela pode levar a uma assimetria de toda a coluna vertebral. Se essa assimetria persistir, não apenas o desenvolvimento motor será influenciado, mas também a função das articulações adjacentes (pelve, quadril). Adicionalmente, isso dá origem a um **controle postural anormal**. Em seu trabalho de pesquisa, Mirtz *et al.* (2005) enxergam teorias fundamentais para o desenvolvimento da escoliose idiopática. Como no início da alteração escoliótica da coluna vertebral parece haver uma redução das curvas **do perfil sagital**, é atribuída uma grande importância à restauração da cifose da coluna vertebral torácica e da lordose da coluna lombar. Portanto, os exercícios, segundo Weiss e Rigo (2006), visam intensificar a lordose lombar de pacientes portadores de escoliose e, na sequência, restabelecer a cifose da coluna vertebral torácica.

Kouwenhoven *et al.* (2007) descrevem a rotação dos corpos vertebrais ao redor do eixo transversal relacionada com uma **instabilidade rotacional**. Nesse caso, apontam para o fato de que forças de cisalhamento permanentes deformam os corpos vertebrais, o que leva a um aumento adicional das forças de translação ao longo dos platôs vertebrais (➤ Figura 2.2 e ➤ Figura 2.3).

A **relação entre o crescimento dos corpos vertebrais e da medula espinal** merece uma consideração mais profunda. Se ocorrer um aumento desproporcional do comprimento, Chu *et al.* (2008) e Porter (2000) assumem que uma escoliose idiopática pode se desenvolver a partir desse aumento. Chu *et al.* se referem a uma tensão subclínica exercida sobre o neuroeixo. Isso significa que as mobilizações neurais podem ser uma complementação adequada ao tratamento fisioterápico da escoliose.

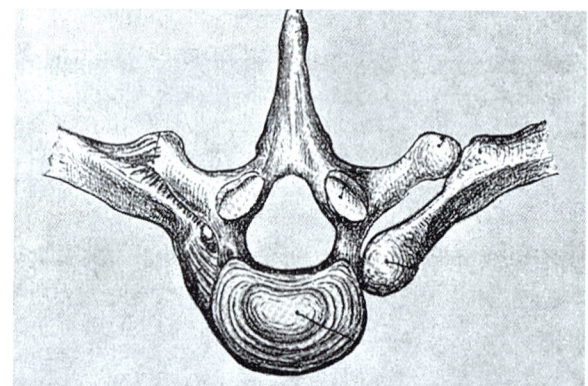

Figura 2.2 – Inserção das costelas em uma vértebra torácica vista de baixo: à esquerda, com ligamentos; à direita, sem ligamentos.

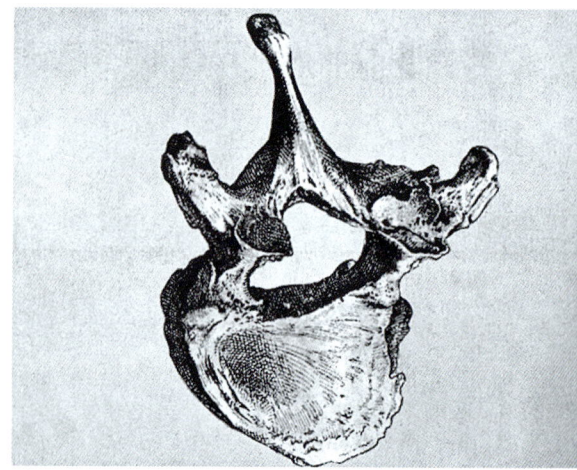

Figura 2.3 – Alterações ósseas resultantes do efeito da pressão e tração exercidas por uma cifoescoliose severa.

O papel das **alterações no Sistema Nervoso Central (SNC)**, no desenvolvimento da escoliose idiopática, é controverso (Guo *et al.*, 2003; Kouwenhoven e Castelein, 2008; Lowe *et al.*, 2000).

Na presença de tais alterações, o treinamento do equilíbrio e da consciência corporal são úteis para prevenir uma disfunção sensório-motora subclínica, conforme descrito em Liu *et al.* (2008). No entanto, a escoliose também se desenvolve em esportes que requerem alto controle corporal (em termos de coordenação e equilíbrio), conforme Lowe *et al.* (2000) descrevem em dançarinos.

NOTA
No entanto, de acordo com a literatura disponível, as funções sensório-motoras dos pacientes portadores de escoliose devem ser otimizadas.

2.2.2 O papel das fáscias

O sistema miofascial é uma trama composta de fáscias e músculos, bem como de nervos e vasos, que moldam o corpo e, por fim, tornam possíveis os movimentos em sua totalidade. As fáscias são encontradas em todo o corpo e ao redor dos músculos como septos; como endomísio das fibras musculares; como perimísio dos feixes de fibras musculares; nas meninges endo, meso e epineuro dos nervos periféricos; bem como tramas capsulares.

Greenman (2005) diferencia basicamente **três camadas**: uma fáscia superficial, uma profunda e uma subserosa. A camada mais profunda envolve e separa músculos, bem como vísceras, e contribui consideravelmente para a forma e função dessas estruturas. Dölken (2002) descreve fáscias e cápsulas como consistindo em tecido conjuntivo denso e tecido conjuntivo frouxo, podendo levar a restrições de movimento em caso de imobilização. Somente os alongamentos fornecem um estímulo ordenador às estruturas. Durante o alongamento, ocorre a ativação dos receptores de Pacini, que servem como proprioceptores para controlar o movimento (Schleip *et al.*, 2005). A resistência do tecido pode ser neutralizada por movimentos de alongamento. Com isso, as fibras de colágeno antigas são eliminadas e as novas são construídas (Dölken, 2002). Segundo Paoletti (2001), o sistema fascial forma uma unidade de tecido que se estende por todas as camadas, da cabeça aos pés (músculos, vasos, nervos, órgãos). Inserções a estruturas ósseas não são consideradas uma interrupção da continuidade, mas como relés ou zonas de transição que apoiam a fáscia em seu papel. Portanto, a fáscia não apenas envolve as estruturas, mas também penetra em seu interior para apoiá-las.

O sistema fascial ganha um novo significado no exame osteopático de adolescentes portadores de escoliose. Segundo Schleip *et al.* (2005), foram demonstrados **elementos contráteis** nas fáscias corporais. Assim, miofibroblastos são frequentemente detectados imuno-histologicamente em fáscias lombares humanas. Se assumirmos uma contratilidade comparável *in vivo*, a mecânica musculoesquelética pode ser influenciada por essas forças de contração. Schleip descreve a concentração das células como altamente dependente de cada indivíduo. Além disso, a capacidade de contração das fáscias pode ser promovida por meio do aumento da atividade motora. Essa tensão muscular pode ser mantida durante horas, sendo possível atribuir à fáscia um **papel estabilizador** da coluna vertebral (Schleip *et al.*, 2005).

Simmonds *et al.* (2012) descreveram uma ativação dos mecanorreceptores em um nível mais alto através de estímulos como o movimento, mas também com técnicas de tratamento profundo. Isso leva a um aumento da estimulação aferente do SNC.

Em seus estudos anatômicos, Stecco *et al.* (2008) conseguiram demonstrar que a camada externa da fáscia profunda é fortemente suprida por nervos e vasos sanguíneos. Manipulações nessa profundidade junto à coluna vertebral torácica alta demonstraram um impacto sobre o sistema nervoso vegetativo, segundo Budgell e Polus (2006). Em suas investigações, chegaram a uma variabilidade da frequência cardíaca (no sentido de um desvio simpático-tônico). O tecido viscoelástico é capaz de armazenar energia para voltar à sua forma original após a sobrecarga (**deformidade viscoelástica**). Quando o tecido é distendido constantemente, falamos de uma deformação e, após certo tempo, ocorre uma redução da tensão (**relaxamento da tensão**) (Alter, 2004; Diemer; Sutor, 2007).

Segundo Alter (2004), o tecido conjuntivo, tal como os tendões, fáscias e cápsulas, pode reduzir sua mobilidade. Essa capacidade do tecido conjuntivo permite conclusões biomecânicas: assimetrias na elasticidade do tecido conjuntivo que podem levar a uma translação preferencial para um dos lados no plano frontal, favorecendo naturalmente as forças de rotação. Isso dá origem a uma tendência a mudanças estruturais (morfológicas).

Nesse contexto, surge a questão do motivo da **ocorrência frequente de escoliose torácica convexa para a direita.** Mesmo em pessoas com uma coluna vertebral normal, não escoliótica, foi observada uma tendência de rotação de 1° da coluna vertebral torácica superior de T2-T4, no sentido de uma rotação para a esquerda e uma tendência à rotação para a direita, com um máximo de 2° ao nível de T6-T8 (Kouwenhoven *et al.*, 2006). Com base na localização topográfica, na presença de um comportamento de tensão assimétrico das fáscias e dos diafragmas, os **desvios estáticos da norma do aparelho locomotor** são comuns. Já em 1984, R. A. Dickson reconheceu uma possível conexão entre a posição e pulsação da aorta descendente no nível T5-T8, bem como uma tendência da coluna vertebral de girar para a direita. Kouwenhoven *et al.* (2007) examinaram 37 pacientes não escolióticos e portadores de um *situs inversus* em um estudo transversal com ressonância magnética. Nesse caso, trata-se de uma heterotaxia, uma característica anatômica rara, mas não inerentemente patológica, na qual os órgãos encontram-se invertidos em espelho no outro lado do corpo. Em comparação com indivíduos não escolióticos, com órgãos em posição normal, nesse caso foi possível demonstrar uma tendência da coluna vertebral a girar na direção oposta.

Segundo Paoletti (2001), os ligamentos peritoneais consistem em dois folhetos que possuem funções estabilizadoras ou fixadoras. Como as linhas fasciais dentro dos órgãos internos se estendem por todo o tronco, qualquer tensão patológica é capaz de se estender por esse sistema fascial (Barral, 2002). Portanto, uma **tensão patológica sobre o fígado** é capaz de afetar a posição das colunas cervical e torácica e das costelas. Barral e Mercier (2002) justificam isso por meio de uma perda da **mobilidade** do próprio órgão. Essa perda deve ser diferenciada da mobilidade que Preusse e Giebel (2009) descrevem como um movimento nos planos frontal, sagital e horizontal, causado no órgão devido à excursão diafragmática durante a respiração.

O fígado está conectado ao **diafragma** através da "área nua", o ligamento falciforme, o ligamento triangular e a artéria coronária (Helsmoortel et al., 2002). O ligamento falciforme tem uma ligação que se estende através do umbigo à bexiga e, portanto, pela fáscia, que se conecta ao diafragma (Bills; Moore, 2009; Liem et al., 2005). Durante a respiração em repouso, o diafragma comprime os órgãos peritoneais, descongestionando-os. Quando um órgão apresenta uma tendência a cair devido a uma perda da tensão, isso gera um estímulo na mecânica diafragmática e causa uma **assimetria da cúpula diafragmática** (Helsmoortel et al., 2006).

Segundo Hodges et al. (1997), o diafragma exerce uma influência direta sobre a postura e o movimento devido à sua inserção na coluna lombar. Essa ligação do diagrama com a região lombar ocorre por meio dos pilares do diafragma. Devido a isso, Hodges et al. atribuíram ao diafragma uma função estabilizadora do tronco e conseguiram demonstrar que, quando o ombro realiza um movimento de flexão, independentemente do ritmo respiratório, ocorre um aumento do tônus da porção costal do diafragma, observada a partir de uma ativação eletromiográfica (EMG). Esse aumento ocorreu quase simultaneamente à pré-ativação do músculo transverso abdominal. Hodges et al. (1997) concluíram que essa capacidade de antecipação do diafragma era consequência de uma programação prévia no SNC. Quando os sujeitos realizavam movimentos mais rápidos e de maior amplitude com os membros superiores, o diafragma apresentava uma tensão mais forte, mesmo quando o ar era retido e os braços continuavam sendo movimentados.

> **NOTA**
> Quando um órgão perde sua elasticidade, mobilidade e motilidade, ele desequilibra todo o sistema de fáscias. Isso pode se manifestar em um sintoma distante (Barral, 2002).

O fígado se conecta com as vértebras torácicas T8-T10 (Van den Berg, 2005). Barral (2002) descreve pacientes com uma restrição hepática que apresentam uma postura escoliótica, ou seja, com uma leve inclinação para a frente e para a direita, na tentativa de aliviar a tensão sobre a cápsula hepática. Além disso, descreve restrições características da mobilidade costovertebral e sensibilidade à pressão na região da sétima à décima costelas.

Quais seriam as **causas dos tracionamentos assimétricos** da fáscia (deixando de lado inicialmente as considerações sobre processos patológicos)?

Fossum (2003) descreve as funções especiais de algumas fáscias na manutenção da postura. Por isso, estas mostram alterações na presença de danos posturais. Entre outras, são afetadas as fáscias plantar, lombodorsal, glútea e cervical. Segundo Fossum, as fáscias desenvolvem uma reação a essas forças de tensão e necessidades mecânicas, desenvolvendo espessamentos correspondentes, o que influencia a função das estruturas musculares e articulares. Fossum também descreveu como **desencadeadores de tensões anormais:** falha na atividade muscular, alterações posturais que modificam as relações ósseas entre si, alterações na mobilidade visceral e/ou posição visceral, mecanismos vertebrais repentinos ou gradualmente alterados (disfunções somáticas), e padrões de estresse musculoesquelético e relacionados à postura. Igualmente, preocupações emocionais, cicatrizes e aderências (após cirurgias, infecções, etc.).

> **NOTA**
> Nos achados terapêuticos, o primeiro passo é a anamnese. Infelizmente, os desvios do eixo, decorrentes de atividades unilaterais ou de posições de repouso, em combinação com a falta de movimento, são frequentes na vida cotidiana das crianças. Assim, entramos em um mundo infantil dominado por assimetrias. Existe um lado favorito para dormir e o bichinho de pelúcia tem precedência sobre qualquer posicionamento fisiológico. A postura sentada durante o desjejum, na escola, em frente ao computador ou televisão, já sugere a existência de uma translação por meio de padrões "assimilados".

Nem todos os sistemas de fáscias humanas podem ser influenciados igualmente, mas muitos corpos jovens reagem imediatamente a essas preferências. Por exemplo, ao sentar, uma perna é permanentemente dobrada ou o indivíduo senta sobre uma perna, de modo que esse padrão de sentar é armazenado no SNC como válido, estabelecendo as bases para uma assimetria. Se esses padrões persistem, inicia-se um círculo vicioso de cargas assimétricas, seguido de processos de remodelação estrutural.

> **DICA**
> O questionamento sobre as "posturas prediletas" geralmente é o primeiro passo para o reconhecimento dos mecanismos desencadeantes. Sua correção é muito simples e não traz grande desconforto para os pequenos pacientes, sendo altamente eficaz.

2.3 Classificações ortopédicas

2.3.1 Métodos de medição convencionais

Um dos métodos de exame mais comuns na detecção precoce da escoliose é o olhar do examinador treinado, que reconhece a perda funcional e os mecanismos patológicos dela resultantes, relacionados a um desvio sagital da coluna vertebral. No **teste de inclinação anterior**, o paciente se inclina lentamente para a frente, deixando os braços pendurados. Enquanto isso, observa-se o perfil das costas. O teste é positivo quando houver assimetrias. Esse método básico de exame é fácil de ser executado.

Rinsky e Gamble (1988) afirmaram que as assimetrias rotacionais podem ser facilmente identificadas por meio de um teste de inclinação anterior como parte do exame médico escolar. Em estudos feitos para a triagem escolar da escoliose, Karachalios et al. (1999) encontraram resultados falsos positivos, bem como falsos negativos, para esse procedimento de teste. Os autores consideram os falsos negativos um erro inaceitável da ferramenta de triagem.

Côté et al. (1998) foram capazes de demonstrar com seus resultados que o teste de inclinação anterior é mais adequado para detectar curvaturas torácicas (sensibilidade de 92%, especificidade de 68%). O coeficiente de reabilitação (k = 0,61 para a coluna torácica e k = 0,29 para a coluna lombar) mostra como é difícil obter resultados independentes do examinador durante o teste de inclinação anterior.

O **escoliômetro**, que também é usado para medir a rotação da coluna vertebral, infelizmente apresenta taxas elevadas de erro de medição, de pelo menos 4,9° (Côté et al., 1998). Mesmo assim, Weiss e Rigo (2006) consideram esse método de medição um meio aprovado para monitorar o controle da evolução, enquanto Börke (2008) avalia criticamente a precisão e a importância do escoliômetro. É impossível avaliar uma perda inicial da função da coluna vertebral por meio de imagens estáticas. A documentação instrumental dos desvios da coluna vertebral começa apenas quando os examinadores já identificaram uma anormalidade.

Na fisioterapia, a **documentação das primeiras alterações escolióticas**, para o acompanhamento do controle funcional, é imprescindível. Uma possibilidade testada e comprovada para determinar a mobilidade da coluna vertebral no plano sagital é fotografar as crianças de lado, em extensão máxima, posição neutra e flexão. Nesse caso, o **Teste de Ott** é uma medida da flexibilidade da coluna torácica: com o paciente em pé, é feita uma marca no processo espinhoso de C7 e outra 30 cm abaixo. Durante a flexão do tronco, a distância entre as marcas deve mudar entre 2-4 cm; e, durante a extensão, entre 1-2 cm no máximo. O Teste de Schober é uma medida da flexibilidade da coluna lombar: a partir de uma linha traçada entre as espinhas ilíacas posterossuperiores, marca-se uma nova linha 10 cm acima; durante a flexão do tronco, a distância deve aumentar 5 cm, e diminuir 8-9 cm durante a extensão. O **Teste de Schober-Ott** é uma combinação dos dois testes. Os testes descritos por Buckup (2000) são medidos com flexão máxima de toda a coluna vertebral (teste da distância dedos-solo), a partir da postura ereta e durante extensão máxima. Os seguintes problemas ocorrem durante a medição com o **Teste de Schober-Ott** na posição em pé:
- Muitas crianças apresentam desvios durante o exame em pé.
- As medidas frequentemente fornecem valores diferentes.
- Não existe confiabilidade inter ou intra-avaliadores.

Segundo Dvorak et al. (1997), a mobilidade segmentar da coluna vertebral torácica baixa é maior do que nas regiões torácicas média e alta. Os valores observados para a amplitude do movimento entre a flexão e extensão máximas foram: entre T11 e T12, 1,28 cm; entre T10 e T11, 0,98 cm; entre T6 e T7, 0,58 cm; e entre T3 e T4, 0,48 cm.

A curvatura principal da escoliose geralmente tem o ápice no nível de T9 e T10. A transição para a porção inferior da coluna vertebral torácica desempenha um papel importante na patogênese da escoliose idiopática (Schmitz et al., 2000). Segundo Weiss (2004), ela se caracteriza por uma redução das curvas do perfil sagital como um todo, fato este que merece atenção. A falta de mobilidade e retificação da coluna torácica baixa é seguida por uma redução da lordose ou até mesmo uma cifose da coluna lombar. Por esse motivo, essa alteração sagital deve receber a devida atenção. Se for ignorada, os esforços para corrigir a escoliose nos planos frontal e horizontal serão inevitavelmente imprevisíveis e relativamente ineficazes do ponto de vista funcional (Weiss, 2004).

Em geral (como no caso do presente perfil de estudo), usa-se a medida testada e comprovada do **ângulo de Cobb**, que representa o método mais difundido e reconhecido. A rotação vertebral na escoliose é determinada por meio do método simples de Clyde Lester Nash e John H. Moe, ou por meio do método mais preciso segundo Anthony John Raimondi. Ambos os métodos para determinação podem usar os mesmos raios X como base, para evitar uma exposição adicional à radiação. No método original de Cobb, o processo espinhoso é determinado na imagem radiológica, o desvio da linha média do corpo vertebral é medido e, a partir disso, é determinado o alinhamento do processo espinhoso. Lam et al. veem esse método de modo crítico, uma vez que o processo espinhoso pode estar torto ou apresentar alterações em sua forma.

De acordo com o **método de Nash e Moe**, o ponto de referência são os pedículos. Isso significa que a orientação se situa mais próxima do corpo vertebral e, portanto, também mais próxima do ponto de rotação. As alterações na forma do pedículo são significativamente menores do que aquelas dos processos espinhosos e que afetam a medida (Nash; Moe, 1969). Lam et al. (2008) destacam que, com esse método, os pedículos convexos são mais difíceis de se visualizar em rotações acima de 30°, dificultando assim sua determinação. Existiria uma tendência para criar falsos valores altos. Para a medida de rotação do corpo vertebral existe a **tabela de Raimondi**, desenvolvida por Weiss (1995), e descrita por ele como de alta precisão e fácil de usar. A tabela estabelece a relação entre a largura do corpo vertebral e a distância do bordo lateral da vértebra até o eixo longitudinal do pedículo do lado da convexidade. A partir disso, é possível verificar a rotação, cuja medida, até 30°, fornece boa confiabilidade segundo Weiss. As determinações do ângulo foram descritas por Shea et al. (1998) como mais significantes quando a medida for realizada com o auxílio de um computador. Do ponto de vista estatístico, embora a medição digital tenha sido significativamente superior à medição manual, esta também foi considerada bastante precisa, com uma variabilidade intra-avaliador de 2,6°. Os autores veem uma vantagem adicional em imagens radiográficas digitalizadas, pois elas podem ser facilmente transferidas e comparadas com imagens antigas ou posteriores.

2.3.2 Métodos modernos de medição

Krismer et al. (1998) descrevem a rotação das vértebras usando a **tomografia computadorizada** (TC) com o método de Aaro e Dahlborn. Para esse fim, é traçada uma linha entre o ponto central da porção posterior do forame vertebral e o centro do corpo vertebral. O ângulo entre essas linhas retas e o plano sagital determina a rotação da vértebra. Essa imagem oferece ótimas opções de avaliação quando as vértebras se encontram exatamente no plano sagital e frontal (Krismer et al., 1998). Kawchuk e McArthur (1997), bem como Lam et al. (2008), veem algumas desvantagens nesse método, tendo em vista que a TC consome muito tempo e gera custos elevados, bem como uma exposição à radiação consideravelmente mais alta que os raios X convencionais, e os resultados das medições são difíceis de comparar com outros métodos, uma vez que as imagens devem ser feitas com o paciente deitado, diferindo dos resultados obtidos com o paciente em pé.

Com uma boa técnica de imagem e intervalos de tempo correspondentemente grandes, a exposição à radiação pode ser minimizada. Isso é particularmente importante porque os tecidos dos pacientes, que muitas vezes estão na puberdade, ficam expostos à radiação ionizante (Côté et al., 1998; Doody et al., 2000). Em seu estudo sobre a exposição à radiação, Doody et al. (2000) compararam mais de cinco mil pacientes portadores de escoliose com a população normal. Em suas pesquisas sobre a relação entre a quantidade de raios X e um aumento no risco de câncer de mama, encontraram uma taxa 1,7 vezes maior. A maioria desses exames, no entanto, foi feita antes de 1976; felizmente, nos últimos anos, a dose de radiação necessária ficou mais reduzida. No entanto, apesar do aprimoramento da técnica radiológica, ainda existe um risco aumentado de câncer. Esse fato também é confirmado pelos resultados de Hoffman et al. (1989; citados por Weiss e Rigo, 2006), que descrevem uma incidência duas vezes maior de câncer de mama em pacientes do sexo feminino com escoliose.

Quando as radiografias são feitas no sentido posteroanterior (PA), ao invés de anteroposterior (AP), a dose de radiação na região do tórax se reduz em vinte vezes (Doody et al., 2000). Para reduzir a dose de radiação, pode ser feita uma radiografia "de dose baixa", na qual o tempo de exposição é diminuído. Por esse motivo, tal método é adequado apenas para medir o ângulo da curvatura. Devido à exposição à radiação, os exames radiológicos da coluna vertebral não podem ser repetidos indefinidamente.

As medições da escoliose feitas por meio de **ressonância magnética** são usadas principalmente em pesquisa (Kawchuk; McArthur, 1997). Elas envolvem um gasto maior de dinheiro e tempo, e o foco situa-se mais nas estruturas dos tecidos moles do que nos ossos.

Outro método de exame livre de radiação é a determinação das posições das camadas vertebrais, com uso de ultrassom em tempo real. Em seu estudo, Kirby et al. (1999) compararam esse método com a radiografia AP. Como a posição de medida era diferente, as vértebras medidas na posição prona, com uso de imagens de ultrassom, geralmente mostravam uma rotação menor. Kirby et al. encontraram uma correlação significativa entre os resultados dos corpos vertebrais T7-L4. Suzuki et al. (1989) viam como vantagem a medida de ultrassom ser livre de radiação; no entanto, estão cientes de que uma lordose ou cifose acentuada também pode causar artefatos.

Como alternativa de medição do comprimento para o Teste de Schober-Ott existe um procedimento de medição de superfície que não expõe o paciente à radiação, tal como o **Medimouse**®. Com relação à medida da postura na posição vertical, na literatura existe uma correlação entre este e o método de medida radiológica de 0,93. As medidas de movimento mostram uma relação mais favorável, com uma correlação de 0,96 (Bistritschan et al., 2003). Com este método, é confirmada uma medida exata da amplitude de flexão de cada segmento individual da coluna entre T1-L5 (Mannion et al. 2004). Isso permite uma determinação de medida válida, que pode ser repetida quantas vezes forem necessárias para desvios no plano sagital, adicionalmente às imagens radiológicas. Esse método de triagem fornece resultados muito bons para colunas vertebrais não escolióticas. No entanto, a determinação válida dos graus de rotação nas colunas escolióticas não é passível de comprovação. A determinação adicional das rotações da coluna vertebral com um escoliômetro parece fazer sentido.

Procedimentos que poupam as crianças de radiação desnecessária e, mesmo assim, fornecem informações clinicamente utilizáveis, além da reconstrução da superfície costal para as rotações superficiais ou o desvio de lado, são o **Integrated Shape Imaging System** (ISIS), o Quantec Imaging System e a estereografia Raster por vídeo (Börke, 2008). Ao medir o comportamento da flexão anterior da coluna vertebral, podemos reconhecer anormalidades em crianças em idade pré-escolar, tais como a redução dessa amplitude de flexão anterior. Como na patogênese da escoliose se discute uma redução da capacidade de flexão anterior, faria sentido monitorar a evolução dessas crianças (Schmitz *et al.*, 2000). Segundo Weiss e Rigo (2006), a postura incorreta manifesta-se inicialmente como uma redução da cifose torácica e uma redução da lordose lombar, que dificilmente são identificadas por um leigo. Portanto, o reconhecimento precoce deve se ater exatamente a esse ponto, para permitir um sucesso relevante do tratamento conservador. Não há necessidade de avaliar flexão ou rotação lateral, bem como inclinação pélvica nas crianças.

A **estereografia Raster** é a medição óptica tridimensional da coluna em vista posterior. Usando um projetor de slides, é projetada uma grade de linhas horizontais nas costas do paciente. "Os raios luminosos horizontais e paralelos são gravados por uma câmera de vídeo conectada em um ponto definido [...] e, portanto, reproduzem uma 'impressão' óptica da superfície vertebral" (Börke, 2008:13). Isso permite a determinação de medidas clinicamente utilizáveis, tal como a rotação superficial ou o desvio lateral. O primeiro sistema funcional a ser mencionado aqui é o **ISIS (Integrated Shape Imaging System)** (Wild; Krauspe, 2004; Börke, 2008). Börke (2008) comparou a estereografia Raster com imagens radiológicas e, dentre os métodos sem exposição à radiação, considerou esse o melhor método. Esse sistema é usado nas instituições para tratamento da escoliose, tais como a Clínica Asklepios Katharina Schroth, em Bad Sobernheim (Weiss; Rigo, 2006) e a Clínica de Ortopedia Geral da Universidade Münster (Börke, 2008).

Segundo Drerup *et al.* (2001), para o cálculo do desvio lateral é calculada a simetria, que é equiparada à da linha dos processos espinhosos. A partir da orientação da superfície posterior junto à linha de simetria é deduzida a orientação dos corpos vertebrais. A superfície vertical indica a direção do centro do corpo vertebral. São utilizados os valores anatômicos normais e um modelo da coluna vertebral do paciente é construído, levando em consideração o comprimento do seu tronco (Drerup *et al.*, 2001). Hackenberg (2003) pondera: "A rotação das vértebras é equiparada à rotação da superfície posterior acima do processo espinhoso, ou seja, na linha de simetria. Portanto, a exatidão da medição depende do cálculo correto da linha de simetria."

Devido a seu baixo custo, tempo empregado e não exposição à radiação, a medição pode ser repetida à vontade. Os resultados das medições determinados dessa maneira foram interpolados por Drerup *et al.* (2001) e, portanto, o erro de medição foi reduzido de 3° para 1°. Como o ângulo de Cobb atualmente é o parâmetro mais importante para a quantificação da escoliose, Hackenberg (2003) desenvolveu um método para inferir o ângulo de Cobb a partir de medições estereográficas rasterizadas. Com o controle básico de 5°, o resultado parecia insatisfatório. No entanto, Börke (2008) encontrou uma alta correlação entre as duas medidas com valores diferentes. Portanto, considerou os resultados suficientemente relevantes para o acompanhamento da escoliose. Em suas análises da forma da região costal, Theologis *et al.* (1997) foram capazes de determinar uma progressão da escoliose em alguns pacientes examinados com scanner ISIS antes dos exames feitos por raios X. Eles também consideram que a vantagem do método é que as medições repetidas são inofensivas ao corpo e, portanto, um complemento ideal para os exames de RX.

A determinação do **ângulo de curvatura** no RX segue o esquema do ortopedista americano John Robert Cobb. **"O ângulo de Cobb é o parâmetro internacional mais importante para a avaliação da escoliose, e é a base para as decisões terapêuticas"** (Börke, 2008:5). A base é uma radiografia PA da coluna vertebral. As duas vértebras que mais se inclinam em direção à concavidade (mas não estão rodadas) são denominadas "vértebras neutras". Uma linha traçada no platô superior da vértebra neutra superior e outra linha no platô inferior da vértebra neutra inferior servem para determinar o ângulo de Cobb. Uma perpendicular é traçada na tangente de cada uma dessas duas linhas, tendo-se que os pontos de intersecção fornecem o ângulo; ou as próprias tangentes são medidas. A partir disso, é possível verificar a extensão da deformidade no plano frontal (Côté *et al.*, 1998). A confiabilidade intra e interavaliador desse método de medição foi testada por Carman *et al.* (1990). Eles observaram um desvio padrão de 3,8°, tanto nas medidas repetidas por uma mesma pessoa, quanto nas medidas realizadas por diferentes pessoas no mesmo exame de RX.

Em um estudo para medir o ângulo de Cobb, no qual os ângulos neutros foram predeterminados e todos os testadores usaram o mesmo transferidor, Morrissy *et al.* (1990) encontraram uma inter e uma intraconfiabilidade mais baixa.

Segundo Weiss e Rigo (2006), os raios X laterais (sagitais) também podem ser usados para determinar a existência de malformações vertebrais ou se existe um desvio sagital no sentido de uma retificação da coluna torácica ou uma diminuição da lordose lombar. Uma classificação adicional é possível com base na região da maior curvatura. Nesse caso, como primeira indicação da deformidade, é feita uma distinção entre as escolioses em que a curva predominante é torácica (escolioses torácicas), lombar (escolioses lombares), escoliose toracolombar e curvaturas em duplo "S" (em inglês, *Double Major*, ou "dupla principal").

2.4 Classificação do sistema musculoesquelético com alterações escolióticas

2.4.1 De acordo com a severidade da curva

A classificação da escoliose idiopática se correlaciona diretamente com as propostas de tratamento correspondentes. Portanto, nos referiremos à tradução de partes do documento de consenso do ISICO 2011 [Istituto Scientifico Italiano Colonna Vertebrale]:

- Nos países de língua alemã, para um ângulo Cobb de até 15° sem rotação, geralmente é prescrita fisioterapia seguindo o método de Lehnert-Schroth e/ou Vojta.
- A partir de 15° até 20° com rotação, a terapia com exercícios, segundo Katharina Schroth e/ou Vojta, é frequentemente complementada por um colete ortopédico que deve ser usado pelo menos durante a noite. A partir de um ângulo de Cobb de 20°, pacientes pré-púberes devem receber um colete do tipo CADCAM Gensingen, que redireciona o crescimento da escoliose, juntamente com exercícios de Schroth (➤ Figura 2.4). Desse modo, as crianças afetadas obtêm o maior sucesso possível em um curto período de tempo, podendo desfrutar de sua vida futura sem tratamento.
- Escolioses progressivas de 20°-25°, até um ângulo de Cobb de 40°, são tratadas com uma órtese para desrotação do tronco (colete de Chêneau), que deve ser usada no mínimo durante dezesseis horas diárias. O segundo pilar do tratamento é a terapia intensiva de exercícios, segundo Katharina Schroth e/ou Vojta, para evitar uma cirurgia iminente. Dependendo da decisão do médico responsável, o colete pode ser retirado na escola ou então deve ser usado constantemente, podendo ser removido apenas para a higiene corporal e ginástica.
- Com um ângulo de Cobb de 40°, quando todas as opções de tratamento tiverem sido esgotadas, geralmente é recomendada uma cirurgia. Essa afirmação, porém, é controversa na literatura (ver <www.scoliosisjournal.com/content/1/1/5> e <www.oapublishinglondon.com/article/347>). A magnitude da curvatura é diretamente proporcional à tendência da piora da escoliose e, portanto, ao risco de danos físicos decorrentes de uma redução no tamanho do tórax, o que resulta em restrições funcionais dos órgãos situados em sentido cranial (função pulmonar e cardíaca).

2.4.2 De acordo com a idade

Outra classificação da escoliose idiopática é sua temporalidade. Na literatura, diferenciamos entre:

- Escoliose idiopática infantil: ocorre entre o primeiro e o segundo ano de vida.
- Escoliose idiopática juvenil: ocorre entre quatro e seis anos de idade.
- Escoliose idiopática do adolescente: ocorre entre dez e catorze anos de idade.

2.5 Escolha do método terapêutico

> **NOTA**
> Sob o termo *"compliance"*, entendemos a **adesão ao tratamento**. O sucesso do tratamento conservador em pacientes jovens depende dessa adesão. Para medi-la, foi realizado um estudo por Helfenstein (2006), que acoplou sensores de calor aos coletes de indivíduos selecionados para o estudo. Assim, foi possível determinar a exata duração de seu uso. O tempo médio de uso foi de apenas 15,4 horas, ao invés das 23 horas recomendadas. Entre os fatores que influenciam a adesão ao tratamento, Seifert *et al.* (2008) relataram, entre outros, o status socioeconômico, a gravidade da doença, as chances de cura, o grau de aceitação da deformidade e a qualidade de vida.

2.5.1 Colete

Para acompanhar os jovens de modo ideal em seu desenvolvimento físico e mental nessa fase sensível da vida, um bom relacionamento com o terapeuta é fundamental, bem como a escolha adequada dos meios terapêuticos correspondentes à idade.

A indicação para o uso de um colete ortopédico com frequência é necessária o mais cedo possível. O ideal seria a prescrição durante a puberdade precoce para redirecionar o crescimento em um estágio inicial. Sem um reparo por meio de um colete de alta correção, a escoliose muitas vezes piora e, mais tarde, o colete pouco pode ajudar. A progressão da escoliose pode ser impedida por meio do uso do colete e, em muitos casos, pode ser corrigida significativamente com o padrão atualmente disponível. É importante que o colete seja manufaturado segundo Schroth (➤ Figura 2.4) e, é claro, que os exercícios sejam praticados de acordo com Schroth.

2.5.2 Fatores a serem observados na fisioterapia

Obviamente, a terapia Schroth deve ter continuidade em casa, juntamente com o colete ortopédico, para que os músculos sejam fortalecidos e preservados, de modo que o controle postural possa ser assumido sem o uso do colete. Uma abordagem fisioterapêutica ideal deve considerar os seguintes aspectos:

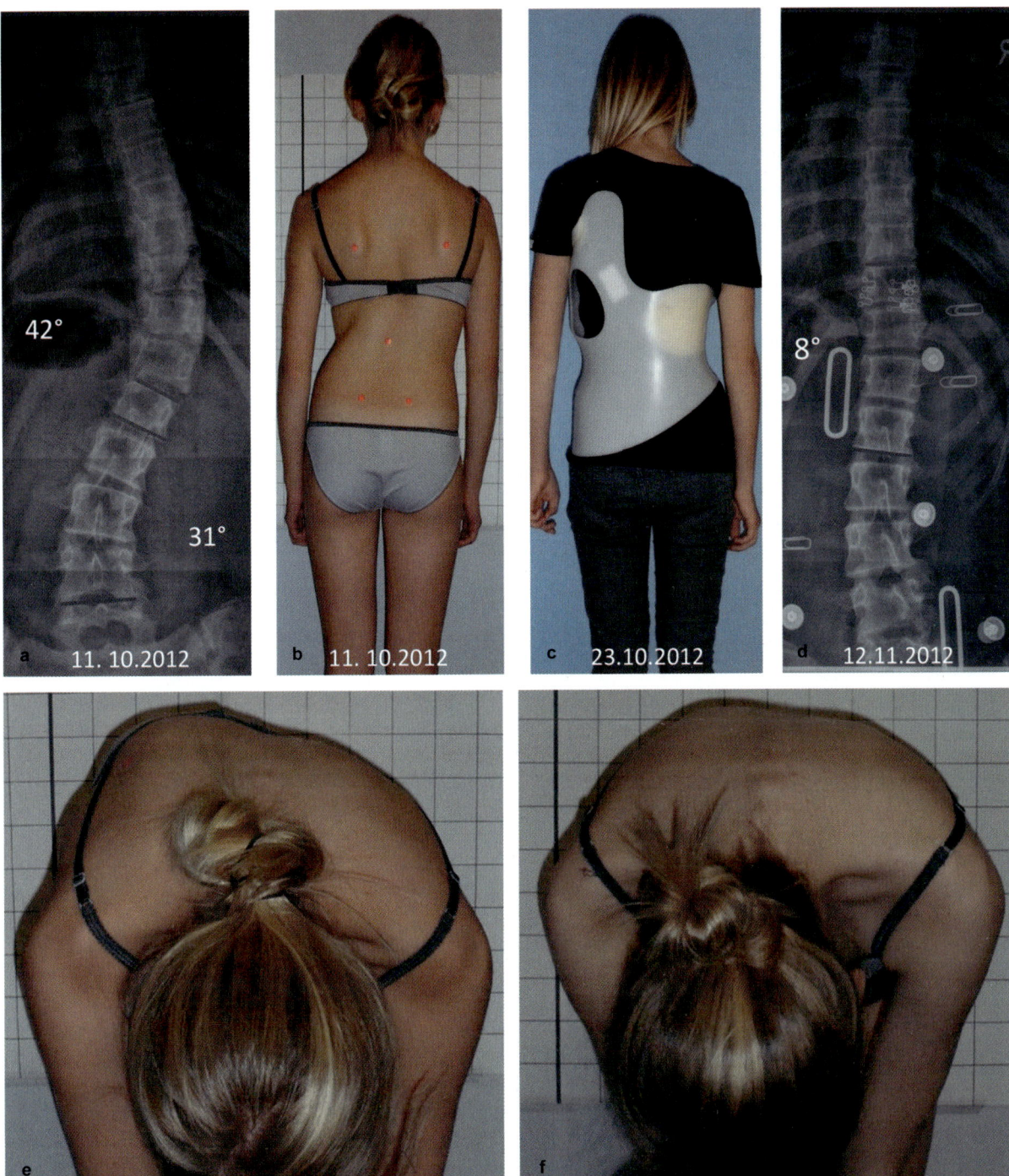

Figura 2.4 – Paciente com treze anos, portadora de uma escoliose de três curvas. [G049]
a. Imagem radiológica antes da prescrição do colete.
b. Vista posterior com marcadores auxiliares para a medição.
c. Paciente usando um colete CAD/CAM-Chêneau (colete Gensingen).
d. Imagem radiológica demonstrando o efeito da correção, aproximadamente após três semanas de prescrição do colete.
e. Gibosidade torácica antes da prescrição do colete.
f. Gibosidade torácica após seis meses de tratamento com colete Gensingen.

Depoimento sobre o uso do colete

Eu uso um colete. A maioria das pessoas não sabe o que é isso. Muitas vezes tive que explicar o que ele significa. Muitas vezes as pessoas sentiram pena de mim. Mas eu consigo viver com ele. E bem. A terapia Schroth faz parte da minha vida há muito tempo, desde o quarto ano do ensino fundamental. Sempre, mais uma vez, praticar ginástica diariamente e conseguir sentir o meu corpo. É claro que não foi toda vez que os exercícios foram agradáveis para mim — em uma delas, meus pais sugeriram que recompensariam a prática de exercícios. Como em todos os sábados, tenho que fazer as tarefas domésticas, mas minha mãe as assume caso eu tenha praticado a ginástica com afinco. Acho que desde que ela começou com isso, tenho feito meus exercícios com mais frequência do que antes. Em algum momento, a ginástica já não era mais suficiente. Voltamos ao hospital para um controle e o médico me disse que provavelmente eu teria que usar um colete. Estranho, mas não achei tão ruim. Eu estava animada, mas não sabia o que me esperava.

Minha terapeuta e meus pais haviam-me convencido de que o colete era a solução. E, na verdade, foi mesmo. Eu acredito que seja. Quando uso o colete, sei que não vou recair na escoliose — quando não o uso, sempre tenho a impressão de que minha coluna está torcida e o jeito de consertar são os exercícios.

Minha terapeuta também me disse que eu sou muito especial, pois a minha escoliose não parece um ponto de interrogação, como a da maioria das pessoas. A minha tem a forma de um "S". Na verdade, foi interessante ver como o colete é feito — e mais tarde podermos contar como a gente se sente com o tórax todo engessado. A semana que passei no hospital para me acostumar com o colete foi difícil. Doeu. E mais de uma vez me perguntei por que eu tinha que usar um colete. Minha família me visitava todos os dias e me ajudou a lidar com a situação.

Quando finalmente tive alta do hospital, o colete ainda parecia um corpo estranho. Algo duro, feito de plástico, que roubou um pouco da minha liberdade de movimento. Mas, em algum momento, me acostumei tanto que ele passou a fazer parte do meu dia a dia.

Eu sou uma pessoa que tenta corresponder às expectativas dos outros e faço o melhor possível para agradar a todos. Por isso, usei meu colete diariamente — e fiquei muito satisfeita ao ver o meu progresso. Mas também tive dias ruins. Sentir que você fez muito pouco pelo seu próprio corpo não é exatamente agradável. Mais de uma vez me disseram que minha escoliose tinha piorado novamente.

O mais difícil é sair para fazer compras. Fazer compras não é um dos meus passatempos prediletos. Não achar nada para vestir depois de vagar pelas lojas durante horas é muito desencorajador. Experimentar calças é incrivelmente desagradável — você tem que se curvar usando um colete e, na maioria das vezes, as calças não me servem.

Mas também tive problemas com as camisetas. Em lugar algum se acha camisetas que não sejam justas, de cor clara ou muito curtas. Tenho poucas camisetas que posso vestir sem problemas sobre o colete.

Usar o colete na escola era muito chato — na minha classe muitos nem haviam percebido que eu usava um colete. Eu queria que eles soubessem. Não sou como outras pessoas, que tentam escondê-lo. É impossível esconder um colete por muito tempo. Então achei muito chato não dizer a eles sobre o colete. E os colegas algumas vezes achavam minha silhueta muito "angulosa". Ainda me lembro de um dia estar em uma palestra e um colega, sentado atrás de mim, perguntar: "É normal uma pessoa ter esse corpo quadrado?" Muitas vezes eles também esqueciam que eu usava um colete. E ficavam muito surpresos quando eu dava um tapinha no meu "abdome de tábua". Bem, às vezes um colete é útil — por exemplo, quando as tias querem nos fazer cócegas ou quando você leva uma bolada no estômago.

Depois de um ano e meio, mais ou menos, o colete ficou muito pequeno para mim e precisei de um novo. Claro que não foi tão difícil me acostumar com o novo como foi com o primeiro. Mesmo assim, não foi muito agradável. Há ocasiões em que sinto falta do meu colete — por exemplo, quando eu saio com a banda. O trompete, a partitura e o casaco grosso pesam tanto em meus braços, que sinto dor nos ombros. Quando volto para casa, fico feliz de poder colocar o colete novamente. Atualmente, posso deixar de usá-lo durante as aulas. É um grande alívio para mim. Finalmente, posso voltar a usar roupas "normais", me abaixar e não suar muito — no verão é muito ruim. Usar um colete na escola em dias quentes era difícil de suportar.

Quando as pessoas me perguntam se não preciso mais usar o colete e eu conto a minha história, a maioria fica surpresa pelo fato de eu usá-lo também à noite. Ninguém consegue imaginar como é isso — pensam, e com razão, que ele deve ser duro e desconfortável, mas isso não é necessariamente verdade. Para mim, o colete foi um alívio, especialmente à noite — antes, eu tinha que dormir com travesseiros especiais. Desde que comecei a usar o colete, posso me virar como eu quiser.

Às vezes penso que meus pais não são suficientemente severos comigo. Pois sempre que pergunto se posso deixar o colete de lado para uma ocasião especial, eles concordam. Mas assim eu reflito mais sobre o que é bom para mim. Não sei se sou muito rígida comigo mesma, mas definitivamente levo isso a sério. Sei que é bom para mim e para o meu futuro, e tento tirar o maior proveito disso.

Definitivamente, meu maior incentivo foi minha família, que sempre me apoiou — e todas as pessoas que não quero decepcionar. Por isso, cuido da minha coluna.

Meu colete é parte da minha vida. Ela teria sido diferente sem ele? Eu não sei. Mas uma coisa eu sei — na verdade, sou uma garota como qualquer outra. Apenas uma garota com um colete.

(Com calorosos agradecimentos à nossa modelo Karin P., de quinze anos e portadora de uma escoliose convexa esquerda.)

- Deve ser feita apenas a terapia para escoliose?
- Como reage um sistema assimétrico de estabilização do tronco aos estímulos de treinamento que não visam especificamente grupos musculares isolados para a compensação da escoliose?
- Existe uma conexão entre uma redução da sensibilidade profunda e um atraso na ativação dos estabilizadores profundos na presença de escoliose e deformações da coluna vertebral? Em caso positivo, qual?

O desempenho do movimento depende do sistema sensório-motor, que forma uma conexão circular de sensores de vias aferentes, redes neuronais supraespinais, músculos e receptores (Bertram; Laube, 2008).

As informações dos proprioceptores são transmitidas da medula espinhal, tronco cerebral e córtex cerebral para as áreas motoras do cerebelo e gânglios basais, onde são decodificadas e processadas. O córtex somatossensorial converte essas informações proprioceptivas em sensações conscientes de posições e movimentos. O controle neuromuscular — apoiado em informações provenientes de proprioceptores, bem como dos centros vestibulares e visuais — é dividido em um **mecanismo** de *feedback* e um **mecanismo** de *feedforward* (Diemer; Sutor, 2007; Lephart, 2000). O plano de movimento e a execução do movimento são constantemente comparados entre si. O sistema *feedforward* (*Open Loop*) aproveita posições anteriormente conhecidas, antecipando as cargas esperadas por meio de uma ativação prévia da musculatura.

Sem habilidades de coordenação não seria possível atuar adequadamente em diferentes situações ambientais. Os movimentos só podem ser executados de maneira econômica e ideal com a interação de todos os componentes do sistema sensório-motor, o que enfatiza a importância do treinamento da coordenação (Diemer; Sutor, 2007).

Segundo Bertram e Laube (2008), a **capacidade de equilíbrio** se baseia nas informações sensório-motoras do apoio para fundamentar todas as reações estáticas ou dinâmicas de segurança, estabilização e compensação.

Assim, nos perguntamos se a biomecânica da coluna vertebral patológica permite um **treinamento muscular** simétrico. Frost (1994) descreve o objetivo da fisioterapia como o submetimento dos corpos vertebrais a condições de pressão mais uniformes; caso contrário, eles continuarão o seu processo de deformação. Como os ossos apresentam mudanças muito lentas em sua forma, é necessária uma terapia intensa.

Hüter-Becker e Dölken (2005) diferenciam a tensão existente entre os músculos superficiais e os profundos das costas. Eles descrevem os extensores dorsais superficiais no lado côncavo como hipotônicos e, do lado convexo, como hipertônicos. Por sua vez, os músculos mais profundos do lado côncavo são hipertônicos e, do lado convexo, hipotônicos. Ambos os autores também descrevem diferenças de tônus nos músculos pelvetrocanterianos, nos músculos glúteos, no músculo grande dorsal e também na musculatura abdominal.

Lehnert-Schroth refere-se a um trabalho desenvolvido por Zuk, que, já em 1962, obteve potenciais de ação por meio de EMG nas musculaturas paravertebral e abdominal.

A função muscular fisiológica ocorre através de impulsos elétricos nervosos que, na placa terminal, saltam para a respectiva fibra muscular. Como resultado dessa transmissão elétrica, a fibra muscular se despolariza. O potencial de ação resultante leva à contração (Hick; Hick, 2009). Com a eletromiografia (EMG), é possível medir a carga elétrica ou a mudança na carga elétrica das células musculares. A partir dessa atividade, pode-se tirar conclusões sobre o **estado de atividade da fibra muscular**. Demoulin *et al.* (2007) e Soderberg e Cook (1984) descreveram parâmetros que influenciam os resultados da medição, a saber: o tamanho, o alinhamento e a distância dos eletrodos, bem como a temperatura dos músculos e da pele; e a composição das fibras musculares e a força gerada durante a contração. O sistema de eletrodos influencia diretamente os valores medidos. Soderberg e Cook (1984) descreveram atenuações do sinal devido à falta de homogeneidade na massa tissular entre o eletrodo e o músculo. Portanto, o tecido adiposo subcutâneo representa um fator fortemente limitante para o emprego de medidas EMG. Para manter essa influência no menor nível possível, Larivière *et al.* (2002, 2003) usaram medidas das dobras cutâneas para a determinação da espessura do tecido subcutâneo. Para interpretar uma **curva EMG**, Gaudreault *et al.* (2005) se basearam no conceito da eficiência neuromuscular. De acordo com esse conceito, os grupos musculares mais fracos devem ativar uma quantidade maior de unidades motoras a fim de desenvolver uma determinada força absoluta, diferente daquela usada pelos músculos mais fortes. A quantidade de unidades motoras ativas pode ser observada por meio do valor efetivo (***root mean square*** — RMS) da EMG, que é a expressão da amplitude de curva.

Para determinar a eficiência muscular, a força que o músculo teve de exercer está relacionada ao RMS. Essa força geralmente é medida como a força máxima possível (***maximum voluntary contraction*** — MVC, ou contração voluntária máxima). Portanto, uma linha reta crescente resulta da proporção de MVC e RMS (Gaudreault *et al.*, 2005; Larivière *et al.*, 2002, 2003).

A partir de seus resultados, em 2000, Lehnert-Schroth concluiu que, em Zuk (1962), ocorria uma atividade mioelétrica na musculatura do lado convexo porque ela está encarregada de sustentar a parte corporal adjacente em sentido cranial. Portanto, esses músculos são hipertróficos. Devido ao forte pré-alongamento, o músculo é insuficiente e incapaz de desenvolver força. Os testes de fadiga por meio de EMG se baseiam nas seguintes considerações básicas:

Quando uma contração submáxima é mantida por um período de tempo mais longo, mais unidades motoras devem ser ativadas, o que leva a um aumento na amplitude EMG e do RMS (Gaudreault *et al.*, 2005; Joseph; Richardson, 1996; Larivière *et al.*, 2003; Mannion *et al.*, 1997). Em medições eletromiográficas da coluna escoliótica, Cheung *et al.* (2005), bem como Zetterberg *et al.* (1984), verificaram um aumento da atividade dos músculos paravertebrais do lado convexo, em comparação com o lado côncavo na mesma região da coluna vertebral. Cheung *et al.* (2004, 2005) ainda discutem se esse é um fator primário ou um fenômeno da deformidade, ou uma combinação de ambos. Quando grupos musculares comparáveis são medidos com o mesmo desenvolvimento de força, então o grupo muscular que apresenta uma atividade EMG mais alta (no sentido de uma menor eficiência muscular) é o grupo mais fraco. Na literatura, medidas EMG comparativas, feitas em pacientes escolióticos e indivíduos saudáveis, mostram resultados divergentes.

Zetterberg *et al.* (1984) verificaram que, em comparação com indivíduos saudáveis, a atividade EMG do lado côncavo era reduzida, enquanto Gaudreault *et al.* (2005) não observaram diferenças significativas, tanto na comparação entre os lados direito e esquerdo da coluna vertebral quanto entre os dois grupos de indivíduos avaliados. Com a EMG, é possível tecer afirmações grosseiras sobre as atividades da coluna vertebral. Devido à dificuldade de comparação dos diversos estudos eletromiográficos, é impossível identificar uma linha de pensamento uniforme no que diz respeito à opinião dos autores.

A **força de contração** de um músculo depende do comprimento do sarcômero e, portanto, do estado de alongamento. O desenvolvimento ideal da força só pode ser alcançado quando o comprimento do músculo corresponder ao ideal. Segundo afirmação de Hick e Hick (2009), apesar do alongamento prolongado, não são observadas fissuras nos sarcômeros dos músculos, o que significa que não há uma separação completa dos filamentos de actina e miosina, e parece plausível que o reflexo muscular proprioceptivo evite essa separação.

2.5.3 Intensidade da terapia

A ▶ Tabela 2.1 e a ▶ Tabela 2.2 fornecem uma visão geral das recomendações da **Society of Scoliosis Orthopaedic Rehabilitative Treatment** (SOSORT), em seu consenso de 2016, que se orientaram pelo grau de gravidade da escoliose. Com elas, é possível obter rapidamente uma visão geral com base em evidências sobre os requisitos terapêuticos mínimos e máximos para cada paciente.

2.5.4 Mobilizações e manipulações da coluna vertebral

Em relação à escolha de mobilizações da coluna vertebral escoliótica, a SOSORT enfatiza que o objetivo dos exercícios não é aumentar a mobilidade da coluna vertebral (exceto na fase preparatória para o tratamento com colete). A implementação de exercícios específicos para mobilizar a coluna vertebral visa preparar o paciente para o uso do colete. A terapia manual (técnicas suaves de mobilização e para liberar tecidos moles) só deve ser planejada em conjunto com exercícios específicos de estabilização. Além disso, é aconselhável fazer exercícios específicos de estabilização para a autocorreção durante a fase de desmame do colete.

2.5 Escolha do método terapêutico

Tabela 2.1 Intensidade do tratamento (SOSORT – Consenso 2016): indica todos os possíveis tratamentos que podem ser propostos para escoliose idiopática, do menos ao mais exigente.

		Leve		Moderada		Severa	
		Mín.	Máx.	Mín.	Máx.	Mín.	Máx.
Infantil		Obs3	Obs3	Obs3	CRTI	CRTI	Cir
Juvenil		Obs3	EFEE	EFEE	CRTI	CRTP	Cir
Adolescente	Risser 0	Obs6	CFE	CRTP	CRTI	CRTI	Cir
	Risser 1	Obs6	CFE	EFEE	CRTI	CRTI	Cir
	Risser 2	Obs6	CFE	EFEE	CRTI	CRTI	Cir
	Risser 3	Obs6	CFE	EFEE	CRTI	CRTI	Cir
	Risser 4	Obs12	REI	EFEE	CRTI	CRTI	Cir
Adulto (até 25 anos)		Nada	EFEE	Obs12	REI	Obs6	Cir
Adulto	Sem dor	Nada	EFEE	EFEE	REI	Obs12	CRTP
	Com dor	EFEE	CFE	EFEE	CRTP	EFEE	Cir
Idosos	Sem dor	Nada	EFEE	Obs36	EFEE	Obs12	CRTP
	Com dor	EEFE	CFE	EFEE	CRTP	EFEE	Cir
	Descompensação do tronco	Obs6	CFE	EFEE	CRTP	EFEE	Cir

Tabela 2.2 Explicações das recomendações SOSORT sobre o grau do tratamento.

Mínimo	Abreviações	Observações
Nenhum controle	Nada	"Mínimo" é o tratamento menos exigente (em termos de desafio para o paciente e possível eficácia) que pode ser indicado para uma situação clínica específica
Observação a cada 36 meses	Obs36	• Observação significa acompanhamento com exame clínico em intervalos regulares • As radiografias geralmente são feitas a cada dois exames clínicos
Observação a cada doze meses	Obs12	
Observação a cada seis meses	Obs6	
Exercícios Fisioterapêuticos Específicos para Escoliose	EFEE	
Colete flexível para escoliose	CFE	
Colete rígido, uso em tempo parcial (12-20 horas)	CRTP	O uso de um colete rígido sempre implica na combinação com exercícios fisioterapêuticos especiais
Colete rígido, uso em tempo integral (20-24 horas) ou molde gessado	CRTI	
Reabilitação Especial Intensiva	REI	Nesta modalidade os pacientes frequentam um centro especializado por três a seis semanas e realizam os EFEE várias horas por dia
Cirurgia	Cir	
Máximo		"Máximo" é o tratamento mais exigente (em termos de desafio para o paciente e possível eficácia) que pode ser indicado para uma situação clínica específica

ATENÇÃO
Os métodos a seguir **não** são adequados para corrigir uma deformidade da coluna vertebral:
• Palmilhas,
• Medicamentos convencionais e homeopáticos,
• Planos nutricionais especiais.

2.6 Dores

Como as dores nas costas também são encontradas com frequência na população normal, é difícil fazer uma afirmação geral sobre o desencadeamento da dor devido a uma escoliose (Janicki; Alman, 2007). Segundo Janicki e Alman, não foi possível encontrar uma relação entre o tamanho do ângulo da curvatura e a intensidade da dor; da mesma maneira, a frequência e a intensidade da dor se correlacionam apenas com a idade. Essa afirmação é discutida na literatura de modo controverso. Os resultados encontrados por Collis e Ponseti (1969), segundo os quais pacientes com escoliose idiopática não sofrem de dor com mais frequência do que pessoas saudáveis, contradizem Diakow (1984), que descreveu um aumento de queixas de dor em pacientes com escoliose, bem como Mayo *et al.* (1994), que, em um grande estudo, encontraram queixas de dor mais intensa no grupo de pacientes do que no grupo controle. De acordo com o estudo, um quarto de todos os pacientes com escoliose tem dores nas costas. Weiss e Rigo (2006) descrevem que a probabilidade de dor mais intensa e/ou mais frequente em pacientes com escoliose aumenta apenas com a **idade**. Asher e Burton (2006) estabelecem uma relação entre a dor e os movimentos de deslizamento na transição toracolombar da coluna. Weiss e Rigo (2006) propõem que a dor seja entendida como um sintoma independente. Os pacientes frequentemente indicam que a vértebra ápice da curvatura primária é o ponto inicial da dor, a partir do qual ela irradia. Assim, os pacientes com uma escoliose de quatro curvas citam principalmente a dor na área da transição lombossacral e na região das articulações sacroilíacas. Dores na região torácica alta e nos ombros são encontradas em pacientes com escoliose de três curvas.

Além disso, as dores são determinadas pelo grau de **severidade da escoliose**. Segundo Tatekawa *et al.* (2007), crianças com escoliose grave desenvolvem dores na região do pescoço, decorrentes da pressão extrínseca do esterno e da coluna vertebral, além de distúrbios da deglutição. Adicionalmente, pode ocorrer refluxo gastroesofágico (Tatekawa *et al.*, 2006). Butterman e Mullin (2008) relacionam dores musculares a cargas excêntricas na região apical das curvaturas. Após sobrecargas assimétricas prolongadas, esses autores observaram sintomas nas articulações facetárias que podiam levar a dores discogênicas irradiadas até os membros inferiores. Collis e Ponseti (1969) descreveram sintomas semelhantes em seu estudo longitudinal. As dores mais citadas pelos pacientes escolióticos e que praticamente não mudaram durante todo o período do estudo foram dores constantes nas costas após movimentos **não habituais**. Em um período de estudo com duração de dezesseis anos, 15% apresentavam dores nas costas diariamente; 16%, durante alguns dias do mês; 31%, uma ou duas vezes ao ano durante alguns dias; 16%, uma a cinco vezes ao ano; e 22% dos pacientes nunca apresentaram dor.

A dor não é influenciada apenas pela extensão da lesão tecidual, mas, segundo Butler e Moseley (2005), também pode estar relacionada a **fatores psicológicos**. Esses e outros fatores psicossociais não devem ser negligenciados, especialmente em crianças que usam coletes ortopédicos.

2.7 Conceito de reabilitação das deformidades da coluna vertebral

As observações a seguir referem-se às diretrizes para a reabilitação ortopédica das alterações estruturais da escoliose, da escoliose pós-operatória e da cifose. *Spezielles Rehabilitationskonzept Wirbelsäulendeformitäten* (Sektion Rehabilitation und Physikalische Medizin der DGOOC von Orthopäden für Orthopäden; status atual 03/2012; <www.awmf.org/leitlinien/detail/II/033-045.html>):

- A **reabilitação de crianças e jovens** deve se concentrar principalmente na promoção de uma abordagem adequada à deformidade, à prevenção de riscos potenciais para o seu desenvolvimento e aos riscos secundários da deformidade. A maioria das escolioses idiopáticas do adolescente não leva a restrições que necessitem cirurgia. A escoliose leva a uma redução da capacidade funcional da coluna vertebral. O estado geral de saúde em pacientes com escoliose tratados cirurgicamente e naqueles tratados com colete se apresenta significativamente comprometido em comparação com o grupo sem escoliose; nos pacientes operados, o estado de saúde pode estar altamente comprometido. No grupo de pacientes operados e no grupo de usuários de colete, o resultado no longo prazo foi um aumento da incidência de dores.
- **Na idade adulta**, os pacientes portadores de deformidade da coluna vertebral geralmente já apresentam distúrbios funcionais secundários à cifose ou escoliose. Nesse caso, a prevenção secundária e terciária, ou seja, a prevenção de uma deterioração dos achados secundários e a manutenção da capacidade de trabalho, desempenham um papel importante. Melhoras na curvatura ainda são parcialmente possíveis na idade adulta, mesmo com curvaturas maiores da coluna vertebral. No entanto, nessa idade trata-se principalmente de impedir um aumento da curvatura até a menopausa, com o tratamento da dor e a prevenção. Com a cooperação intensiva dos pacientes, esses objetivos geralmente podem ser alcançados.
- Além dos aspectos puramente físicos da reabilitação da escoliose e dos distúrbios funcionais secundários existentes ou iminentes (por exemplo, respiração, circulação, dor), nos adultos também deve ser levado em consideração o **ambiente social**. Na área psicológica, é importante trabalhar as áreas do controle da dor e da própria escoliose. Nas deformidades da coluna vertebral, um objetivo essencial do tratamento é promover mudanças comportamentais na vida cotidiana por meio do aprendizado de procedimentos terapêuticos. Dessa forma, evitam-se comportamentos indesejados que estimulam a progressão da curvatura da coluna ou alteram padrões do movimento motor, de tal modo que distúrbios funcionais dolorosos possam ser impedidos.

Quando o objetivo primário do tratamento for atingido, ou seja, quando se alcançar uma mudança comportamental na vida cotidiana, os objetivos secundários da reabilitação também devem ser implementados:

- **Prevenção** do aumento do desvio da coluna e alívio da dor. Prevenir restrições cardiopulmonares melhora o desempenho cardiovascular e a capacidade vital. Além disso, estimular o paciente a lidar de uma maneira individualmente adequada com a escoliose e suas restrições funcionais.
- Aprendizado de estratégias de enfrentamento e promoção da adesão ao tratamento. Durante a fase de crescimento, quando é indicado um colete, uma meta importante da reabilitação é melhorar a adesão ao tratamento.

2.7.1 Objetivo da reabilitação

- **Para crianças e adolescentes** com escoliose, muitas das consequências da deformidade (restrições profissionais, dores, deficiências funcionais) ainda não são previsíveis, entretanto podem surgir alguns anos após o diagnóstico inicial. Desse modo, dentre os objetivos terapêuticos, a prevenção está em primeiro plano na reabilitação infantil. A época em que se inicia o tratamento (seja fisioterapia, colete ou cirurgia) é particularmente importante na reabilitação infantil para a prevenção de danos posteriores.
- **Na reabilitação de adultos**, o foco está no alívio das dores. De acordo com um estudo, a redução das dores em pacientes adultos com mais de 21 anos de idade era o objetivo mais importante da reabilitação.
- O **tratamento fisioterápico nos moldes de uma** "escola de coluna" específica para deformidades é feito com alta frequência de estímulos (incluindo um programa de exercícios domésticos diários) e visa estimular as correções da postura do paciente afetado, para que o comportamento que reforça a deformidade seja evitado na vida cotidiana.

De modo ideal, os grupos de tratamento com dez a doze participantes devem ser formados por pacientes da mesma faixa etária, para evitar tensões psicossociais no grupo de exercícios.
- Capacitação de pacientes e seus acompanhantes no enfrentamento de uma deformidade crônica e apoio à criança afetada mesmo durante o programa de exercícios diários em casa, incluindo a promoção da adesão.
- **Prescrição de colete** e treinamento para seu uso em caso de prognóstico desfavorável na fase de crescimento, de acordo com as diretrizes de indicação atuais: para pacientes em crescimento que usam órteses ou com indicação de uso de colete, é necessária uma consulta com técnico especializado em coletes para avaliar o estado atual da órtese e, se necessário, verificar a necessidade de mudanças do colete durante a fase de reabilitação.
- A **superação emocional** em relação à deformidade é iniciada por meio de processos dinâmicos durante a prática de grupo. A troca de experiências entre pessoas da mesma idade deve ser incentivada, principalmente na adolescência.
- A **abordagem da dor** desempenha um papel importante em pacientes adultos com escoliose. Existem muitas estratégias terapêuticas úteis, tais como sessões de relaxamento e psicoterapia em grupo para a dor, bem como psicoterapia individual.
- As **restrições funcionais secundárias** na área cardiopulmonar já são abordadas dentro da estrutura do programa básico, incluindo técnicas respiratórias corretivas em todos os exercícios específicos da escoliose. Porém, na presença de deformidades torácicas particularmente importantes, está previsto tratamento respiratório específico.
- Para **pacientes com escoliose submetidos à artrodese**, o aprendizado de um novo padrão de movimento devido a uma coluna parcialmente enrijecida é importante, especialmente nas deformidades com enrijecimento de quatro a doze segmentos da coluna ou mais. A reabilitação após uma cirurgia deve ocorrer após a consolidação da artrodese (cerca de seis meses após a cirurgia).[1]

2.7.2 Evidência e avaliação

O tratamento conservador da escoliose está no nível II e a fisioterapia ambulatorial para a escoliose está no nível I. Atualmente, os conceitos de internação não são mais apoiados pelos estudos. As medidas ambulatoriais de reabilitação são suficientes em casos não complicados. No entanto, existe uma recomendação para iniciar medidas abrangentes de reabilitação para os casos que apresentam comorbidades e/ou deficiências funcionais secundárias com duração de pelo menos três semanas.

---

[1] Atualmente a reabilitação se inicia já no hospital, após a cirurgia. [N.E.]

CAPÍTULO 3

Avaliação da escoliose segundo Schroth

3.1 Planos e eixos corporais

A ➤ Figura 3.1 mostra um esboço dos três planos (três direções e três dimensões) que determinam o espaço no qual um corpo é capaz de se mover, bem como os eixos em torno dos quais o corpo é capaz de girar.

- Planos:
  - Plano sagital (em latim, *sagitta*, "flecha"): atravessa o corpo no sentido anteroposterior e o divide em duas metades.
  - Plano frontal (em latim, *frons*, "fronte"): atravessa o corpo de um lado ao outro.
  - Plano transversal (horizontal): atravessa o corpo horizontalmente.

- Eixos:
  - Eixo anteroposterior: atravessa o corpo no sentido anteroposterior. O corpo gira ao redor desse eixo no plano frontal (por exemplo, parte superior para a direita, parte inferior para a esquerda).
  - O eixo látero-lateral vai de um lado do corpo ao outro. O corpo gira em torno desse eixo no plano sagital (por exemplo, os movimentos de flexão e extensão do tronco).
  - O eixo axial desce pelo corpo a partir do topo. O corpo gira em torno desse eixo no plano transversal (por exemplo, o lado direito gira para trás — e o esquerdo, para a frente) (➤ Figura 3.1 e ➤ Figura 3.2).

No caso de um distúrbio postural, bem como na escoliose, o importante é reconhecer as alterações posturais com base nos deslocamentos dos segmentos corporais mencionados anteriormente, bem como as rotações de cada porção corporal em torno dos eixos correspondentes (➤ Figura 3.3). A mudança tridimensional torna-se particularmente clara na escoliose. Ao mesmo tempo, é possível reconhecer a necessidade de uma correção tridimensional.

3.2 Divisão do tronco, incluindo ombros e coluna cervical

O corpo humano tem **três curvaturas fisiológicas da coluna vertebral**: lombar = lordose lombar, torácica = cifose torácica e cervical = lordose cervical.

A partir da observação prática de pacientes com escoliose, é útil dividir o **tronco** em três partes, a saber, em sentido caudal para cranial, observado sem vista lateral:
1. Coluna lombar e cintura pélvica.
2. Coluna torácica e tórax.
3. Coluna cervical e cintura escapular (e cabeça).

Em uma pessoa saudável é fácil imaginar essas três partes como retângulos.

- O retângulo caudal, por exemplo, consiste em pelve, coluna lombar e abdômen inferior, incluindo o umbigo até o nível das costelas inferiores.
- O próximo retângulo, acima, consiste no tórax e abdômen superior. O limite inferior corresponde à cintura (12ª vértebra torácica). O limite superior situa-se na axila, ou seja, aproximadamente no nível da terceira vértebra torácica.

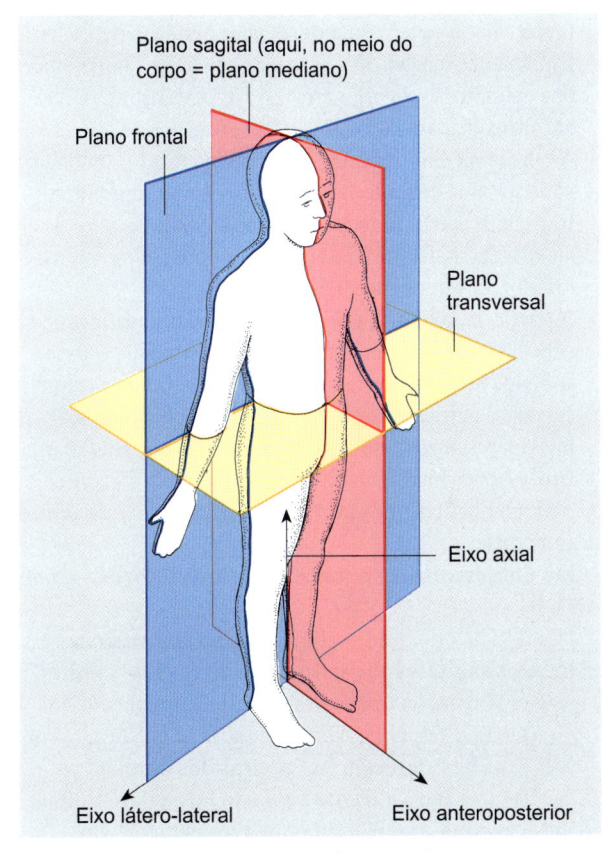

Figura 3.1 – Planos e eixos corporais. [A400-190]

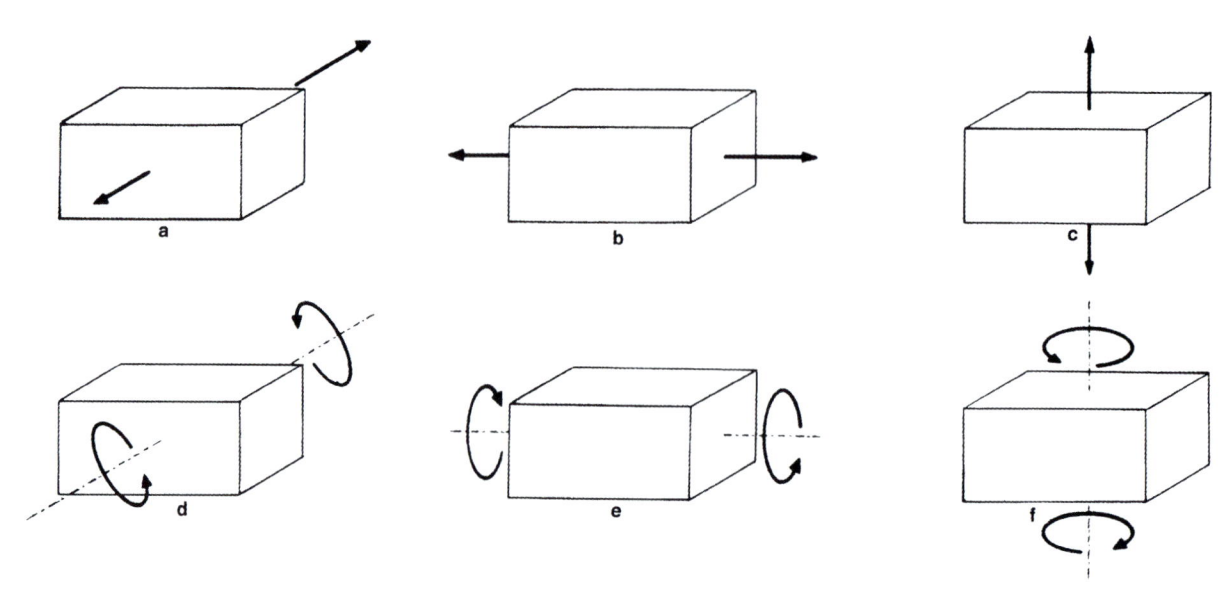

Figura 3.2 – Os três eixos principais e os movimentos da pelve em torno desses eixos: anteroposterios (a, d), látero-lateral (b, e) e axial (c, f). [M616]

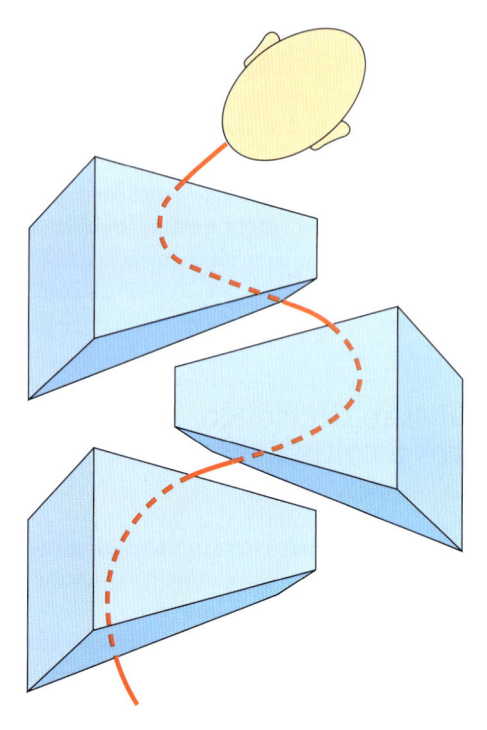

Figura 3.3 – Mudanças posturais no plano sagital: três cunhas do tronco. [L143]

- O terceiro retângulo é delimitado caudalmente pelo limite superior do retângulo intermediário. Sua delimitação cranial situa-se na altura do ombro. A lordose cervical situa-se fora desse retângulo. Porém, como a coluna cervical faz parte funcional desse segmento, podemos imaginá-la como um prolongamento desse retângulo em sentido cranial até o início do osso occipital (➢ Figura 3.4 a-c).

Normalmente, essas três partes são perpendiculares entre si. O corpo está equilibrado. Porém, na incidência lateral, é preciso imaginar essas três partes como trapézios, devido às oscilações fisiológicas da coluna (➢ Figura 3.4 b, c).

- A porção caudal (trapézio 1) tem sua delimitação inferior por meio de uma linha imaginária através de ambas as espinhas ilíacas anterossuperiores até a quinta vértebra lombar. Quando a pelve está alinhada, essa linha é horizontal. Sua delimitação superior atravessa as costelas inferiores até aproximadamente a 12ª vértebra torácica.
- A porção média (trapézio 2) consiste no tórax e abdômen superior. Sua delimitação inferior é o limite superior do trapézio 1. Seu limite superior tem sua linha imaginária através das axilas até o esterno e, para trás, sobre o terço inferior da sexta vértebra torácica.
- A porção cranial (trapézio 3) é delimitada caudalmente pela linha superior imaginária da porção média. O limite superior é formado pela altura do ombro. Como a coluna cervical é parte funcional dela, esse retângulo deve ser imaginado em sentido cranial até a região occipital. Por isso, esse trecho é denominado "porção ombro-cervical".

As três porções encontram-se equilibradas acima do centro de gravidade.

Em uma **escoliose** sempre existem **três fatores** a serem considerados:

- Devido à deterioração postural, surgem **três deslocamentos sagitais** entre si. Isso resulta em **três "cunhas"**.
- As três porções do tronco deslocam-se lateralmente, em direções opostas, umas contra as outras, o que resulta em **três "cunhas" laterais**. As **"pontas das cunhas"** rodam sempre **para a frente** e a **parte larga das cunhas** roda para trás. Assim, formam-se **três rotações no tronco** em torno do eixo axial (➢ Figura 3.5 a, b).

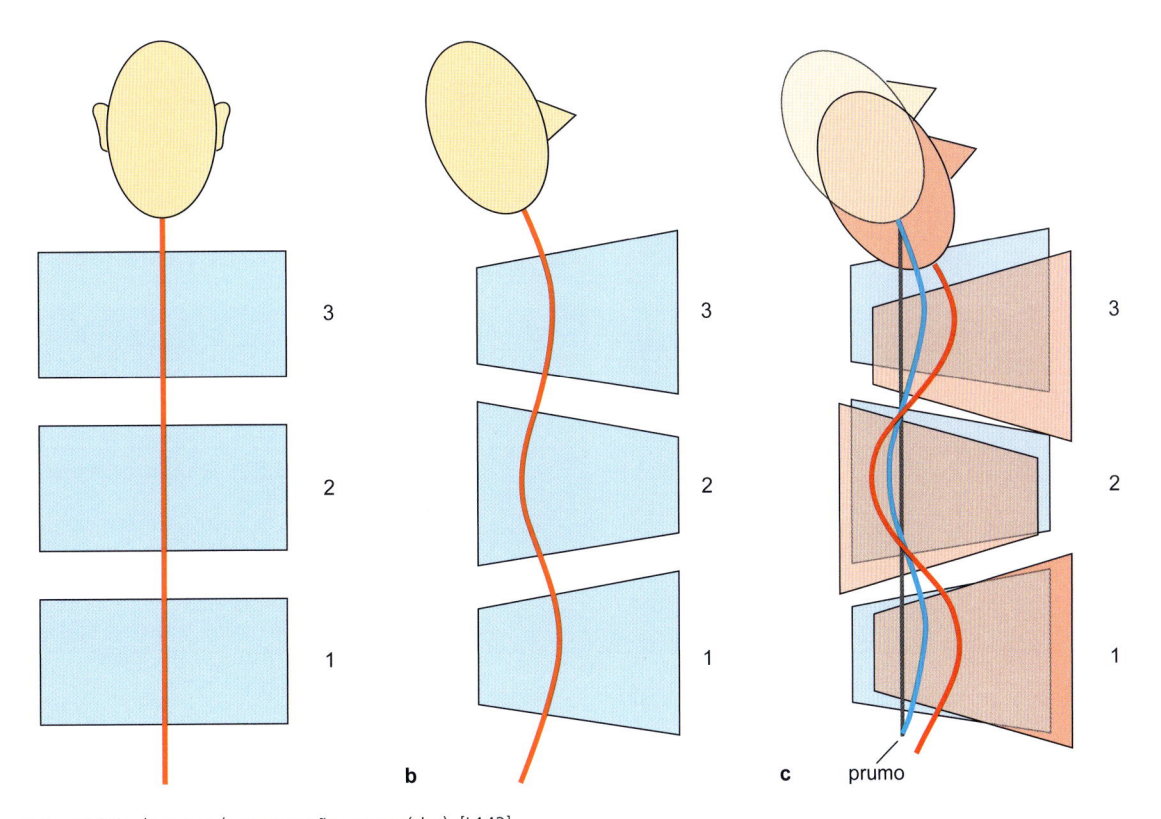

3.2 Divisão do tronco, incluindo ombros e coluna cervical

Figura 3.4 – Divisão do tronco (representação esquemática). [L143]
a. Vista anterior de uma coluna vertebral sadia.
b. Vista lateral de uma coluna vertebral sadia.
c. Vista lateral de uma coluna vertebral sadia (ao fundo, coluna azul) e de uma coluna vertebral em uma postura deteriorada (primeiro plano, coluna vermelha).

- Estas produzem as **três elevações cifóticas (gibosidades)**, bem como as retrações lordóticas.

Para o tratamento da escoliose é importante que as **três partes do músculo eretor da espinha**, que atuam separadamente nas três seções do tronco, também possam ser acionadas separadamente.

Para evitar mal-entendidos, é preciso mencionar:

NOTA
A expressão **"lado da gibosidade torácica"**, ou **lado convexo**, refere-se sempre a todo o hemicorpo. O quadril abaixo da gibosidade torácica é denominado "quadril do lado convexo", mesmo que a curva lombar seja maior do que a torácica. Igualmente, a expressão **"lado côncavo"** também se aplica a toda a metade do corpo, na qual está localizada a concavidade torácica, mesmo que uma gibosidade lombar superdimensionada simule uma proeminência costal. O termo "perna do lado côncavo", nesse caso, é a perna abaixo da gibosidade lombar.

3.2.1 Alterações da estática corporal no plano sagital

O desvio simétrico da postura no plano sagital (cifose) leva à formação de três "cunhas" sagitais (➤ Figura 3.6). Essa descrição vale para o sistema locomotor saudável. Já em pacientes com distúrbios posturais e, ainda mais, com distúrbios da coluna vertebral de graus mais leves ou mais graves (cifose juvenil ou do adolescente, doença de Scheuermann), as oscilações fisiológicas da coluna vertebral no plano sagital estão patologicamente alteradas. A coluna vertebral meio que afunda sobre si mesma, ficando mais curta. Ocorre o desenvolvimento de formas patológicas (➤ Figura 3.7).

3 Avaliação da escoliose segundo Schroth

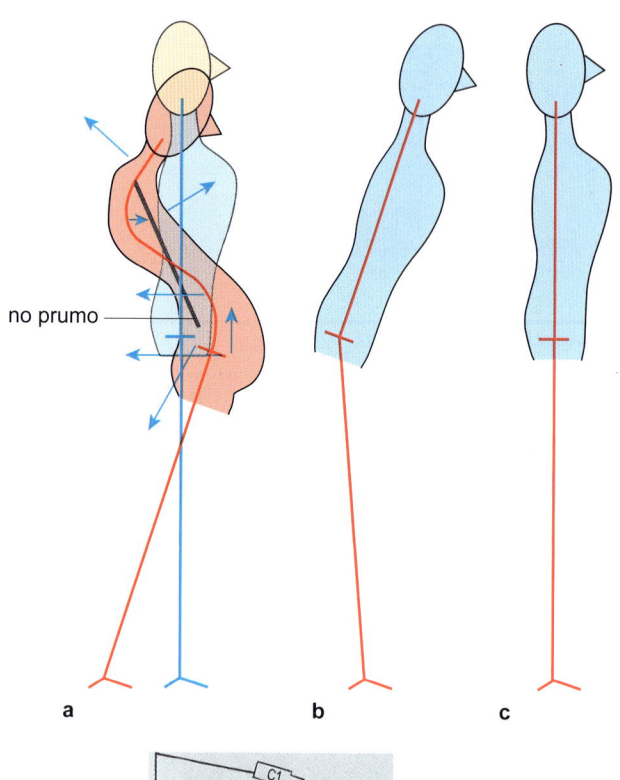

Figura 3.5 – Correção da postura no perfil sagital. [L143]
a. Perda da postura. As setas azuis indicam as direções da correção, por meio das quais o paciente pode corrigir o colapso postural, voltando a uma postura ereta.
b. Postura normal durante a inclinação para a frente com um eixo axial estável.
c. Postura ereta normal.

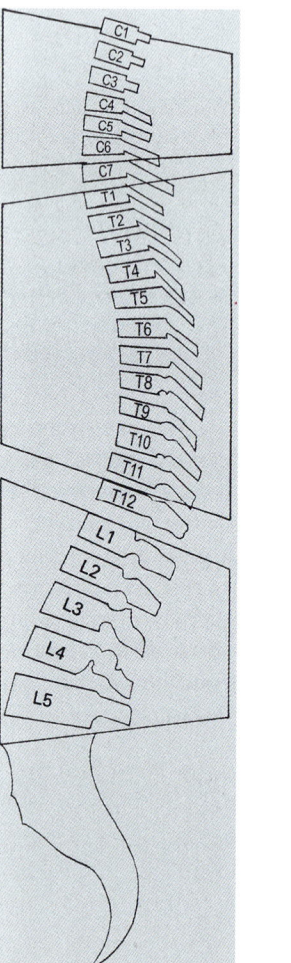

no prumo

a b c

Figura 3.6 – Aspecto lateral de uma coluna vertebral normal. [M616]

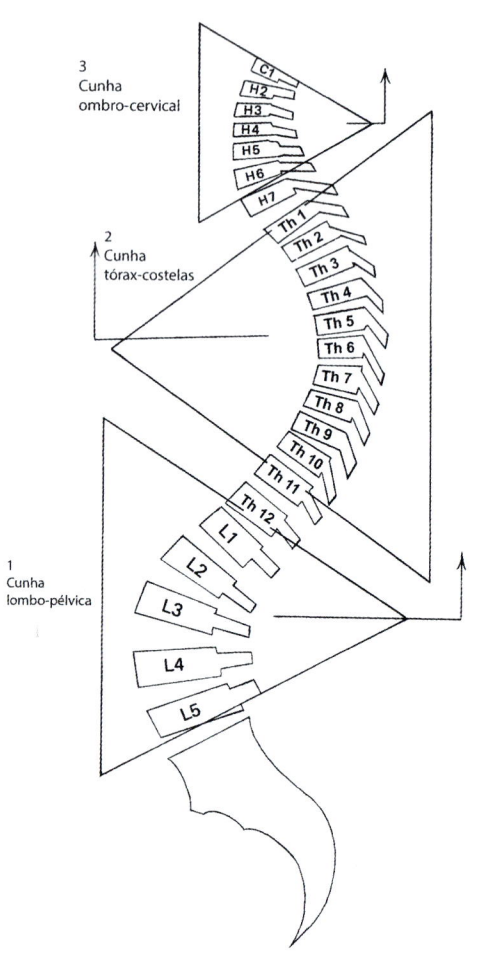

3 Cunha ombro-cervical
2 Cunha tórax-costelas
1 Cunha lombo-pélvica

Figura 3.7 – Aspecto lateral de uma coluna vertebral cifótica, com perda postural, etc. Os "ângulos retos" demarcados indicam as direções da correção. [M616]

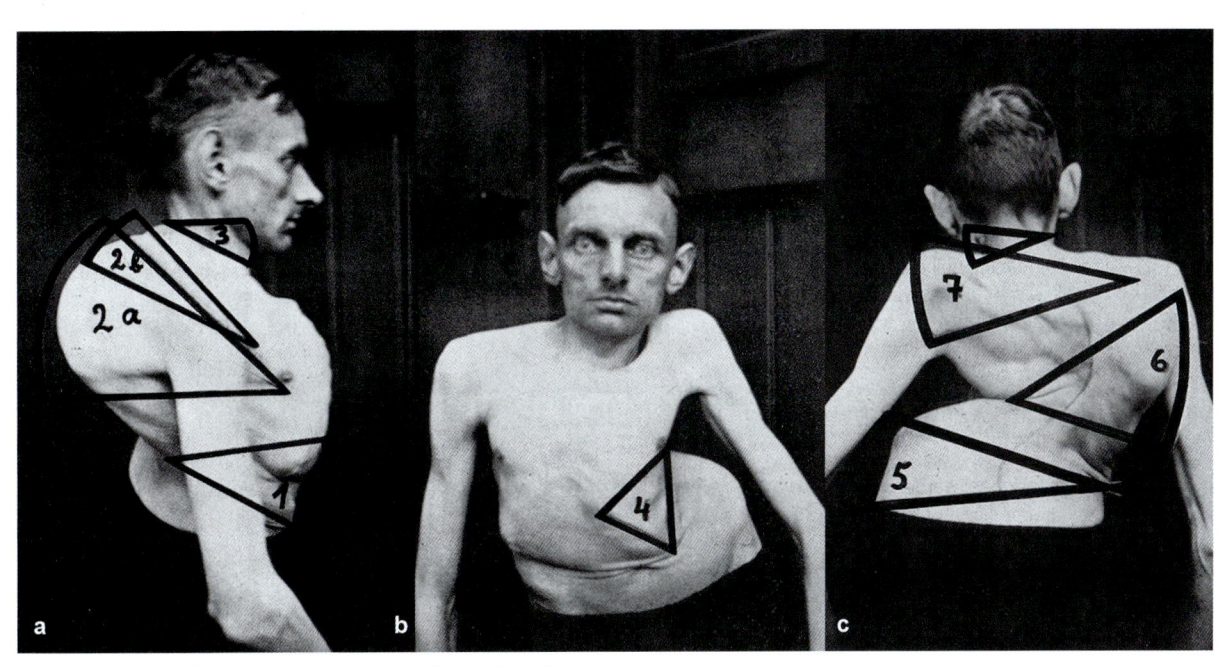

Figura 3.8 – Torção dos segmentos no tronco escoliótico. [M616]
a. Cunha 1-3.
b. Cunha 4.
c. Cunha 5-7.

Alterações no plano sagital com distúrbio postural simétrico

Em pacientes com distúrbios posturais, as três porções do tronco se encontram deslocadas uma contra a outra no plano sagital. O resultado dá origem a uma linha postural duplamente interrompida dos pés até a pelve, da pelve até as costas e, de lá, até a cabeça. Devido a essa deterioração da postura, condicionada pelos desvios das três partes no plano sagital, estas se apresentam em forma de cunha (uma sobre a outra). Ocorre porque o lado estreito do trapézio se torna cada vez mais baixo e o lado largo cada vez mais alto, de modo que podemos nos referir a "cunhas". Quanto maior a deformação, mais extrema é a formação das cunhas (➤ Figura 3.7 e ➤ Figura 3.8 a, b, c).

- **Cunha 1 (cunha lombo-pélvica):** sua ponta situa-se na lordose lombar. O lado largo correspondente (parede abdominal) é formado pelos músculos abdominais estirados e pela crista ilíaca direcionada para a frente e para baixo, representando a delimitação caudal. Seu limite cranial é imaginado como uma linha que parte da lordose lombar, passando sobre as costelas inferiores até o processo xifoide.
- **Cunha 2 (cunha tórax-costelas):** sua ponta está situada abaixo do mamilo. Seu lado largo é formado pelo abaulamento dorsal. Sua delimitação caudal corresponde ao limite superior da cunha lombo-pélvica. O limite superior tem uma linha imaginária que parte do "lado anterior estreito" sob o mamilo, passando pela axila e subindo para o terço inferior da escápula.
- **Cunha 3 (cunha ombro-cervical):** como os ombros estão inclinados para a frente e abaulados, a anteriorização dos acrômios forma o lado largo, enquanto a "ponta da cunha" é difícil de definir: ela está situada na área das duas costelas cobertas pela escápula. Sua limitação caudal corresponde à delimitação superior da cunha tórax-costelas. A limitação cranial é a altura do ombro.

Como a coluna vertebral cervical é funcionalmente uma parte da própria coluna, é possível imaginar a ponta da cunha na lordose cervical, enquanto seu lado largo é formado pela parte distendida anterior da cervical. Ambas as cunhas podem se fundir teoricamente, formando uma grande cunha. Por isso, esta é denominada "cunha ombro-cervical".

Alterações do plano sagital na escoliose

No corpo escoliótico, as partes do tronco também apresentam alterações em forma de cunha no plano sagital. **No entanto, isso se aplica apenas à vista lateral no lado da gibosidade torácica, sendo explicado pela torção dos segmentos do tronco entre si.** Pelo menos na escoliose idiopática, deve-se presumir que a coluna lombar, bem como a coluna torácica, tendem a um desalinhamento lordótico (Dickson *et al.*, 1984; Tomaschewski, 1987).

Isso é acompanhado de mudanças estruturais correspondentes que não são passíveis de correção ativa. Nesse caso, tratam-se de escolioses com um desalinhamento parcialmente fixo (Meister, 1980; Heine, 1980).

Como os blocos corporais se comportam de maneira análoga à da coluna vertebral, mesmo com uma pequena curvatura lombar e cervical existe pelo menos uma deformidade funcional em três curvas. O tratamento, consequentemente, também deve ser adequado.

Nas escolioses graves ou cifoescolioses, a segunda cunha (cunha tórax-costelas) pode ser subdividida em duas partes (➤ Figura 3.8 a). Enquanto a ponta da cunha 2a está situada abaixo do mamilo e o lado largo é delimitado pela gibosidade torácica, a ponta da cunha 2b é encontrada na área das costelas da axila. A parte larga correspondente é formada pela cifose, que começa no ombro. Esta mostra a gibosidade situada em sentido mais cranial. As duas cunhas podem se fundir.

- **Cunha 4 (cunha da gibosidade anterior das costelas)** (➤ Figura 3.8 b): situada no lado côncavo dorsal. Sua ponta está localizada posteriormente no lado côncavo, enquanto o lado largo é formado pelas costelas situadas à frente, do lado côncavo dorsal. O limite caudal é uma linha imaginária que parte das costelas côncavas posteriores, ao longo da costela inferior, em direção ao umbigo. A delimitação cranial se estende do ponto côncavo posterior até a borda inferior do mamilo. O resultado é o "equilíbrio escoliótico" do corpo, que equilibra todas as partes do tronco que se desviaram para a frente ou para trás em relação ao centro de gravidade. Estas se mantêm em equilíbrio.

Os termos "lado convexo" e "lado côncavo" sempre se referem à curvatura da coluna torácica.

O desvio de postura no plano frontal, na presença de escoliose e cifoescoliose, leva, na forma trapezoide, à formação de três "cunhas" laterais. No caso da escoliose, trata-se principalmente de desvios laterais. No caso da cifoescoliose, existem desvios sagitais e frontais.

Em vista posterior, o corpo escoliótico não apresenta as três porções do tronco (cintura pélvica, tórax, cintura escapular) alinhadas uma sobre a outra, como em uma pessoa saudável. Em vez disso, essas partes do tronco estão deslocadas lateralmente entre si. Esses deslocamentos laterais e os efeitos de pressão e tensão alterados fazem com que as porções antes retangulares se tornem agora trapezoides e, finalmente, assumam a forma de cunha.

A partir da vista posterior:

- **Cunha 5 (cunha lombo-pélvica lateral):** a ponta da cunha está localizada abaixo da saliência lateral da gibosidade (11ª e 12ª costelas). O lado largo é formado pelo quadril, que se projeta a partir do lado lombar-convexo e, frequentemente, também pela gibosidade lombar acima. Sua limitação caudal é formada pelos ossos ilíacos, que se inclinam para baixo devido ao deslocamento posterior para o lado côncavo. Como delimitação cranial, imagine uma linha começando na ponta da cunha em direção ao osso ilíaco do lado côncavo ou ao ponto mais alto da gibosidade lombar nesse lado.
- **Cunha 6 (cunha lateral tórax-costela):** a ponta da cunha encontra-se no ponto mais baixo do lado côncavo dorsal. O lado largo é formado pela transição da gibosidade torácica. O limite caudal é, ao mesmo tempo, o limite cranial da cunha 5, enquanto a linha limitante cranial vai da ponta da cunha, diagonalmente em direção às primeiras vértebras torácicas, até o centro do lado convexo da escápula.
- **Cunha 7 (cunha lateral ombro-cervical):**
  a. A ponta geralmente está situada acima da gibosidade torácica (escondida pela escápula). O lado largo é formado pelo ombro côncavo-dorsal. Sua limitação caudal corre paralela à limitação cranial da cunha 6. O limite cranial forma a altura do ombro bilateralmente.
  b. Como do ponto de vista funcional a coluna cervical faz parte desta cunha, podemos imaginar a ponta situada nos músculos cervicais encurtados do lado convexo dorsal, e o lado largo da cunha situado nos músculos cervicais excessivamente distendidos, ou seja, do lado que correspondente ao lado côncavo dorsal.

  Às vezes, é encontrada apenas uma dessas cunhas, mas frequentemente as duas estão juntas. Também é possível imaginá-las se fundindo e, por isso, essa fusão é também denominada "cunha lateral ombro-cervical".

As três pontas das cunhas estão alinhadas com as três depressões do tórax. Essas deformidades correspondem às seguintes retrações lordóticas:

- Quadril com as costelas flutuantes (11ª a 12ª costelas) abaixo da gibosidade torácica.
- Lado côncavo dorsal.
- Ombro acima da gibosidade torácica, com a área estreita da cervical do mesmo lado.

Nos três "lados largos", encontramos as três protuberâncias costais, que representam as protuberâncias cifóticas:

- Quadril do lado côncavo dorsal com a gibosidade lombar (por exemplo, esquerda).
- Gibosidade torácica do lado oposto (direita).
- Ombro do lado côncavo dorsal (esquerda). Frequentemente, parece uma saliência costal separada.

Todas as pontas das cunhas estão viradas para a frente, todos os lados largos estão virados para trás (nos deslocamentos laterais, com exceção da cunha 4). As partes do tronco que se desviaram lateralmente da vertical estão agrupadas em torno do centro de gravidade, e se mantêm mutuamente equilibradas. Ainda existe um equilíbrio, mas não normal e sim escoliótico, que ainda mantém o corpo na vertical.

3.2.2 Efeitos da posição da pelve no padrão postural do tronco

O modo de sentar não é indiferente quando a pessoa tem escoliose e distúrbio postural, pois disso depende oticamente o tamanho da gibosidade torácica. Quando sentamos sobre o cóccix, a coluna lombar fica arredondada e, ao mesmo tempo, as costas também, o que equivale a uma flexão da parte superior do corpo. Este se arqueia para a frente, o tórax afunda e a respiração é dificultada. Ao **sentar sobre os ísquios**, a coluna vertebral oscila verticalmente para cima e a protuberância das costelas se achata.

A posição sentada sobre o cóccix já indica externamente que o corpo está cansado e sem apoio. Quando solicitamos ao praticante de exercícios que sente ereto, ele apenas será capaz de manter a postura por alguns momentos. A posição sentada sobre os ísquios, no entanto, é mais fácil porque é natural.

Portanto, é preciso prestar atenção a esses detalhes à mesa, na escola, no trabalho e no seu tempo livre.

> **NOTA**
> Se você somar as horas nas quais permanece sentado todos os dias, ficará claro que essa atividade sempre requer uma postura ereta, pois cada minuto sentado em uma postura errada equivale a exercícios praticados inadequadamente.

Uma parte do corpo que permaneceu em uma postura inadequada por muitos anos não pode ser melhorada se a pessoa sempre recair na "postura de alívio", uma vez que isso abre o caminho para padrões de movimento e postura errados. Portanto, precisa ser revertido para um padrão de postura adequado e ereto, o que é relativamente fácil, porque os discos intervertebrais também ajudam a retificar a postura enquanto estamos sentados sobre os ísquios. Pacientes portadores de escoliose geralmente apresentam uma fraqueza geral do tecido conjuntivo não apenas do tronco, mas também das pernas. Portanto, exercícios para fortalecer os pés devem fazer parte da rotina diária. Um pé plano ou um tornozelo valgo pode ser uma das causas do desenvolvimento da escoliose (= estática).

> **NOTA**
> Quando o paciente entender claramente esses princípios, ficará relutante em não cuidar da postura à mesa, no trabalho ou durante o lazer porque sabe que estará se prejudicando e que, ao se sentar corretamente, adquirirá saúde, força e beleza. O paciente precisa conviver com a escoliose. É importante que ele consiga deixar de lado o comprometimento estético — adquirindo uma postura ereta que, gradualmente, também tem um efeito positivo em sua coluna vertebral. Isso é muito importante, especialmente enquanto estamos sentados.

3.3 Desvios de postura: 3C, 3CP, 4C, 4CP

A classificação a seguir foi copiada do roteiro de treinamento "Dreidimensionale Skoliosetherapie nach Katharina Schroth" [Terapia tridimensional da escoliose segundo Katharina Schroth], pelo que agradecemos calorosamente a Axel Hennes e Udo Roevenich. Ambos usam o método Schroth na Clínica Schroth, em Bad Sobernheim, desde 1987, e também o ensinam em cursos de treinamento avançado para fisioterapeutas. Nestes quinze anos, foram treinados cerca de 2.200 terapeutas Schroth na Alemanha. (Informações sobre os cursos de treinamento podem ser encontradas em <www.asklepius.com>).

3.3.1 Nomenclatura Schroth

- **Proeminência das costelas** – antes denominada **pacote** (*paket*): convexidade torácica, as costelas estão deslocadas em sentido lateral e rodadas dorsalmente, encontram-se aparentemente na posição de inspiração, ângulo inferior da escápula proeminente em sentido dorsal.
- **Depressão lombar** – antes denominada **ponto fraco**: concavidade lombar, triângulo da cintura mais marcado; processo transverso girado em sentido ventral. Estruturas de partes moles encontram-se próximas (encurtadas) com baixo tônus muscular indicando uma resistência passiva.
- **Lado T** – antes denominado **lado do pacote**: metade corporal sobre a qual se encontra a proeminência das costelas/o pacote ou, na sua falta, a depressão lombar/o ponto fraco.
- **Proeminência lombar**: convexidade lombar, triângulo da cintura menos marcado, processo transverso girado em sentido dorsal, o músculo eretor da espinha chama a atenção na forma de uma hipertrofia arredondada. O tônus muscular é de uma resistência ativa.
- **Depressão das costelas** – antes denominada **lado fraco**: concavidade torácica (local), em sentido ventral, costelas giradas para uma aparente posição expiratória, ângulo inferior da escápula posicionado em sentido ventral.
- **Lado L** – antes denominado **lado fraco**: metade corporal na qual se encontra a depressão das costelas/o lado fraco ou, quando esta inexiste, o lado onde está a proeminência lombar.
- **Lado anterior estreito:**
  1. Concavidade ventral do lado torácico convexo. Costelas em posição dorsal; o tórax aparenta ser menor, as distâncias entre as costelas são menores em comparação com o lado oposto.
  2. Concavidade ventral caudal da clavícula com uma elevação concomitante do ombro.
  3. Concavidade ventral do esterno na presença de cifose torácica.
- **Proeminência anterior das costelas** – antes denominada **gibosidade anterior das costelas**:
  1. Convexidade ventral do lado torácico côncavo/lado L/lado fraco. As costelas encontram-se rodadas em sentido ventral, caudal, medial e deslocadas. Com isso, a proeminência ventral se forma claramente mais baixa do que o ápice da curva torácica.
  2. Convexidade ventral na presença de curva toracolombar do lado T/lado do pacote. A proeminência ventral se apresenta no ápice dessa curva.

- **Quadril proeminente**: pelve deslocada lateralmente como compensação da curva lombar, toracolombar ou torácica, geralmente em combinação com uma inclinação funcional da pelve. O quadril proeminente situa-se em posição cranial e com frequência dorsal. O lado de apoio da perna e a sobrecarga na posição sentada geralmente se encontram do lado contralateral à proeminência da pelve:
  - Proeminência do quadril do lado L/lado fraco – anteriormente escoliose 3CP.
  - Proeminência do quadril do lado T/lado do pacote – anteriormente escoliose 4CP.
- **Proeminência do ombro** – antes denominada **pacote do ombro**: curva cervicotorácica acentuada. Clinicamente se nota o bloco do ombro fortemente rodado com elevação do ombro do lado L/lado fraco. A articulação do ombro encontra-se em protração. Isso em geral leva a um lado anterior estreito adicional na região da clavícula ao lado L/lado fraco, que deve ser ventilada em conjunto com o lado anterior estreito do lado T/lado do pacote em sentido ventral e cranial. O pacote do ombro atua no perfil do paciente como uma segunda proeminência/segundo pacote. Opções de correção favoráveis são fornecidas pela contratração do lado T/lado do pacote.
- **Costelas laterais**: o arcabouço torácico, na presença de cifoses simétricas não fisiológicas, pode apresentar desvios na relação entre o diâmetro sagital e transversal do tórax.
- **Entre os ombros**: área sem cifose e em extensão entre as escápulas na presença de um dorso torácico plano e simétrico.
- **Curva primária**: esta curvatura principal marca o centro inicial da escoliose. Contrastando com a disfunção, a mobilidade está reduzida, acima de tudo, no nível dos segmentos do ápice. O componente estrutural nessa localização é o mais importante. A curva primária é marcada por uma tendência para seu lado convexo. Com isso, causa uma sobrecarga adicional sobre este lado quando se está de pé ou sentado.
- **Curva secundária**: esta curvatura secundária resulta da curvatura principal e se manifesta na forma de uma curva compensatória que, via de regra, se caracteriza por uma maior flexibilidade funcional e capacidade de correção.
- **Ativação**: correção ativa para convexidade, proeminência das costelas/pacote, proeminência lombar, quadril proeminente e proeminência anterior das costelas do lado L/lado fraco. Essas partes do corpo são corrigidas por meio de atividade muscular concêntrica e excêntrica. O quadril proeminente geralmente é corrigido em sentido medial. A ativação dorsal da convexidade se dá em sentido ventral, medial, cranial. Convexidades ventrais são ativadas em direção lateral e cranial.
- **Alongamento**: alongamento ativo da coluna vertebral na região das concavidades mantendo ao mesmo tempo as correções básicas definidas.
- **Desrotação**: correção no plano transversal, sempre combinada com as correções sagitais e frontais.
- **Deflexão**: correção no plano frontal ou correção da flexão lateral, geralmente combinada com um movimento de translação em direção à concavidade.
- **Blocos corporais**: classificação funcional do corpo segundo Katharina Schroth em bloco do quadril e da pelve H (antes denominado bloco da cintura pélvica), bloco da lombar L, bloco do tórax T (antes denominado torácico), bloco do ombro S. A representação esquemática no diagrama de blocos corporais ilustra a translação, rotação e as mudanças na forma do tronco e pelve (compare ➤ Figuras 3.9 e ➤ 3.10 na ➤ Seção 3.3.2). As extremidades inferiores são atribuídas à pelve. O diagrama documenta a carga nas pernas durante a postura escoliótica habitual.

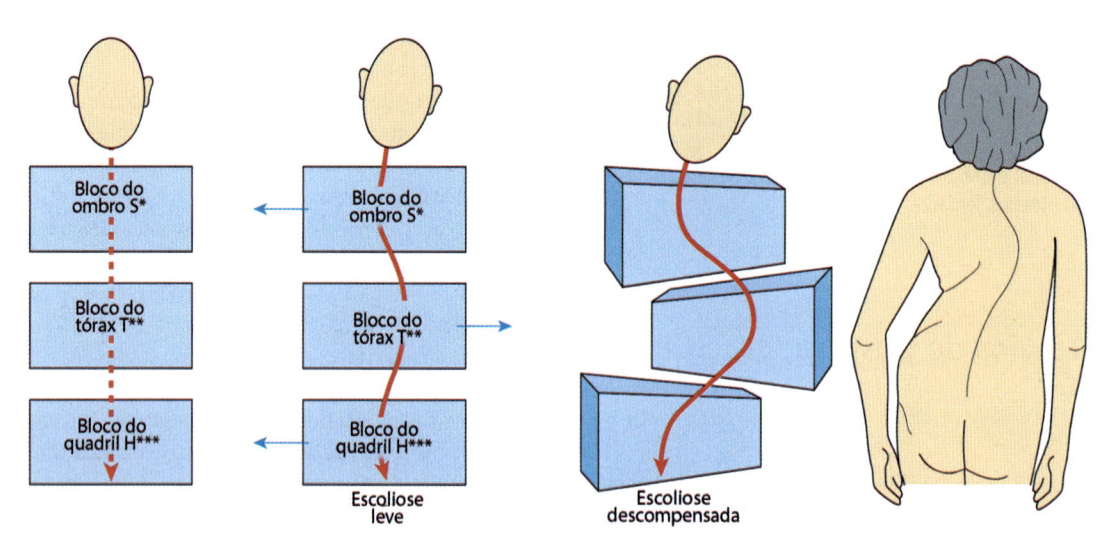

Figura 3.9 – Padrão T de escoliose torácica (escoliose de três curvas): desvio da postura no nível frontal. Nesta imagem o bloco da pelve e do ombro se deslocam para um lado, o bloco torácico entre eles se desloca para lado oposto (no nível frontal). Os blocos do tronco desviados em sentido lateral giram ao mesmo tempo em direção dorsal. [L143]

*antes bloco da cintura escapular; **antes bloco torácico; ***antes bloco da cintura pélvica

- **Posição inicial de exercício**: o método Schroth distingue três posições iniciais típicas na posição deitada: posição prona ordenada, posição supina ordenada e posição lateral ordenada, nas quais são aplicados os princípios de posicionamento específicos da escoliose, bem como as correções básicas. Posições iniciais adicionais são a posição sentada e em pé. Existem outras modificações tais como ajoelhada, apoiada em um joelho ou de quatro apoios.
- **Variações posturais**:
  - Postura habitual: postura que promove a progressão do mecanismo patológico.
  - Postura consciente do dia a dia: postura estática ou dinâmica aprendida, que se orienta na postura fisiológica.
  - Postura de alívio: postura apoiada ou encostada em pé, sentada ou deitada para aliviar a sobrecarga vertebral axial.
  - Postura corretiva: correção máxima da coluna vertebral durante as posições iniciais e situações de exercícios.

3.3.2 Padrões da escoliose

A descrição dos padrões da escoliose difere muito internacionalmente. Ao mesmo tempo, existem sete conceitos diferentes de escoliose. A classificação original segundo Schroth em 3C, 3CP, 4C e 4CP requer uma explicação adicional para cada paciente. A nova nomenclatura de acordo com Schroth tenta fazer um ponto de equilíbrio a partir das ideias básicas de Schroth chegando a uma classificação mais detalhada. Isso é feito por meio de abreviaturas na forma de letras maiúsculas e minúsculas. H, L, T e S baseiam-se nos blocos corporais já descritos. As direções indicam o deslocamento lateral com translação simultânea, bem como a rotação transversal.

Em primeiro lugar é mencionada a curva primária, que define a distinção básica entre o padrão de escoliose torácica T (➤ Figura 3.9) e o padrão de escoliose lombar L (➤ Figura 3.10). Na presença de relevância terapêutica, segue-se a designação das curvas secundárias de caudal para cranial. Em relação ao perfil sagital um sinal de mais (+) indica um aumento do deslocamento do bloco T em direção dorsal no sentido de uma cifose torácica. Por outro lado, um sinal de menos (-) denota um deslocamento ventral (costas planas).

a) T (tórax) – antes escoliose de três curvas (3C)

Radiologia Curva torácica primária, curva lombar secundária possível, curva cervicotorácica como segunda curva primária possível, transição toracolombar deslocada para o lado T, transição cervicotorácica equilibrada ou deslocada para o lado T, L4 horizontal ou levemente inclinada, junto com L5, para o lado L.

Clínica

- **T**: deslocamento do tronco para o lado T; proeminência das costelas do lado torácico convexo; pelve equilibrada, rotação não evidente; peso corporal sobre o lado T.
- **TL**: adicionalmente proeminência lombar e depressão lombar.
- **TS**: adicionalmente proeminência do ombro para o lado L.
- **T LS**: adicionalmente TL + TS.

b) TH – antes escoliose de três curvas com proeminência da pelve (3CP)

Radiologia Curva torácica radiológica primária, transição toracolombar e transição cervicotorácica deslocada para o lado T ou horizontal, elevação da pelve no lado L.

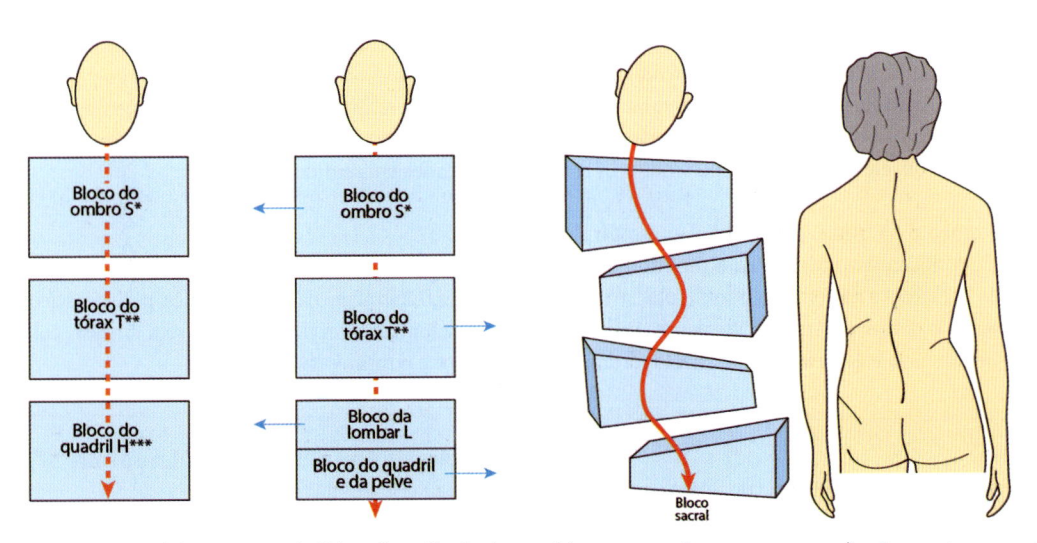

Figura 3.10 – Divisão mental do tronco em três "blocos" empilhados (esquerda) que, na escoliose, se movem em direções opostas em sentido lateral e se torcem. Na escoliose de quatro curvas com uma contracurvatura lombossacral, a cintura pélvica se divide mais uma vez em uma porção lombar e outra porção pélvica (à direita). Conforme mostrado nos diagramas, as áreas do tronco que se desviaram lateralmente também são rodadas dorsalmente ao mesmo tempo. [L143]

*antes bloco da cintura escapular; **antes bloco torácico; ***antes bloco da cintura pélvica

Clínica

- **TH**: proeminência das costelas evidente no lado torácico convexo e depressão das costelas no lado côncavo torácico, deslocamento pélvico com proeminência do quadril no lado L, possível rotação em oposição à rotação torácica, que não é evidente em todos os casos, peso corporal aumentado no lado T, curva torácica alongada, elevação lombar pequena ou ausente, depressão lombar possível.
- **T HS**: possível proeminência adicional do ombro do lado L.

c) L (lombar) T – antes escoliose de quatro curvas (4C)

Radiologia Escoliose *Double Major* verdadeira ou falsa, L4 com L5 inclinada para o lado L, transição toracolombar deslocada para o lado L, T1 balanceado ou deslocado para o lado L com elevação adicional do ombro no lado L (L T S).

Clínica

- **L T**: deslocamento do tronco e peso corporal levemente deslocado para o lado L, sem deslocamento pélvico evidente com proeminência do quadril no lado T, elevação da pelve no lado T, rotação pélvica alinhada com a rotação torácica. Proeminência e depressão lombar, proeminência e depressão das costelas presente.
- **L T S**: proeminência adicional do ombro no lado L.

d) L (lombar) H – antes escoliose de quatro curvas com proeminência da pelve (4CP)

L HT

Radiologia Escoliose *Double Major* falsa ou verdadeira, L4 inclinada para o lado L, transição para L5 frequentemente em forma de cunha, também possível em L3/L4, transição toracolombar para o lado L, transição T1 cervicotorácica balanceada ou deslocada para o lado L com elevação adicional do ombro (L HT S).

Clínica Deslocamento do tronco para o lado L, peso corporal sobre o lado L, deslocamento pélvico com proeminência do quadril do lado T, elevação da pelve do lado T, rotação pélvica no lado T em sentido dorsal, proeminência e depressão lombar presentes, proeminência e depressão das costelas geralmente presentes.

L HT S

Adicionalmente possível proeminência do ombro do lado L.

LH

Radiologia Escoliose lombar ou toracolombar com coluna vertebral torácica alinhada, L4 (L3) inclinada para o lado L, transição para L5 (L4) em forma de cunha, transição toracolombar e T1 (transição cervicotorácica) para o lado L, geralmente sem elevação do ombro, visão sagital: torácica > 40°KT+ e < 20°KT-.

Clínica Deslocamento do tronco para o lado L, peso corporal sobre o lado L, deslocamento da pelve com proeminência do quadril sobre o lado T, rotação pélvica no lado T geralmente em direção dorsal, elevação da pelve no lado T, proeminência e depressão lombar claramente identificáveis. Bloco torácico e bloco do ombro em geral simétricos tanto no plano frontal quanto no transversal.

Variantes do perfil sagital torácico

- **L H KT+**: hipercifose torácica, ombros protraídos, cabeça em anteversão.
- **L H KT-**: hipocifose torácica, ombros em posição adequada, cifose cervical.
- **LHKT**: tórax, ombros e cabeça em posição fisiológica.

3.3.3 Distúrbios sagitais da coluna vertebral

Distúrbios posturais sagitais, cifoses torácicas (lombares) de Scheuermann; cifoses da coluna cervical ou cifoses da coluna lombar, dorso plano.

Padrão da cifose

KT+

Radiologia (sagital) Hipercifose torácica > 40° entre T5 e T12.
Clínica Gibosidade torácica, deslocamento do tórax em sentido dorsal, deslocamento da pelve e inclinação pélvica em sentido ventral, sobrecarga do antepé, eixos das pernas em sentido ventral, posição estendida do joelho, hiperlordose, cabeça e ombros deslocados em sentido ventral.

KT-

Radiologia (sagital) Cifose torácica reduzida <20° entre T5 e T12.
Clínica Dorso plano na região torácica, perfil torácico diminuído, coluna lombar e cervical em geral sem lordose, coluna lombar inferior e posição pélvica variáveis.

KT

Radiologia Cifose entre T5 e T12 situa-se entre 20° e 40° Cobb.
Clínica Perfil sagital fisiológico.

KL

Radiologia (sagital) Transição lombossacral curta em hiperextensão, sacro predominantemente em posição horizontal: coluna lombar superior e transição toracolombar deslocada em direção

dorsal; em casos mais graves ocorre uma adaptação em forma de cunha dos corpos vertebrais com um estreitamento ventral.
Clínica Cifose lombar ou toracolombar.

Conceitos gerais

- **Vértebra neutra:** vértebra que define o limite cranial ou caudal de uma curva da coluna vertebral. Características: relativamente medial, maior inclinação, menor rotação, pequenas alterações estruturais (platô superior e inferior paralelos). A vértebra de transição (vértebra neutra) entre as curvas torácica e lombar também é denominada "TP" (*transitional point*, "ponto de transição"), sendo utilizada para a descrição radiológica da estática corporal. Na determinação do ângulo de Cobb (que define a magnitude da flexão lateral) são usadas as vértebras neutras como pontos de medição (platô superior da vértebra neutra cranial, platô inferior da vértebra neutra caudal).
- **Vértebra apical (ápice):** situada no ápice de uma curva da coluna vertebral. Características: maior desvio lateral em uma posição relativamente horizontal; vértebra mais rodada; e mudança estrutural mais intensa, com o maior ângulo entre os platôs superior e inferior (forma de cunha). A vértebra apical é usada para medir a rotação na imagem de RX (segundo Perdriolle ou Raimondi). Já clinicamente a rotação é medida na área do ápice com ajuda de um escoliômetro.
- **Curva primária:** é a curva principal, provavelmente o centro inicial da escoliose. Apresenta alterações estruturais acentuadas e mobilidade limitada. Possibilidade de correção até o limite estrutural; é fixada nas cirurgias da coluna vertebral.
- **Curva secundária:** curva compensatória, para o equilíbrio estático funcional da curva primária. Predominam aspectos funcionais; boas possibilidades de correção.
- **Deslizamento vertebral:** na presença de espondilolistese (deslizamento vertebral ventral) ou laterolistese (deslizamento vertebral lateral) é preciso lembrar que a posição inicial deve ser adaptada a cada caso a fim de obter uma estabilização dos segmentos afetados durante a situação de exercício, treinando-os também nas tarefas de casa, nos programas de treinamento e nas situações cotidianas. As mobilizações na região de segmentos com hipermobilidade são contraindicadas!
  - **Espondilolistese** ou deslizamento vertebral ventral: distúrbio estrutural segmentar causado pelo deslizamento de uma vértebra em direção ventral. O segmento L5/S1 é afetado com maior frequência. Na imagem sagital do RX, pode ser vista uma formação típica de degrau. A classificação é feita segundo Meyerding. O degrau dorsal palpável encontra-se entre L4 e L5.
  - **Listese lateral** ou deslizamento vertebral lateral: desvio de uma vértebra no plano frontal para o lateral.

Frequentemente encontrada na região lombar, por exemplo, de escolioses lombares ou toracolombares acentuadas (4CP/4C) em mulheres a partir da terceira década de vida. Forças de cisalhamento de grande magnitude, juntamente com um perfil sagital cifótico, desestabilizam a coluna vertebral. Além disso, supõem-se a existência de alterações degenerativas no ânulo fibroso. Os anéis fibrosos são sobrecarregados devido à falta de coaptação das articulações interfacetárias do arco vertebral e levam a um segmento hipermóvel (instabilidade segmentar). A estabilização pode ser alcançada por meio da sinergia do psoas, que deve ser possível em todas as posições iniciais. Exercícios diários correspondentes são muito importantes. Na imagem radiológica em AP, nota-se uma formação de degrau na região dos corpos vertebrais.

ATENÇÃO
Não fazer o exercício de cilindro muscular na posição em pé ou de joelhos, mas em decúbito lateral organizado! Também não realizar nenhuma medida passiva (manobras corretivas, fixação pélvica) na área de segmentos instáveis!

Nos livros de anatomia, a atividade muscular é descrita apenas em pessoas não escolióticas. Em pacientes com escoliose, no entanto, encontramos muitas contraturas e retrações dos tecidos moles, bem como alterações ósseas com enrijecimento articular unilateral, de modo que o sistema como um todo se comporta de maneira diferente do que em um indivíduo "reto".

Muitos músculos estão envolvidos em uma curvatura escoliótica. A correção da curvatura, portanto, não deve ser limitada a apenas um músculo, o que significaria desconsiderar partes essenciais da correção. Além disso, numerosos efeitos sinérgicos e antagonistas promovem a estabilização do sistema de correção.

Fundamentos mecânicos da escoliose

Na escoliose, a começar pelos pés, pernas e quadris, existe uma mudança em maior ou menor grau da estática, juntamente com uma assimetria da musculatura em seu comprimento e largura. Quanto mais desviados da linha média, mais longos se tornam os músculos e menor sua área de secção transversa. Eles ficam flácidos e, finalmente, inativos. Os músculos perdem sua função de sustentação. As mudanças na forma do tronco só são possíveis porque os músculos permitem. Eles se alongam ou encurtam, dependendo da direção na qual o tronco se desloca e torce. Isso significa que os desvios do tronco para o lado e para trás só podem ocorrer se os músculos de sustentação cederem, tornando-se mais longos. O desequilíbrio muscular começa na porção lombar e continua até a coluna cervical.

3 Avaliação da escoliose segundo Schroth

NOTA

Portanto, o tratamento deve melhorar principalmente a postura, para que o corpo possa reencontrar sua posição vertical normal. Isso acontece apenas por meio do desenvolvimento e treinamento dos grupos musculares correspondentes. Para restaurar o equilíbrio muscular, os músculos alongados devem ser encurtados e os músculos encurtados, alongados. Para que sejam capazes de manter a coluna e o tórax em sua posição vertical normal novamente, eles devem ser trabalhados de ambos os lados. É fundamental que os músculos encurtados façam um trabalho de força excêntrico.

Brussatis (1962) descreve, em sua tese intitulada "Exames eletromiográficos da musculatura das costas e abdominal na escoliose idiopática", que a atividade elétrica dos músculos do lado convexo supera a dos músculos do lado côncavo. A mecânica muscular permite uma interpretação desse fato: segundo Laut Schmidt, Lang e Thews (2005), existe uma relação entre o pré-alongamento e a tensão de um músculo. Investigações em músculos isolados de rãs mostraram que um músculo somente pode atingir sua tensão máxima com certa quantidade de alongamento. Esse alongamento prévio corresponde aproximadamente à sua posição de repouso no corpo. Com um aumento adicional do alongamento, sua capacidade de contração chega próximo a zero, assim como em um novo encurtamento. Aplicado à má postura escoliótica, esse exame revela que os músculos do lado da concavidade, fortemente encurtados, bem como a musculatura do lado convexo, excessivamente alongada, devem ser ineficientes para a produção de tensão.

3.3.4 Desvios posturais no plano sagital

As imagens a seguir mostram as mudanças típicas na postura e movimento na escoliose idiopática a partir da lateral, descritas na ➤ Seção 3.3 (➤ Figura 3.11 a-e).

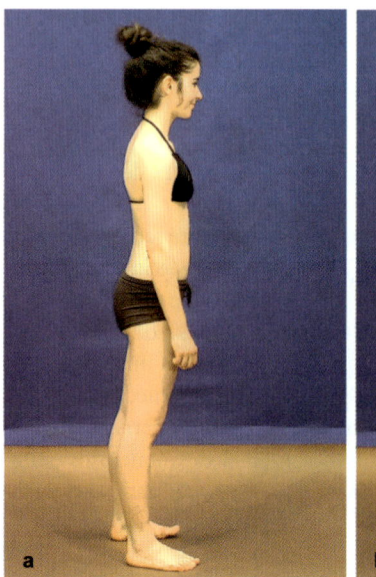

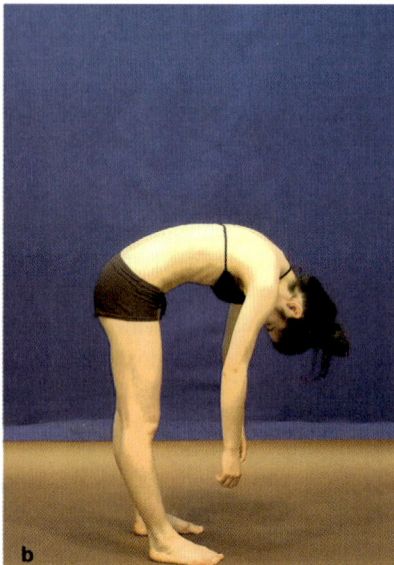

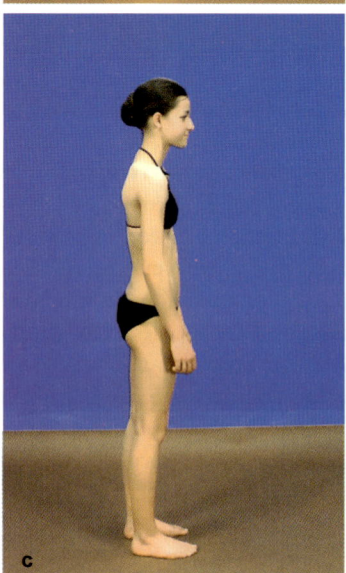

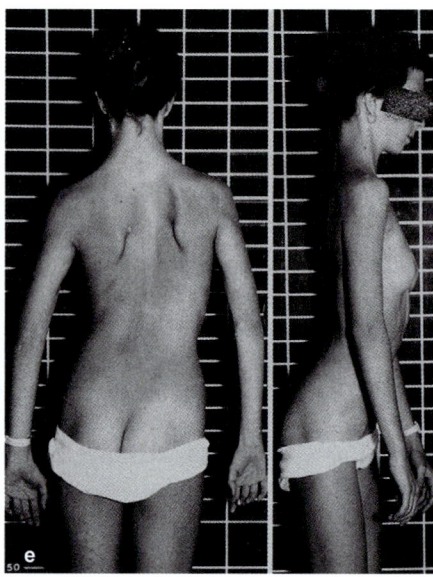

Figura 3.11 – Alterações posturais típicas e movimentos a partir da vista lateral:
a. Em pé, postura ereta: escoliose torácica direita, posição inicial. [W858]
b. Flexão anterior: escoliose torácica direita, posição final; articulações do joelho em hiperextensão, grande distância dedos-solo. [W858]
c. Em pé, postura ereta: escoliose torácica esquerda, posição inicial. [W858]
d. Flexão anterior: escoliose torácica esquerda, posição final; transição toracolombar retificada, grande distância dedos-solo. [W858]
e. Costas planas associadas à escoliose (ver caso P, ➤ Seção 10.2.16). [M616]

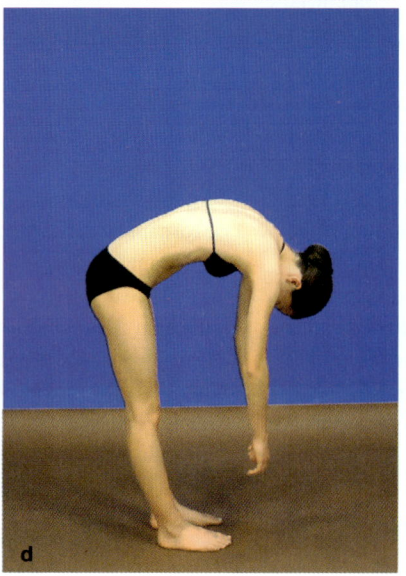

3.3.5 Desvios posturais no plano frontal

As imagens a seguir mostram as alterações típicas de postura e movimento na escoliose idiopática, em incidência posterior (> Figura 3.12 a-e).

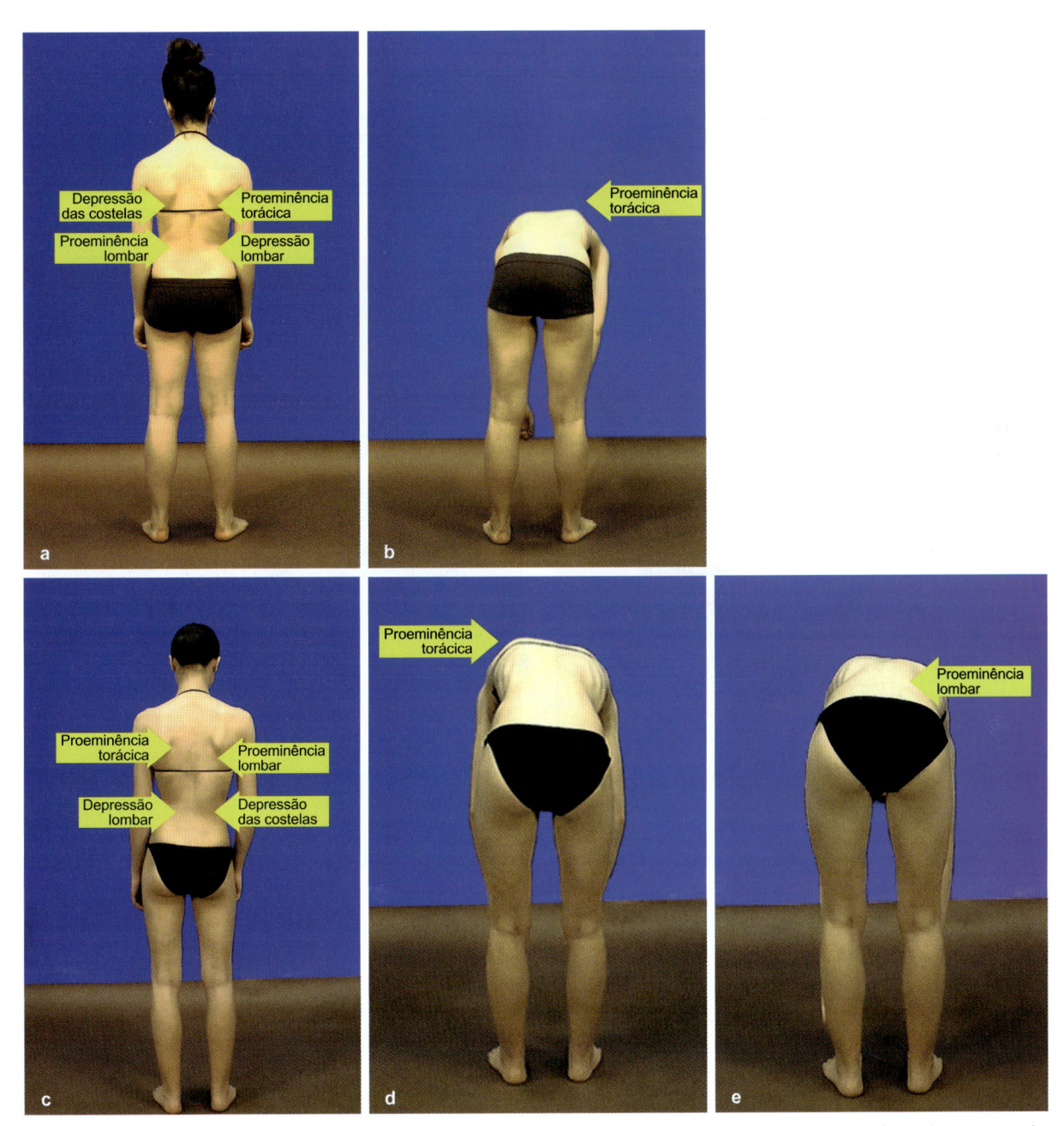

Figura 3.12 – Alterações típicas na postura e movimento observadas em vista posterior (para obter explicações sobre o significado das setas consulte Informações ao leitor). [W858]
a. Postura ereta em pé: escoliose torácica direita, posição inicial.
b. Flexão anterior: escoliose torácica direita, posição final.
c. Em pé, postura ereta: escoliose torácica esquerda, posição inicial; respiração rotacional direita.
d. Flexão anterior: escoliose torácica esquerda, posição média.
e. Flexão anterior: escoliose torácica esquerda, posição final.

3.4 Capacidade de rotação da coluna escoliótica

As imagens a seguir mostram as alterações típicas da postura e do movimento de rotação do tronco na escoliose idiopática, observadas de cima (➢ Figura 3.13 a-d).

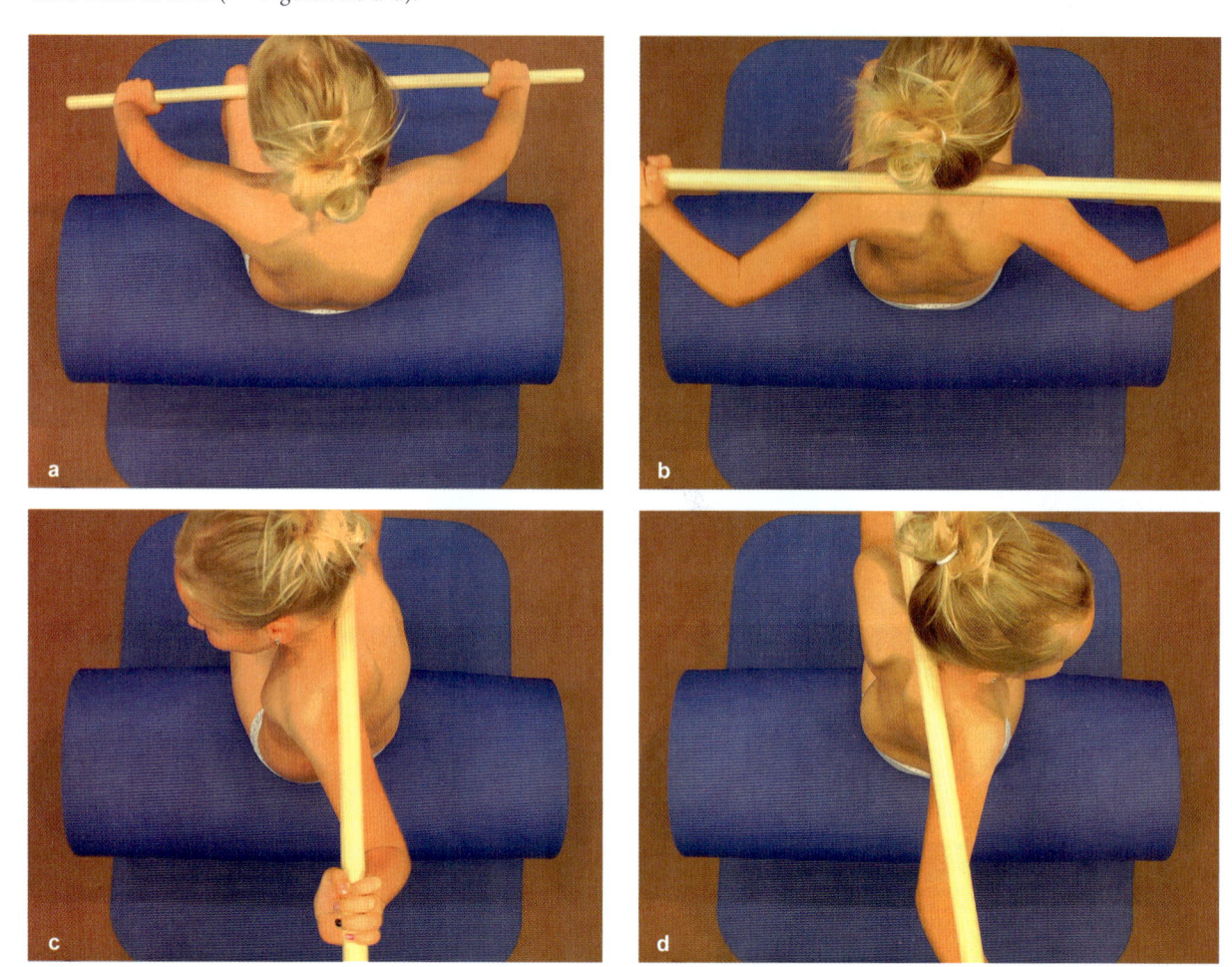

Figura 3.13 – Alterações típicas da postura e do movimento de rotação do tronco vistos de cima: escoliose torácica à direita. [W858]
a. Posição inicial.
b. Posição inicial com bastão.
c. Rotação máxima para a esquerda.
d. Rotação máxima para a direita.

3.5 Classificações mais utilizadas para avaliar a escoliose

Existem diversas avaliações internacionais e suas variantes, através das quais médicos, quiropratas e fisioterapeutas se orientam. Até o momento, uma fala uniforme não foi encontrada. O ângulo de Cobb, junto com a descrição da vértebra neutra e da vértebra ápice, é o único valor no qual toda a equipe interdisciplinar se orienta conjuntamente. Para um tratamento específico de escoliose, como o conceito Schroth oferece, este parâmetro é um componente significativo. Uma correta avaliação e, além disso, uma avaliação da funcionalidade de todas as regiões da coluna vertebral são essenciais para um ótimo tratamento.

Diferentes conceitos fisioterapêuticos para escoliose (ver a revisão de Berdishevsky *et al.*, 2016) utilizam diferentes classificações. A seguir, em ordem alfabética são apresentadas as mais importantes.

3.5.1 Classificação segundo King (a partir de 1983)

A avaliação de King está resumida na ➤ Tabela 3.1.

Na avaliação de King não é feita uma análise do perfil sagital nem uma priorização da curva principal.

3.5.2 Classificação segundo Lenke (a partir de 2001)

A classificação de Lenke tem um total de 42 diferentes subtipos e representa a classificação mais complexa (➤ Tabela 3.2). A determinação tem como base o registro radiológico nos planos sagital e frontal incluindo também o registro com inclinação. Um ângulo de Cobb > 25° em um registro com inclinação ou uma cifose > 20° são chamados de curvaturas estruturais. **Internacionalmente a classificação de Lenke tem sido cada vez mais utilizada nos departamentos médicos.**

Cada um dos grupos de Lenke são ainda classificados como "*minimal curve*" (A), "*moderate curve*" (B) e "*large curve*" (C):
- A – Mínima
- B – Média
- C – Severa

O perfil sagital é ainda diferenciado entre:
- Normal nos grupos I, V e VI;
- *PT Kyphosis* (Cifose cervicotorácica) no grupo II;
- *TL Kyphosis* (Cifose toracolombar) no grupo III;
- *PT + TL Kyphosis* (Cifose cervicotorácica + toracolombar) no grupo IV.

Tabela 3.1 Classificação da escoliose segundo King.

Tipo	Descrição
I	Curvatura em forma de "S"; a linha média é cruzada pelas convexidades torácica e lombar, a curvatura lombar é mais proeminente.
II	Curvatura em forma de "S"; a linha média é cruzada pelas convexidades torácica e lombar, a curvatura torácica é mais proeminente.
III	Curva torácica; a linha média não é cruzada pela convexidade lombar.
IV	Curva torácica longa; L5 está centralizada acima da pelve, L4 já está inclinada na direção da curvatura.
V	Dupla curva torácica. T1 já está próxima da curva superior.

Tabela 3.2 Classificação de escoliose segundo Lenke.

Tipo	Designação	Descrição
I	Torácica principal	Curva torácica estrutural principal, demais curvas não estruturais.
II	Dupla torácica	Curva torácica principal e curva torácica proximal são estruturais, demais curvas não estruturais.
III	Dupla maior	Há duas curvas principais onde a torácica, a toracolombar ou a lombar são estruturais. A curva torácica predomina. Uma possível curva torácica alta não é estrutural.
IV	Tripla maior	Todas as três curvas principais são estruturais, no meio delas se encontra a torácica principal.
V	Toracolombar/lombar	A curva maior e estrutural é toracolombar ou lombar. Uma curva torácica principal ou uma torácica proximal não são estruturais.
VI	Toracolombar/lombar maior – torácica principal	Há uma curva estrutural toracolombar ou lombar com uma curva estrutural torácica cujo ângulo de Cobb deve ser pelo menos 5° menor.

3.5.3 Classificação segundo Rigo

Uma visão geral da classificação da escoliose segundo Rigo é apresentada na ➤ Tabela 3.3.

3.5.4 Classificação segundo Schroth

Para a avaliação de acordo com Schroth veja a ➤ Seção 3.3.

Tabela 3.3 Classificação das escolioses segundo Rigo.

Tipo	Designação	Descrição
A1	Radiológica	Grande curva única torácica, vértebra neutra e T1 desviadas para o lado convexo torácico, L4 horizontal ou levemente desviada para o lado convexo.
	Clínica	Pelve desviada para o lado côncavo torácico, tronco desviado para o lado convexo torácico, longa gibosidade toracolombar.
A2	Radiológica	Curva principal torácica com ou sem uma curva lombar menor. Vértebra neutra e T1 desviadas para o lado convexo torácico, L4 horizontal.
	Clínica	Pelve deslocada para o lado côncavo torácico, tronco desviado para o lado convexo torácico, gibosidade não se extende até a lombar ou a atinge por muito pouco.
A3	Radiológica	Curvatura torácica principal com uma contracurvatura lombar menor, vértebra neutra (mínima) e T1 desviadas para o lado convexo torácico, L4 inclinada para o lado côncavo torácico, L4 e L5 se mantêm paralelas.
	Clínica	Pelve deslocada para o lado côncavo torácico, tronco desviado para o lado convexo torácico, gibosidade torácica com uma contracurvatura lombar menor.
B1	Radiológica	Curva dupla principal torácica/lombar ou torácica/toracolombar, vértebra neutra e T1 desviadas para o lado côncavo torácico, L4 inclinada em relação à L5.
	Clínica	Pelve desviada para o lado convexo torácico, tronco desviado para o lado côncavo torácico, gibosidade torácica visível, gibosidade lombar ou toracolombar mais proeminente.
B2	Radiológica	Curvatura principal toracolombar e pequena contracurvatura torácica, vértebra neutra e T1 desviadas para o lado côncavo torácico. L4 inclinada em relação à L5 e frequentemente L3 em relação à L4.
	Clínica	Pelve desviada para o lado convexo torácico, tronco desviado para o lado côncavo torácico.
C1	Radiológica	Curva torácica única, sem curvatura lombar. Vértebra neutra e T1 centralizada no eixo vertical.
	Clínica	Pelve centralizada, tronco equilibrado, gibosidade torácica sobre uma lombar alinhada.
C2	Radiológica	Vértebra neutra e T1 centralizadas no eixo vertical, L4 paralela à L5.
	Clínica	Pelve centralizada, tronco equilibrado, gibosidade torácica, gibosidade lombar.
E1	Radiológica	Curvatura única lombar, demais regiões da coluna alinhadas. Vértebra neutra e T1 desviadas para o lado convexo lombar.
	Clínica	Pelve desviada para o lado côncavo lombar, tronco desviado para o lado convexo lombar, gibosidade lombar evidente sem gibosidade torácica.
E2	Radiológica	Curvatura única toracolombar, demais regiões da coluna alinhadas, tronco desviado para o lado convexo toracolombar/lombar. T1 desviado para o lado convexo lombar.
	Clínica	Pelve inclinada para o lado côncavo toracolombar, tronco desviado para o lado convexo toracolombar, gibosidade toracolombar visível sem gibosidade torácica.

3.5.5 Comparação de diferentes classificações de escoliose

A ➤ Tabela 3.4 apresenta uma comparação de diferentes classificações baseadas em conceitos específicos da escoliose que são usadas com frequência. Que ela ajude a "compreensão" ou seja a base para uma fala mais uniforme para otimizar o tratamento de nossos pacientes.

Tabela 3.4 Visão geral das classificações mais comuns em escoliose*[1]

King	Lenke	Rigo	Schroth atual
III	I A, B, C – torácica principal	A2 (3C gibosidade direita)	T (torácica)
V	II A,B,C – dupla torácica	A3 (3C gibosidade direita)	T S (torácica, ombro)
	III A,B,C – dupla principal	Sem proeminência de quadril	T L (torácica, lombar)
	IV A,B,C – tripla principal	C1/C2	T LS (torácica, lombar, ombro)
IV	I A,B,C – torácica principal	A1 (3C gibosidade direita)	T H (torácica, quadril)
		A2 (3C gibosidade direita)	T HS (torácica, quadril, ombro)
		A3 (3C gibosidade direita)	
I	IV A,B,C – tripla principal		LT (lombar, torácica)
II	VI A,B,C – toracolombar/lombar primária – torácica principal		L T S (lombar, torácica, ombro)
I	IV A,B,C – tripla principal	B1 (4C gibosidade esquerda)	L HT (lombar, quadril, torácica)
II	V A,B,C – toracolombar/lombar primária	B2 (4C gibosidade esquerda)	L HT S (lombar, quadril, torácica, ombro)
	V A,B,C – toracolombar/lombar primária	E1 (lombar única)	LH (K+, K-, KT) (lombar, quadril, hipercifose, hipocifose, cifose)
		E2 (lombar única)	
			KT+ (hipercifose)
			KT- (hipocifose)
			KT (cifose torácica)
			KL (cifose lombar)

*Podemos revindicar apenas a completude da classificação Schroth nesta tabela.

---

[1] A tradução da classificação Schroth atual contou com a colaboração da Ft. Dra. Marília Quintana. [N.E.]

CAPÍTULO 4
Alterações fisiopatológicas condicionadas pela escoliose

4.1 Respiração

NOTA
Para o tratamento da escoliose, a respiração é de suma importância.

Como a respiração também é um problema mecânico, nossa questão diz respeito às forças atuantes durante o movimento respiratório. Por um lado, há forças ativas, geradas pela contração muscular. Por outro, há forças passivas — em parte, dos pulmões e, em parte, da elasticidade do tecido conjuntivo. As forças passivas sempre tentam resistir a uma mudança forçada da forma. Isso acontece especialmente nos exercícios de escoliose. Portanto, precisamos usar uma maneira seletiva de trabalho, na qual os músculos fracos (especialmente as fibras musculares fracas do diafragma) são usados repetidamente, até que se encontrem em harmonia com os músculos excessivamente fortes.

4.1.1 Considerações básicas

A concepção fisiológica geral diferencia a **respiração torácica** (costoesternal) e a **respiração abdominal** durante o movimento respiratório, mesmo que nenhum desses dois tipos de respiração ocorra isoladamente.

No tratamento da escoliose, não se trata de enfatizar apenas a respiração torácica ou abdominal. Na realidade, a posição alterada das costelas e do arcabouço torácico escoliótico requer um **efeito tridimensional** para expandir partes colapsadas do tronco e achatar áreas salientes, como previsto pelos movimentos respiratórios no conceito Schroth: o **diafragma** deve ser envolvido em cada um desses movimentos respiratórios parciais, o que requer um direcionamento mental para que ocorra uma determinada respiração completa. Esse é um processo de aprendizado que abre caminho para movimentos automáticos. Essa respiração completa **só é possível** com uma **posição pélvica alinhada e corrigida** do ponto de vista ortopédico. Uma distinção teórica clara é útil para a compreensão dos problemas mecânicos que surgem, a qual deve ser ensinada aos pacientes.

A **respiração costal** é possível porque as costelas estão conectadas à coluna vertebral por meio de duas articulações, para que possam se mover em torno de um eixo de rotação inclinado. Os eixos de rotação de um par de costelas formam um ângulo aberto na direção dorsal, mas que difere dependendo da altura do segmento. Como as costelas estão direcionadas obliquamente para baixo em sentido ventral, o diâmetro sagital do tórax aumenta, ao mesmo tempo em que as costelas se elevam. Devido à inclinação dos eixos de rotação, o diâmetro transversal do tórax também aumenta durante a inspiração, principalmente na porção inferior.

NOTA
A melhora da forma torácica sempre se faz acompanhar de uma melhora funcional, e vice-versa, o que pode ser demonstrado com uma fita métrica e um compasso pélvico.

Na prática, distinguimos (e não apenas na escoliose, mas também em todos os outros distúrbios posturais e respiratórios) o **movimento respiratório externo** (= respiração torácica) e o **movimento respiratório interno** (= abaixamento da cúpula diafragmática durante a inspiração e seu movimento de retorno para cima durante a expiração).

Durante a contração do músculo diafragma na fase de inspiração, sua cúpula convexa em sentido cranial é achatada. Os pulmões seguem os movimentos da cúpula diafragmática, bem como os movimentos das costelas, e entram no espaço complementar. O achatamento da cúpula diafragmática só é possível com um deslocamento das vísceras abdominais. Se a pelve estiver inclinada para a frente e para baixo, as paredes abdominais se moverão para a frente durante a inspiração porque os músculos abdominais cedem. Essa é a base da ideia de que a respiração diafragmática é uma respiração abdominal.

NOTA
Quando a **pelve** é levantada (ou seja, as espinhas ilíacas anterossuperiores são tracionadas em direção cranial) durante o tratamento com exercícios, a sobrecarga das paredes abdominais é aliviada porque as vísceras descem para a pelve. Ao mesmo tempo, isso reduz a lordose lombar, ou seja, a coluna vertebral recebe um estímulo de alongamento, que pode ser incentivado voluntariamente.

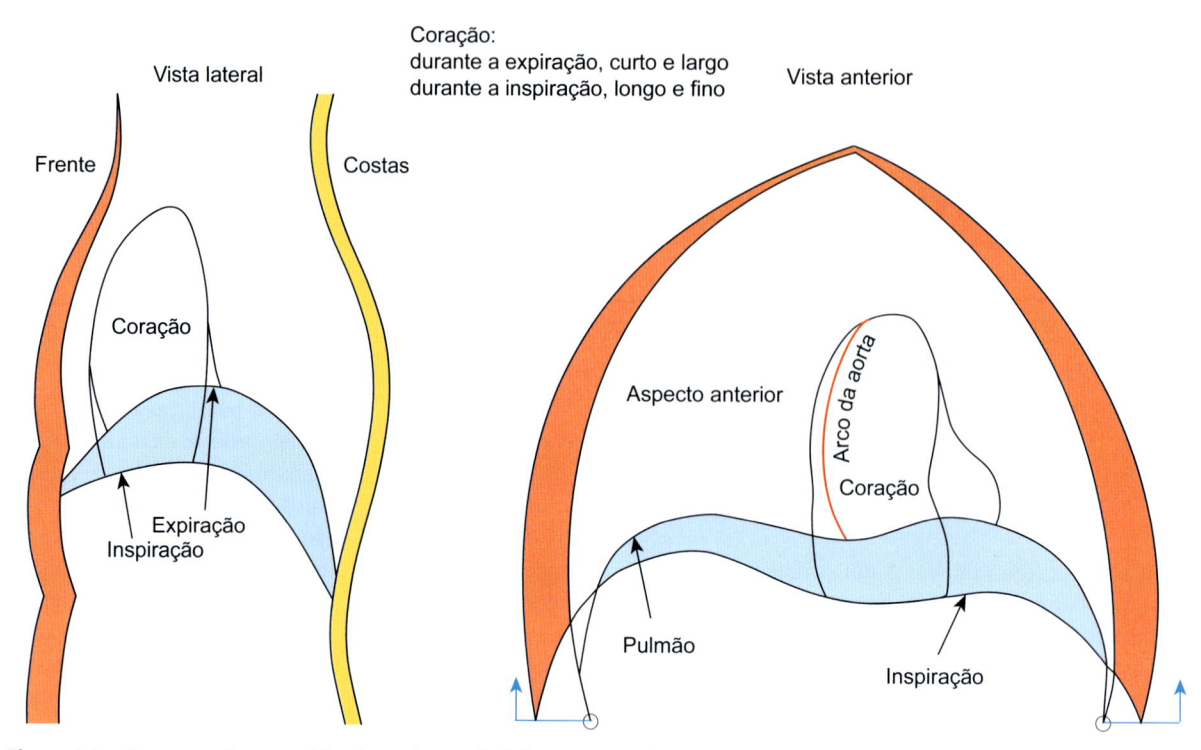

4 Alterações fisiopatológicas condicionadas pela escoliose

Figura 4.1 – Representação esquemática do movimento do diafragma. *Esquerda*: Vista lateral esquerda. *Direita*: Vista anterior. [L143]

Durante a respiração diafragmática, as paredes abdominais se projetam levemente para a frente, ao mesmo tempo em que as laterais se expandem até a região lombar. Esse movimento respiratório tem importância decisiva para a melhora da forma da escoliose, uma vez que essa respiração plena muitas vezes é impossível devido à torção do tórax, mas que deve ser recuperada (➤ Figura 4.1). Durante a expiração, o diafragma relaxa e volta à sua posição original. O tórax também pode ser remodelado por meio de movimentos expiratórios direcionados, desde que haja uma leve anteversão pélvica, compensando a lordose lombar.

NOTA
É fundamental que o praticante mantenha uma **postura ereta** mesmo durante a **expiração**. A seguir, ele precisa aprender a respirar nessa postura corrigida durante três, cinco e, depois, dez respirações seguidas. Assim que o resultado dessa boa modelagem tenha sido interiorizado pelo praticante, durante a expiração deve ser praticada uma tensão forte que se estende por toda a parte superior do corpo. Essas tensões dos músculos do tronco são de suma importância para a sensação postural.

Devido a seus pontos de inserção (nos arcos costais, esterno, costelas inferiores, corpos vertebrais de L1-L4 [Schmidt; Kohlrausch, 1981]), o diafragma, assim como o tórax, altera sua posição na escoliose. Ele se torna um emaranhado (padrão respiratório escoliótico ➤ Figura 4.4).

NOTA
Se uma escoliose ainda não está rígida, é possível obter um efeito positivo sobre a coluna vertebral. Quando a pelve é posicionada horizontalmente, a lordose lombar é compensada e os eretores do tronco são estimulados a trabalhar. Além disso, o praticante é instruído a visualizar o futuro alongamento da coluna vertebral. De fato, o resultado é um alongamento da coluna vertebral. Quanto maiores forem as curvas da coluna vertebral, mais longo o tronco pode se tornar durante a correção da inspiração, o que pode ser comprovado por medição. O fator decisivo para o sucesso é a combinação de atividade mecânica e cooperação mental, motivo pelo qual também representam os requisitos essenciais do método Schroth.

➤ A Figura 4.2 e a ➤ Figura 4.3 mostram como funciona a respiração unilateral direcionada em uma mulher de 52 anos de idade, com compleição normal:

Pode-se ver claramente que a coluna vertebral — durante a posição horizontal do ombro — se move para a direita. Os espaços intercostais estão claramente ampliados à direita. O diafragma desce cerca de 8 cm. É possível executar movimentos com as costelas sem usar a respiração, como se pode verificar a seguir: retenha o ar no meio de uma inspiração ou no meio de uma expiração (não faça força!). As costelas se afastam na inspiração e se aproximam na expiração. Essa prática pode ser realizada com frequência; trata-se de uma atividade muscular. Entretanto, devemos admitir que o movimento de afastamento das costelas tem um efeito 100% melhor quando a inspiração está associada a um abaixamento consciente do diafragma. O efeito de aproximação das costelas também pode ser incrementado se a expiração for sincronizada com uma elevação consciente da cúpula diafragmática.

4.1 Respiração

diafragmática; ela observou em seu próprio corpo o movimento das costelas "em ângulo reto", no sentido lateral e cranial, durante a inspiração e expiração.

Em um corpo saudável, as costelas não se movem apenas na lateral durante a fase de inspiração, mas também em sentido dorsal, ventral e cranial. Qualquer pessoa é capaz de confirmar esse movimento por meio de controle manual dos pontos de fixação do diafragma (arcos costais, costelas flutuantes, coluna lombar superior) e por meio de suas sensações corporais. Se isso não funcionar em um paciente escoliótico, os movimentos respiratórios alterados devem ser treinados simultaneamente com a correção da forma externa do tronco, o que inclui uma nova configuração esquelética, com alívio e alargamento das concavidades. Nesse caso, não importa o que adentra as porções côncavas do corpo, se são "deslocamentos viscerais" ou ar, ou se o resultado é causado pelo trabalho muscular normal. O que realmente importa é que as reentrâncias externamente visíveis diminuam.

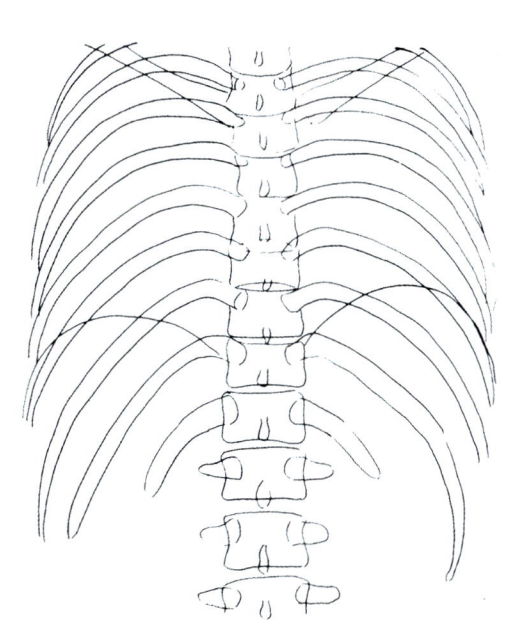

Figura 4.2 – Diafragma em expiração profunda. A coluna vertebral encontra-se na vertical. [M616]

NOTA
O direcionamento da respiração para a área das costelas inferiores é facilmente imaginável, uma vez que o diafragma se estende até elas. A cooperação mental deve ser muito intensa durante a técnica respiratória "em ângulo reto" e durante o rebaixamento da cúpula diafragmática, para que todos os movimentos tenham um efeito corretivo. Vogel (1937) já se referia ao poder de formação do exercido pela respiração.

4.1.2 Padrão respiratório escoliótico

Segundo Schmitt (1985), em uma pessoa saudável, a contração dos músculos intercostais leva a uma propulsão axial direcionada do corpo da costela sobre a cabeça da costela, o que estabiliza adicionalmente a coluna vertebral quando a respiração é simétrica. Devido à deformidade escoliótica do tórax, encontramos um **padrão respiratório assimétrico**, tanto no repouso quanto na respiração profunda dos pacientes com escoliose (➤ Figura 4.4 e ➤ Figura 4.5 a, b).

Nesse caso, essa propulsão atua apenas sobre um lado da vértebra e reforça a rotação, uma vez que, no lado côncavo, ela é mais direcionada contra o corpo vertebral, enquanto no lado convexo está direcionada ao processo transverso através da articulação costotransversal.

O diafragma também é afetado pela escoliose, uma vez que seus pontos de fixação estão deslocados. O diafragma também trabalha em certa "desorientação escoliótica". Dessa maneira, quando existe uma torção vertebral torácica, a respiração simétrica já atua aumentando a deformidade. A cada respiração, o alinhamento escoliótico, bem como a alteração postural, são intensificados. O tórax se expande nas áreas já ampliadas e os pulmões continuam sendo ventilados nas áreas bem arejadas. No início de sua carreira, Katharina Schroth teve a seguinte experiência: quando um paciente escoliótico

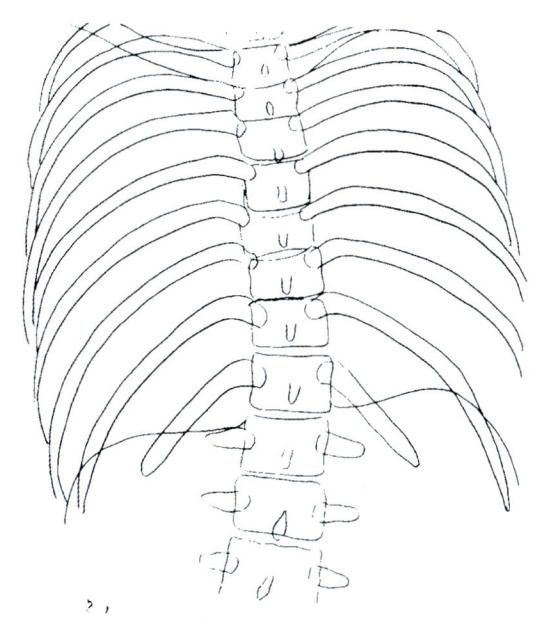

Figura 4.3 – Inspiração máxima durante a ação diafragmática guiada unilateralmente à direita, levando ao tracionamento conjunto da coluna vertebral. [M616]

NOTA
Para a melhora da forma do tronco, devem ser ativados inicialmente os músculos que restauram o equilíbrio estático — isso dá origem a uma expansão pulmonar melhor e mais conveniente, uma vez que as regiões pulmonares que anteriormente estavam em repouso são ativadas.

Katharina Schroth não inferiu teoricamente que as costelas se movem para fora e para cima durante a descida da cúpula

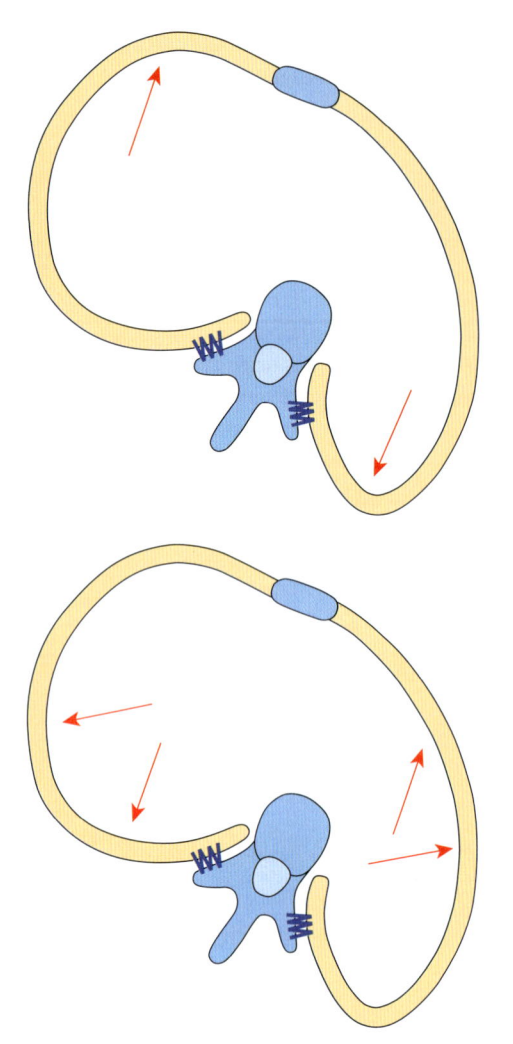

Figura 4.4 – Padrão respiratório escoliótico: imagem em corte transversal através do tórax deformado pela escoliose. Acima: o padrão respiratório escoliótico intensifica a torção. As setas mostram as direções respiratórias na escoliose idiopática. Abaixo: padrão respiratório corretivo de Schroth. As setas mostram as direções da respiração angular rotacional. [L143]

respira mais profundamente que o normal, ou seja, de modo "simétrico", e não de maneira direcionada, o ar flui apenas para a metade pulmonar já distendida, no lado da gibosidade torácica. Isso inevitavelmente piora a escoliose e suas deformidades, uma vez que esses exercícios respiratórios não são exercícios de correção ortopédica e não geram um momento de endireitamento e desrotação.

4.1.3 Respiração angular rotacional

A **respiração angular rotacional** consiste em um controle da respiração que ocorre tridimensionalmente, ou seja, em sentido dorsal ou ventral e em sentido lateral e cranial. Em todas as **posições iniciais de exercícios** para a respiração angular rotacional, aplicadas nos locais côncavos ("pontas da cunha") e sempre associadas com o abaixamento consciente do diafragma, vale o seguinte:

- Lado convexo (por exemplo, à direita): na região das costelas flutuantes, a respiração é direcionada lateralmente para cima e para cima e para trás (= lateral-cranial e dorsal-cranial).
- Lado côncavo (por exemplo, à esquerda): a expansão é direcionada lateralmente para cima e para cima e para trás (= lateral-cranial e dorsal-cranial).
- Lado convexo (à direita, na frente): a expansão é direcionada no sentido para a frente e para cima (= ventral-cranial).
- Costelas da cavidade axilar (direita): expansão para a frente e para cima, com contrapressão da cintura escapular organizada em uma direção de tração horizontal para a direita, diagonalmente para cima e para trás (= contratração do ombro ➤ Figura 9.16 c). A cintura escapular é girada como um bloco contra o tórax.

Portanto, se conseguirmos mudar o padrão respiratório escoliótico, cada movimento respiratório também será um exercício corretivo. Por meio da contração da musculatura na região das áreas convexas e abauladas do tronco, a excursão respiratória é restringida nesses pontos. Isso facilita o movimento respiratório nas áreas côncavas e deprimidas do tronco. A **respiração angular rotacional** pode ser praticada por conta própria. No entanto, ela é uma parte fundamental de nossos exercícios.

> **NOTA**
> A respiração angular rotacional integrada à estrutura de correção de todos os exercícios de Schroth só é executável com o maior alongamento axial possível do tronco e com alívio de suas concavidades, isto é, o paciente deve inicialmente se endireitar a partir de seu suporte ligamentar passivo — exclusivamente dentro da mobilidade restante da coluna vertebral — para alcançar o efeito desejado.

Portanto, o paciente com escoliose deve aprender a corrigir seu padrão respiratório. Por meio da respiração direcionada nas áreas côncavas do tronco, as costelas que estão com seu movimento restrito são mobilizadas; ocorre uma melhor ventilação de áreas pulmonares antes menos ventiladas e a postura corretiva é reforçada a cada respiração. O paciente impede, por meio da tensão muscular nas regiões convexas e salientes, a expansão nessas áreas e, ao mesmo tempo, relaxa a musculatura da concavidade para direcionar a respiração exatamente para ali. A possibilidade de redirecionar o padrão respiratório escoliótico já foi comprovada por medições feitas com escoliômetro (Weiss, 1989; ver ➤ Seção 11.3).

Registramos os valores dos **movimentos respiratórios** de alguns pacientes usando o método Heybrock-Seift, começando de cima até embaixo por cerca de cinco semanas de tratamento (ver ➤ Seção 11.4). As medições foram feitas durante a inspiração profunda, bem como durante a expiração profunda, usando uma fita métrica:

- Sob a axila,
- Sobre o tórax,

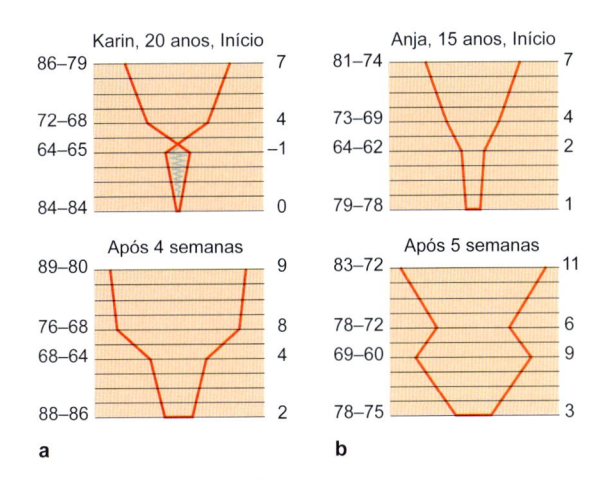

Figura 4.5 – Valores respiratórios no início (acima) e após aproximadamente cinco semanas de tratamento (abaixo). [L143]
a. Paciente Karin, de vinte anos de idade.
b. Paciente Anja, de quinze anos de idade.

- Na cintura = nas costelas flutuantes e
- Sobre o abdômen abaixo do umbigo.

As medidas do movimento respiratório em centímetros foram marcadas em papel milimetrado e os pontos foram conectados com linhas. Anja (de quinze anos) apresentou uma melhora da respiração, principalmente na axila e na cintura (> Figura 4.5 b). Para Karin (de vinte anos), a linha cruzada na cintura mostrou um valor negativo de 1 cm, ou seja, a cintura ficou mais estreita durante a fase de inspiração (> Figura 4.5 a). Após cinco semanas, Karin apresentou nesse local um incremento de 4 cm. O aumento dos valores da cintura é resultado do treinamento diário da respiração diafragmática.

> **NOTA**
> Para o tratamento da escoliose, a ginástica respiratória deve ser transformada em movimentos respiratórios torácicos desrotatórios, capazes de influenciar positivamente as regiões torácicas inicialmente afundadas.

Uma vez feita a experiência, não foi difícil concluir que, com o auxílio da respiração direcionada, os alvéolos inativos são novamente estimulados. Como efeito colateral, os pacientes notam que uma suscetibilidade anterior a resfriados desaparece e que o desempenho físico melhora no final do processo terapêutico. Até mesmo a respiração paradoxal, na qual as costelas se aproximam durante a fase de inspiração, pode voltar ao normal.

A **respiração angular rotacional** é usada em todos os exercícios respiratórios ortopédicos e em todas as posições iniciais. O direcionamento da respiração para o lado côncavo, no sentido lateral e para cima, é feito com a ajuda das costelas laterais côncavas. Quando o esterno se move durante o exercício, é necessário atenção:

- Se o paciente executar esse movimento (expansão do lado côncavo), expandindo a gibosidade anterior, o esterno também gira para o lado côncavo. Portanto, a respiração na concavidade só é apropriada se o esterno for desviado para o lado convexo.
- No entanto, se o esterno estiver deslocado para o lado côncavo, a respiração corretiva deve ser iniciada a partir da região posterior. Isso significa que o paciente deve se concentrar em sua coluna (costas), pois ali as costelas também se ligam aos processos transversos das vértebras torcidas. Nesse caso, as costelas devem tracionar a coluna vertebral, desrotando-a ao mesmo tempo. O paciente fixa manualmente o esterno, que não deve mais ser tracionado na direção errada.

A respiração na parte anterior do lado convexo passa então a apresentar a direção oblíqua para a frente, para fora e para cima, sem levar consigo a porção lateral da gibosidade torácica. O controle por meio do espelho é fundamental.

4.2 Redução da capacidade cardiopulmonar

Os pacientes com escoliose são frequentemente afetados por insuficiência pulmonar e cardíaca. Em tais pacientes, pudemos determinar durante o procedimento terapêutico que a cianose labial se reduzia ou era eliminada. A capacidade vital que era de 350 cm^3, por exemplo, dobrou e deu origem a um bem-estar geral.

No verão de 1974, dois grupos de pacientes da Westfälischen Wilhelms-Universität, em Münster (Instituto para Medicina Desportiva), portadores de escoliose foram examinados em nossa clínica em relação ao aumento de sua capacidade cardiopulmonar. Um breve resumo dos resultados determinados é apresentado por Vogelpohl (1975), e descrito a seguir:

> No início do tratamento, com duas exceções, não observamos uma fraqueza patológica da capacidade pulmonar nos integrantes do grupo. Os valores espirométricos determinados no final de quatro semanas de tratamento se caracterizaram por um aumento maior ou menor da capacidade dos pacientes. A influência sobre o sistema cardiovascular foi significativa. Com o aumento gradativo da carga, as taxas de pulso foram, em média, de 10 a 15 batimentos cardíacos mais baixas do que no início do tratamento fisioterapêutico. Foi possível aumentar gradativamente a potência limite em watts.
> Houve também uma melhora significativa, de 170, na capacidade de trabalho físico. Os valores individuais para pacientes adolescentes portadores de escoliose tratados na Clínica Katharina Schroth, em relação à capacidade de trabalho físico (capacidade de trabalho de 170, com uma frequência de pulso de 170 em um minuto), mostram uma melhora altamente significativa após um teste-t, o que também se aplica aos valores individuais dos pacientes com

Tabela 4.1 – Quantidade média de ar contida em uma expiração.

Jovens			Adultos		
Meninos (cm³)	Idade (em anos)	Meninas (cm³)	Homens (cm³)	Altura (cm)	Mulheres (cm³)
1.400	9	1.400	2.350	150	2.200
1.650	10	1.500	2.600	155	2.400
1.800	11	1.600	2.900	160	2.600
1.900	12	1.750	3.200	165	2.800
2.050	13	1.900	3.500	170	3.000
2.300	14	2.100	3.800	175	3.200
2.400	15	2.200	4.100	180	3.400
Valores médios para esportistas (cm³)					
Praticantes de atletismo pesado		3.950	Lutadores de boxe		4.800
Jogadores de futebol		4.200	Nadadores		4.900
Praticantes de atletismo leve		4.750	Praticantes de remo		5.450

escoliose, relativo à sua capacidade de resistência física, com uma frequência de pulso de 130 por minuto. Outro efeito do treinamento foi a queda mais rápida na frequência cardíaca na fase de recuperação. Todos esses fenômenos são sinais de um funcionamento mais ergonômico do sistema cardiovascular. A capacidade vital não pode ser vista como um parâmetro para o desempenho orgânico, mas como uma medida do comprometimento funcional restritivo.

De acordo com estudos de Weiss (1989), aumentos altamente significantes da capacidade vital, bem como melhoras da mobilidade das costelas, podem ser esperados em pacientes adultos com escoliose.

Os exames feitos em Sobernheim mostraram que um tratamento intensivo segundo o método Schroth, com duração de quatro semanas, pode aumentar significantemente o desempenho orgânico dos pacientes. Portanto, esse método de tratamento fisioterapêutico da escoliose é de grande importância não só na ortopedia, mas também para a medicina interna.

Aumentos significantes da capacidade cardiopulmonar podem ser alcançados com o treinamento de resistência ou condicionamento, mas não aumentos significantes na capacidade vital (Bjure *et al.*, 1969; Götze, 1976).

Em adultos, o tamanho corporal é usado como referência para a determinação dos valores da capacidade vital. A ➤ Tabela 4.1 mostra os valores-padrão aplicáveis.

Em pacientes escolióticos, o ponto de referência mais importante para determinar o valor-alvo para o volume pulmonar mudou porque a coluna vertebral curvada lateralmente, com rotação ou torção, e as alterações torácicas correspondentes causam uma perda de altura com estreitamento do espaço pulmonar. Do ponto de vista funcional, o diafragma também sustenta essa deformação (ver ➤ Seção 4.1).

Para estabelecer um valor teórico da capacidade vital que o paciente teria com uma coluna vertebral reta, medimos a coluna nas radiografias. Rotação, torção e deformidades das costelas não foram levadas em consideração. O trajeto da curva foi desconsiderado aproximadamente no meio do corpo vertebral, e as distâncias perpendiculares entre o ponto caudal e o ponto cranial da curva foram determinadas. Em seguida, a fita métrica foi tracionada e a diferença foi determinada, sendo usada para dar informações sobre a perda em altura.

Essas medições foram realizadas separadamente na coluna torácica e na lombar, uma vez que uma única curva da coluna vertebral de 100° Cobb, por exemplo, é capaz de reduzir mais o comprimento da coluna do que duas curvas de 50° Cobb. Então passamos a procurar uma relação entre as medidas angulares e a perda do comprimento corporal (➤ Tabela 4.2).

Os valores apresentados na ➤ Tabela 4.2 referem-se apenas à curva torácica (= encurtamento e estreitamento do tórax). São valores de probabilidade. Esses centímetros devem ser somados ao comprimento corporal atual, para calcular a capacidade vital. O "tamanho corporal teórico" é obtido quando os valores das curvas da coluna torácica lombar são somados e adicionados ao comprimento corporal atual.

Tabela 4.2 – Valores aproximados para a relação do ângulo da escoliose com o encurtamento da parte superior do corpo.

Ângulo da escoliose	Encurtamento (cm)	Ângulo da escoliose	Encurtamento (cm)
20°	1,5	90°	8,5
25°	1,5	95°	8,5,5
30°	1,5	100°	9,5
35°	1,5	105°	9,5,5
40°	2,5	110°	10,5
45°	2,5	115°	11,5
50°	3,5	120°	12,5
55°	3,5	125°	12,5
60°	4,5	130°	13,5
65°	4,5	135°	14,5
70°	5,5	140°	15,5
75°	5,5	145°	16,5
80°	6,5	150°	17,5
85°	7,5		

Nas escolioses graves, fica claro que os valores normais da ➤ Tabela 4.1 dificilmente são alcançados. As escolioses leves, por sua vez, frequentemente excedem o valor normal, especialmente quando os pacientes praticam esportes.

4.3 Musculatura que atua sobre a escoliose

A forte atividade mioelétrica da musculatura do lado convexo resulta do fato de que ela carrega sozinha a parte corporal cranial adjacente. Ao contrário do que supúnhamos anteriormente, ela não se hipertrofia nem fortalece, pois se encontra em um estado de intenso pré-alongamento. Ao contrário: ela não consegue suportar essa sobrecarga sozinha e sua tensão continua diminuindo até que existam condições ósseas para interromper a progressão da escoliose.

A musculatura eletromiograficamente silenciosa do lado côncavo fica cada vez mais curta e menos funcional, à medida que aumenta a curva entre as extremidades nas quais está inserida. O pré-alongamento continua a diminuir, de modo que aqui também podemos supor a existência de uma insuficiência.

> **NOTA**
> Com a terapia de exercícios de Schroth, atinge-se **um pré-alongamento praticamente** fisiológico de ambos os grupos musculares (seja dos grupos laterais côncavos, seja dos grupos convexos excessivamente distendidos), o que permite uma tensão máxima desses músculos.

Uma escoliose sempre é precedida de um desequilíbrio entre a capacidade de carga e a sobrecarga do sistema musculoesquelético. As partes do esqueleto que se desalinham forçam gradativamente um "equilíbrio escoliótico" do corpo, a chamada "descompensação estática". Esta, por sua vez, só é possível porque a lassidão ligamentar a permite, devido a uma fraqueza geral do tecido conjuntivo. As articulações vertebrais e costovertebrais e, frequentemente, também as esternocostais, deixam de ser fisiológicas. Isso pode levar a um deslizamento rotacional das vértebras e até mesmo a subluxações, o que torna possíveis as deformidades, às vezes de grande magnitude.

O aparelho locomotor com alterações escolióticas é mantido pela musculatura que, por um lado, está sobrecarregada e estirada e, de outro lado, se apresenta contraída e atrofiada, permitindo múltiplas torções da coluna em uma extensão quase inacreditável. Quanto maiores forem os efeitos patológicos da pressão e tração, maior será sua influência sobre os ossos. Inicialmente, os discos intervertebrais assumem a forma de cunha; depois, o mesmo ocorre com os corpos vertebrais devido à pressão. Nos casos mais graves, instala-se uma ligação óssea (barra óssea) entre os corpos vertebrais individuais.

4.3.1 Musculatura abdominal

Na escoliose, a cintura pélvica e o tórax (bem como a cintura escapular) estão rodados entre si, afetando todos os músculos abdominais.

Nossa hipótese de trabalho: na presença de uma escoliose dorsal direita (➤ Figura 4.6), as fibras do músculo oblíquo externo do abdome direito (**a**) e as fibras do músculo oblíquo interno do abdome esquerdo (**b**) (que trafegam em uma linha diagonal paralela) estão excessivamente distendidas. Isso permite que a gibosidade possa se mover para os lados e também para trás. No lado oposto, o quadril do lado da concavidade dorsal desliza para fora e para trás (**b**).

Os músculos (**c-d**) do lado oposto são mais curtos, de modo que a saliência anterior das costelas, também chamada de "gibosidade anterior" (**c**), e o quadril do lado da gibosidade posterior (**d**) estão voltados em sentido anterior e para dentro.

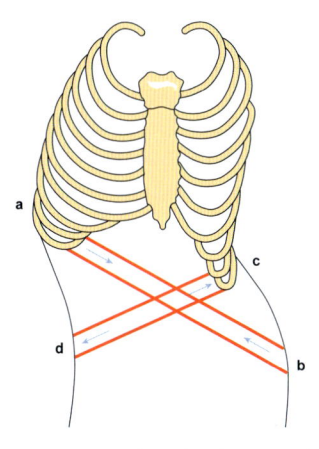

Figura 4.6 – Esquema na escoliose de três curvas. As setas indicam a direção do exercício. [L143]

O **tratamento com exercícios** deve restaurar o equilíbrio muscular ao encurtar a linha diagonal estendida (a-b) e alongar a diagonal encurtada (c-d). Esse princípio se aplica a todos os exercícios e durante sua execução, de modo que uma diagonal curta pareça mais longa do que a diagonal do outro lado, que estava previamente hiperestendida. Os demais músculos abdominais, que também estavam assimétricos, se normalizam concomitantemente — e, com isso, a postura do tronco se normaliza.

4.3.2 Músculo quadrado lombar e musculatura postural profunda

A tarefa do **músculo quadrado lombar** é manter a coluna lombar centralizada por meio da atuação conjunta com o m. eretor da espinha, uma vez que ele se conecta aos processos transversos das vértebras lombares e da 12ª costela. Quando esse músculo trabalha unilateralmente, como na escoliose, ele traciona os processos transversos das vértebras lombares, nos quais está inserido. A consequência é um desvio da coluna lombar para o lado da torção, o que origina a **escoliose lombar** (> Figura 4.7 e > Figura 4.8).

Quando está inativo, o músculo não traciona os processos transversos. É o que ocorre no ponto fraco. As vértebras deslizam para o lado oposto, para dentro da curvatura de compensação lombar.

A parte superior do corpo desviada para o lado da gibosidade deve ser mantida em equilíbrio pelo músculo quadrado lombar e pelo m. eretor da espinha. Portanto, esses músculos são forçados a aumentar sua atividade de suporte. Devido à tração muscular patológica contínua e à fraqueza do tecido conjuntivo na escoliose (resultando em frouxidão ligamentar), as articulações intervertebrais saem do eixo. Na verdade, às vezes passam por uma subluxação, de modo que ocorre uma torção da coluna lombar, com rotação dos processos espinhosos em direção à concavidade lombar. Os processos espinhosos, juntamente com o quadril, giram para a frente, abaixo da gibosidade torácica. A musculatura lombar está encurtada, enquanto, no lado oposto, torna-se aparente uma protuberância muscular devido à torção dos processos transversos ali palpáveis.

Disse o professor de ortopedia Schlegel, em 1978, por ocasião de uma visita:

Quando uma coluna vertebral se inclina para o lado, isso só é possível se ela rodar ao mesmo tempo, o que se deve ao fato de a coluna vertebral não possuir um pivô central, mas (semelhante à elipse) por ser excêntrica. Um corpo vertebral sem o arco vertebral e sem processo espinhoso, tem por si só um ponto central, tal como um círculo. No entanto, como as partes do arco e o processo espinhoso e, em dois outros eixos, as articulações interfacetárias ainda estão conectadas, entre essas três possibilidades de pivô é criado um pivô correspondente, situado na borda posterior do verdadeiro corpo vertebral. Isso não leva a uma rotação verdadeira, mas a um "entortamento", ou seja, a uma torção. É fácil de se representar em um modelo: se fixarmos duas réguas de aço do mesmo comprimento, uma ao lado da outra a cerca de 1 a 2 cm de distância, e tentarmos dobrá-las, ambas as réguas se torcerão e obteremos um efeito semelhante ao da escoliose.

4.3.3 Músculo iliopsoas

O músculo iliopsoas é composto pelos músculos psoas maior, psoas menor e ilíaco. Acreditamos que ele esteja envolvido principalmente na desrotação da coluna lombar durante nossos

Figura 4.7 – Atividade desigual do músculo quadrado lombar na escoliose grave. [M616]

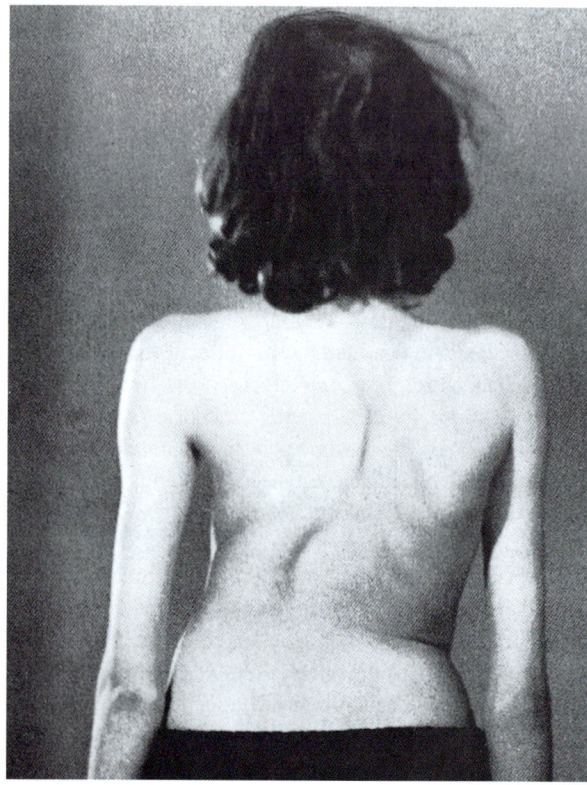

Figura 4.8 – Adolescente de catorze anos portadora de cifoescoliose torácica direita e curva de compensação lombar com grande torção. [M616]

exercícios. Kapandji (2006:40) descreve esse músculo e sua ação em pessoas saudáveis de maneira muito clara:

> O músculo iliopsoas é o músculo mais forte entre os flexores em qualquer posição. O psoas maior é um músculo de fibra longa, com grande capacidade de encurtamento. Situa-se ventralmente em relação ao músculo quadrado lombar. É formado por duas partes: uma porção profunda, que se origina dos processos transversos das vértebras lombares, e uma porção superficial dos corpos vertebrais da 12ª vértebra torácica e das cinco vértebras lombares, nas bordas superior e inferior de dois corpos vertebrais adjacentes, bem como nos respectivos discos intervertebrais, que servem como locais de origem. O músculo se dirige obliquamente para baixo e para fora, em direção à pelve. Aproxima-se do osso do quadril. O tendão do músculo se fixa na ponta do trocanter menor. Quando a articulação do quadril está fixada, ou seja, quando o ponto fixo estiver situado na coxa, o músculo tem uma ação poderosa sobre a coluna lombar. Ele promove uma inclinação para o lado e, ao mesmo tempo, uma rotação para o lado oposto. Além disso, o músculo (que se origina no ápice da lordose lombar) realiza uma flexão ventral da coluna vertebral em relação à pelve. Ele promove uma hiperlordose da coluna vertebral lombar! (➤ Figura 4.9)

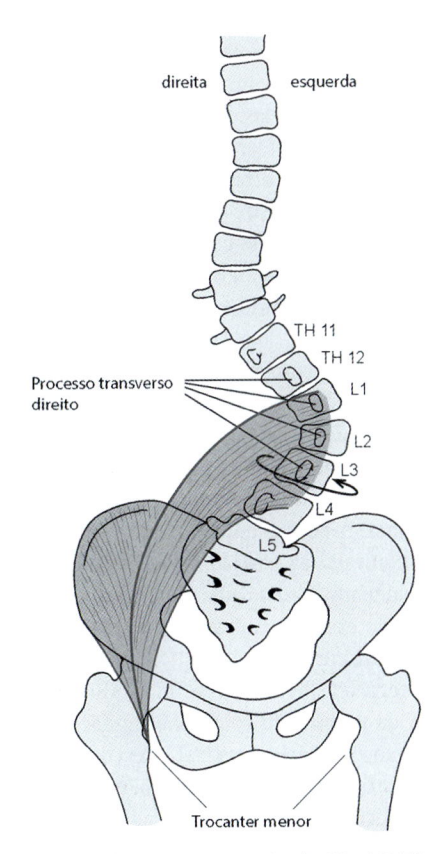

Figura 4.9 – M. iliopsoas: vista anterior. [L157 a M616]

Os nervos profundos dos músculos situados profundamente ou perto da coluna vertebral (músculos intrínsecos) se originam diretamente da medula espinhal e suprem imediatamente: m. eretor da espinha (m. iliocostal, m. longuíssimo do dorso, m. espinal), mm. rotadores e mm. intertransversários. A comparação com as figuras apresentadas mostra como esses músculos internos se encontram torcidos e alterados e os nervos, irritados. É concebível que, por meio de uma desrotação do tórax contra a bacia e a cintura escapular, esses nervos estirados ou comprimidos possam ser novamente liberados, e o paciente passe a se sentir mais confortável e sem dor.

Para que serve toda essa teoria? Nós já sabemos que, na escoliose, tudo se comporta de maneira diferente. Existem efeitos **sinérgicos** e **antagonistas**, por exemplo, também na musculatura abdominal e nos músculos autóctones das costas. Por isso, é impossível descrever o efeito de apenas um músculo nos exercícios para a escoliose. Imaginamos que exista um efeito de desrotação devido à inserção muscular na parte anterior dos corpos vertebrais.

4.3.4 Músculo eretor da espinha: extensor das costas

Sob essa denominação, entendemos dois músculos[1] que se sobrepõem, situados à direita e à esquerda da coluna vertebral.

---
[1] Músculos espinais também fazem parte do m. eretor da espinha. [N.T.]

O músculo iliocostal é dividido nas porções lombar, torácica e cervical. O **músculo longuíssimo** é dividido em longuíssimo de dorso, pescoço e cabeça.

Uma contração bilateral desses músculos promove uma extensão da coluna vertebral e, com isso, as costelas são empurradas para a frente no sentido de uma extensão da coluna vertebral dorsal.

O músculo iliocostal também pode levar a uma flexão lateral do tórax quando a ação for unilateral. Na escoliose também existe um desequilíbrio desses dois músculos. Sua atividade, bem como suas proporções de comprimento, são diferentes em ambos os lados. As bases fisiológicas podem ser particularmente bem demonstradas nesse músculo:

No caso de uma escoliose torácica convexa direita (➤ Figura 4.10 e ➤ Figura 4.8), os extensores lombares esquerdos devem sustentar a parte do corpo que cai para o lado direito. O músculo que se tornou insuficiente, como resultado do alongamento excessivo, faz com que a curva lombar convexa esquerda fique cada vez maior e as costelas do lado esquerdo se desviem cada vez mais em sentido ventral.

Essa depressão das costelas também pode se originar devido à insuficiência da porção lombar do m. eretor da espinha; com isso, os pontos de fixação desses músculos, ou seja, as costelas do lado côncavo, podem se desviar em sentido ventral.

A porção torácica direita insuficiente não consegue equilibrar permanentemente o peso da cabeça, pescoço e cintura escapular do lado esquerdo. Isso permite que uma saliência à esquerda se forme e deixa espaço para um afastamento entre as costelas do lado convexo. Condições semelhantes podem ser encontradas na região cervical. A curvatura compensatória direita da coluna vertebral cervical distende excessivamente a porção cervical esquerda desse músculo. Enfraquecido com esse pré-alongamento patológico, o músculo também é incapaz de sustentar o peso da cabeça, bem como neutralizar a curvatura da coluna cervical.

O objetivo do tratamento com exercícios deve ser a reversão da estática corporal prejudicada. Nós começamos com a correção da pelve e das vértebras lombares, e fortalecemos a **porção lombar intrínseca do m. eretor da espinha devido à sua capacidade de promover uma desrotação na coluna vertebral lombar**. A porção esquerda do m. eretor da espinha também é ativada na posição de correção e, assim, em um pré-alongamento aproximadamente normal, assume a posição inicial do exercício, a fim de garantir as alterações estáticas da postura corretiva.

A porção torácica direita desse músculo é capaz de, com a ajuda da respiração rotacional, guiar as costelas do lado convexo em sentido ventral, e as costelas do lado côncavo em sentido dorsal. No entanto, é preciso garantir que as condições de inserção alterada desse músculo não reforcem as costas planas. Por esse motivo, deve-se trabalhar sempre no "sentido longitudinal" para que a desrotação possa ocorrer.

No lado esquerdo, a porção encurtada desse músculo é alongada devido ao afastamento das costelas do lado côncavo, o que só é possível "em comprimento", por meio da respiração rotacional. Graças a isso, abre-se espaço para mover a parede afundada das costelas, bem como a lordose torácica em sentido dorsal.

Na porção cervical, as condições se assemelham ao segmento lombar. Nesse caso, é necessário eliminar a inclinação lateral alterada da cabeça, de modo que as fibras musculares superestendidas do lado esquerdo recuperem seu comprimento normal e os músculos inativos do lado direito sejam reativados.

O tratamento com exercícios visa restaurar o equilíbrio muscular em todas as partes e começa com a porção lombar. A correção dos segmentos superiores segue automaticamente.

Como já foi mencionado, os exercícios sempre partem para o alongamento ativo, que está automaticamente vinculado à eliminação da curvatura lateral (deflexão). O alongamento cria espaço para a desrotação de pelve, tórax e cintura escapular. A seguir, tudo é fortalecido pela tensão muscular em uma posição de correção ideal. Por fim, **todos** os músculos são fortalecidos, tanto os do lado côncavo quanto os do lado convexo.

Por meio da repetição permanente, ocorre a mudança dos padrões de movimento incorretos e a postura corrigida é assumida. Como controle, podemos citar, por exemplo, o ven-

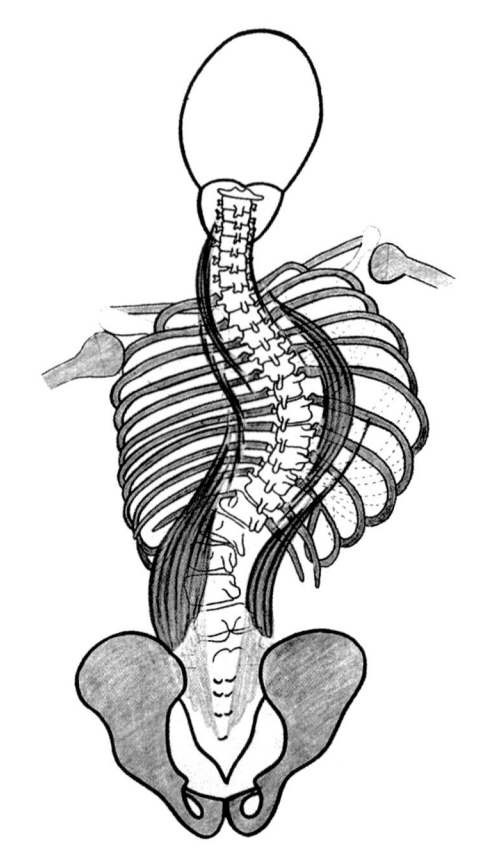

Figura 4.10 – Relações de torção na coluna vertebral escoliótica com o reforço resultante do alívio muscular no lado convexo. [M616]

tre do músculo grande dorsal. Se o ventre for acionado bilateralmente durante o tensionamento muscular, é um sinal de que a musculatura excessivamente alongada, bem como a musculatura lateral encurtada, estão trabalhando em um comprimento ideal ou fisiológico.

A porção lombar esquerda do eretor da espinha mantém o tórax afundado para a direita. Ele tem uma função de retenção estática. O mesmo músculo do lado direito é encurtado devido a uma aproximação de sua origem e inserção.

No entanto, se observarmos as porções lombares do m. eretor da espinha, veremos que ele está excessivamente estirado em seu trajeto dorsoventral, da borda da bacia até os processos transversos do lado lombar direito, e encurtado do lado lombar esquerdo. Podemos teorizar um pouco mais:

Também é possível que a musculatura intrínseca não esteja excessivamente distendida devido à alta proporção de tendões. Parece lógico devido à sua orientação dorsoventral. Mas a concavidade da curva propicia espaço para que ocorra uma maior amplitude de movimentação ali. Então, os músculos não poderiam já estar excessivamente alongados.

Em todos os casos, a porção lombar do lado direito está encurtada como resultado da aproximação de sua origem e da inserção, e precisa ser alongada. A parte torácica direita do músculo eretor do tronco mantém a cintura escapular inclinada para a direita em um estado de alongamento. Esse músculo é particularmente requisitado quando se carrega peso unilateral e incorretamente compensado.

No lado esquerdo, o mesmo músculo está encurtado devido à aproximação de sua inserção e origem.

A porção cervical do eretor do tronco mantém a cabeça pendurada para o lado direito. Ele tem uma função estática quando em extensão. Os músculos correspondentes do lado direito estão encurtados.

4.3.5 Musculatura intrínseca

Os músculos longuíssimo e iliocostal (= eretor da espinha) têm uma porção lombar intrínseca. Os músculos lombares intrínsecos do músculo eretor da coluna se originam da espinha ilíaca posterossuperior e das partes posteriores da crista ilíaca, e se inserem nos processos transversos da coluna vertebral lombar (Macintosh; Bogduk, 1987).

Na presença de uma **escoliose lombar**, os processos espinhosos giram para o lado interno da curva. Os processos transversos, portanto, migram em sentido ventral no lado côncavo e aumentam a distância entre a espinha ilíaca posterossuperior e o processo transverso das vértebras lombares. Para esse grupo muscular, isso significa um alongamento do lado côncavo e um encurtamento no lado convexo.

A partir desses fatores biomecânicos, podemos tirar as seguintes conclusões a partir da **estrutura corretiva de Schroth:** foi comprovado que, para a estabilização lateral da coluna vertebral, por exemplo, e também na flexão lateral, as porções laterais da musculatura local das costas são ativadas com uma intensidade maior do que as porções mediais (mm. multífidos e rotadores). Se o tronco, como um todo, estiver inclinado para o lado torácico côncavo como parte do exercício "cilindro muscular" (ver > Seção 9.2.1), observaremos uma atividade claramente aumentada da musculatura lombar intrínseca do m. eretor da espinha, em comparação com os mm. multífidos no mesmo nível do lado torácico convexo. Portanto, esse músculo reverterá os processos transversos lombares girados em sentido ventral do lado convexo torácico e, adicionalmente, também endireitará a curvatura lombar.

Na região torácica não é encontrado esse trajeto oblíquo para o m. eretor da espinha, porém um arranjo paralelo em direção ao órgão axial. Aqui também pode ser observado um aumento da atividade no lado convexo do tórax. Conforme as condições biomecânicas, encontramos nesse caso a tendência de endireitar a curvatura e corrigir a protuberância torácica convexa em sentido dorsal, sobre a qual se situa o m. eretor da espinha como um ponto de apoio da alavanca. Na presença de uma torção excessiva, pode ocorrer o efeito oposto, quando o músculo eretor do lado convexo se desloca sobre o ápice para o lado torácico côncavo. Nesse caso, é preciso fazer as correções preliminares e, assim, aproximar a origem e a inserção da musculatura au-

tóctone de modo que o efeito que acabamos de descrever não ocorra mais.

4.3.6 Músculo grande dorsal

O músculo grande dorsal se origina dos processos espinhosos da 6ª à 12ª vértebras torácicas, seguindo para cima e para fora, e se insere na crista do tubérculo menor do braço. Devido à sua inserção plana junto ao ângulo inferior da escápula, ele a mantém próximo às costelas. Quando esse músculo está inativo, o ângulo inferior da escápula deixa de receber pressão muscular e pode se desviar para trás, levando à formação de uma protrusão das escápulas em forma de asas (**escápula alada**).

Na escoliose, esse músculo também está ativo ou encurtado de acordo com o lado da coluna. Por exemplo, no lado côncavo, ele exerce pressão sobre o ângulo inferior da escápula, empurrando-o contra as costelas. Estas são empurradas para a frente, e a borda superior da escápula se eleva de sua posição normal, projetando-se para trás. Junto à gibosidade, esse músculo está hiperestendido, razão pela qual as costelas podem se projetar para trás (> Figura 4.11 a, b). Com isso, o ângulo inferior da escápula é levantado e empurrado para trás, e a escápula como um todo gira a partir de sua porção superior para a frente. Como nesse lado a ponta do ombro está rodada para a frente, isso dá origem a um aumento da gibosidade, muitas vezes até uma fixação cranial horizontal.

Os feixes do músculo grande dorsal deixam de estar localizados lateralmente e permanecem desviados juntamente com as porções médias e inferiores da gibosidade. O músculo grande dorsal é curto junto ao lado côncavo e alongado no lado da gibosidade.

4.3.7 Músculos escalenos

A função destes músculos é a elevação da primeira e segunda costelas, nas quais se inserem. Em uma cifose da coluna torácica superior, os músculos estão parcialmente inoperantes. Como resultado, as duas primeiras costelas apresentam um afundamento anterior e as cúpulas pulmonares se estreitam. As costas se projetam para trás e para cima. A cabeça afunda em sentido anterior. Na escoliose, encontramos a mesma alteração, geralmente intensificada unilateralmente.

4.3.8 Musculatura torácica

Os músculos peitorais (> Figura 4.12 a) tracionam os ombros para a frente, uma ação intensificada na escoliose, quando seus antagonistas (músculos trapézio e romboide) não estão sob tensão (não tonificados). Quanto mais o último cede, maior é o avanço da cintura escapular em

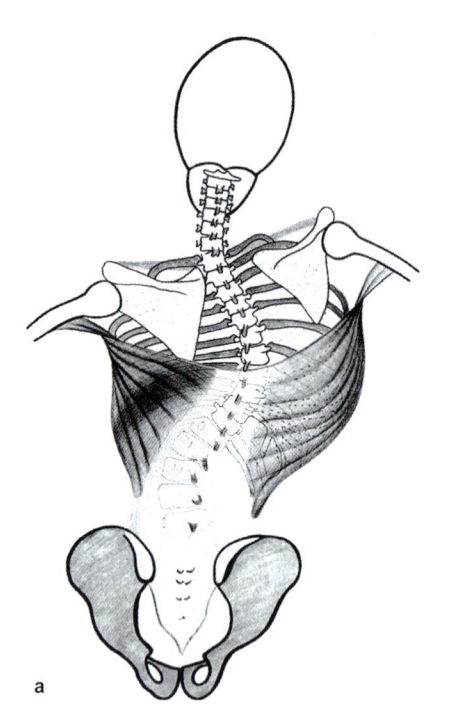

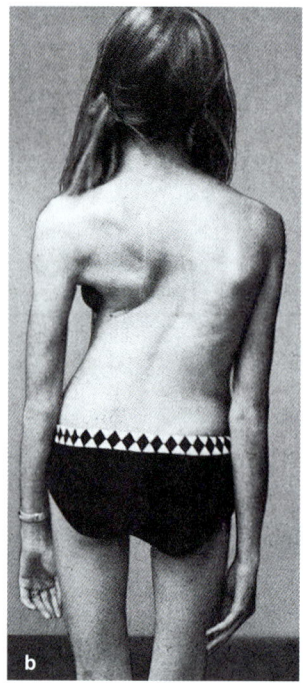

Figura 4.11 – Alteração funcional do músculo grande dorsal no lado fraco (desenho de Lehnert-Schroth). [M616]
a. Representação esquemática.
b. Usando o exemplo de uma escoliose torácica direita.

sentido anterior. Por essa razão, os ápices pulmonares estão estreitados.

4.3.9 Consequências estáticas para o tórax

A 11ª e a 12ª costelas terminam lateralmente em tecidos moles. Na escoliose grave, no lado da gibosidade, essas duas costelas muitas vezes estão verticalizadas e afundadas para dentro do corpo, uma vez que a musculatura dessas partes moles não tem suporte e é hipotrófica. O peso da gibosidade torácica dá origem a uma dobra acentuada nessa região. A coluna lombar é deslocada ou empurrada para o lado oposto (➤ Figura 4.12 b).

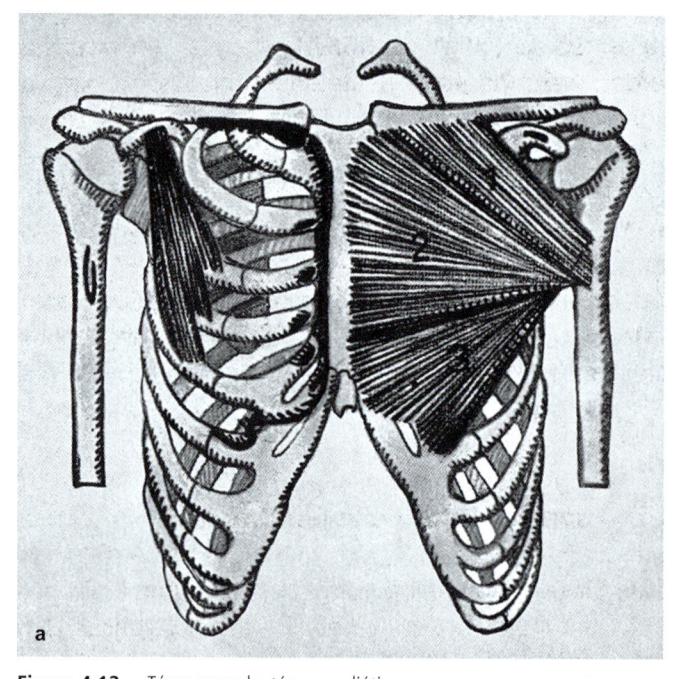

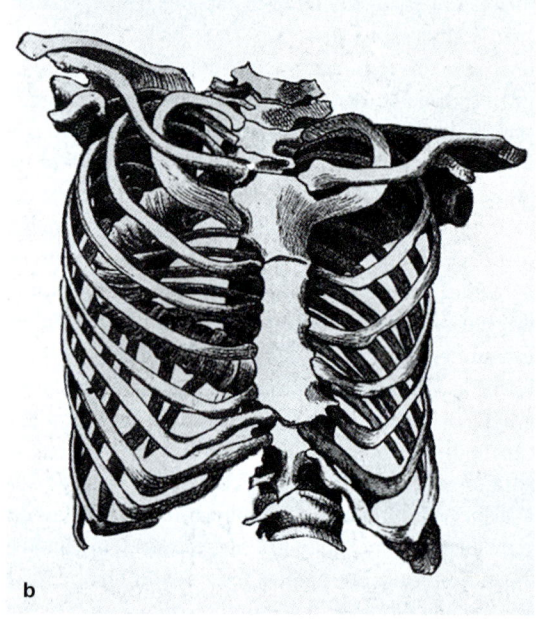

Figura 4.12 – Tórax normal e tórax escoliótico.
a. Tórax normal com o músculo peitoral menor (esquerda) e o músculo peitoral maior (direita).
b. Tórax escoliótico.

C Tratamento segundo Schroth

5	Tratamento tridimensional segundo Schroth	57
6	Controle de exercícios: considerações críticas sobre as fotografias de controle	77
7	Exercícios ineficientes ou posturas cotidianas	81
8	Posições iniciais e posicionamento	89
9	Estratégias de exercícios e sugestões de exercícios segundo áreas funcionais	99
10	Exemplos de casos	143

CAPÍTULO 5

Tratamento tridimensional segundo Schroth

5.1 Ortopedia respiratória segundo Schroth

5.1.1 Informações gerais

As escolioses diferem entre si em alguns aspectos. Portanto, é impossível estabelecer uma norma. Por isso, desenvolvemos vários exercícios adequados para praticamente todas as formas de escoliose. Como a causa da escoliose ainda não está clara (ver > Seção 2.2), ela deve ser tratada sintomaticamente. É importante que o estereótipo da má postura seja revertido para uma postura e um padrão de movimentos eretos, e o crescimento não continue sendo mal direcionado e sim que atue verticalmente.

Devemos ter em mente que a escoliose é uma deformidade parcialmente fixa da coluna vertebral e apresenta alterações estruturais. Ao mesmo tempo, a postura também desempenha um papel decisivo. Acima de tudo, devemos corrigir a postura do paciente portador de escoliose da melhor maneira possível, mantendo essa correção no longo prazo, integrando-a às atividades cotidianas. Desse modo, é possível influenciar o crescimento posterior da coluna vertebral do paciente escoliótico. Essa correção da postura só pode ser alcançada enquanto a mobilidade do paciente ainda a permitir. Ele deve aprender a adaptar suas sensações corporais às novas condições posturais e, finalmente, perceber como reto aquilo que antes sentia como torto. O controle através do espelho ajuda decisivamente nesse quesito.

A seguir, mostraremos os componentes individuais dessas correções posturais específicas da escoliose.

> **DICA**
> Antes de começar a praticar, as explicações anteriores devem ser lidas com atenção, uma vez que todos os exercícios se referem a elas com palavras-chave.

Em princípio, os exercícios são explicados com o máximo possível de detalhes. Não discutimos a parte psicológica do tratamento para evitar confusão. Durante o tratamento, as sutilezas são dissecadas repetidamente para que o paciente em treinamento as entenda da maneira correta, obtendo assim o maior sucesso possível:

- A execução de cada exercício é inicialmente descrita para alterações posturais sagitais, fraqueza das costas, **cifose**, doença de Scheuermann e acentuação da lordose, ou seja, para movimentos simétricos do tronco.
- A execução assimétrica para alterações **laterais** da coluna vertebral, tais como escoliose e cifoescoliose, é identificada com a palavra-chave **escoliose**.

> **DICA**
> No caso de alterações posturais sagitais, recomenda-se que os exercícios descritos unilateralmente para a escoliose sejam feitos alternando os lados, devido ao efeito favorável da tração oblíqua sobre as articulações vertebrais.

A partir das formas básicas mencionadas, podemos fazer variações que não serão aqui mostradas pelos motivos citados.

Após cada exercício de força intensa, é feito um **descanso controlado em uma posição corretiva**, combinado com relaxamento ou respiração direcionada. Assim, até mesmo os intervalos passam a ser exercícios ortopédicos. Não é necessário fazer os exercícios na ordem aqui apresentada. Durante uma aula, é possível alternar entre os diversos grupos de exercícios, conforme desejado. O importante é que cada exercício seja feito como se o sucesso dependesse apenas dele. Portanto, toda a energia e concentração devem ser aplicadas e os exercícios devem ser praticados com alegria. Assim, o dever se transforma em poder.

5.1.2 Exercícios de ventilação

> **NOTA**
> Sob o termo "exercícios de ventilação" entendemos as trocas intensivas de ar no ducto e no sistema respiratório (brônquios e alvéolos).

A quantidade de ar inspirado pode ser determinada com auxílio de um espirômetro por meio da **quantidade de ar expirado**. Existem determinados valores-padrão para cada tamanho corporal. Após uma inspiração profunda, o ar exalado é soprado através de um tubo para dentro do **espirômetro**, que indica o volume de ar exalado. É evidente que o volume de ar em um tronco deformado pela escoliose e com movimentos respiratórios alterados é inicialmente muito pequeno. Portanto, a princípio medimos a capacidade respiratória três vezes e com pequenas pausas. Com os três resultados, determinamos o valor médio como valor inicial. O volume respiratório é determinado dessa maneira diariamente. O resultado, que melhora a cada dia, estimula a intensificação dos movimentos respiratórios. Para muitos portadores de escoliose, no início os valores variam muito, pois dependem do nível de desempenho.

Muitas vezes também observamos certa ambição dos pacientes para melhorar os valores respiratórios o mais rápido possível. No entanto, uma melhora não depende apenas da função do sistema respiratório, mas também do desempenho geral, que está associado a flutuações no decorrer de muitas semanas de exercício. Os praticantes são informados sobre isso para que entendam por que os valores respiratórios algumas vezes podem diminuir. Essa reação é uma indicação importante para o terapeuta que atende o paciente, pois mostra que devem ser observados mais períodos de repouso entre os exercícios. Após várias semanas de tratamento, os praticantes observam prazerosamente que seu desempenho na vida diária (caminhar, subir escadas e na prática de jogos que envolvem movimento) melhorou significativamente.

A **capacidade expiratória** deve ser aumentada de todas as maneiras possíveis, pois cada melhora na expiração leva ao aumento da capacidade inspiratória e, portanto, da oxigenação do sangue. A capacidade respiratória pode ser melhorada por meio de exercícios, tais como inflar balões, boias de plástico, etc. O **número de respirações necessárias** para inflar os objetos, que diminui quando o volume aumenta, pode ser muito motivador.

> **DICA**
> **Medir a circunferência do balão inflado** após uma respiração e aumentá-la na próxima respiração também provou ser um exercício muito útil.

A capacidade respiratória também pode ser promovida por meio de uma **expiração longa**, durante a qual toda a parte frontal do tórax — até onde as mãos possam alcançar — é percutida com os punhos, para ativar os alvéolos inativos por meio de vibração. Enquanto isso, conta-se mentalmente o ritmo dos batimentos cardíacos ou os **segundos decorridos**, tentando aumentar diariamente essa contagem.

> **DICA**
> A anotação diária dos valores em uma tabela também serve como incentivo.

A **inspiração** que segue cada expiração deve ser direcionada especificamente às porções do tórax mais afundadas e deve ser feita em "**ângulo reto**". Além disso, esses movimentos respiratórios também podem ser feitos simultaneamente em outras direções, por exemplo, na frente, à direita e à esquerda e por trás, de modo que ocorra uma respiração oblíqua (➤ Figura 5.1 a, b; ➤ Figura 5.16 c).

Para promover o fortalecimento dos músculos intercostais e do diafragma, pode ser aplicada uma determinada **resistência às narinas** durante a inspiração. Porém, é importante que as respirações sejam dirigidas mentalmente, iniciadas e feitas nas partes inativas do tronco e que o **diafragma** se movimente para **baixo**. Isso pode ser feito até mesmo *unilateralmente*, por meio de mentalização. Na escoliose, deve ser treinado abaixo da gibosidade torácica.

5.1.3 Treinamento da motricidade voluntária e correção dos movimentos respiratórios

> **DICA**
> O **treinamento da motricidade voluntária** (movimento do diafragma) pode ser apoiado por exercícios vocais, com sons, assobios e sopros, bem como por meio de exercícios expiratórios com aparelhos ou gaita de boca, enquanto os movimentos respiratórios incorretos são corrigidos.

As determinações da gasometria em uma série de pacientes mostraram que os aumentos do teor de O_2 já ocorrem nas primeiras três a quatro semanas.

Os **movimentos respiratórios de correção** são feitos em **três** direções. Existem três requisitos básicos a cumprir durante os exercícios:
1. Alcançar o melhor alongamento lateral e da coluna vertebral possível;
2. A desrotação do tronco com o auxílio dos movimentos respiratórios;
3. Fortalecimento isométrico durante o alongamento e desrotação.

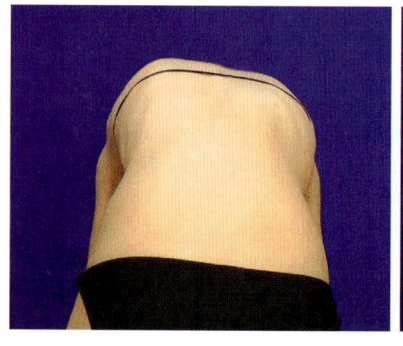

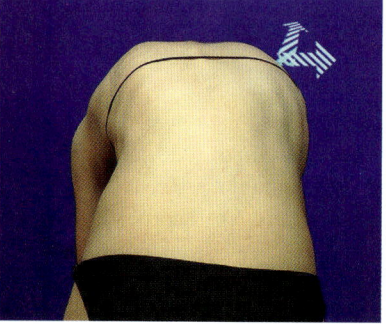

Figura 5.1 – Respiração angular rotacional. [W858]
a. Escoliose torácica esquerda, posição inicial.
b. Escoliose torácica esquerda, posição final (para o significado das setas, consulte as Instruções ao leitor).

5.1 Ortopedia respiratória segundo Schroth

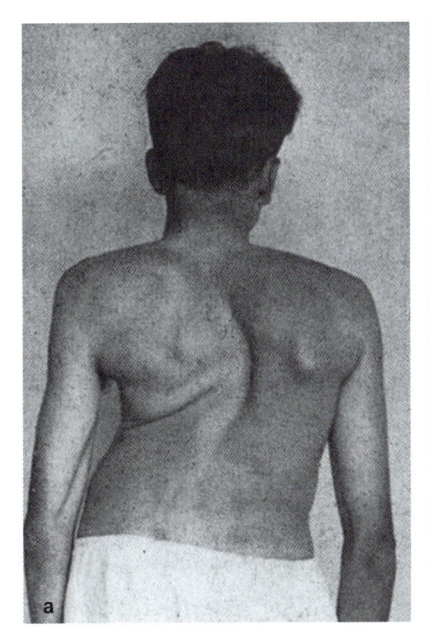

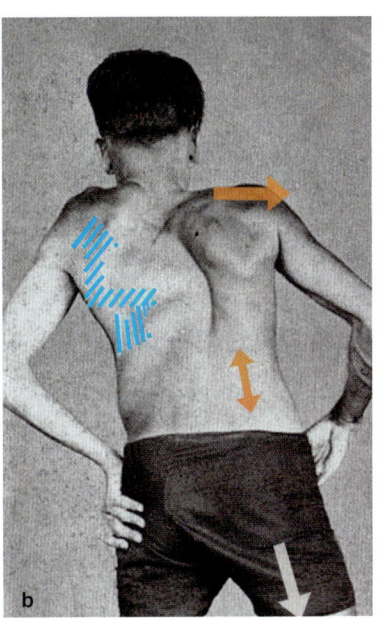

Figura 5.2 – Movimentos respiratórios torácicos. [M616]
a. Posição inicial.
b. Posição final, melhor correção possível por meio de alongamento, desrotação, e tensão muscular isométrica com movimento respiratório de correção ideal (para o significado das setas, consulte as Instruções ao leitor).

Certas **posições iniciais de exercícios** para movimentos respiratórios e torácicos permitem que se possa atingir os pontos mais fracos (➤ Figura 5.2 a, b).

A escoliose apresenta uma tendência maior ou menor à progressão. O tratamento visa melhorar a postura incorreta e evita que a deformidade progrida, o que ocorre ao se influenciar a estática escoliótica, com o objetivo de normalizar e mudar gradualmente a imagem corporal escoliótica. Com isso, busca-se o oposto da postura inadequada existente:

NOTA
As "pontas das cunhas" descritas devem ser convertidas em "lados largos" por meio de exercícios e estes, por sua vez, em "pontas", de modo que na posição normal possa ser reencontrada uma perpendicular, ou seja, as concavidades devem se tornar convexas e as convexidades devem se tornar côncavas.

Por meio de movimentos respiratórios direcionados, as porções pulmonares com redução funcional são estimuladas na respiração. Isso também significa uma melhora do desempenho cardíaco e circulatório.

DICA
Essa respiração também pode ser praticada com uso de colete (➤ Figura 5.3 a, b; ➤ Figura 5.4 a, b).

Durante o tratamento com exercícios, os pulmões são totalmente ventilados e o sangue é enriquecido com oxigênio.

NOTA
Nenhum exercício é feito sem movimento respiratório consciente e direcionado. Portanto, aqui não se trata de uma ginástica respiratória geral.

A mudança da postura escoliótica habitual se dá por meio de três fatores:
1. Reconhecimento das posturas inadequadas (espelho, fotos).
2. Imaginar e sentir as posturas.
3. Percepção dos diversos movimentos incorretos do corpo por meio de exercícios, com o objetivo de reverter o quadro e com a consolidação subsequente (➤ Figura 5.5 a, b; ➤ Figura 5.6).

A **consciência corporal**, que os anos vividos com uma postura habitual escoliótica percebem como correta e normal, é sempre um grande obstáculo. Portanto, o **espelho** e o **controle fotográfico** são importantes, uma vez que o praticante de exercícios não percebe inicialmente que está em postura ereta. Os músculos até então inativos só podem se desenvolver normalmente por meio de treinamento adequado, o que leva pouco a pouco à correção da postura inadequada. Também é importante reconhecer o exercício correto em outros praticantes, bem como os erros, para que estes possam ser eliminados. Portanto, não apenas tratamos os pacientes. Eles também aprendem a fazer os exercícios corretamente, sem depender do terapeuta.

NOTA
O tratamento pode parecer complexo, mas vale a pena. Afinal, assim evitamos todos os riscos!

Uma escoliose não pode ser tratada de modo padronizado, uma vez que nenhuma é igual à outra. Nesse atendimento

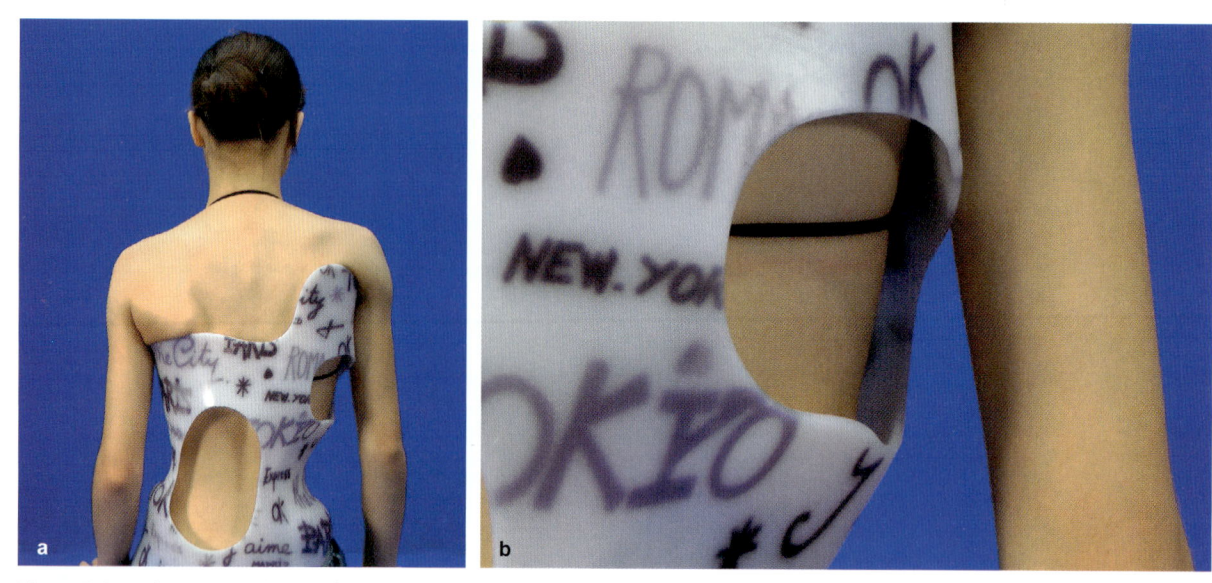

Figura 5.3 – Colete para escoliose torácica esquerda. [W858]
a. Posição inicial: expiração.
b. Posição inicial: expiração (detalhe).

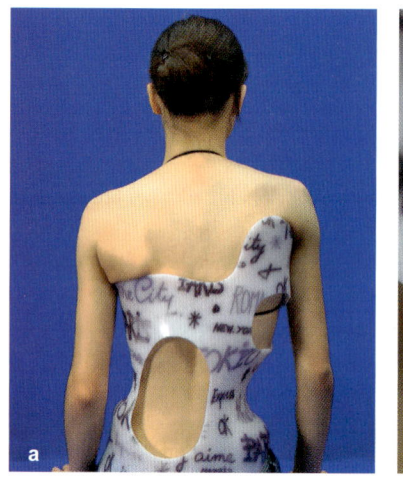

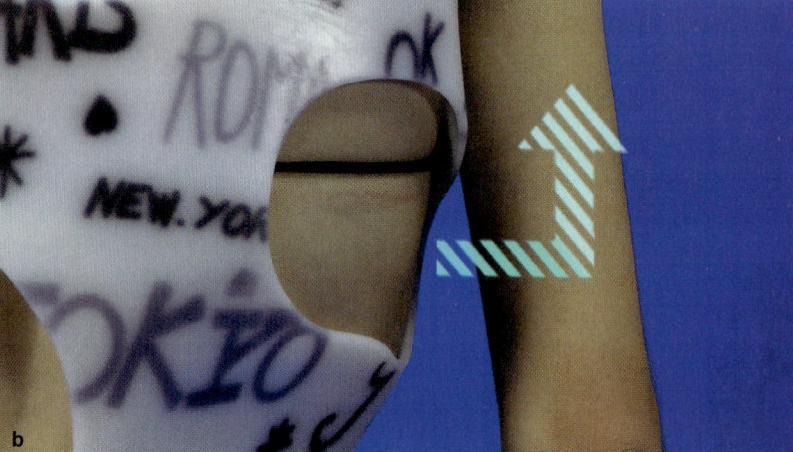

Figura 5.4 – Colete. [W858]
a. Posição final: inspiração com respiração rotacional.
b. Posição final: inspiração (detalhe) (para o significado das setas, consulte as Instruções ao leitor).

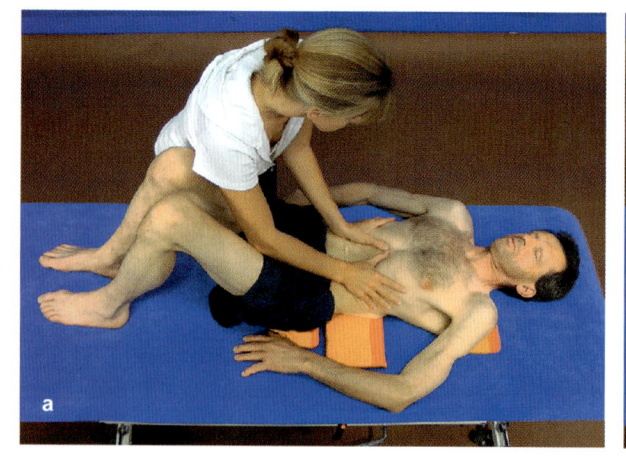

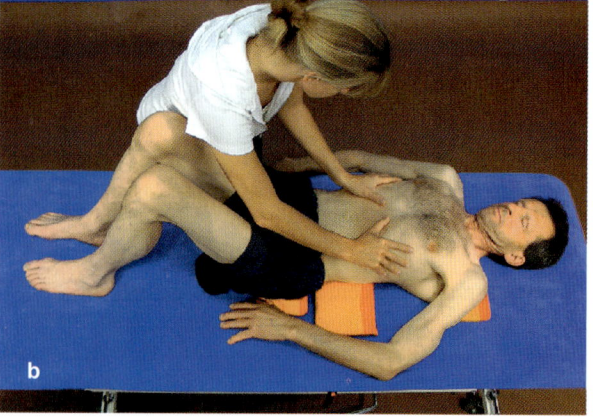

Figura 5.5 – Ângulo de Charpy: treinamento da percepção. [W858]
a. Posição inicial em expiração. b. Posição final com respiração diafragmática e observação do aumento do ângulo.

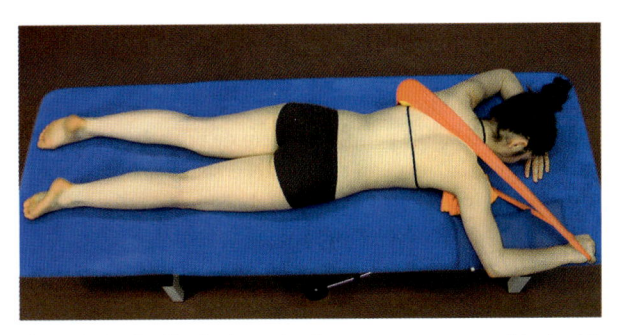

Figura 5.6 – Facilitação da respiração em prona como exercício domiciliar avançado. [W858]

diversificado reside o estímulo criativo do praticante. Para ele, o tratamento sempre será interessante, pois cada escoliose é uma nova tarefa a ser resolvida. A impressão visual também deve indicar onde e quando deve ser feita uma hipercorreção para alcançar o resultado corretivo ideal, com a remodelagem dos três blocos escolióticos do tronco torcidos "escolioticamente" que passaram a ter uma forma trapezoidal. Na prática, a hipercorreção é um sonho, pois, em uma deformidade escoliótica, não é possível uma hipercorreção real, mas apenas uma hipercorreção da estática corporal. Schroth, no entanto, trabalhou com afinco para alcançar o que ainda era possível do ponto de vista anatômico. Mas isso já nos leva aos fundamentos pedagógicos do tratamento da escoliose de acordo com Schroth.

5.1.4 Fundamentos do tratamento da escoliose segundo Schroth

Nossa meta sempre deve ser a restauração do equilíbrio muscular e esquelético por meio do treinamento muscular dentro do que é anatomicamente possível. Portanto, as partes do esqueleto devem ser endireitadas de tal modo que, como descrito anteriormente, as partes escolióticas e em cunha do tronco voltem a se aproximar do normal. Também devemos nos lembrar das forças de flutuação promovidas pelos **núcleos pulposos dos discos intervertebrais**. Na escoliose, elas são mal direcionadas — para fora e para trás — e, portanto, devem ser redirecionados para o centro, para que possam voltar a atuar no sentido cranial (na perpendicular da correção). Por isso, Schroth corrige inicialmente a alteração do equilíbrio. Sem o ajuste indispensável do equilíbrio, os pacientes podem se exercitar desesperadamente sem atingir resultados positivos.

> **N O T A**
> As costelas também só poderão ser utilizadas como alavancas para a desrotação *depois* que o equilíbrio for corrigido com auxílio da respiração. Antes disso, as costelas estarão bloqueadas. Por esse motivo, no tratamento da escoliose, a correção da postura também não pode ser separada da terapia respiratória ortopédica.

É exatamente assim que devemos praticar, mesmo que (do ponto de vista muscular) uma desrotação das porções da coluna vertebral pareça teoricamente impossível porque os braços da alavanca (por exemplo, os músculos rotadores e sua massa muscular) situam-se desfavoravelmente, e pouco podem ajudar. Em nossa opinião, os músculos rotadores que formam a camada muscular mais interna são os últimos a serem usados. Isso corresponde à ideia de que, se pretendemos abrir algo, devemos fazê-lo de fora para dentro. Em sua imaginação, Schroth usou as costelas como os **braços longos da alavanca** para desenrolar os corpos vertebrais retorcidos. Quando o efeito da pressão interna do ar (respiração) é adicionado, são alcançadas melhorias da forma, que seriam impensáveis sem a respiração conscientemente guiada. É preciso conhecer esse fato para não descartar de antemão as funções musculares "teoricamente impossíveis" como um problema insolúvel. O fator decisivo é o efeito *prático*.

Nesse contexto, convém lembrar a citação de uma fábrica de aviões francesa: "O peso de um zangão em relação a suas asas o torna teoricamente incapaz de voar. Mas ele não sabe disso e continua voando."

A prática provou que a rotação da coluna ainda era possível mesmo quando a escoliose já estava formada; caso contrário, ela não teria se desenvolvido.

> **N O T A**
> Schroth disse: "O que foi possível de um lado deve ser praticado no outro lado."

Com isso, a escoliose pode ser teoricamente revertida. As habilidades práticas residem em cada paciente suficientemente orientado e que ainda não esteja enrijecido. O ar da respiração penetra onde quer que seja, onde a pressão das partes do tronco que pesam sobre ele e o bloqueiam é removida, restaurando assim sua amplitude natural. As porções pulmonares que estavam contraídas são revitalizadas com oxigênio e fortalecidas com a recuperação da função. Em pacientes escolióticos suscetíveis a gripes, asma de origem nervosa, cólicas no baixo ventre e muitas doenças intrigantes, testemunhamos o desaparecimento das queixas. A grande vantagem é o restabelecimento da saúde, à medida que a coluna vertebral e as partes corporais fortemente comprimidas voltam a se movimentar e o diafragma comprometido passa a funcionar normalmente. O fortalecimento da saúde serve para **prevenir uma recaída na escoliose**. O que é bom para um também é bom para o outro. As imagens radiológicas de controle também mostram como a própria estrutura da coluna vertebral se torna mais forte.

> **N O T A**
> A base do treinamento postural é a melhora da forma.

Além disso, é importante **modificar** as **falhas de coordenação** firmemente ancoradas no cérebro do paciente, usando os aspectos descritos. Isso não só resulta em uma postura mais normal, mas também em um equilíbrio mais harmonioso de esqueleto, músculos e ligamentos, resultando em uma melhor forma. Como resultado, é possível uma melhoria mensurável do grau do ângulo da escoliose.

> **DICA**
> O paciente deve ser motivado repetidamente para dar continuidade em casa aos exercícios de Schroth, que são ensinados durante o tratamento intensivo. Também deve incorporar os sentimentos desenvolvidos durante os exercícios para os termos "ereto" e "reto" em sua rotina diária. O paciente desperta sua consciência, pois precisa guiar conscientemente cada movimento, o que também o beneficia em outras situações da vida.

As **fotografias de controle** contribuem significativamente para a motivação do paciente. O resultado positivo de um tratamento intensivo de quatro ou seis semanas pode ainda não estar consolidado durante esse período: em vez disso, o resultado pode regredir novamente se o paciente voltar à sua velha rotina. O "colete muscular" desenvolvido nas sessões não deve ser simplesmente esquecido, bem como um colete de suporte não deve ser posto de lado sem que o corpo tenha sido previamente preparado para isso. A melhora da postura escoliótica e a redução dos graus do ângulo continuam lenta, mas firmemente, sob a prática constante. Os pensamentos e considerações devem ser direcionados positivamente para que o paciente elimine os velhos hábitos e não volte a cometer erros.

5.1.5 Considerações gerais para a execução de exercícios exemplificados em uma escoliose torácica direita

No lado lombar esquerdo desses pacientes existe uma sobrecarga, pois o peso do tronco inclinado para a direita está associado a ela. Como resultado, a curva lombar é muito evidente e requer, para compensar, uma curva na região torácica igualmente ampla, que se funde mais acima com a contracurvatura cervical. Os músculos situados abaixo da gibosidade são comparativamente menos desenvolvidos.

- A nossa tarefa é endireitar todo o corpo, partindo dos calcanhares, tornozelos e joelhos, para que a ênfase esteja em suavizar a curva lombar, que, para nós, representa a principal curva de deformação. Por esse motivo, os exercícios para os pés descritos na ➤ Seção 9.9 são tão importantes.
- A **correção pélvica** é feita como um exercício intensivo de correção. Essa correção será ampliada e refinada no próximo exercício.
- Depois de todos esses preparativos, ganhamos espaço para organizar as costelas no lado côncavo esquerdo. É realizado em dois "ângulos retos": as costelas se deslocam para o lado e para cima, além de um rebaixamento diafragmático; e, depois, as costelas se dirigem para trás e em sentido cefálico, além do rebaixamento diafragmático. As costelas, cujos colos estão firmemente conectados com os processos transversos, giram os processos transversos novamente para uma posição fisiológica, o que muitas vezes pode ser observado em frente à tela de raios X. Os pacientes percebem a diferença no efeito do exercício sem e com a depressão consciente do diafragma. Necessitamos desse suporte para baixo, a fim de levantar o tronco a partir da pelve de uma maneira organizada, o que é seguido por uma tensão muscular para fixação da posição corrigida.

> **NOTA**
> Cada exercício é um meio de educação postural do corpo como um todo. A sensação física de "certo" e "errado" é adquirida com o controle do espelho, de modo que o paciente a interiorize mesmo sem usar o espelho (➤ Figura 5.7 e ➤ Figura 5.8).

Inicialmente, a postura correta é determinada por meio de exercícios. Mais tarde, ela deve se tornar um hábito. A determinação da postura deve se estender até a postura assumida para dormir, uma vez que passamos um terço da vida dormindo. A melhor função possível deve ser trabalhada de modo estável dentro do que é anatomicamente possível. Para a estabilização, o que foi aprendido deve ser incorporado à vida cotidiana. Quando os músculos enfraquecidos estiverem fortalecidos e exercitados, os músculos sobrecarregados devem ser aliviados e assim o equilíbrio muscular é restaurado. Dessa maneira, os músculos hipotróficos e inativos, distorcidos pela postura inadequada, relaxam e são reativados.

> **DICA**
> Nenhum exercício específico deve se tornar o favorito. Em vez disso, o programa de exercícios deve ser variado e não deve negligenciar nenhum grupo muscular.

De tempos em tempos, é indicado um controle dos exercícios de fisioterapia, bem como do sucesso do tratamento. Em muito pouco tempo, dependo da gravidade do caso (por exemplo, em quatro a oito semanas), ocorre uma mudança geral da postura e, portanto, da impressão visual no dia a dia, o que o paciente percebe espontaneamente. A essa mudança também está associada uma melhora no estado de espírito do paciente.

5.1 Ortopedia respiratória segundo Schroth

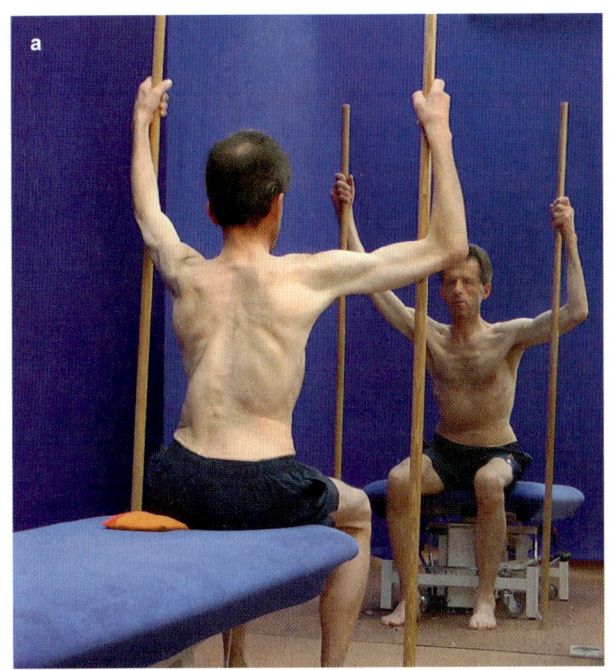

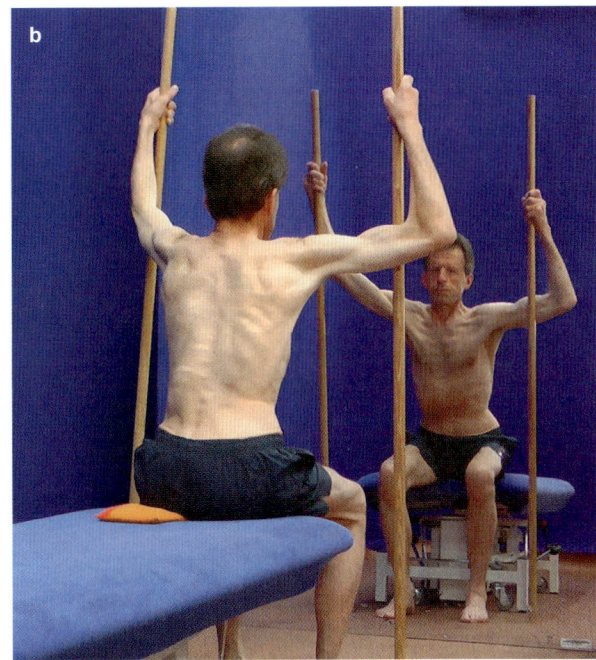

Figura 5.7 – Correção com espelho: posição sentada, dois bastões. [W858]
a. Posição inicial.
b. Posição final.

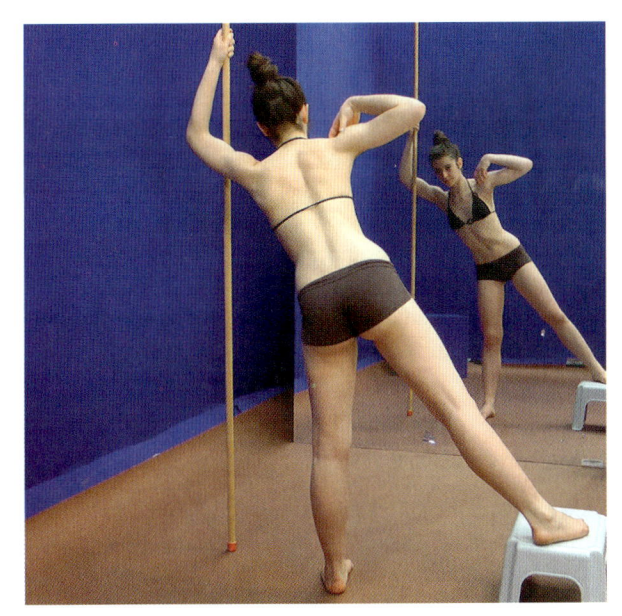

Figura 5.8 – Correção com espelho: cilindro muscular com bastão e contratração do ombro. [W858]

5.2 Achados, objetivos e planejamento terapêutico

5.2.1 Achados da escoliose

Anamnese

- Verificação dos fatores de progressão.
- Colete.
- Tratamento anterior.
- Evolução.

Inspeção

- Avaliação da estática corporal.
- Verificação da simetria corporal nos planos frontal, sagital e transversal — em relação aos blocos corporais.
- Trajeto hipotético da coluna vertebral, com base em características corporais reconhecíveis (gibosidade torácica ou *paket*, gibosidade lombar, ponto fraco, gibosidade anterior, parte anterior estreita).

Testes e medições específicas

- Teste de flexão anterior (avaliação da rotação).
- Valor do escoliômetro (medida de rotação clínica no teste de anteflexão).
- Palpação da posição pélvica (crista ilíaca, EIAS e EIPS).
- Verificação da mobilidade nos planos sagital, frontal e transversal.
- Medidas adicionais: Teste de Schober, Teste de Ott, distância do terceiro dedo ao solo.

Classificação

- Schroth (3C, 3CP, 4C, 4CP), King (I-V).
- Classificação das curvas vertebrais, com base nas vértebras apicais: cervicotorácico (T1-T5), torácico (T7-T9), lombar (L2-L3) e toracolombar (T12-L1).
- Desenvolvimento do tratamento de acordo com curva primária, curva secundária, dupla principal, estática corporal e achado estético.

Esboço de exercícios

- Criação de um esboço padronizado de exercícios, com símbolos indicando todas as direções respiratórias e de movimento, bem como os símbolos para o posicionamento em decúbito ventral organizado, em decúbito dorsal organizado e em decúbito lateral organizado.

Esboço radiológico

- Criação de um esboço radiológico (esboço do trajeto da coluna vertebral, de acordo com a imagem ou achado radiológico), indicando a vértebra neutra, a vértebra apical e o ângulo de Cobb.

Programa de exercícios

- Criação de um programa de exercícios individualizado, de acordo com o padrão da escoliose (objetivo do exercício, parâmetros de treinamento, posição inicial e meios auxiliares).
- A partir desse programa de treinamento, são derivados os exercícios domiciliares (exercícios 3-4).

Metas em crianças e jovens

- Correção do posicionamento escoliótico.
- Estabilização da postura de correção por meio da melhora do desempenho postural.
- Manutenção da correção, mesmo durante as atividades da vida diária por meio de uma sensação de postura corrigida.
- Inibição do aumento da curvatura.
- Correção estética da imagem corporal.
- Melhora da função respiratória, por meio de uma respiração profunda e direcionada.
- Aumento da capacidade cardiopulmonar, redução do risco de doenças.
- Melhora da atitude psíquica do paciente em relação à sua escoliose por meio de processos de dinâmica de grupo na Clínica Katharina Schroth. O conhecimento adquirido transmite confiança ao paciente para lidar com sua escoliose.

Metas em adultos

- Aumento ou manutenção do desempenho cardiopulmonar.
- Melhora da função pulmonar por meio de treinamento respiratório direcionado e mobilização ativa das costelas.
- Alívio e até mesmo desaparecimento da dor por meio de medidas fisioterapêuticas ativas, passivas e fisiátricas.
- Iniciação da postura corretiva.
- Inibição do aumento da curvatura.
- Correção estética da imagem corporal.
- Melhora da atitude psicológica do paciente em relação à sua escoliose.

NOTA
Em pacientes adultos e adolescentes, o objetivo é a implementação dos princípios corretivos de Schroth dentro da estrutura das atividades diárias.

5.2.2 Relatório de achados

O relatório de resultados deve conter:
- **Data**
- **Terapeuta**
- **Nome**
- **Idade**
- **Gênero**
- **Tamanho normal**
- **Tamanho distendido**
- **Menarca/mudança de voz desde quando**
- **Particularidades da cirurgia da coluna vertebral e diagnóstico**
- **Padrão de curvatura**
  - Segundo Schroth
  - Ângulo de Cobb/vértebras neutras
- **Escoliômetro**
  - Transição cervicotorácica
  - Torácico
  - Torácico/lombar
  - Crescimento residual/Risser
  - Tempo de uso do colete (o que deveria ser/o que realmente ocorre)
- **Fisioterapia ambulatorial**
  - Início
  - Frequência semanal
- **Fisioterapia hospitalar**
  - Ano/local
- **Limitação da função** (baixa/média/alta)
- **Risco de progressão** (baixo/médio/alto)

5.3 Escoliose de três curvas: correção dos desvios na teoria e na prática

5.3.1 Divisão conceitual em três "blocos"

A formação de uma escoliose é quase sempre um evento patológico tridimensional. Além das três curvas sagitais alteradas da coluna vertebral e dos três deslocamentos frontais, ocorre uma torção tripla dos blocos do tronco, um em relação ao outro, em torno do eixo longitudinal. Como a coluna vertebral se comporta de maneira análoga aos blocos corporais, conforme descrito anteriormente, os blocos do corpo, assim como as vértebras, estão rodados. Os processos espinhosos dentro da curvatura apontam para o lado côncavo.

Em pessoas sadias, a cintura pélvica, o tórax, a cintura escapular e a cabeça estão organizados na vista anterior (➤ Figura 5.9). Na escoliose de três curvas, as cinturas pélvica e escapular estão torcidas na mesma direção e o tórax se encontra em direção oposta (➤ Figura 5.9 b). A cabeça não repousa mais sobre o centro de gravidade, o que dá origem à gibosidade torácica posterior direita no meio e à gibosidade anterior à esquerda (➤ Figura 5.10).

Em detalhes, isso significa:
- **Deslocamentos no plano sagital,** resultando em aumento da lordose lombar, da cifose torácica e da lordose cervical, o que leva à formação das cunhas mencionadas.
- **Deslocamentos no plano frontal,** levando ao desvio lateral das cunhas.
- **Deslocamentos no plano transversal:** as pontas das cunhas se deslocam em direção ventral, mas seus lados largos giram em direção dorsal.
- Mais cedo ou mais tarde, como pode ser observado na ➤ Figura 5.11, a cintura escapular e a cintura pélvica do lado côncavo se aproximarão, uma vez que as costelas do lado côncavo estão deslocadas em sentido ventral e, portanto, não podem "apoiar" a cintura escapular.

As torções e deslocamentos nos três níveis mencionados levam inevitavelmente ao **encurtamento da parte superior do corpo**. Esse processo complexo é inicialmente observado e analisado durante o tratamento com exercícios. Segue-se o exercício mais importante: o crescimento axial do corpo no sentido do alongamento, levando inevitavelmente a certa deflexão no plano frontal e uma desrotação no plano transversal. Segue-se a estabilização do resultado da correção, no sentido de uma tensão muscular isométrica durante a fase expiratória.

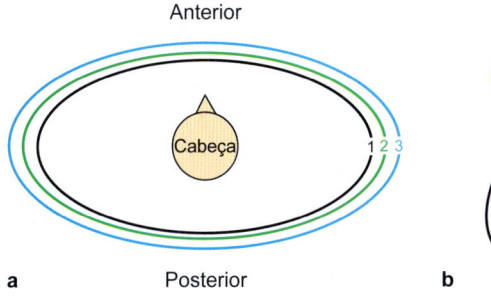

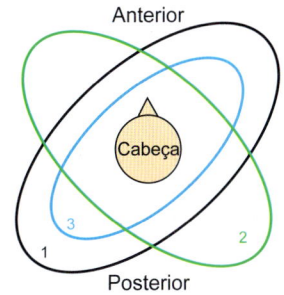

Figura 5.9 – Vista de cima da cintura pélvica (1), tórax (2), cintura escapular (3) e cabeça. [L143]
a. Indivíduo saudável.
b. Em uma escoliose de três curvas.

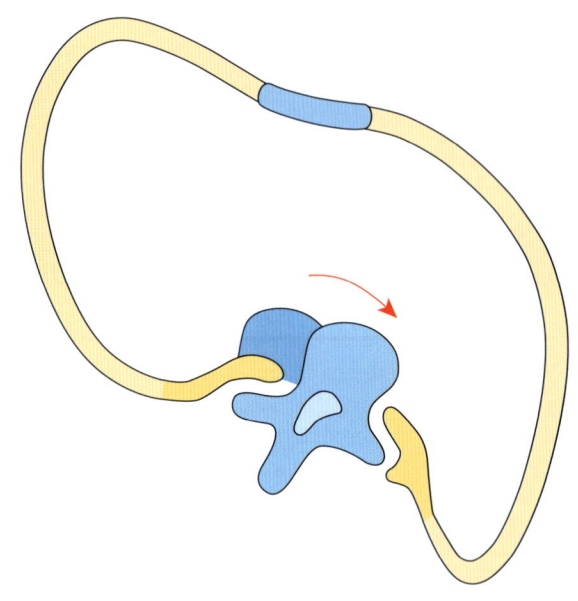

Figura 5.10 – Corte esquemático horizontal através do tórax de um paciente com escoliose de três curvas: a figura mostra a rotação e torção do corpo vertebral; a gibosidade atrás, no lado convexo; e, na frente, no lado côncavo da escoliose, a deformidade do tórax e o deslocamento do esterno. [L143]

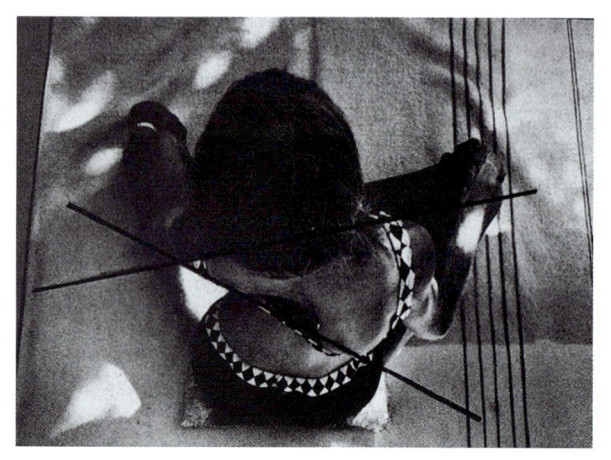

Figura 5.11 – Vista cranial das porções torcidas do tronco de uma adolescente de dezessete anos com escoliose torácica direita. [M616]

5.3.2 O princípio das correções pélvicas para a escoliose de três curvas

A partir da imagem em PA da coluna vertebral com paciente em pé (> Figura 5.12), podemos ver claramente que a pelve também está torcida: o osso ilíaco esquerdo parece ser mais largo que o direito. Significa que o osso ilíaco esquerdo está rodado para trás e o osso ilíaco direito, de aparência mais estreita, está rodado para a frente.
- A primeira e a segunda correção da pelve ocorrem no plano sagital. Nesse caso, o lado da pelve que está anteriorizado é levado para trás e a bacia é levantada.
- A terceira correção pélvica é um movimento no plano frontal, no sentido de um deslocamento lateral da pelve. (Atenção: as correções pélvicas para a escoliose de quatro

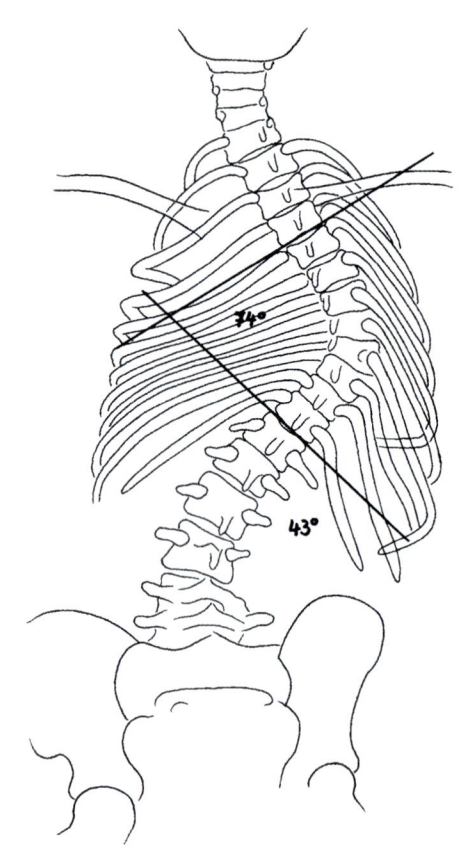

Figura 5.12 – Desenho da pelve de acordo com a imagem radiológica de uma menina de 12,5 anos com escoliose idiopática. [M616]

curvas são fundamentalmente diferentes das correções para a escoliose de três curvas.)
- A quarta correção pélvica é um movimento no plano transversal. A pelve, que está rodada para a frente, é rodada para trás.
- A quinta correção pélvica, tal qual a terceira, é um movimento no plano frontal.

Primeira e segunda correções pélvicas: correção dos desvios da forma e melhora da postura no plano sagital

NOTA
Comando: pelve para trás e levantar a borda anterior da pelve.[1]

O eixo da perna em indivíduos com distúrbios de postura decorrentes de desvios do peso para a ponta dos pés, em sentido diagonal para a frente, deve apontar diagonalmente para trás, e a pelve inclinada deve ser endireitada novamente. Para isso,

---
[1] Trazer as EIAS cranialmente. [N.E.]

5.3 Escoliose de três curvas: correção dos desvios na teoria e na prática

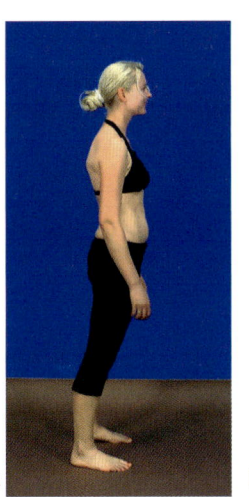

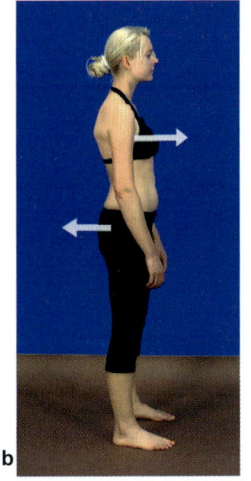

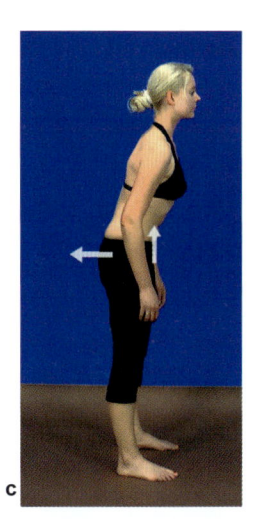

Figura 5.13 – Correção da pelve no plano sagital (para significado das setas consulte as Instruções ao leitor). [W858]
a. Posição inicial.
b. Primeira correção pélvica.
c. Segunda correção pélvica.

o peso corporal é deslocado para os calcanhares (**primeira correção pélvica**) porque assim a pelve é novamente movida para trás. As espinhas ilíacas anterossuperiores devem subir (**segunda correção pélvica**). A parte superior do tronco sai de sua posição de equilíbrio e vai para a frente. Essa posição inicial leva, reflexamente, a uma ativação dos músculos extensores lombares e torácicos, o que reduz opticamente a gibosidade torácica. Em uma cifose da coluna lombar ou na presença de uma gibosidade lombar muito acentuada, a segunda correção pélvica é desnecessária (➤ Figura 5.13 a-c).

Terceira correção pélvica e contratração do ombro: correção dos desvios da forma no plano frontal

NOTA
Comando: tracionar para o centro a pelve que está desviada para o lado.

O lado da pelve que está desviado da vertical deve ser deslocado sobre o centro para o lado oposto, o que corresponde a uma hipercorreção (**terceira correção pélvica**). Não basta apenas encontrar a vertical, uma vez que, para a facilitação de um novo padrão postural, é necessária uma hipercorreção do padrão postural. Trata-se de uma hipercorreção da estática corporal, e não da coluna vertebral. Os músculos anteriormente inativos devem ser exercitados e fortalecidos.

Nesse caso, existe inicialmente o risco de a cintura escapular ser tracionada excessivamente para o lado côncavo dorsal, aumentando assim a curvatura cervical. Por esse motivo, é feita concomitantemente a **contratração do ombro**. O ombro do lado da gibosidade é movido diagonalmente para cima e para fora, supondo que a curva cervical esteja acompanhando essa tração na direção oposta à tração do tórax.

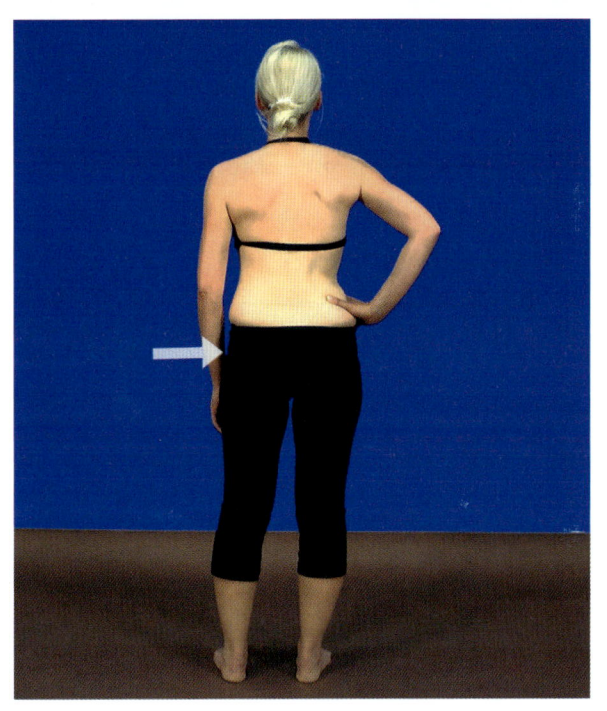

Figura 5.14 – Terceira correção pélvica. [W858]

ATENÇÃO
Nunca pressione a escápula contra a coluna vertebral na esperança de "aproximá-la"; em vez disso, afaste a escápula para longe (ver ➤ Seção 9.3 e ➤ Seção 9.10).

A escápula gira em torno de seu eixo sagital. O ângulo inferior da escápula agora aponta para fora. Nessa posição, a cintura escapular é mantida e o tórax é desrotado em um sentido tridimensional: para a frente, para cima e, depois, para dentro (ver ➤ Seção 5.3.3 e ➤ Figura 5.14).

Exceção: Ao se exercitar entre dois bastões na posição vertical ou deitada, quando os ombros estão na mesma altura, as duas mãos também devem segurar na mesma altura. Se os ombros estiverem desnivelados, a mão do lado onde é executada a contratração segura um ponto mais alto.

Se o ombro do lado côncavo dorsal estiver mais baixo e a curvatura dorsal da coluna vertebral for muito alta, a contratração do ombro é feita do outro lado. O braço do lado côncavo dorsal é puxado diagonalmente para cima e para fora, ou permanece onde está e "recolhe" a contracurvatura lombar para a frente e para dentro. Ou, então, o ombro é puxado diagonalmente para fora e para cima, e o quadril abaixo da gibosidade empurra diagonalmente para baixo, atuando como uma quinta correção pélvica.

ATENÇÃO

Cuidado com uma pressão puramente lateral! Devido à torção da porção média do tronco no lado convexo em sentido posterior, as costelas laterais e os músculos também se torcem em sentido posterior. As partes que agora se encontram nas laterais são, na verdade, as costelas e os músculos do lado anterior. Estes não devem ser pressionados ou aproximados, pois empurrariam ou virariam a gibosidade ainda mais para trás, ou seja, estaríamos trabalhando no sentido da torção vertebral. Em vez disso, eles devem ser inicialmente virados de volta para a posição inicial correta e expandidos.
Só então a porção excedente da gibosidade pode ser reduzida por meio da "junção" dos músculos intercostais e do músculo grande dorsal. O movimento diagonal lateral é gerado pela porção superior do músculo serrátil anterior (porção horizontal) e pela porção média (porção divergente).

Na presença de quatro curvas, a inclinação da parte superior do corpo para o lado côncavo deve ser eliminada porque senão o quadril situado abaixo da gibosidade saltaria para fora. Essa inclinação só poderá ocorrer acima da gibosidade lombar.

Quarta correção pélvica e desrotação da cintura escapular: desrotação do tronco associada à escoliose de três curvas

NOTA

Comando: quadril abaixo da gibosidade torácica para trás ou tensionar para a frente o quadril do lado côncavo.

Inicialmente, é treinada e estabilizada a desrotação da cintura pélvica. A alavanca para a correção pode ser aplicada nesse ponto fixo da parte superior do tronco (tórax). Essa contrarrotação também é aprendida com a prática, até que essa segunda rotação do tronco possa ser mantida novamente, formando assim o ponto fixo para a contrarrotação da cintura escapular acima situada.

- As **três elevações cifóticas** do tronco — 1. quadril + gibosidade lombar abaixo do lado côncavo dorsal (primeira seção do tronco); 2. gibosidade torácica posterior (segunda seção do tronco); 3. cintura escapular do lado côncavo dorsal (terceira seção do tronco) — devem ser trazidas para a frente.
- As **três partes lordóticas** do tronco — 1. quadril abaixo da gibosidade torácica, incluindo a porção lombar e costelas flutuantes nesse lado (primeira seção do tronco); 2. lado côncavo (segunda seção do tronco); 3. ombro acima da gibosidade torácica (terceira seção do tronco) — devem ser rodadas para trás.

A **quarta correção pélvica** é feita com uma manobra firme na musculatura glútea:

- Tensionamento da musculatura glútea no lado côncavo dorsal e, com isso, rotação desse quadril para a frente.
- Por meio de pressão manual exercida anteriormente na coxa do lado da gibosidade, o quadril é girado para trás.

A pelve, agora destorcida, forma um ponto fixo contra o qual a segunda seção do tronco deve girar. Essa desrotação também

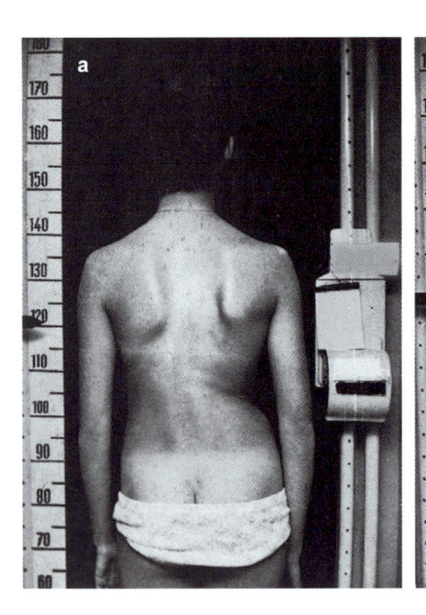

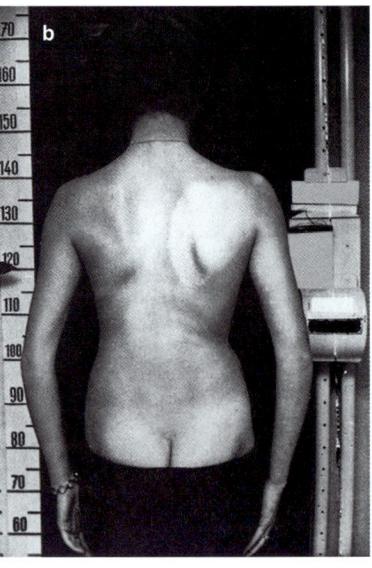

Figura 5.15 – Quarta e quinta correções pélvicas, aqui representadas em uma escoliose de quatro curvas. [M616]
a. Posição inicial.
b. Posição final.

passa a ser um ponto fixo. A cintura escapular deve girar contra esse ponto fixo da mesma maneira que a cintura pélvica, ou seja: para trás, acima da gibosidade torácica; e para a frente, acima do lado côncavo.

Quinta correção pélvica: horizontalização dos ossos ilíacos

NOTA
Comando: abaixar o quadril abaixo da gibosidade.

O posicionamento horizontal dos ossos ilíacos é necessário porque a pelve geralmente sai da horizontal durante a terceira correção, o que dá a impressão de que a perna do lado da gibosidade torácica fica muito curta, tornando necessário levantar o calcanhar de acordo. Portanto, o quadril do lado da gibosidade torácica deve ser abaixado para alargar a porção intermediária estreitada acima do quadril (quinta correção pélvica). Além da aparência clínica melhorada, a correção resulta em uma deflexão importante (endireitamento) da coluna lombar, servindo como correção básica para as porções mais craniais da coluna vertebral (➤ Figura 5.15 a, b).

5.3.3 Respiração angular rotacional desejada com a contrarrotação das porções desrotadas do tronco

Depois das correções pélvicas, são feitos os movimentos respiratórios do tórax "em ângulo reto", o que significa que as direções seguem as linhas de um ângulo reto imaginário. (A segunda linha de cada ângulo reto sempre percorre um trajeto cranial.)

NOTA
A **respiração angular rotacional** é iniciada nas "pontas das cunhas" e *associada a um movimento consciente de abaixar o diafragma* durante a inspiração. A respiração é realizada contra uma resistência ou com um movimento contrário da porção corporal situada abaixo ou acima. Esses movimentos são denominados "contramovimentos".

A designação das cunhas nas descrições dos exercícios a seguir segue as explicações da ➤ Seção 3.2.1 (➤ Figura 3.8 a-c).
Na **cifose** e na **escoliose**, os exercícios são praticados da seguinte maneira:

1. **Região lombar para trás e para cima** (cunha 1):
   O paciente apoia a lordose lombar em suas mãos e verifica se ela se achata durante a inspiração e ao levantar as espinhas ilíacas anterossuperiores. Com o achatamento da lordose lombar, a sobrecarga da parede abdominal é eliminada, pois os intestinos repousam na pelve. Isso deve ser reforçado por um tensionamento mais intenso dos músculos abdominais durante a expiração. Esse tensionamento pode ser favorecido por meio de uma conscientização: "Órgãos abdominais para trás e para cima ao longo da coluna vertebral (ângulo reto)."
   Contramovimento: abaixamento das espinhas ilíacas posterossuperiores, endireitamento mais intenso da pelve, bem como uma inclinação para a frente da parte superior do corpo, o que abre uma "ponta da cunha lombar" (➤ Figura 5.16 a-c).

2. **"Tórax plano" para a frente e para cima** (cunha 2):
   As mãos do paciente agora estão situadas na região anterior afundada, que ele apalpa e pode ver no espelho. Ele "respira" essas costelas para a frente e, imediatamente, "em um ângulo reto", para cima. Os dedos do paciente são igualmente levados para a frente e para cima, enquanto o diafragma desce e encontra a resistência dos órgãos abdominais, o que é percebido pelo praticante. Ao mesmo tempo, é possível notar um achatamento ou um aumento da tensão na região das costas, que estão abauladas.
   Contramovimento: movimento para trás dos ombros e da pelve.

3. **Lordose cervical para trás e para cima** (cunha 3):
   Durante a inspiração, a cabeça faz um movimento para trás e para cima, com um forte movimento occipital, o que reduz a lordose.
   Contramovimento: a parte superior do corpo para a frente, alargamento da parte superior do tórax.

Na **escoliose**, alguns movimentos respiratórios **adicionais** também devem ser feitos "em ângulos retos":

4. **Costelas flutuantes (11ª e 12ª costelas) abaixo da gibosidade, movimento respiratório para a lateral e para cima** (cunha 5):
   Na escoliose grave, essas costelas são quase verticais para baixo. O praticante coloca seus dedos na região afundada, pressionando até sentir as costelas afundadas. As costelas são "respiradas" para fora e para cima, e o diafragma é rebaixado conscientemente.
   Contramovimento: levar a saliência lateral da gibosidade para dentro.

5. **As mesmas costelas flutuantes para trás e para cima** (cunha 1):
   O polegar pressiona fortemente por trás contra as últimas costelas, que se curvam em direção ao polegar "como que respirando". A área côncava abaixo da gibosidade se enche porque o diafragma se desloca simultaneamente para baixo e empurra essas costelas para fora. Então, as costelas que estavam "desligadas", voltam a fornecer suporte.
   Contramovimento: levar a pelve para baixo, a parte superior do corpo é levada para a frente; "contração" da gibosidade.

6. Parte anterior estreita **para a frente e para cima** (cunha 2a):
   Semelhante à respiração 2, só deve ser realizada na frente, no lado da gibosidade. É importante sempre deixar o diafragma descer para compensar a lordose lombar e encontrar um

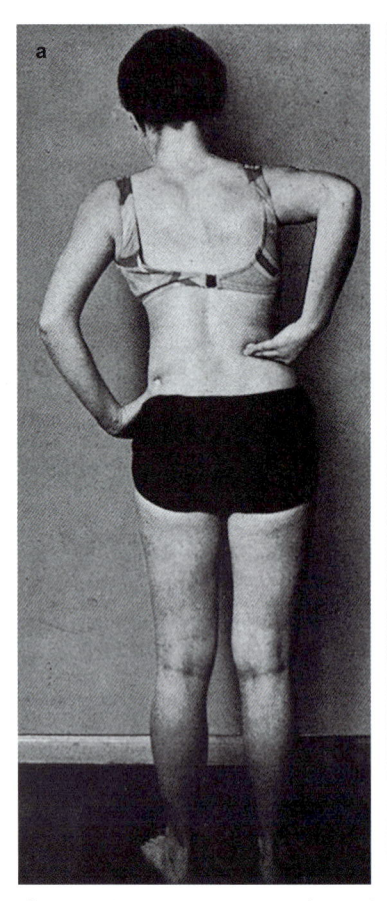

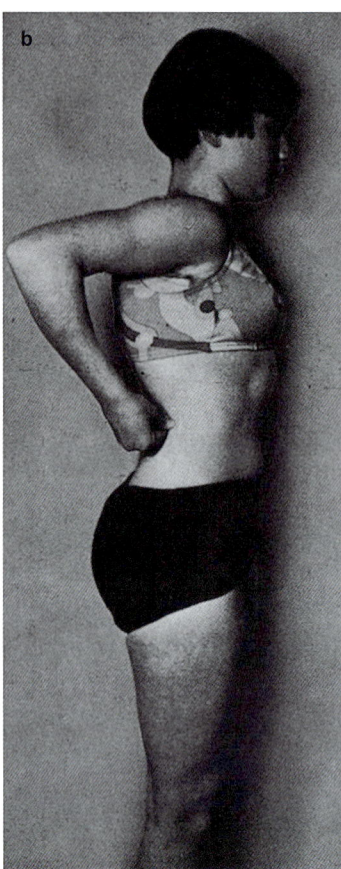

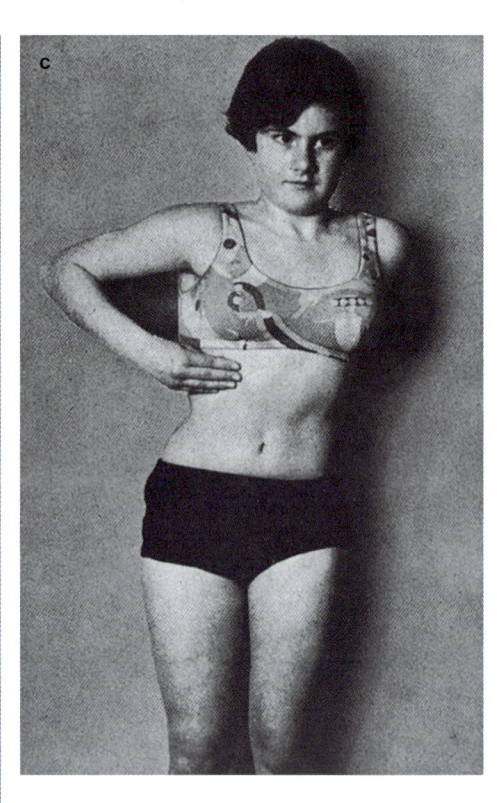

Figura 5.16 a-c – Respiração angular rotacional em uma escoliose torácica direita. O esterno está deslocado, portanto é necessário treinar a respiração das costas. Se o esterno estiver deslocado para o lado côncavo (ver ➤ Figura 5.16 c), a direção da respiração na região anterior direita deve ser oblíqua para cima e para fora. [M616]

apoio para baixo, a partir do qual é possível levantar a parte estreita.
Contramovimento: resistência do quadril e ombro para trás no mesmo lado.

7. Parte anterior estreita **voltada para a frente e para cima** (cunha 2):
Se a porção superior do corpo estiver muito torcida (quando o esterno se desviou do centro para o lado da gibosidade), esse movimento adicional é realizado para dentro e na direção cefálica, até que o esterno esteja girado para além do centro. Aqui também deve ser observada a depressão diagramática simultânea! Esse movimento para dentro representa um movimento lateral e, como tal, só deve ser executado após a rotação.
Se o esterno estiver centrado, essa respiração rotacional será omitida. Nesse caso, durante a expiração, quando o tórax se movimenta para dentro, ocorre uma contração da musculatura intercostal lateral, como no caso da contratração do ombro.
Contramovimento: quadril e ombro do lado da gibosidade para fora.

8. **Costelas da cavidade axilar para a frente e para cima** (cunha 2b):

Esse ponto é particularmente estreito quando a parte superior do ombro, acima da gibosidade, está fortemente rodada para a frente. O alargamento de alívio dessa região só é possível com o posicionamento concomitante do ombro e da escápula, que deve estar na posição vertical. Aqui também é criada a conexão para baixo até o diafragma.
Contramovimento: parte superior do ombro (= lateral da escápula) para trás; ângulo inferior da escápula para a frente, de modo que ajude a empurrar a costela para a frente.

Todas essas medidas ordenam a pelve (➤ Figura 5.17 e ➤ Figura 5.18). Para que tudo isso permaneça, deve ser feito um tensionamento intenso. É interessante observar que a porção lombar direita do m. eretor da espinha (que não estava ativo) volta a trabalhar. A curva inferior da lombar também permite que a curva média se torne mais ereta. Imediatamente, o músculo grande dorsal entra em ação, traciona a curva medial para a direita e também achata a grande gibosidade lombar. É possível notar tudo isso claramente quando viramos as fotos "de cabeça para baixo". No momento certo, o peso do corpo, que havia sido transferido para a perna esquerda, é mantido ali conscientemente. Seu efeito pode ser percebido na ➤ Figura 5.18: o lado esquerdo se amplia. Nós testemunhamos como um quadril subluxado, que crepitava a cada passo em virtude

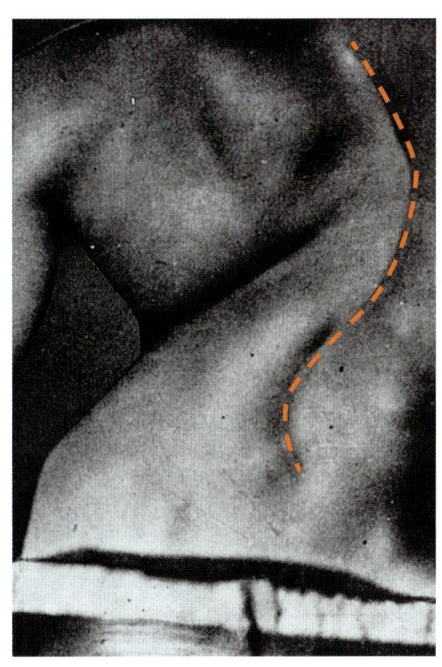

5.3 Escoliose de três curvas: correção dos desvios na teoria e na prática

Figura 5.17 – O lado côncavo (à esquerda) em geral está consideravelmente afundado para dentro. A cintura escapular repousa sobre as costelas côncavas e, muitas vezes, até mesmo sobre a cintura pélvica. [M616]

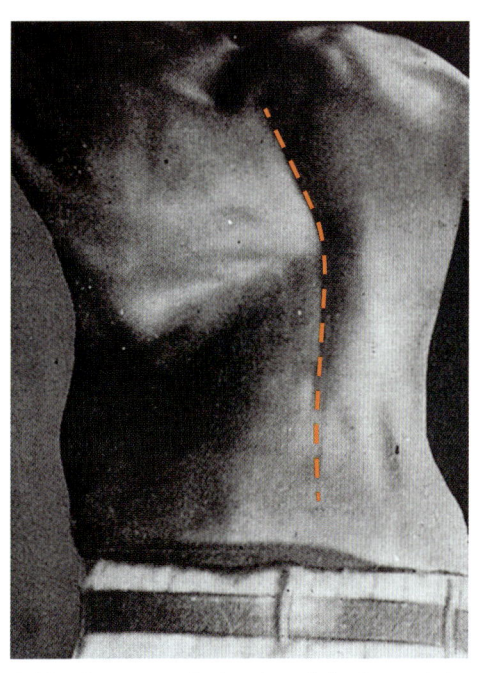

Figura 5.18 – Com a correção da pelve, o lado côncavo é alargado e, com a respiração em ângulo reto, expandido. Agora as costelas do lado côncavo podem reposicionar as vértebras. [M616]

de um desalinhamento, parou de doer e crepitar após seis semanas de tratamento.

9. **Lado côncavo para o lado e para cima** (cunha 6):
   Essas costelas extremamente comprimidas são projetadas para fora e para cima sobre o quadril do lado côncavo durante a inspiração. Os dedos do paciente se apoiam sobre elas para sentir o movimento. Durante o rebaixamento consciente do diafragma, é possível sentir como uma costela após a outra se move para fora ou, pelo menos, levanta os dedos do paciente. Essa fase é muito importante porque só após o afastamento das costelas é possível levantá-las e movê-las para trás.
   Contramovimentos: ativação dos músculos do quadril do lado côncavo (músculo tensor da fáscia lata, músculos glúteo médio e mínimo) para mover o quadril lateralizado para dentro. Na verdade, como parte do segundo contramovimento, ainda devemos citar uma contração no lado externo da cintura escapular do mesmo lado. É difícil de realizar ativamente, mas pode ser auxiliado pela contração no lado da gibosidade.

10. **Lado côncavo para trás e para cima** (cunha 4, cunha 6):
    As costelas do lado côncavo não podem ser imediatamente viradas para trás, pois elas impediriam umas às outras de fazê-lo. O direcionamento dessas costelas para trás somente pode ocorrer *depois* que tenham sido levantadas lateralmente. Segue-se um movimento para cima, que promove um abaulamento do ponto côncavo posterior, o que também leva à redução da lordose da coluna torácica. O abaixamento consciente do diafragma faz com que o movimento corretivo desejado seja mais rápido e completo.
    Contramovimentos: tensionamento na direção de trás para a frente dos músculos da nádega do lado côncavo (quarta correção pélvica), bem como uma rotação da cintura escapular do lado côncavo para a frente.

NOTA
É importante que todos os contramovimentos citados sejam combinados com uma propulsão axial da nuca e abaixamento do diafragma. Com a ajuda dos contramovimentos, as porções cifóticas e lordóticas do tronco voltam novamente para um plano. Opticamente, o tronco tem um aspecto mais equilibrado.

11. **Respiração angular rotacional com o tronco inclinado para a frente:**
    Nesta posição inicial, a assimetria das costas é bem evidente. Mas ela também pode ser muito bem balanceada porque a coluna vertebral se encontra esticada ao máximo. Os quatro quilos do peso da cabeça estiram a coluna ao máximo. O lado côncavo é liberado da pressão exercida pela cintura escapular. A respiração diafragmática pode fluir livremente. As costelas côncavas são giradas em sentido lateral, cranial e dorsal. Quando a concavidade é "respirada" em sentido dorsal, o lado convexo gira em sentido ventral. Isso também leva à remoção da lordose da coluna torácica. Agora, é importante manter esse exercício o maior tempo possível e, a cada respiração, aperfeiçoá-lo ainda mais.

Como já foi mencionado, mesmo nas escolioses graves, geralmente se observa uma lordose na área de maior curvatura. Portanto, nem sempre é aconselhável concentrar-se exclusivamente na gibosidade durante o exercício, pois isso pode não melhorar a lordose da coluna torácica. Muitas vezes, "uma rotação para trás das vértebras" é mais importante.

12. **Correção da postura da cabeça e da coluna cervical:**

    A cabeça deve ser mantida como um prolongamento da curva torácica. Quanto maior for essa curva, mais a cabeça é mantida na direção da giba, o que aumenta a curva cervical. Portanto, ela deve ser, na prática, inclinada para o lado côncavo. Isso deu origem à seguinte regra, que se aplica em quase todos os casos: incline a cabeça para o lado côncavo e vire o queixo para o lado da gibosidade. Quanto menor for a curva principal da curvatura, mais ereta a cabeça poderá ser mantida. Em todos os casos, incluindo a cifose, na presença de hiperlordose cervical, a cabeça também deve ser direcionada para trás.

13. **Após a correção da postura, tensão isométrica para estabilização:**

    Quando a tensão isométrica, que foi atingida durante o exercício, consegue se manter da forma "mais natural" possível durante a fase de relaxamento, é que se consegue diminuir as gibosidades do tronco. Execução: durante a inspiração, o paciente deve atingir a melhor correção postural possível, e em todas as posições de exercício. Durante a expiração que se segue, todos os músculos do tronco devem se tensionar ao máximo (sem causar movimento!). Enquanto contamos mentalmente até quatro, a tensão isométrica deve aumentar ainda mais. Ela permanece durante a próxima inspiração e deve ser aumentada mais uma vez durante o movimento expiratório, até que — dependendo do desempenho — seja possível chegar até doze respirações.[2] Em seguida, os músculos devem repousar um pouco — sem influenciar a respiração até que ela se normalize novamente. O tensionamento muscular ocorre de baixo para cima, passando da região anterior das coxas pela virilha, e subindo até os arcos costais. De lá, segue para o lado e para trás. Então, o exercício recomeça. Depois de três a quatro dessas doze tensões, é feito um período de repouso até que a respiração volte ao ritmo de repouso e os músculos se recuperem. O exercício é feito na posição supina corrigida. Durante a prática, o paciente "imagina" as partes retraídas de suas costas como se fossem largas e as coloca no chão. O efeito dessa imaginação é bem evidente e ocorre de modo surpreendente.

> **DICA**
> Cada exercício pode ser combinado com a "tensão dos doze" e — dependendo da força — pode ser aumentado de dezesseis a vinte vezes. Ele é excelente para o encurtamento de músculos excessivamente distendidos e para restaurar uma postura corporal melhor.

Cada tensão muscular forte resulta simultaneamente em um aumento do tamanho muscular. Portanto, é importante cuidar para que ela não ocorra apenas no lado da gibosidade, com o objetivo de contraí-la, porque isso aumentaria seu tamanho visualmente. Ao contrário, ambos os lados devem ser tensionados, ou seja: o lado côncavo, em comprimento, e o lado convexo, em encurtamento, após a desrotação durante a fase expiratória.

5.4 Escoliose de quatro curvas: considerações teóricas

Existem várias formas de escoliose: escolioses com uma única curvatura, localizada na região lombar ou torácica, e diferentes formas de escoliose idiopática com curva dupla. As escolioses de "três curvas" são muito comuns. As mudanças de forma na escoliose parecem ter evoluído em outra direção

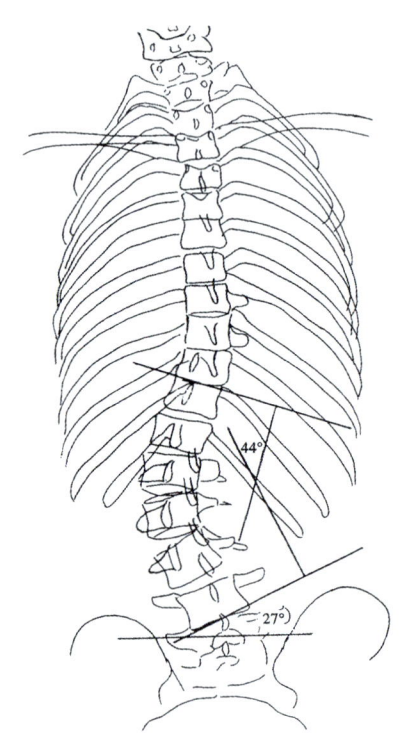

Figura 5.19 – Esta imagem da coluna vertebral (desenhada a partir de uma imagem radiográfica) mostra claramente que a pelve se deslocou, torceu e se deformou: o osso ilíaco direito parece ser significativamente mais largo que o esquerdo. Significa que o osso ilíaco direito está rodado para trás. [M616]

---

[2] *Zwölferspannung*, literalmente a "tensão dos doze". [N.T.]

ao longo das décadas. Desde a década de 1970, temos visto mais escolioses com uma curva lombossacral acentuada. Como, segundo os nossos conhecimentos, essa curva da coluna vertebral surgiu posteriormente, nós a denominaremos simplesmente de **"quarta curva"**.

Nesses pacientes, aparentemente, existe um distúrbio estrutural ou adicional, ou um distúrbio articular dos corpos vertebrais inferiores. Por razões ainda não esclarecidas, L5 ou L4 se inclinam lateralmente, muitas vezes em mais de 40°.

Em L5, às vezes podemos encontrar processos articulares aumentados em um dos lados ou pequenas porções ósseas que dão início a essa curva. Os discos intervertebrais associados têm forma de cunha e, adicionalmente, intensificam a curva lombossacral. A coluna vertebral tenta se equilibrar novamente sobre o centro de gravidade e forma novas curvas nas regiões lombar, torácica e cervical. A pelve do lado da gibosidade frequentemente é muito proeminente e, ao mesmo tempo, deslocada em sentido cranial e dorsal (➤ Figura 5.19 e ➤ Figura 5.20).

Para o tratamento dessa forma de escoliose, surgiu um método de tratamento muito específico:

A **direção do exercício** não deve estar muito voltada para o lado côncavo torácico, mas deve se dirigir em sentido mais vertical, para cima. O tratamento da escoliose de quatro curvas é complicado porque, se o exercício for direcionado para o lado côncavo torácico, a curva lombossacral continua tracionando na direção errada; e, se o exercício for direcionado para o lado convexo, ocorre um aumento da curva lombar. Portanto, para o paciente é difícil usar sua musculatura lombar lateral para alinhar as curvas caudais. Ele depende muito de sua imaginação, de respiração direcionada, de controle manual com linhas direcionais, de controles por meio de espelhos que permitam a visão posterior de seu corpo e da ajuda manual do fisioterapeuta.

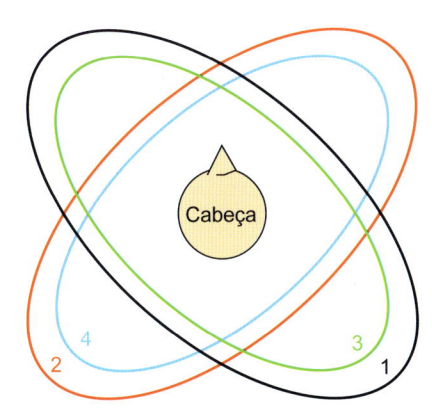

Figura 5.20 – Imagem vista de cima: a cintura pélvica (1) e o tórax (3) estão rodados no mesmo sentido. Na direção oposta, a região lombar (2) e a cintura escapular (4) seguem rodadas numa mesma direção. [L143]

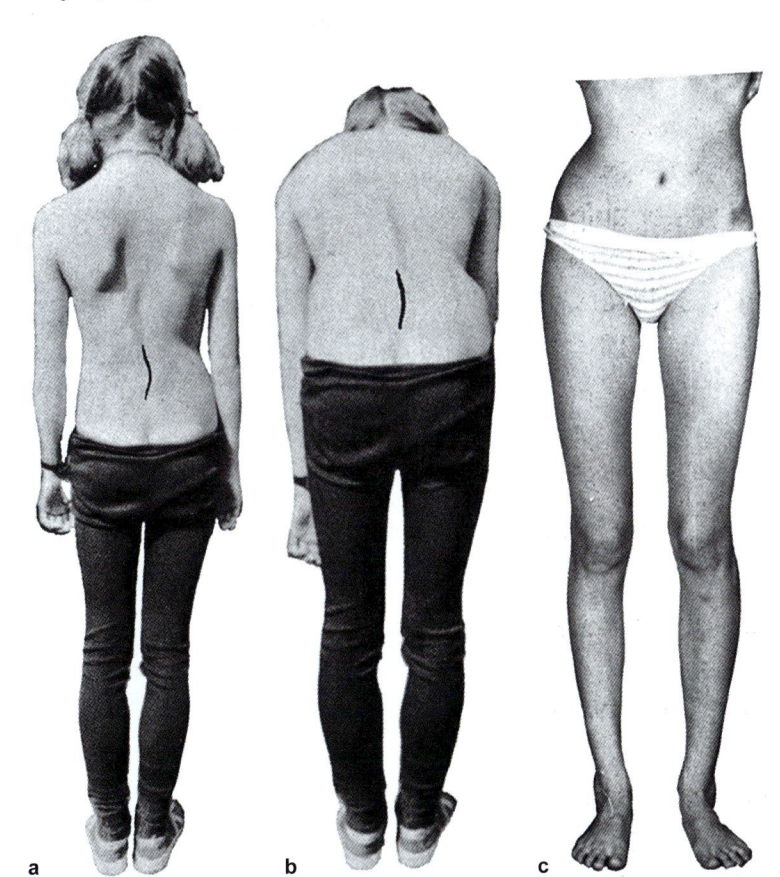

Figura 5.21 – Todas as porções do tronco, deslocadas lateralmente, rodam simultaneamente em sentido dorsal. [M616]
a. Quando o quadril se desvia para a direita, a curva caudal da coluna vertebral também se desvia para a direita.
b. Durante uma inclinação para a frente, essa contracurvatura sacral é facilmente diagnosticada nos processos espinhosos caudais.
c. A protuberância do quadril (pelve desviada) é a característica mais marcante do quadro clínico.

A escoliose de quatro curvas difere claramente da escoliose de três curvas (a comparação a seguir toma como base uma escoliose torácica à direita):

- A **escoliose típica de três curvas**, sem a curva lombossacral, apresenta, de modo bem evidente, um desvio da parte superior do corpo para a direita, e o peso corporal se apoia sobre a perna direita. A pelve, como um todo, se direciona para a esquerda. Isso, por sua vez, reforça a impressão da projeção da gibosidade. A estática corporal está descompensada.
- Na **escoliose típica de quatro curvas**, temos uma curva lombossacral à direita, que se projeta em direção ao sacrocóccix. Na região lombar mais acima, ocorre um desvio lateral do tronco para o lado oposto, à esquerda. O peso do corpo repousa sobre a perna esquerda. Toda a parte superior do corpo está inclinada para a esquerda, o que faz com que o quadril direito se projete para fora, formando uma proeminência pélvica à direita. A gibosidade lombar, ou frequentemente toracolombar, se apresenta superdimensionada, enquanto a curva torácica apresenta em geral ângulos menores.

No quadro clínico, tanto da escoliose de três curvas como na de quatro curvas, podemos ver que todas as porções do tronco, deslocadas lateralmente, giram simultaneamente em sentido dorsal, também nesse trecho caudal (> Figura 5.21 a-c).

Esses procedimentos devem ser levados em consideração durante o tratamento com exercícios. Os exemplos de exercícios a seguir mostram como forças sutis e eficazes são ativadas pelo tratamento da escoliose segundo Schroth, criando mudanças positivas no paciente. Os exercícios podem ser feitos em qualquer posição inicial, mas sempre com o objetivo de reverter as torções de todas as porções do tronco que se desviaram da vertical, seja em sentido lateral ou sagital, levando-as de volta ao centro de gravidade, seja eliminando novamente a descompensação estática.

Via de regra, o peso corporal deve estar apoiado em ambas as pernas, com o paciente em pé, ou nas duas metades das nádegas, enquanto sentado, uma vez que, durante a carga sobre a perna do lado côncavo, o quadril abaixo da gibosidade se projetará ainda mais para fora. Não existe um esquema para isso. O mais importante em todos os exercícios é mover a coluna vertebral lombar para o centro e trazer de volta o quadril que se moveu para fora. A primeira e a segunda correção pélvica também são empregadas nesse caso.

5.4.1 Escoliose com uma curva lombossacral (> Figura 5.23 e > Figura 5.24)

Se a gibosidade lombar for muito acentuada, as EIAS só podem ser levantadas até a posição intermediária.

DICA

Se houver uma radiografia disponível, ela deve ser pendurada na janela para que possa ser estudada frequentemente, com a finalidade de orientar melhor seus pensamentos em relação à direção do exercício.

- Na escoliose de "quatro curvas" foram encontrados mais alguns sintomas[3]: em nossa clínica, foram examinados 115 pacientes escolióticos com contracurvatura lombossacral, para verificar se existiam os seguintes sinais clínicos:
    - Pé pronado (mais acentuado no lado da concavidade torácica).

---

[3] Os exames a seguir foram feitos por meu colaborador de longa data, Ft. Joachim Karch, ao qual agradeço (Christa Lehnert-Schroth).

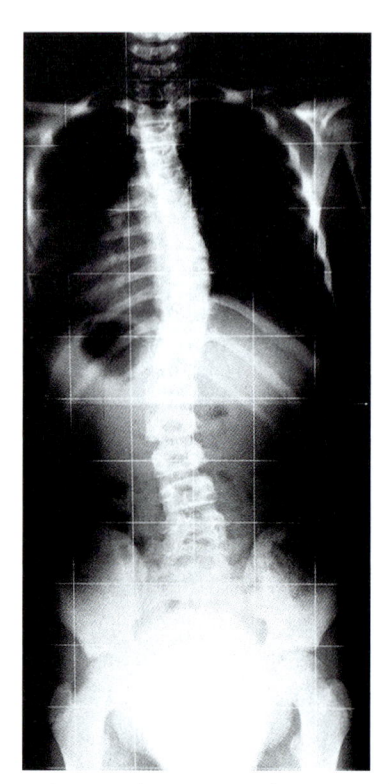

Figura 5.22 – Deslocamento da parte superior do corpo para o lado côncavo torácico. [M616]

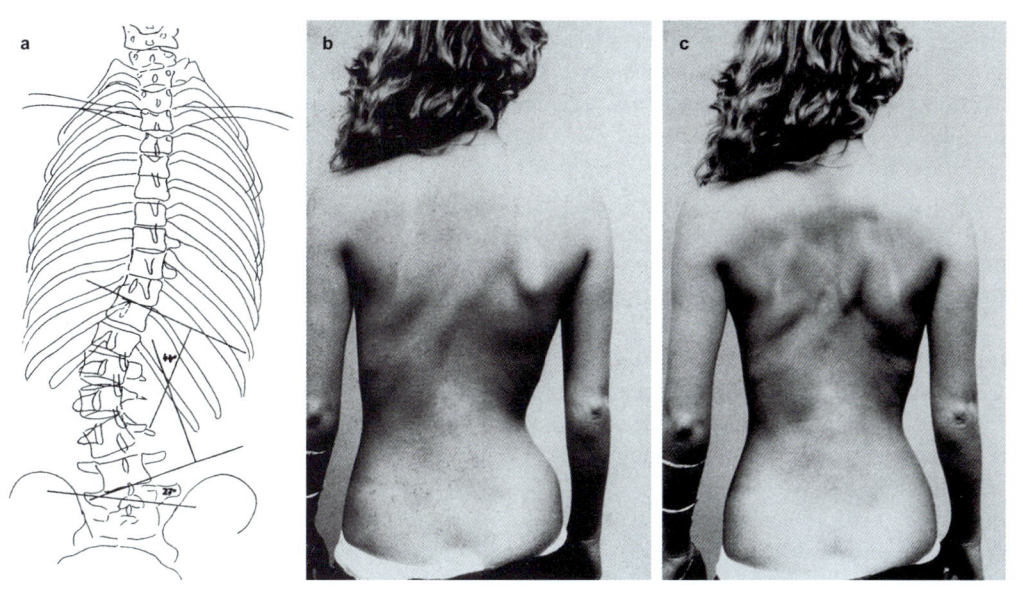

Figura 5.23 – Correção da curva lombossacral (agradecemos ao Prof. Niedhardt pela gentileza de nos ceder as imagens). [M616]
a. Desenho a partir da imagem de RX.
b. Em pé, sem correção.
c. Postura em correção.

- Aparente posição de rotação medial do membro inferior (também mais acentuada no lado côncavo torácico).
- Proeminência pélvica (no lado convexo torácico).
- Aumento da carga no membro inferior (no lado côncavo torácico).
- Desequilíbrio da coluna (torção pélvica aparente).
- Avaliação do padrão de marcha.

A proporção de escolioses torácicas convexas direitas foi de 87,8% e as escolioses torácicas convexas esquerdas foram encontradas em 12,2% dos casos.
- Sinais diretos da contracurvatura lombossacral: a proeminência pélvica no lado convexo torácico é a característica mais marcante no quadro clínico. Das 101 escolioses torácicas convexas à direita examinadas, 96 pacientes

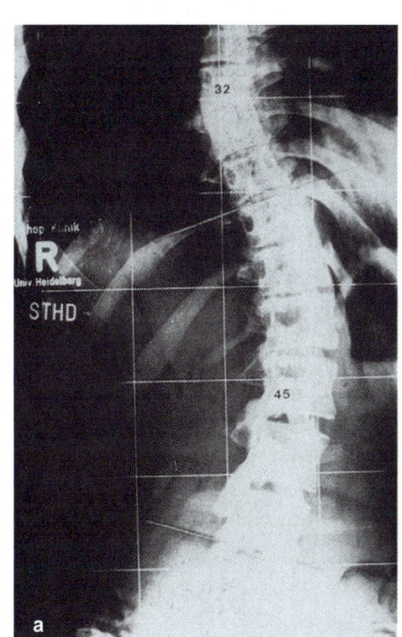

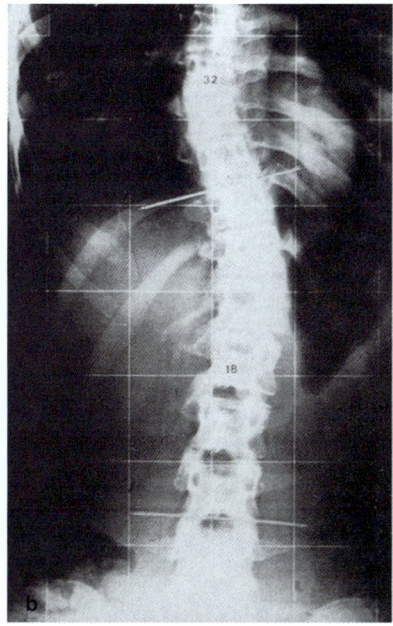

Figura 5.24 – Correção da curva lombossacral da coluna vertebral (agradecemos ao Prof. Niedhardt pela gentileza de nos ceder as imagens radiológicas). [M616]
a. Em pé, sem correção.
b. Postura em correção.

apresentavam uma pelve deslocada em direção à convexidade torácica. Cinco pacientes não apresentaram desvios laterais. Dentre as catorze escolioses convexas esquerdas, a pelve estava deslocada para a esquerda em treze pacientes; um paciente não apresentou qualquer desvio significativo. Outros desalinhamentos da pelve são menos claros.

- Sinais indiretos da contracurvatura lombossacral: um pé pronado é mais frequentemente encontrado no lado côncavo torácico (70,3%). Em 20,8% dos pacientes, foi encontrado pé supinado nesse mesmo lado. Na ➤ Figura 5.22, pode-se ver claramente o deslocamento da parte superior do corpo para o lado côncavo torácico. Se aplicarmos o fio de prumo a partir da lateral das costelas, no lado côncavo torácico, ele cairá ao lado do quadril, enquanto, no lado convexo, ele "corta" o quadril.

As imagens na ➤ Figura 5.23 (itens a-c) foram obtidas após a paciente ter sido tratada durante seis semanas em Sobernheim. A ➤ Figura 5.24 (item a) e a ➤ Figura 5.24 (item b) mostram a redução da curva lombossacral dessa paciente, de 45° para 18° durante o exercício.

Os movimentos corretivos são possíveis de acordo com a mobilidade pélvica do paciente. Eles não são feitos à custa de um afrouxamento pélvico ou ligamentar. No final do movimento corretivo, todos os músculos necessários são contraídos isometricamente (tensão do "manto muscular").

5.4.2 Princípios corretivos para a escoliose de quatro curvas

- Observamos uma **aparente rotação medial** do membro inferior do lado da concavidade torácica em 79,1% de nossos pacientes; em 5,2%, encontramos um aumento da rotação medial no lado da convexidade torácica. Em um paciente, observamos um aumento da rotação medial bilateralmente; 13,9% dos pacientes não apresentaram qualquer achado anormal. A nosso ver, a posição de rotação medial do membro inferior do lado da concavidade torácica é causada pela alteração da posição pélvica. Devido à rotação anterior da metade da pelve do lado côncavo torácico, o acetábulo e, com ele, toda a articulação do quadril também rodam. Essa posição de rotação aparentemente medial é ainda mais reforçada pela torção dos ossos ilíacos um contra o outro em torno de um eixo frontal-transversal.
- Encontramos uma **aparente torção pélvica** (assimetria da coluna vertebral semelhante à torção pélvica, como a descrita por Lewit, 1987) em mais de 80% de nossos pacientes com contracurvatura lombossacral. Em 77,2%, a parte anterossuperior da coluna estava deslocada em sentido caudal, em comparação com o lado oposto; a parte posterossuperior da coluna encontrava-se deslocada em sentido cranial. Esse desalinhamento não foi comprovado em 19,8% dos pacientes; 2,9% apresentavam uma "torção oposta". Semelhante a esses achados, nas escolioses convexas direitas, esse desalinhamento característico também foi encontrado em dez pacientes das catorze escolioses convexas esquerdas examinadas. Quatro pacientes não apresentaram resultados correspondentes.
- O **aumento da sobrecarga** no membro inferior, do lado côncavo torácico, foi notado em quase todos os pacientes durante a observação de sua postura habitual. Nesse estudo, nós os registramos por meio dos achados visuais.

Todos os sintomas mencionados são encontrados mais frequentemente nas escolioses torácicas direitas do que nas esquerdas. Em termos percentuais, o dobro dos pacientes com escolioses esquerdas apresentou pés pronados à esquerda; pés clinicamente sem problemas foram observados com uma frequência quatro vezes maior nas escolioses torácicas esquerdas.

Acreditamos que os sinais indiretos da contracurvatura lombossacral, bem como a aparente torção pélvica, sejam decorrentes do posicionamento pélvico errado desses pacientes. Por exemplo, com a rotação da pelve no lado torácico côncavo em sentido ventral e caudal, o acetábulo (e com ele toda a articulação do quadril) se posiciona também para dentro, causando assim a rotação medial aparente do membro inferior do lado da concavidade torácica. Como descrito, o quadril no lado côncavo torácico se encontra em sentido ventral quando comparado com o lado oposto. Em relação a este, isso cria um aumento da tensão nos músculos ventrais da coxa do lado côncavo torácico. Desse modo, o osso ilíaco é tracionado cada vez mais em sentido caudal pelo músculo reto femoral. Esse poderia ser o modelo explicativo para a aparente torção pélvica observada. Como esse posicionamento errado da pelve muitas vezes pode ser corrigido por meio das correções pélvicas de Schroth, supomos a existência de uma torção pélvica de Lewit.

Porém, devemos ressaltar aqui que a nossa impressão sobre os sinais diretos e indiretos de uma contracurvatura lombossacral, por nós observados, é feita com o intuito de facilitar o reconhecimento desse fenômeno em pacientes com escoliose. Com isso, ao conhecer os princípios de correção, o fisioterapeuta responsável é capaz de escolher as correções necessárias para cada paciente portador de escoliose.

CAPÍTULO 6
Controle de exercícios: considerações críticas sobre as fotografias de controle

Katharina Schroth sempre achou muito importante que os pacientes analisassem corretamente suas fotos de controle. Para ela, os pacientes deveriam aprender a ver.

No passado, apresentavam-se praticamente apenas pacientes com escoliose grave e aqueles que haviam sido incluídos no chamado "grupo de quadril", ou seja, pacientes com a pelve proeminente (que se projetava para fora) no lado fraco, ou lado côncavo torácico. Essa forma de escoliose certamente se desenvolveu como resultados dos "exercícios suecos para reversão de curvatura", usados naquela época.

Para obter "material de trabalho" e, acima de tudo, segurança no seu tratamento da escoliose, Katharina mandava fotografar todos os pacientes com o tórax desnudo e, no início, completamente nus, trajando apenas um minúsculo tapa-sexo durante os exercícios.

Essas imagens demonstraram ser muito úteis e motivaram o fisioterapeuta, bem como o paciente, a continuar utilizando essa estratégia.

De modo bem simplificado, na escoliose de três curvas, imagine o tronco dividido ao meio em duas metades verticais: ambas as metades balançando uma contra a outra. Não existe apenas uma gibosidade isolada das costelas. Ela apenas se torna visível quando as porções do tronco, situadas acima e abaixo, se encontram em oposição, ou seja, voltadas para a frente. Da mesma maneira, não existe um lado côncavo isoladamente. Ele só se torna visível quando as porções do tronco, situadas acima e abaixo, se projetam para trás (➤ Figura 6.2).

6.1 O que podemos aprender a partir das fotografias de controle

A ➤ Figura 6.1 (itens a-c)[1] fornece informações sobre o estado do paciente no início do tratamento Schroth. Os pacientes reconhecem sua postura, seu **estado atual**; assim, por meio das imagens, conseguem visualizar o que devem mudar, qual a postura a alcançar e o **estado-alvo**.

---

[1] As três fotos são da época inicial, em Meissen, 1920.

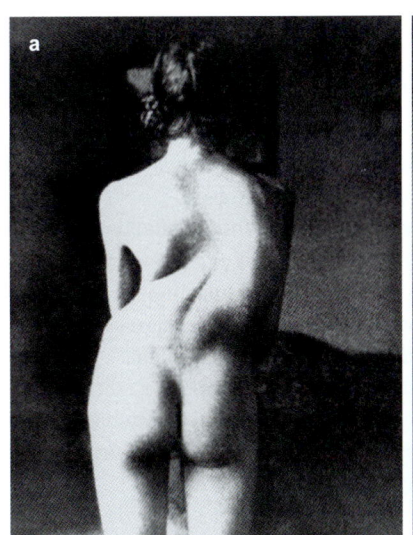

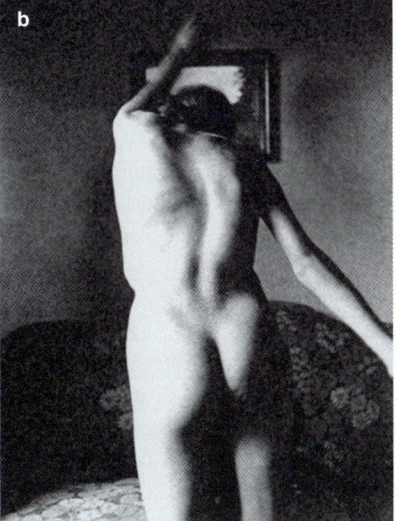

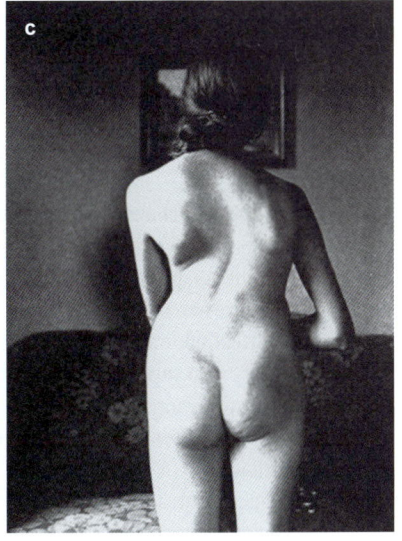

Figura 6.1a-c – Exemplo de exercício: escoliose torácica direita severa. [M616]

6.1.1 Estado atual

O estado atual: na ➤ Figura 6.1, a paciente está em pé, apoiada principalmente na perna direita, em vez de distribuir a carga igualmente entre as duas pernas. Desse modo, a parte superior do corpo fica pesada para a direita e, para não tombar para esse lado, é sustentada pelo quadril contralateral. Isso leva ao assim chamado "equilíbrio escoliótico". Como a cabeça deve ficar novamente acima do centro de gravidade, ou seja, oscilar na direção mediana, surge a gibosidade direita das costelas. A ponta superior do ombro direito está inclinada para a frente, o que faz com que a gibosidade — vista do lado direito — pareça ainda maior. Um fio de prumo, partindo da axila direita, terminaria ao lado do quadril direito.

O ombro esquerdo, ou melhor, a cintura escapular esquerda como um todo, aponta para trás e, desse modo, bloqueia a respiração do pulmão esquerdo, o que piora quando a cintura escapular esquerda se move aos poucos atrás das costelas esquerdas (côncavas) em direção à cintura pélvica, empurrando as costelas esquerdas para a frente. O quadril, situado à esquerda e para fora, também está voltado para cima. Logo, um cinto na cintura também não ficaria na horizontal, mas inclinado.

Desde o início, o lema de Katharina Schroth era *"criar a contraimagem* daquilo que o corpo mostra atualmente" para gerar novos padrões de movimento e postura no cérebro. Após o exercício, espera-se que o corpo escoliótico encontre uma linha aproximadamente vertical.

6.1.2 Estado-alvo

Alcançar aquilo que deve ser: os desvios e rotações do tronco devem ser revertidos. As seguintes etapas de exercícios podem ser incluídas para tentar implementar esse princípio:
- O peso do corpo é transferido da perna direita para a esquerda.
- O quadril esquerdo, que está voltado para fora, é levado para dentro.
- O tronco, que está inclinado para a direita, é levado e inclinado para a esquerda, sobre o quadril esquerdo. Um fio de prumo imaginário, que parte da axila direita, cairia sobre o quadril direito, e não mais ficaria a seu lado, à direita.
- A coluna vertebral lombar, que antes oscilava abruptamente para o canto superior direito, fica em posição mais vertical durante o exercício.
- O lado esquerdo, antes pressionado, agora está "aberto" para a ventilação.

Esses são cinco pontos positivos. No entanto, nesse exercício também encontramos **nove erros**:

1. É correto que o quadril esquerdo deva ser recolhido e, assim, rebaixado. Porém: o quadril direito não deve subir devido a isso.
2. O quadril também não deve se projetar para a frente porque então a dobra glútea ficará torta.
3. A projeção do quadril direito para cima comprime o ponto fraco abaixo da gibosidade torácica à direita.
4. Girar esse quadril para a frente impede o trabalho dos eretores lombares do lado direito (músculos da cintura), bem como impede que a cintura escapular e a gibosidade torácica girem uma contra a outra. Afinal, a pelve do lado da gibosidade torácica está anteriorizada e deve ser rodada em direção oposta.

Katharina Schroth não se cansava de explicar aos pacientes:

> Uma gibosidade não existe isoladamente. Ela só se torna visível quando a região do corpo acima e abaixo dela está voltada para a frente. Da mesma maneira, um "lado fraco" (o lado côncavo) não existe isoladamente. Ele só se torna visível quando a região situada acima e abaixo está voltada para trás.

Por esse motivo, Katharina Schroth inventou seus contramovimentos, ou seja, exercícios com movimentos opostos no mesmo lado e no mesmo plano.

5. Ampliar o lado esquerdo é correto. Mas não à custa de uma tração para cima do braço esquerdo ao executar corretamente o exercício necessário.
6. De modo algum por meio de tração para a direita e para cima, pois criaria uma gibosidade do ombro à esquerda, que já está presente nessa posição. A região do ombro esquerdo aparenta ser mais larga do que a direita.
7. A posição do braço direito foi deixada tal qual a paciente a percebe como correta. Ela queria comprimir a gibosidade lateral com ajuda de uma pressão do braço para baixo (em sentido caudal). Durante a manobra, seu braço direito girou para dentro (rotação medial). O ápice do ombro direito está muito rodado para a frente.
8. Por meio desse exercício, a cintura escapular não está mais horizontal. Isso faz com que as roupas fiquem desalinhadas. Certa vez, Katharina Schroth disse: "A cintura escapular é como o nosso cabide. Nós também não penduramos as roupas tortas em um cabide."

O correto seria se o braço direito fosse estendido (girado para fora) para trazer a ponta mais alta do ombro direito para trás, o que posicionará a escápula direita perpendicularmente. A gibosidade pode então ser alavancada para a frente a partir do ângulo inferior da escápula.

9. Durante o exercício, a cabeça se inclina para a direita, o que, por um lado, leva a um aumento da gibosidade do ombro à esquerda e um aumento da curva cervical (pescoço), que também gira para a esquerda.

O **correto** seria manter a cabeça para a esquerda na extensão da curva torácica (coluna torácica). Com isso, os músculos inativos do lado direito do pescoço entram em ação e, simultaneamente, desrotam essa curva.

> **NOTA**
> Esses erros foram identificados por Katharina Schroth enquanto comparava as fotos. Com elas, aprendeu o que **não** se deve fazer, bem como aprendeu que (mesmo com boa vontade) erros graves são possíveis e muitas vezes são cometidos.

6.2 Desenvolvimento dos exercícios

A representação das metades do tronco, oscilando uma contra a outra (lado da gibosidade torácica contra o lado côncavo, conforme visto na ➤ Figura 6.2), mostra esquematicamente a ideia básica do modo de pensar de Schroth.

Ela tentou descobrir como esses erros poderiam ser eliminados, pois apenas um desses erros reduziria o resultado ideal do tratamento ou, até mesmo, o impossibilitaria. Afinal, nove erros impedem o bom resultado de cinco movimentos corretos do exercício. Portanto, esse exercício deveria estar errado. Então, Katharina eliminou ou reverteu esses erros.

Foi assim que ela desenvolveu o exercício "sentado em três apoios", no qual o quadril direito se posiciona para trás e para baixo, e o ponto fraco abaixo da gibosidade, bem como o "lado fraco" à esquerda, podem ser expandidos e ventilados.

Katharina deixou de fora a tração com o braço esquerdo e, em contrapartida, desenvolveu o exercício de "contratração do ombro", com o braço direito em um ângulo para fora e para cima, o que leva a cintura escapular novamente para o plano horizontal. A postura da cabeça foi mudada e, para isso, foi criado um verso: "Incline a cabeça para o lado fraco e gire o queixo no sentido da gibosidade, 'do pacote'."

Katharina nunca se referiu a uma "corcunda", mas dizia suavemente "pacote", já que cada um de nós tem de carregar o seu fardo ou pacote. A partir de então, a cabeça passaria a ser carregada como uma extensão do chamado "arco principal de curvatura" (na coluna vertebral torácica) e, portanto, dava origem a um impulso sobre a região occipital. Essa posição da cabeça tem, concomitantemente, um efeito de achatamento sobre as costelas superiores que se dirigem em sentido posterior. Assim, Katharina Schroth desenvolveu gradualmente as sutilezas do tratamento com precisão meticulosa, e refinou seus exercícios cada vez mais. Ela também explicou imediatamente aos seus pacientes, em sessões em grupo, quais eram os erros cometidos e como poderiam e deveriam ser imediatamente corrigidos. Assim, todos os pacientes aprendiam com seus colegas e se tornavam confiantes ao praticar os exercícios.

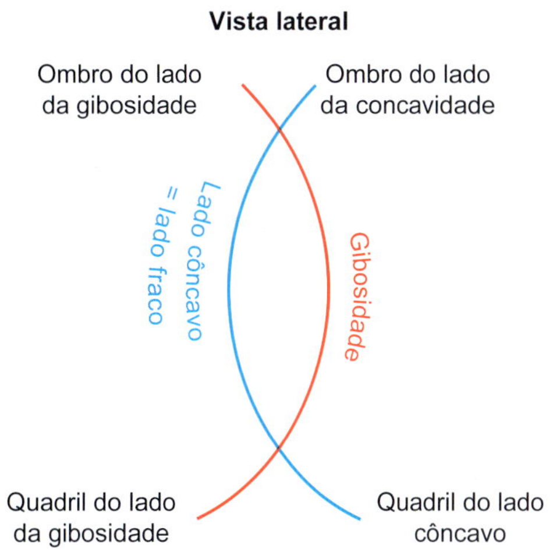

Figura 6.2 – Representação esquemática das metades do tronco que oscilam uma contra a outra, em vista lateral. [L143]

Para finalizar, reproduzimos um trecho de um ensaio que Katharina Schroth escreveu, como um auxílio ao exercício[2], para uma paciente que, naquela época, não tinha permissão para viajar da antiga República Democrática Alemã para a República Federal da Alemanha. Esse ensaio nos mostra seu amor pelos pacientes, mas também seu empenho pela precisão nos detalhes, que permeia todos os seus exercícios. Katharina Schroth enfatizou repetidamente:

> *A escoliose consiste na soma de muitos movimentos errados que acabaram se cristalizando. É por isso que devemos prestar muita atenção para reconhecê-los e, na prática, transformá-los no exato oposto — por enquanto, pelo menos na nossa imaginação. Durante o tratamento, cada pecinha do mosaico deve ser alinhada uma após a outra, até que a postura ereta seja finalmente alcançada. Só assim podemos melhorar esse quadro patológico. Portanto, o terapeuta deve investir todas as suas forças no tratamento, dedicando seu amor e atenção ao paciente, e transmitindo a ele sua motivação. Cada exercício deve ser feito como se fosse o único e do qual depende o sucesso do tratamento.*

Katharina Schroth já agia de acordo com esse lema desde sua juventude, quando ela mesma procurou ajuda. Foi fiel a ele durante toda a sua vida. Hoje, estamos tentando dar continuidade a sua obra, trabalhando na Clínica Katharina Schroth conforme essa filosofia.

---

[2] Esta orientação para os exercícios foi impressa em 1977 para a revista *Krankengymnastik*.

CAPÍTULO 7

Exercícios ineficientes ou posturas cotidianas

7.1 Movimentos contraindicados

NOTA
Cada escoliose é composta de um **somatório de posturas incorretas** que, em conjunto, transformam-se em alterações da forma. Por esse motivo, não basta corrigir apenas um erro postural, uma vez que os erros posturais remanescentes colocariam em risco o resultado geral.

7.1.1 Flexões da coluna vertebral torácica

Qualquer flexão da coluna torácica (para a frente, para os lados ou para trás) deve ser evitada porque agrava a deformidade existente da coluna vertebral: a ➤ Figura 7.1 mostra o desenho da imagem radiográfica de uma menina de quatro anos com vértebras em cunha de T10 a L1 e a curva principal resultante. O desvio da coluna lombar da vertical é de 19°. A ➤ Figura 7.2 mostra o desenho de uma imagem de controle um ano e meio depois. O desvio da coluna lombar da vertical agora é de 30°. Em comparação com a primeira imagem, o desvio aumentou em 11°, o que significa uma piora significativa. Ambas as imagens foram feitas numa posição sem correção.

Na ➤ Figura 7.3 a, que foi feita durante um exercício no mesmo dia da ➤ Figura 7.1, vemos claramente uma redução da curvatura principal. Se a pelve não fosse visível na imagem de raio X, poderíamos ter a impressão de que esse

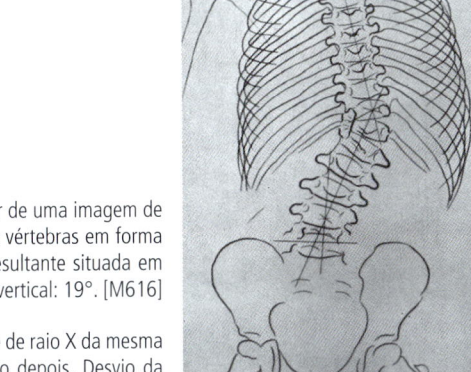

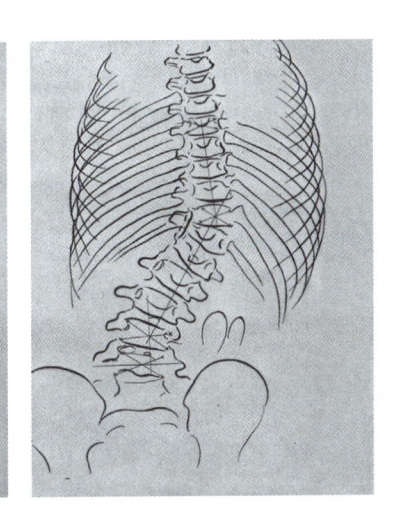

Figura 7.1 (esquerda) – Desenho a partir de uma imagem de raio X de uma menina de quatro anos com vértebras em forma de cunha de T10-L1, e a curva principal resultante situada em posição baixa. Desvio da coluna lombar da vertical: 19°. [M616]

Figura 7.2 (direita) – Imagem de controle de raio X da mesma menina (da ➤ Figura 7.1) um ano e meio depois. Desvio da coluna lombar da vertical: 30°. [M616]

Figura 7.3 – Desenho de uma imagem de raio X da menina da ➤ Figura 7.1 durante um exercício desfavorável. [M616]
a. Redução evidente da curva principal da escoliose.
b. A mesma imagem que em (a), porém girada de modo que a pelve fique na horizontal: o corpo fica ainda mais desequilibrado.

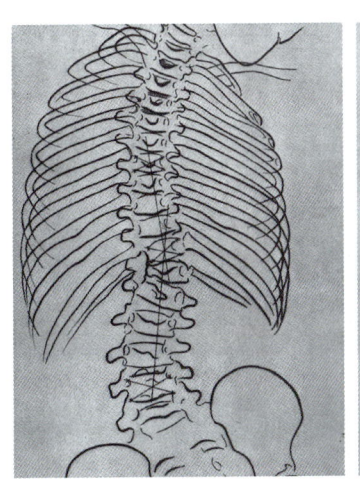

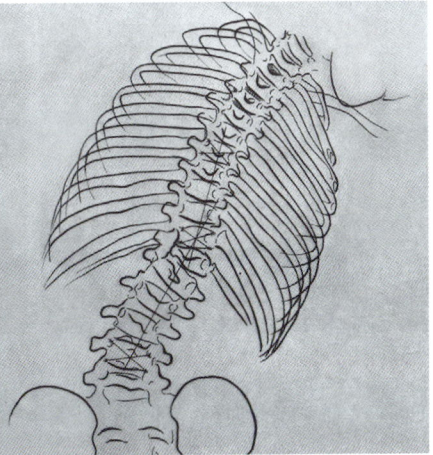

exercício foi capaz de endireitar novamente a coluna. No entanto, se girarmos a figura de modo que a pelve fique na horizontal (> Figura 7.3 b), fica claro que o corpo ficou ainda mais desequilibrado durante o exercício, e agora as costelas flutuantes do lado direito se aproximaram ainda mais da crista ilíaca do que na > Figura 7.1. Se tentarmos inverter a curva principal, entre a torácica e a lombar para a direita, a parte superior do corpo segue a mesma direção iniciada pela curva lombar. A parte caudal da curva torácica tem a mesma direção que a parte cranial da curva lombar. Assim, as duas curvas da coluna vertebral se fundem e formam uma linha reta em sentido diagonal para a direita (> Figura 7.4).

7.1.2 Exercícios de reversão da curva

Os exercícios de "reversão da curva" dão a impressão de reduzir a curva principal e, por esse motivo, são erroneamente considerados benéficos. Na realidade, no exercício de reversão da curva principal (torácica), a coluna permanece em uma direção errada e mais sobrecarregada à direita.

Durante a flexão lateral do tronco à direita, o peso do corpo é deslocado ainda mais para a direita do que já acontece em uma escoliose dorsal direita. Caso a pelve não seja deslocada concomitantemente para a esquerda, como resultado da reversão da curva principal para a esquerda, o corpo se inclinará para baixo à direita. Sua consequência seria a piora da curva inferior (lombar). Com a parte superior do corpo inclinada para a direita e a pelve desviada para a esquerda, esses

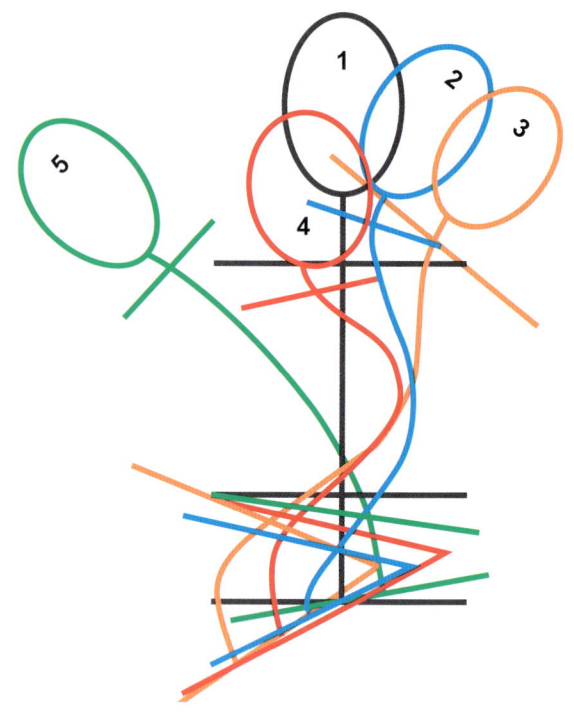

Figura 7.4 – Representação esquemática dos exercícios de reversão da curva principal. [L143]
1. Tronco ereto, estaticamente compensado.
2. Postura escoliótica incorreta, com um "equilíbrio escoliótico" = descompensação estática.
3. "Exercício sueco de reversão da curva" aumenta o "equilíbrio escoliótico".
4. Aumento resultante do mau posicionamento escoliótico.
5. Direção do exercício segundo Schroth = perda do equilíbrio escoliótico decorrente da hipercorreção.

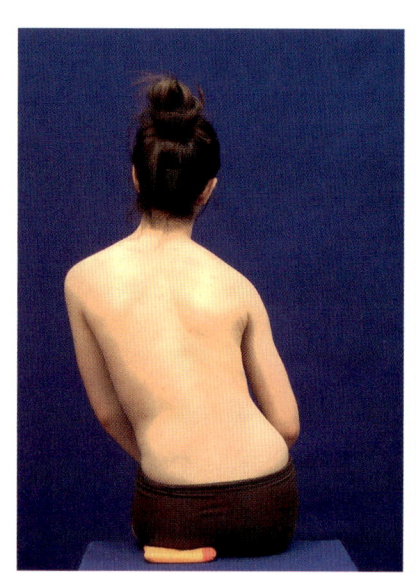

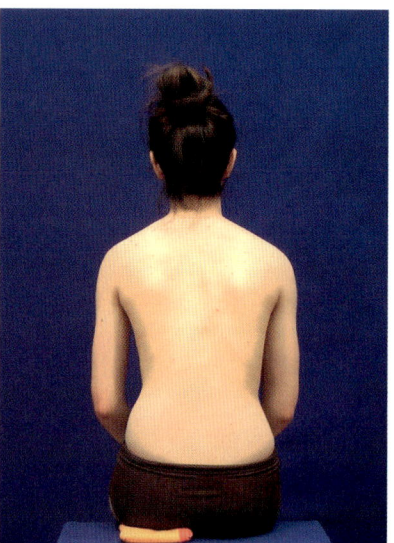

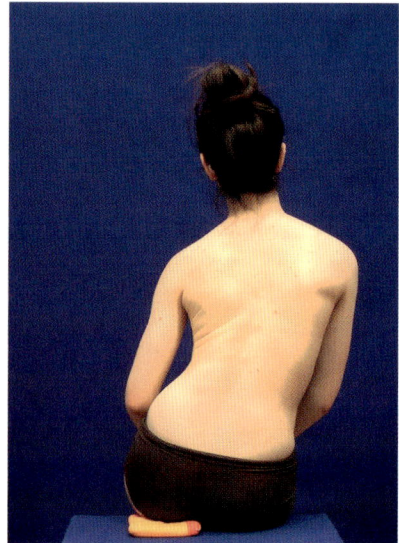

Figuras 7.5-7.7 – Curvaturas da coluna vertebral de acordo com diferentes descargas de peso na bacia.
Figura 7.5 – (esquerda) O peso do corpo repousa sobre a nádega esquerda. A coluna lombar vira para a esquerda. [W858]
Figura 7.6 – (centro) O peso do corpo repousa no centro; leve escoliose torácica direita, com contracurvatura lombar esquerda. [W858]
Figura 7.7 – (direita) O peso do corpo repousa sobre a nádega direita. A coluna torácica desvia para o lado sobrecarregado (direito). [W858]

segmentos se equilibram acima do centro da gravidade. Na escoliose dorsal direita, o peso corporal repousa mais na perna direita no paciente em pé; na posição sentada, o peso repousa sobre o lado direito da nádega, o que é desvantajoso para a escoliose.

DICA

Esses fatos podem ser comprovados por:
- Ao sentar sobre a metade esquerda das nádegas, o tronco perde o equilíbrio, a metade direita das nádegas é aliviada, a parte superior do corpo se inclina para a esquerda e o lado esquerdo das costas se projeta para o lado (➤ Figura 7.5).
- Posição intermediária (➤ Figura 7.6).
- Se o peso estiver deslocado sobre a metade direita das nádegas (➤ Figura 7.7), a mudança postural será invertida.

Essas observações mostram que a reversão da torção de uma curva proximal não traz resultados, podendo até mesmo ser desvantajosa se a curvatura distal aumentar com a reversão.

7.1.3 Movimentos do tronco

ATENÇÃO

Os movimentos laterais do tronco nunca devem ser realizados como movimentos de flexão, mas apenas como um movimento de inclinação que parte do quadril e deve ser combinado com exercícios respiratórios direcionados "em ângulo reto" (comparar com as imagens funcionais da ➤ Figura 7.8 a, b).

A flexão lateral da parte superior do corpo para o lado convexo promove um acunhamento da porção lombar. A coluna torácica se move para o lado que recebe a carga. O peso do corpo repousa sobre a perna do lado convexo.
- **Exercícios inapropriados:** ➤ Figura 7.9 a-f.
- **Exercício útil:** a inclinação da parte superior do corpo para o lado côncavo (com ou sem bastão) dá origem a um formato "retangular" da porção lombar. Katharina Schroth se referiu a ele em seu folheto datado de 1929 (➤ Figura 7.10).

Extensão do tronco

As extensões da coluna (➤ Figura 7.11; ➤ Figura 7.12 a, b; ➤ Figura 7.13 a-c) são estritamente proibidas em qualquer posição inicial, pois a lordose lombar e, quase sempre, também a lordose torácica, se intensificam, enquanto a gibosidade permanece inalterada. Isso também é válido para a flexão em sentido posterior a partir da posição sentada sobre o calcanhar (➤ Figura 7.11), para o balanço vigoroso da parte superior do corpo (pendendo de uma mesa), para a prática da leitura na posição prona (sem levantamento da pelve) e para o exercício da ponte (➤ Figura 7.13 b, c), uma vez que aumentam a lordose lombar e, portanto, acentuam a "cunha lombar" na região anterior, sem causar um efeito de contração na gibosidade.

O exercício da "vela" (➤ Figura 7.14 a), bem como o rolamento das pernas sobre a cabeça (➤ Figura 7.14 b), são movimentos de flexão desfavoráveis porque a carga aplicada nas pernas e na pelve repousa sobre a gibosidade, intensificando-a.

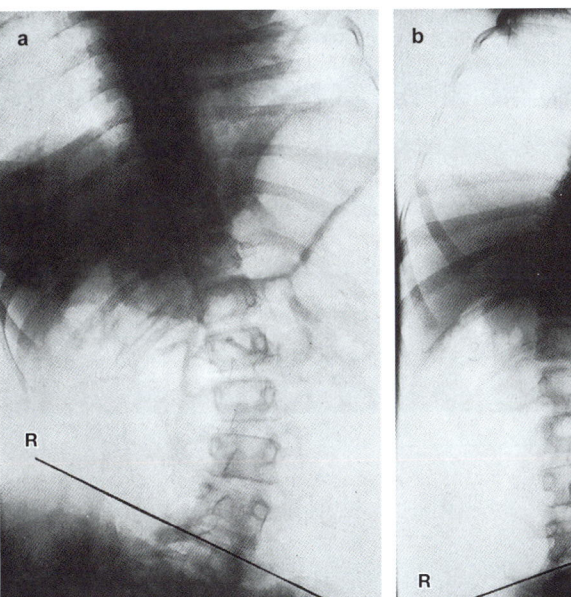

Figura 7.8 – Flexão lateral do tronco. [W858]
a. Para a direita: os processos espinhosos lombares apontam para a direita.
b. Para a esquerda: os processos espinhosos lombares estão se corrigindo.

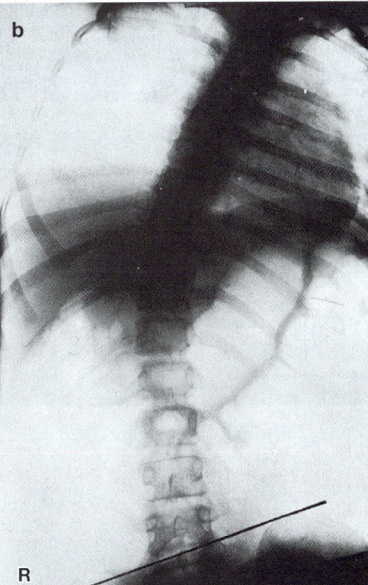

Torções do tronco

Do mesmo modo, todas as rotações da **cintura escapular-tórax contra a cintura pélvica** são inadequadas e devem ser evitadas (➤ Figura 7.15 a-c). Nesse caso, a parte medial ou a gibosidade principal das costelas é ampliada; ela forçosamente gira para trás, ou seja, para dentro de sua curvatura já existente, independentemente de a rotação ser para a direita ou para a esquerda.

As posições de repouso, como as posturas de leitura apresentadas, também devem ser consideradas inadequadas (➤ Figura 7.16 a, b).

Para obter uma correção real da coluna vertebral, é necessário começar a correção da curva mais baixa (caudal) da coluna vertebral.

Como já foi mencionado, uma escoliose apresenta três rotações das seções individuais do tronco, a saber: 1) a rotação da cintura pélvica, 2) a rotação do tórax na direção oposta e 3) a rotação da cintura escapular, também na direção oposta, mas na mesma direção da rotação da cintura pélvica.

Essas três rotações até agora não foram levadas em consideração no tratamento da escoliose. No entanto, elas são de importância decisiva porque, durante a simples contrarrotação do tórax em relação à pelve, a cintura escapular acaba acompanhando o movimento na mesma direção, gerando uma torção desse segmento. Com isso, a alteração cifótica do tórax aumenta. Inclusive, ao girar para trás no mesmo lado do tórax cifótico, nenhuma correção na cintura escapular é feita porque a tendência do tórax cifótico já é o movimento para trás, e a pelve do mesmo lado já está automaticamente girada para a frente, o que aumenta as torções já existentes.

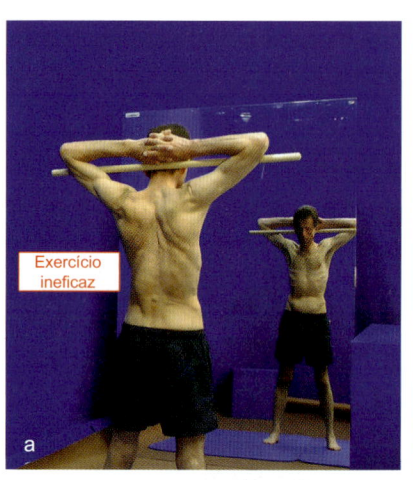

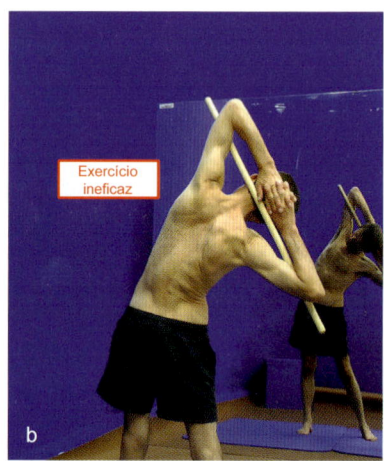

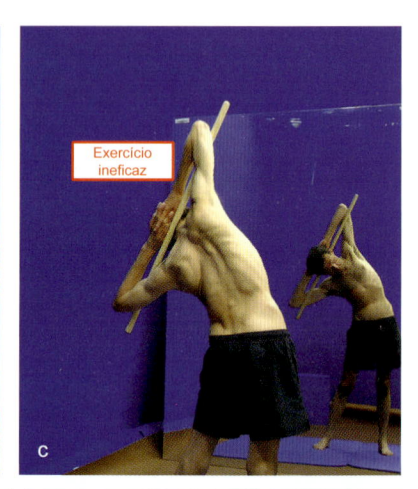

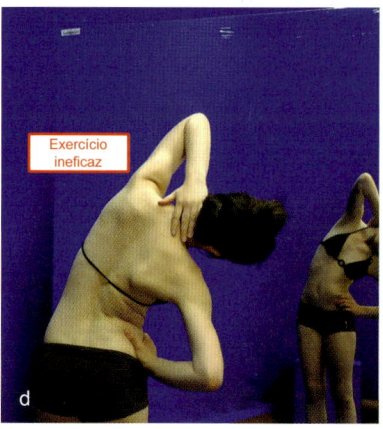

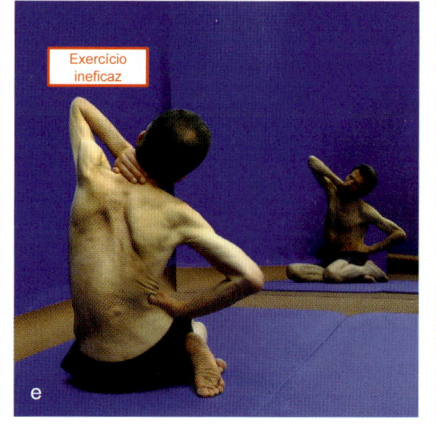

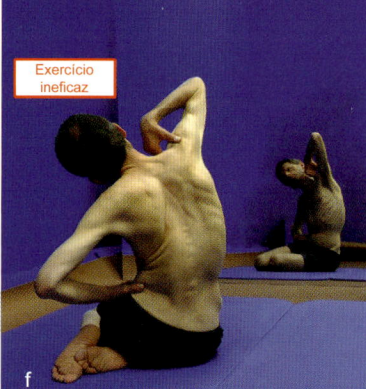

Figura 7.9 – Exercícios ineficazes. [W858]
a. Posição inicial.
b. Flexão lateral direita.
c. Flexão lateral esquerda.
d. Flexão lateral direita.
e. Sentar de lado: flexão lateral direita.
f. Sentar de lado: flexão lateral esquerda.

7.1 Movimentos contraindicados

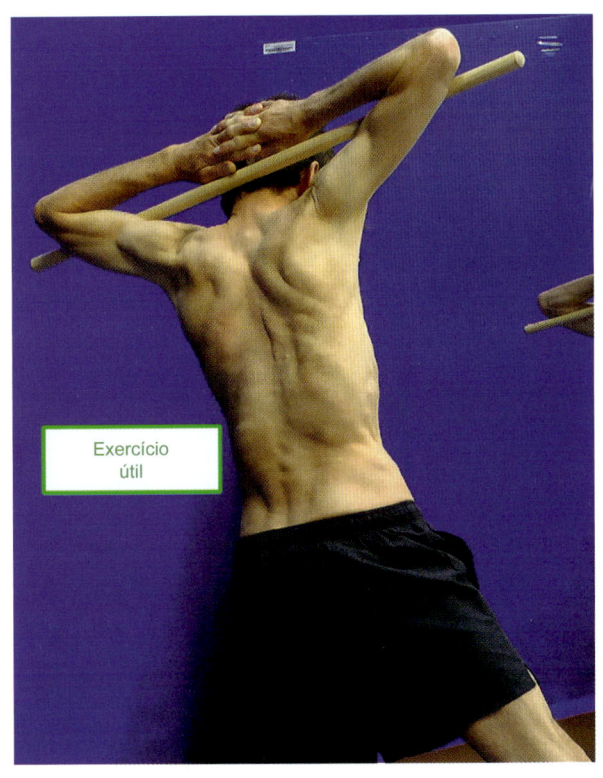

Figura 7.10 – Exercício útil: inclinação do eixo da porção superior do corpo para o lado côncavo. [W858]

Exercício útil

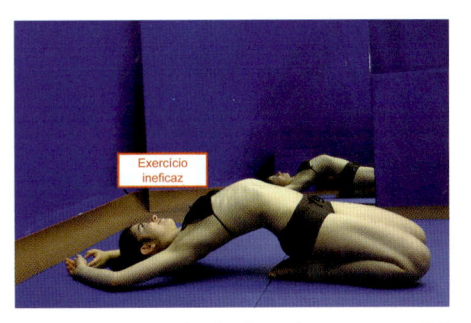

Figura 7.11 – Exercício inadequado: ponte na posição sentada sobre o calcanhar. [W858]

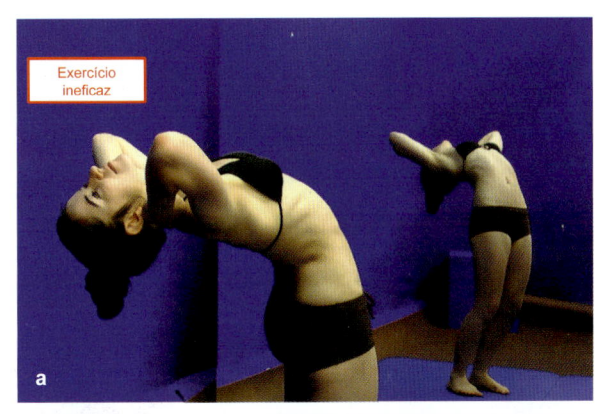

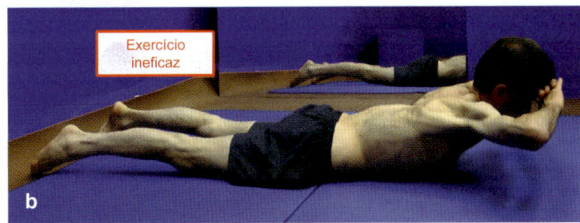

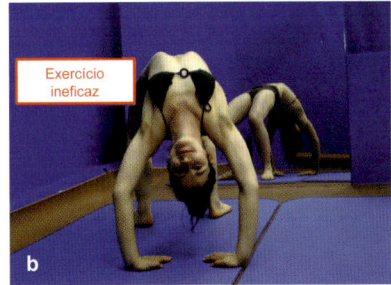

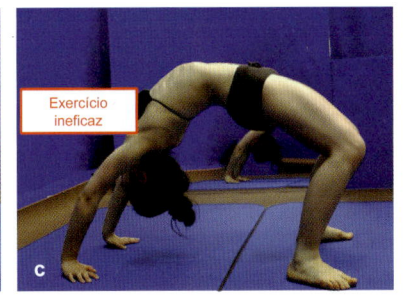

Figura 7.12 – Exercícios inadequados. [W858]
a. Extensão máxima quando em pé.
b. Extensão a partir da posição prona deitada.

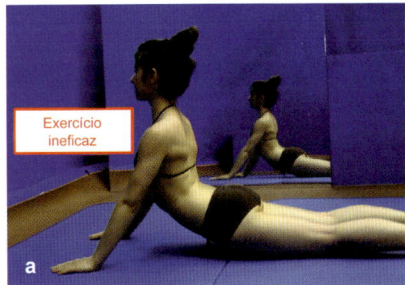

Figura 7.13 – Exercícios inadequados. [W858]
a. Cobra.
b. Ponte, vista cranial.
c. Ponte, vista lateral.

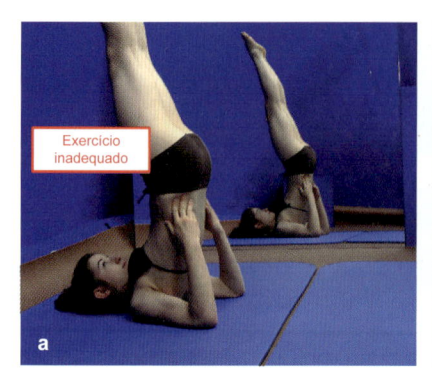

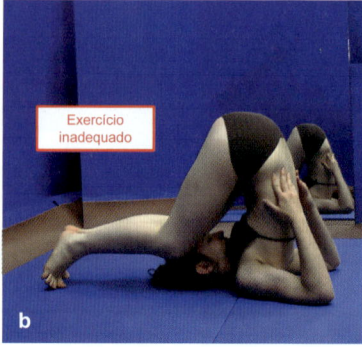

Figura 7.14 – Exercícios inadequados. [W858]
a. Vela.
b. Apoio de ombros.

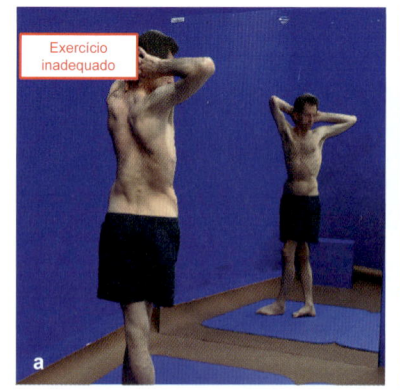

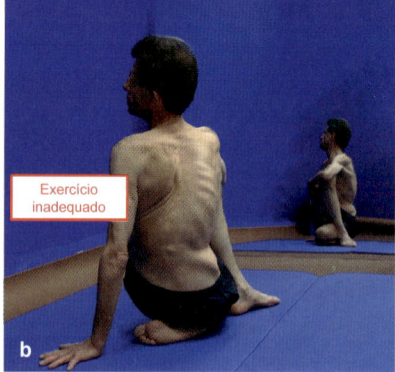

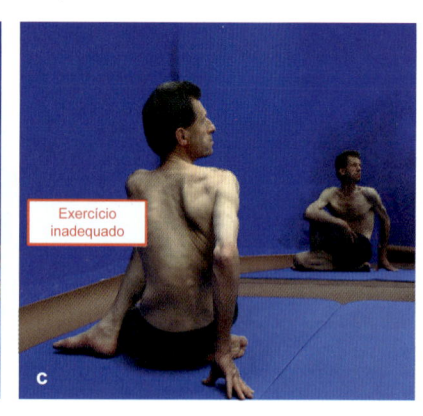

Figura 7.15 – Exercícios inadequados. [W858]
a. Rotação.
b. Torção do tronco para a esquerda, enquanto sentado.
c. Rotação do tronco para a direita, enquanto sentado.

NOTA
Por isso é de importância fundamental que o tórax sempre se encontre em oposição às cinturas pélvica e escapular.

7.2 Recomendações de correção

As três seções do corpo torcidas devem ser novamente trabalhadas da seguinte maneira:
- No **lado da gibosidade**: quadril para trás, tórax para a frente, cintura escapular para trás.
- No **lado côncavo**: quadril para a frente, tórax para trás, cintura escapular para a frente.

NOTA
Considerando que todas as escolioses se deformam **tridimensionalmente** (em três dimensões = nos planos sagital, frontal e transversal), elas também devem ser tratadas de modo tridimensional.

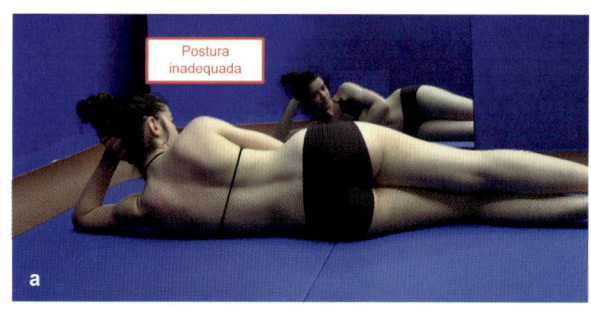

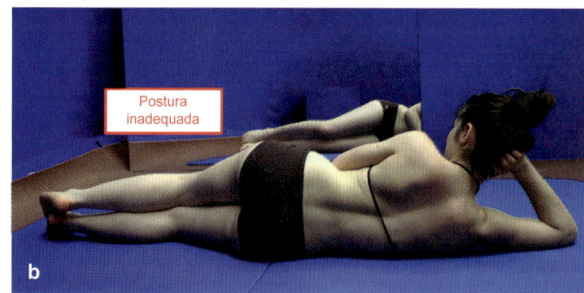

Figura 7.16 – Posturas inadequadas. [W858]
a. Posição de leitura em decúbito lateral esquerdo.
b. Posição de leitura em decúbito lateral direito.

O **alongamento** é muito importante em todos os exercícios, pois a cada alongamento intensivo sempre ocorre certa distorção da coluna vertebral.

Todos os exercícios para a coluna vertebral são executados em **sentido de caudal para cranial** a partir da pelve, e devem incluir os momentos de **destorção**. Essas três direções do movimento (dorsoventral, lateral e cranial) geralmente se fundem. No entanto, cada uma delas deve ser aprendida e executada com precisão, a fim de promover a desrotação da escoliose.

> **DICA**
> Para o tratamento da escoliose é imprescindível que não só o terapeuta conheça as premissas anatômicas e fisiológicas e o modo de ação dos exercícios, mas também o praticante, que deve ser esclarecido sobre os aspectos anatômicos de sua escoliose. Em relação a crianças de tenra idade, o tratamento é explicado às mães para que possam trabalhar adequadamente com os filhos em casa. Com crianças mais velhas, os exercícios são praticados de maneira clara e precisa, para que possam praticá-los regularmente e de modo correto, mesmo sem supervisão.

Katharina Schroth disse:

> O mais importante é o fato de alongarmos todas as áreas muito estreitas, permitindo que os músculos fracos e contraídos sejam mais bem supridos com sangue e linfa para, assim, se desenvolverem. Essa é a única maneira de restabelecer o equilíbrio harmonioso com os músculos superdesenvolvidos.
> (Lei: Forças de intensidade igual se anulam.)

Esse procedimento cria, ao mesmo tempo, o comprimento necessário, o espaço para levantar novamente as costelas afastadas e afundadas, girando-as para o lugar certo, de modo que a desrotação das vértebras também possa ser vista claramente na imagem radiológica.

No entanto, se não percebermos o que é normal ou o que é uma sobrecarga escoliótica de cada parte do corpo, tentaremos em vão liberar as costelas comprimidas. Quando um paciente com uma escoliose torácica direita está sentado sobre a metade direita das nádegas, por uma questão de equilíbrio, seu quadril esquerdo se projeta para a esquerda e para trás. E pode ser observado no espelho. Nesse caso, as costelas estão firmemente encaixadas no lado côncavo do tronco, impossibilitando o movimento respiratório ortopédico.

> **NOTA**
> Assim que o paciente fizer o contrário daquilo que o corpo escolioticamente programado faz ou desenvolve, fica fácil atingir o objetivo desejado porque se cria o espaço e a amplitude necessária.

Por exemplo, quando o calcanhar se inclina para fora e o maléolo medial procura uma compensação e se desvia para dentro, esse não é um fato local isolado ou sem importância para a escoliose. No tornozelo, esse desvio atua como uma primeira curva e repercute acima no joelho em "X" e no quadril, afetando até mesmo a cabeça. Qualquer paciente que tenha visto ou percebido isso em si mesmo também perceberá que a curva principal da escoliose, na verdade, nada mais é do que apenas uma das muitas curvas de compensação inferior. É interessante notar que, no exemplo supracitado, o desvio do quadril começa na coxa esquerda e só pode ser corrigido a partir dos pés e, então, a partir de sua própria origem inferior.

> **NOTA**
> Quando essa situação é devidamente levada em consideração, torna-se fácil chegar a um equilíbrio organizado e natural e liberar a escoliose de sua pulsão patológica.

Esse conhecimento possibilita ir além do estado de equilíbrio, de modo que então o outro quadril, que se encontra comprimido para dentro, possa ser ativamente empurrado para fora. Essa é a garantia de que os músculos fracos estão realmente trabalhando ou trabalharam nessa área. O endireitamento natural do corpo é mais rápido do que se partirmos apenas para um endireitamento vertical por meio do exercício porque, nessa situação, alcançaremos apenas uma parte dos músculos curtos, subdesenvolvidos e torcidos. Certa desarmonia persistirá.

Esse fato deve ser observado principalmente no meio da curva (curvatura principal). Nela, a correção da hipertrofia lateral do tronco e sua ampliação em sentido oblíquo posterior também só pode ocorrer a partir do ponto onde ambas começaram. Não existe outra maneira de resolver uma curva, mesmo na tecnologia. Se isso for observado, o endireitamento será fácil — do contrário, torna-se impossível. Na verdade, o último ponto é o primeiro, mas, antes de tudo, ele deve se tornar possível por meio de um **treinamento da consciência corporal**.

> **DICA**
> Usar os conhecimentos, sentimentos e habilidades da vida diária leva a uma melhora da escoliose por meio de hábitos de vida. A respiração também é a maior força capaz de agir em um tronco rodado, mas apenas se as condições necessárias forem atendidas.

As malformações escolióticas se apresentam em muitas variações, com as quais podemos lidar seguindo os mesmos princípios. Para tal, temos de fazer um trabalho artístico sensível. Não existe um programa rígido de exercícios nem poderia existir. Afinal, cada corpo é diferente. No entanto, os princípios básicos sempre ajudam a seguir em frente.

Os músculos abdominais são essenciais para manter a postura correta. Portanto, eles devem ser especialmente treinados. No caso de **exercícios de fortalecimento da musculatura abdominal**, as porções desviadas do tronco (gibosidade torácica, gibosidade lombar e pelve proeminente) devem ser as primeiras a ser "recolhidas". Assim, os músculos abdominais voltam ao seu tônus normal e trabalham fisiologicamente (➤ Figura 7.17 e ➤ Figura 7.18).

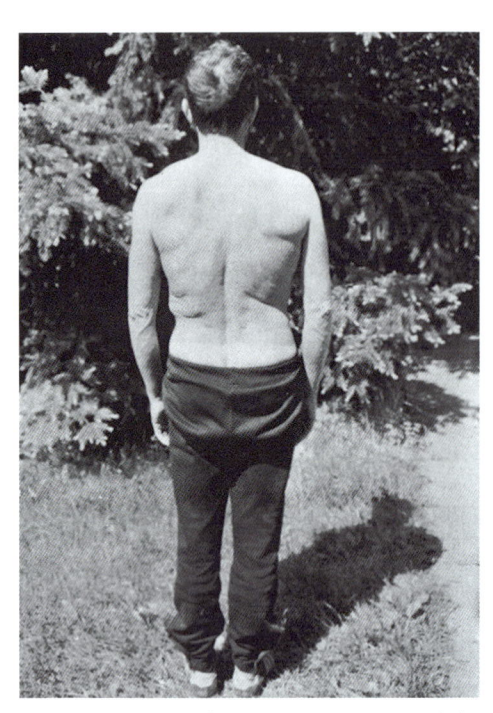

Figura 7.17 – Este paciente de 52 anos apresentava um deslizamento rotacional das vértebras entre L2-L3, que lhe causava dores intensas. Foi realizado um bloqueio cirúrgico entre L2-L3 (ver também ➤ Figura 10.2.1). Depois da intervenção, L4 também deslizou lateralmente, o que provavelmente tornará necessária uma segunda cirurgia. [M616]

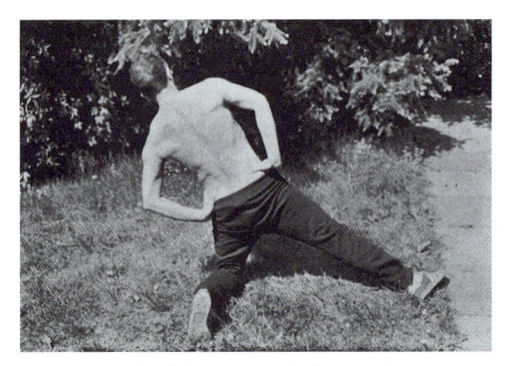

Figura 7.18 – Exercício "cilindro muscular": no deslizamento rotacional das vértebras, esse exercício não deve ser feito na posição ajoelhada, mas apenas em decúbito lateral. O paciente gosta de fazer este exercício porque ele treina os músculos situados abaixo da costela direita. Ele sente como a coluna lombar se move em direção ao centro. [M616]

7.3 Informações práticas

- Nunca deixamos as pernas estendidas, seja na posição supina, seja quando o paciente estiver pendurado no espaldar. Isso criaria uma lordose ou intensificaria uma lordose existente. Uma das cabeças do músculo quadríceps, o músculo reto femoral, se prolonga até a crista ilíaca anterior. Quando as pernas estão estendidas, essas cristas ilíacas são tracionadas em sentido caudal, dando origem à lordose.
- A maneira de realizar os movimentos da vida diária, tais como deitar, sentar, ficar em pé, andar, etc., é aprendida na terapia e sempre deve ser empregada para que a melhora seja mantida ou para a obtenção de novos progressos.
- Horários de treinamento dos exercícios devem ser incluídos na rotina diária. O tempo de prática deve ser definido como sendo de meia hora, que também pode ser dividida.
- O colete também deve ser usado em casa, de acordo com as instruções do médico.
- O professor deve permitir que uma criança com escoliose possa sentar de modo a ficar voltada para a frente durante a aula, pois sua escoliose pode piorar rapidamente se ela ficar sentada em posição "torcida".
- Um espelho, uma vitrine ou o contorno da silhueta projetado pela sombra deve ser usado sempre que possível. De modo ideal, o paciente deve praticar entre dois espelhos para não ter que girar o corpo.
- Às vezes, a sensação de estar ereto engana. Não basta parecer ereto durante a prática de exercícios, uma vez que a má postura, que já existe há muito tempo, sempre apresenta uma tendência para a recaída. Somente na hipercorreção ocorre uma mudança do quadro postural.
- Muitas vezes é necessário ajoelhar-se para pegar algo (ou fazer um exercício) quando se está em pé. Não é indiferente com qual membro inferior se ajoelha primeiro ou com qual se levanta novamente. Se olharmos com o espelho por trás, podemos ver que o movimento nunca deve ser feito com a perna da "gibosidade lombar" porque traciona esse lado da pelve para baixo, aumentando a curva lombar (➤ Figura 13.1). Ele causa um desalinhamento da pelve, que afeta toda a coluna vertebral até a cintura escapular e a cabeça, levando também a uma curva ombro-cervical. Na escoliose de três curvas, abaixamo-nos com o joelho do lado convexo torácico, o que faz abrir o ponto fraco (cintura) desse lado. A coluna lombar é tracionada medialmente.

Na escoliose de quatro curvas, deve-se ajoelhar e levantar com ambos os joelhos ao mesmo tempo. Assim, nada de errado pode acontecer.

> **DICA**
> Quando nos habituamos com esses processos, não é mais necessário refletir sobre o movimento, pois tudo ocorre automaticamente da maneira correta. Em última análise, uma atitude positiva do paciente é de importância decisiva para estabilizar o sucesso do tratamento.

CAPÍTULO 8

Posições iniciais e posicionamento

8.1 Materiais de posicionamento e meios auxiliares

Segundo Schroth, diversos materiais para auxiliar o posicionamento são usados para uma correção preliminar do tronco do paciente, visando a execução ideal de exercícios. O equipamento básico necessário consiste em:

- **Quatro saquinhos corretivos** recheados de grãos (arroz ou areia, de preferência em formato de cunha, pesando cerca de 200 gramas) e com o tamanho de um cartão-postal. Devem ser firmes, mas flexíveis para se adaptarem à forma do corpo. São usados como meios auxiliares para a correção passiva, por exemplo, das gibosidades torácica e lombar (➤ Figura 8.1 e ➤ Figura 8.2).
- **Rolos** com diâmetros diferentes (tubos de drenagem cortados) para o reposicionamento dos arcos costais salientes em decúbito ventral ou como apoio na cintura escapular durante o exercício de "contratração do ombro" em decúbito ventral. Pacientes mais idosos e com mobilidade reduzida fazem um rolo elástico com jornal, com capa lavável e presa com fita adesiva, para apoiar os arcos costais (➤ Figura 8.3).
- **Cintos e faixas** são usados para prender a pelve a certa distância do espaldar. Os bastões (com mais de dois metros de comprimento) ajudam a elevar o tórax a partir da pelve. No final desse exercício de modelagem, é feito o tensionamento ortopédico isométrico da musculatura (➤ Figura 8.4).
- **A banqueta** (banquinho) é usada como apoio para a primeira e a segunda correção pélvica; também serve como uma resistência para o trabalho isométrico de braços e pernas (➤ Figura 8.5).
- Os **batentes da porta** podem ser usados como um "dispositivo de treinamento", por exemplo, para alongar os músculos do tórax com uma tensão isométrica final dos braços entre os batentes.
- O **apoio para o quadril**, que pode ser pendurado ao espaldar, é usado como contra-apoio isométrico na escoliose de quatro curvas com deslocamento lateral da pelve. Uma tabuinha acolchoada serve para travar o dispositivo no lugar, mas também pode ser usado para exercícios nos quais a cabeça deve pressionar os degraus.

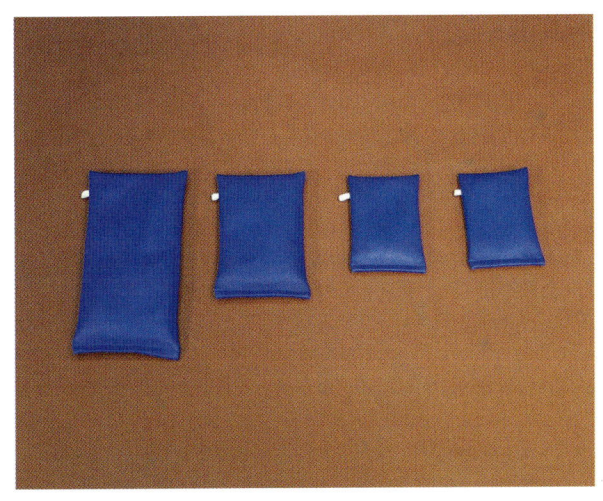

Figura 8.1 – Saquinho de correção 1. [W858]

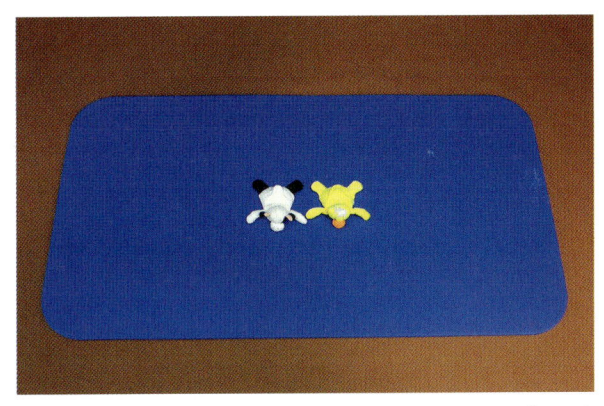

Figura 8.2 – Saquinho de correção 2, adequado para crianças. [W858]

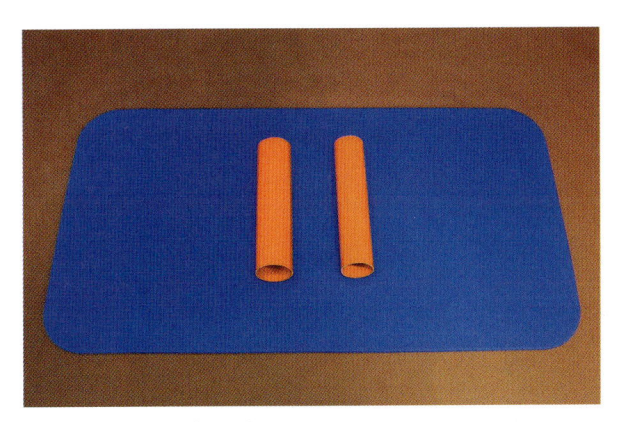

Figura 8.3 – Rolos. [W858]

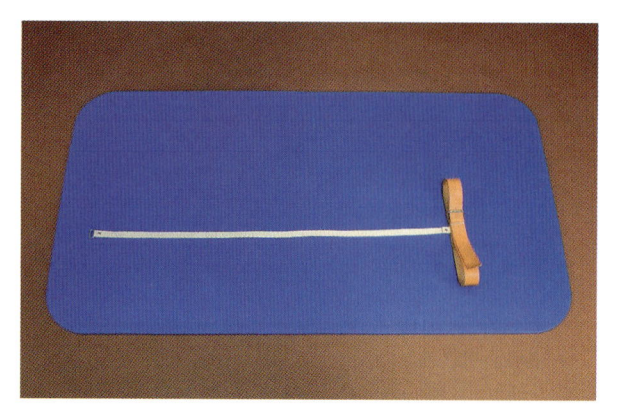

Figura 8.4 – Cintos e faixas. [W858]

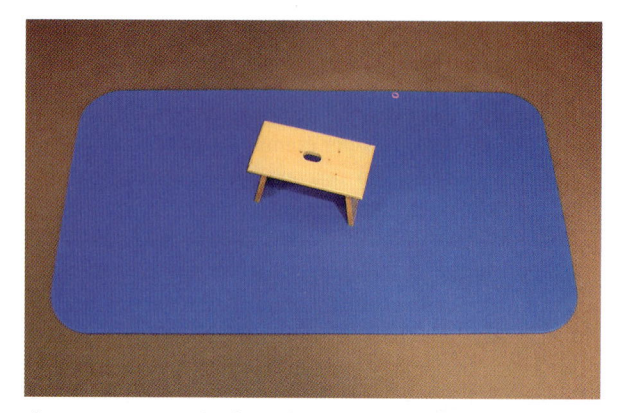

Figura 8.5 – Banquinho. [W858]

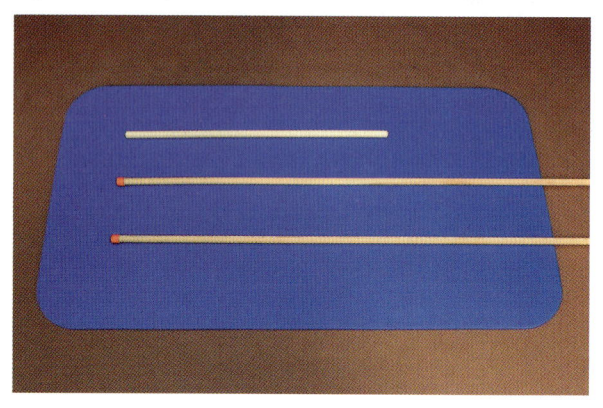

Figura 8.6 – Bastões. [W858]

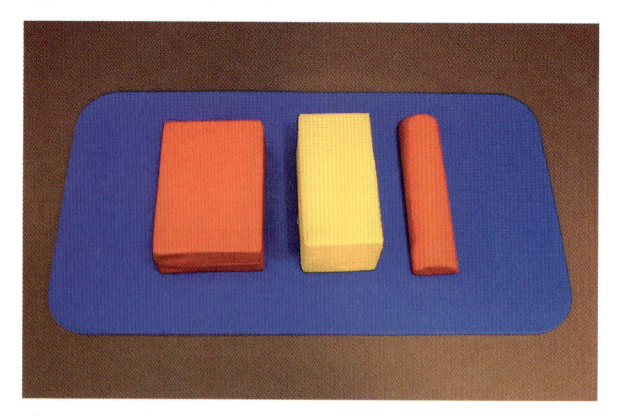

Figura 8.7 – Blocos para o posicionamento da perna em decúbito lateral. [W858]

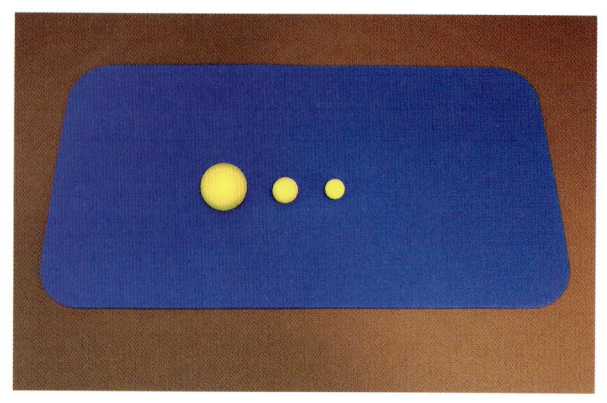

Figura 8.8 – Bolas. [W858]

- Outros meios auxiliares: bastões (➤ Figura 8.6), blocos (➤ Figura 8.7) e bolas (➤ Figura 8.8).

8.2 Posicionamento do paciente

8.2.1 Decúbito dorsal sem travesseiro

- A posição supina é feita predominantemente com os joelhos fletidos ou com as pernas elevadas: um saquinho de correção é colocado em sentido longitudinal sob o quadril do lado côncavo; outro saquinho, longitudinalmente sob a escápula do mesmo lado; e um saquinho colocado transversalmente sob a gibosidade torácica.
- A pressão deve atuar onde a gibosidade começa a se desviar para trás e para o lado. O saquinho não deve ultrapassar a coluna vertebral até o lado côncavo. Se houver uma gibosidade lombar acentuada no lado côncavo dorsal, deve ser inserido mais um saquinho. A parte superior do corpo está inclinada para o lado côncavo. Principalmente na presença da quarta curva, coloque um saquinho transversalmente junto à gibosidade lombar, a fim de não empurrar o lado côncavo para a frente.
- Posição favorável para dormir: depende do distúrbio apresentado pela coluna vertebral; se o paciente permanecer deitado de costas, agir conforme mencionado. Caso contrário, prender almofadas de espuma no pijama.
- Um saquinho em forma de cunha também pode ser usado para evitar que a gibosidade torácica ou lombar se desvie em sentido lateral (➤ Figura 8.9 a, b; ➤ Figura 8.10).

A ➤ Figura 8.11 e a ➤ Figura 8.12 mostram a importância da colocação dos saquinhos de correção na posição supina.

- No **lado da gibosidade torácica**: quadril para trás, tórax para a frente, cintura escapular para trás.
- Do **lado côncavo**: quadril para a frente, tórax para trás, cintura escapular para a frente.

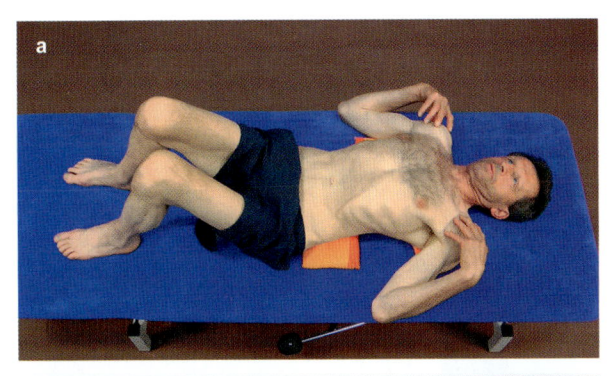

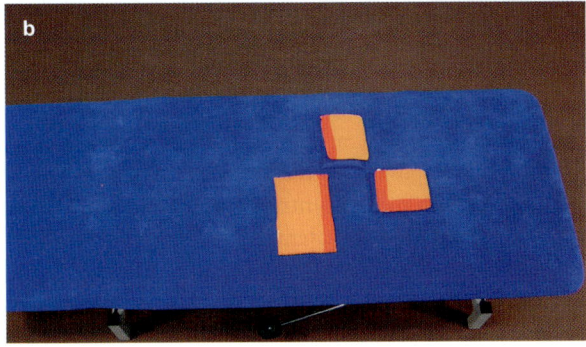

Figura 8.9 – Posição supina organizada: torácica direita. [W858]
a. Paciente em posição de correção.
b. Disposição do material de posicionamento.

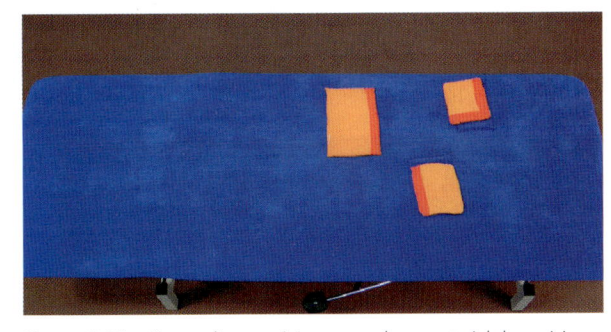

Figura 8.10 – Na escoliose torácica esquerda, o material de posicionamento é colocado como na ➤ Figura 8.9, com inversão do lado. [W858]

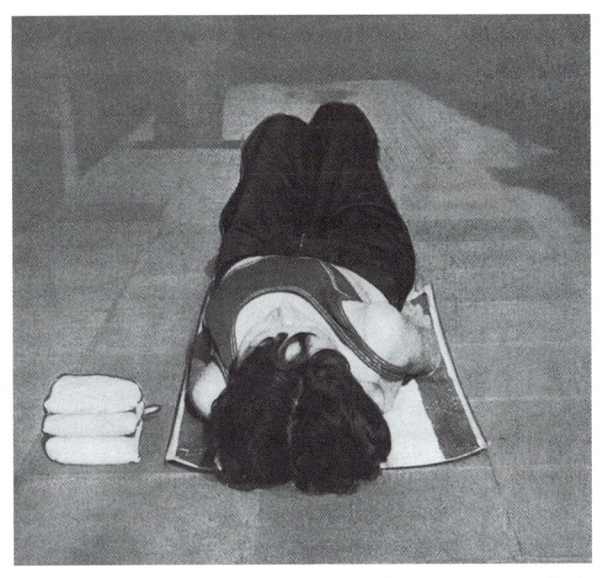

Figura 8.11 – Exemplo de posicionamento na cifoescoliose sem saquinho de correção: cintura escapular rodada. Em decorrência dessa rotação do ombro, a gibosidade torácica também gira para fora. Como resultado, a pressão do solo atua para fora sobre a rotação e para dentro do deslocamento lateral. [M616]

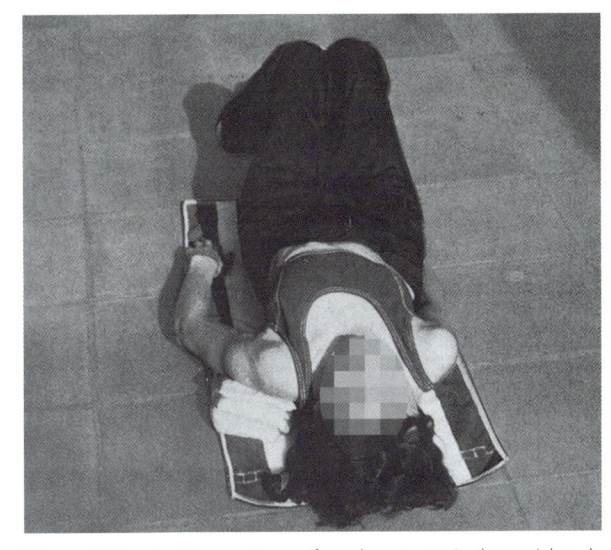

Figura 8.12 – Posicionamento na cifoescoliose por meio de saquinhos de correção: os ombros são posicionados uniformemente por meio de saquinhos de correção colocados debaixo do paciente. Como resultado, o chão empurra a gibosidade para a frente. [M616]

- Se o paciente não usa um colete noturno, pode-se considerar o uso de uma **camiseta justa** para dormir. Seguindo os princípios de posicionamento de Schroth, prender saquinhos de arroz em uma camiseta justa evita que eles escorreguem durante o sono (➤ Figura 8.13 a, b).

Posição supina para 4C

- Perna do lado convexo torácico alinhada. Perna do lado côncavo em abdução e rotação lateral. Certifique-se de que a pelve se encontra na posição horizontal e verifique se ela está "centralizada".
- Saquinho em forma de cunha na gibosidade lombar para desrotação e deflexão da região toracolombar. Se houver apenas curvas mínimas na região superior da coluna, então esta não estará rodada. Nesse caso, acolchoam-se

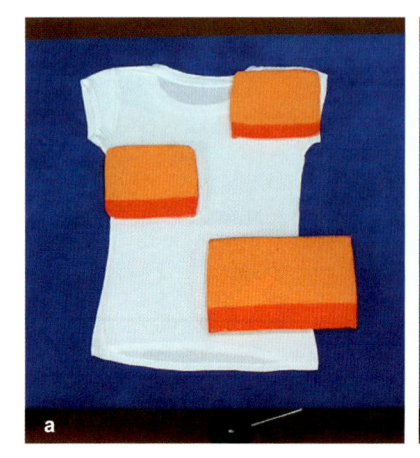

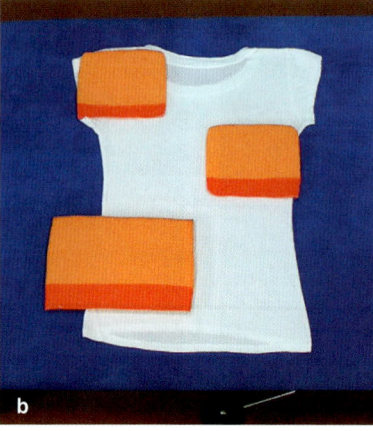

Figura 8.13 – Camiseta para posicionamento. [W858]
a. Torácico esquerdo.
b. Torácico direito.

ambos os lados: à direita e esquerda nos ângulos inferiores das escápulas ou proceda como na escoliose. Na presença de dorso plano, não acolchoe.
- Saquinho (em forma de cunha) na convexidade dorsal. Desnecessário para costas planas.
- Acolchoe debaixo (atrás) da escápula do lado côncavo torácico.

8.2.2 Decúbito ventral

- Em princípio, a pelve é elevada por meio de uma almofada, rolo ou banquinho.

> **ATENÇÃO**
> Certifique-se de que a almofada não fique muito abaixo das coxas, pois existe o risco de hiperlordose.

- Um saquinho adicional é colocado sob o quadril do lado da gibosidade; um saquinho grosso sob o ápice do ombro ou o cotovelo do lado da gibosidade; e de um a três saquinhos são colocados um sobre o outro debaixo da gibosidade anterior das costelas. A espessura do saquinho depende da altura do rolo ou do banquinho. A testa repousa sobre as mãos, que repousam uma sobre a outra, com o queixo voltado para o lado da gibosidade (➤ Figura 8.14 a, b).
- Nas escolioses com **pelve centralizada**, ou seja, sem desvio lateral, as pernas são posicionadas alinhadas quando o paciente está deitado de bruços (➤ Figura 8.15 a, b; ➤ Figura 8.16 a, b).
- Em pacientes com a pelve **proeminente** no lado côncavo do tórax, as pernas são posicionadas juntas em cerca de 10° em relação ao lado côncavo torácico, de modo que o ponto fraco situado abaixo da gibosidade torácica seja estimulado ao alongamento, e o quadril desse lado possa se dirigir para fora. Atenção, o lado côncavo precisa se manter alargado! Portanto, não deve ser feita **nenhuma flexão lateral**! No entanto, se o quadril situado abaixo da gibosidade torácica se projetar muito para fora ou se formar uma curva lombossacral da coluna vertebral, as duas pernas devem ser posicionadas alinhadas com o corpo.
- Em pacientes com uma **contracurvatura lombossacral**, a protuberância lombar é lateralizada.

Posição em decúbito ventral para 4C

- Um banquinho é colocado sob a pelve (mas não sob as coxas!) = primeira correção no plano sagital.
  A perna do lado côncavo torácico é posicionada em abdução e rotação lateral = segunda correção pélvica.
  Levar o quadril do lado convexo para dentro = terceira correção pélvica.

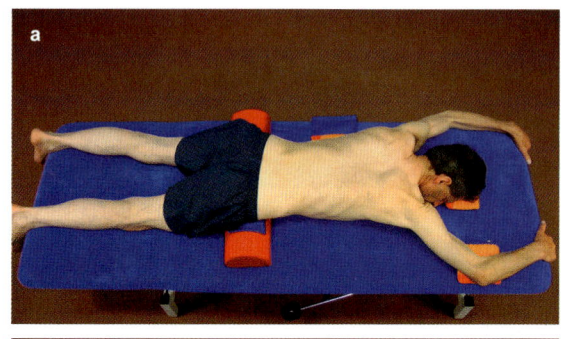

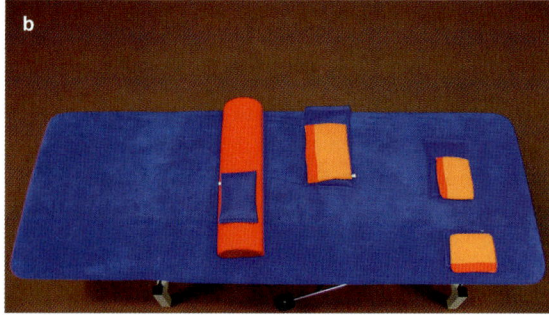

Figura 8.14 – Posição em decúbito ventral, pronada organizada: torácica direita. [W858]
a. Posicionamento do paciente.
b. Disposição do material de posicionamento.

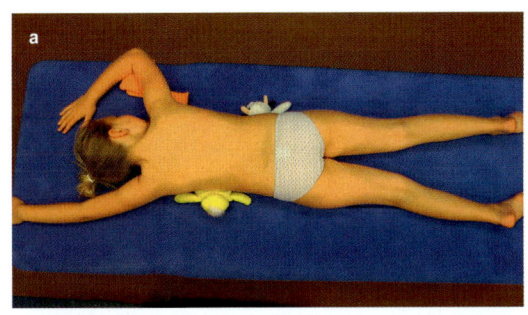

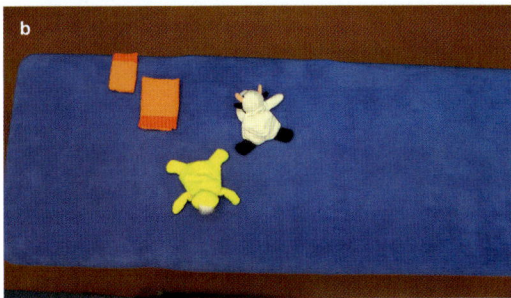

Figura 8.15 – Posição pronada ou de bruços adequada para crianças: curva torácica direita. [W858]
a. Posicionamento do paciente.
b. Disposição do material de posicionamento.

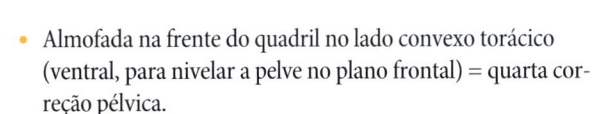

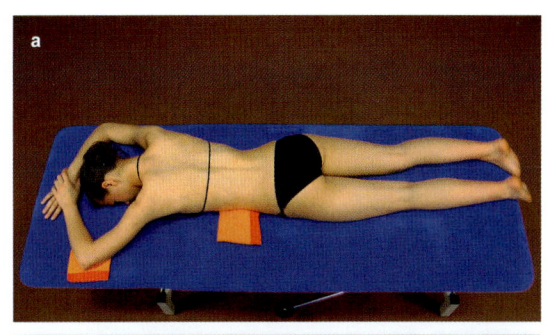

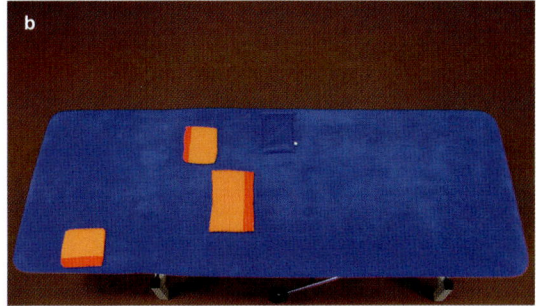

Figura 8.16 – Posição prona organizada: curva torácica esquerda. [W858]
a. Posicionamento do paciente em hipercorreção.
b. Disposição do material de posicionamento.

- Almofada na frente do quadril no lado convexo torácico (ventral, para nivelar a pelve no plano frontal) = quarta correção pélvica.
- Colocar uma almofada sob a gibosidade anterior das costelas no lado côncavo torácico. Na presença de uma gibosidade lombar importante, envolvendo vários segmentos na região torácica (escoliose toracolombar), esse saquinho é desnecessário.
- Posicionar um saquinho na frente da cintura escapular ou cotovelo do lado torácico convexo, com o objetivo de reduzir a rotação da cintura escapular e da porção superior da coluna vertebral.

8.2.3 Decúbito lateral

NOTA
Não deitar sobre o lado da gibosidade, nem mesmo para dormir, pois isso favorece a rotação da coluna vertebral e a formação de gibosidades devido à pressão lateral!

Mesmo quando livros ou almofadas são colocados lateralmente sob a gibosidade lateral das costelas, eles pressionam as costelas laterais, estreitando-as ainda mais, uma vez que o peso do lado côncavo superior também repousa sobre elas, o que, em última análise, leva até a formação de uma angulação das costelas. Com isso, a gibosidade assume uma forma pontiaguda.

- O praticante de exercícios **sempre deve deitar sobre o lado côncavo dorsal** com o braço estendido ou posicionado para a frente. A cabeça repousa sobre o braço ou sobre uma almofada. Se o quadril desse lado estiver inclinado para fora, coloca-se uma almofada debaixo dele.
- Se os quadris estiverem alinhados, o saquinho será posicionado um pouco mais alto e lateralmente sob a curvatura convexa da coluna lombar — mas não sob as costelas côncavas! Estas devem permanecer livres, para que nelas possa ser feita a rotação por meio de respiração corretiva.
- O peso da gibosidade agora passa a ter um efeito positivo. A gibosidade torácica lateral não está mais sob carga. A respiração angular rotacional corretiva é então possível (> Figura 8.17 a, b; > Figura 8.18 a, b).
- Durante o posicionamento do lado côncavo, as curvas da coluna vertebral se estendem.
- Na escoliose de três curvas, com quadril proeminente, o saquinho sob o quadril é colocado apenas no lado côncavo. O chão já empurra esse quadril um pouco para dentro. Uma almofada serve para hipercorreção.
- Se houver um acentuado deslocamento lateral da cintura escapular, coloca-se um saquinho debaixo dela.
- Na presença de uma gibosidade lombar intensa, com deslizamento rotacional vertebral, a gibosidade lombar é manualmente virada para a frente e acolchoada. São colocados os saquinhos necessários, uns sobre os outros, até que a coluna lombar esteja centralizada. Na presença de grandes escolioses, isso muitas vezes é impossível.

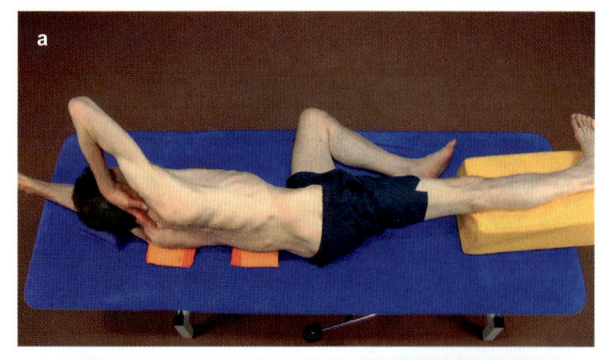

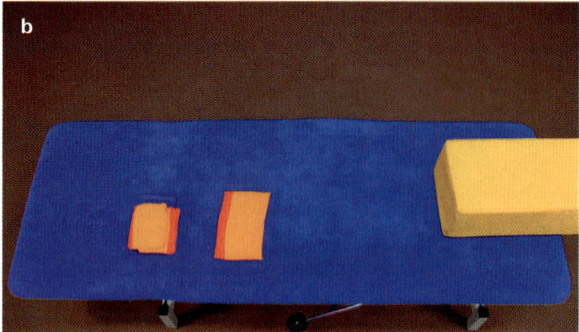

Figura 8.17 – Posição lateral organizada: torácica direita. [W858]
a. Posicionamento do paciente.
b. Disposição do material de posicionamento.

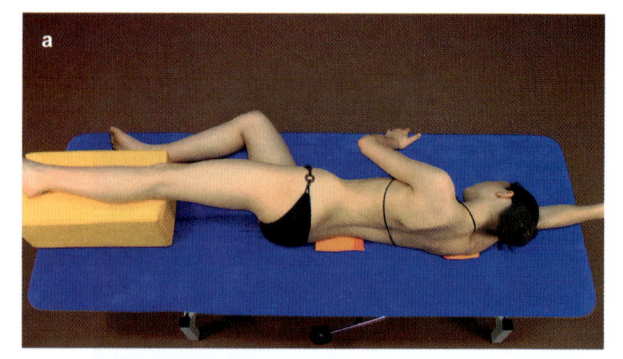

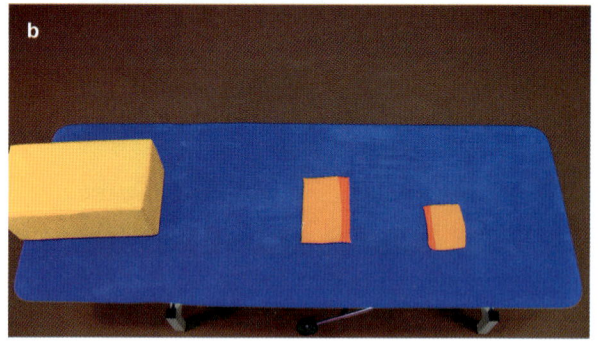

Figura 8.18 – Posição lateral organizada: torácica esquerda. [W858]
a. Posicionamento do paciente.
b. Disposição do material de posicionamento.

ATENÇÃO
Nota para a hora de dormir

Os pacientes com curva lombossacral geralmente apresentam uma gibosidade lombar alta. Em decúbito lateral, essa gibosidade deve ser acolchoada também durante a noite, com um **saco fino de areia** de 20 cm de comprimento; caso contrário, ela afundará. Então, o decúbito lateral não é apenas desfavorável, mas também perigoso, uma vez que a curva lombar se expande para fora e continua a rodar. Um saco de areia não escorrega tão facilmente. Ele continua na posição correta, mesmo que o paciente vire de costas. Quando as ideias de Schroth ficam claras para o paciente, ele assume uma "consciência de higiene" que o faz despertar durante o sono, assim que se vira para o "lado errado". Portanto, o descanso noturno também pode se transformar em um exercício corretivo.

Posição em decúbito lateral para 4C

- O paciente permanece deitado sobre o lado torácico côncavo. A perna de baixo é dobrada em 90°, na altura do quadril e joelho, e a perna de cima fica estendida na altura do quadril (sobre um banquinho, rolo ou cubo).
- De dois a três saquinhos são colocados lateralmente abaixo da gibosidade lombar. A desrotação manual da gibosidade lombar é obrigatoriamente necessária! São empilhados tantos saquinhos quantos forem necessários para centralizar a coluna novamente. (Coloque saquinhos lateralmente junto à cintura escapular.)
- O posicionamento em abdução e rotação lateral da perna do lado da gibosidade lombar também é possível durante os exercícios na posição sentada e posição de quatro apoios, e em exercício de deslizamento profundo ou similares.
- Para neutralizar o aumento de trabalho das articulações do joelho e tornozelo, devem ser feitos exercícios fisioterápicos gerais de alongamento e fortalecimento de todos os músculos de quadril, perna e pés.
- O desalinhamento (torção) da pelve pode levar a um bloqueio das articulações sacroilíacas. Essas articulações podem ser desbloqueadas por meio das correções de quadril, mencionadas anteriormente, ou de exercícios correspondentes para membros inferiores e quadril segundo Schroth.

NOTA
A abdução e a rotação lateral da perna sempre devem ser feitas com a participação simultânea da pelve; caso contrário, a porção lombar da curva lombossacral será fortalecida, puxando consigo o cóccix. Trata-se sempre de uma correção pélvica tridimensional.

8.3 Outras posições iniciais

8.3.1 Posição sentada

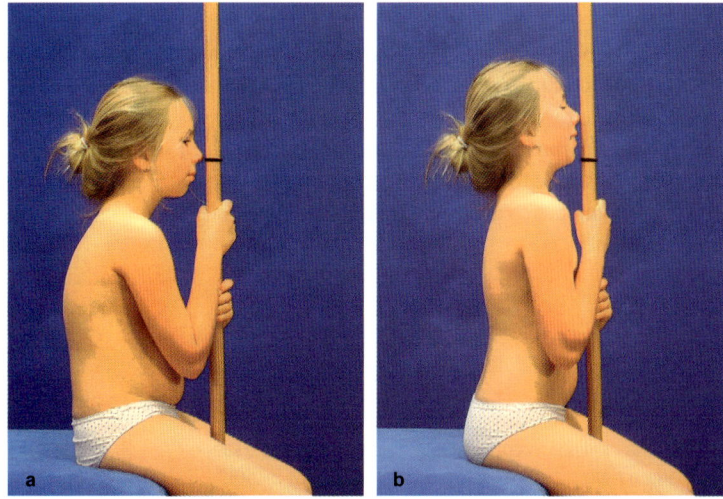

Figura 8.19 – Posição sentada com bastão, vista lateral. [W858]
a. Posição inicial.
b. Posição final.

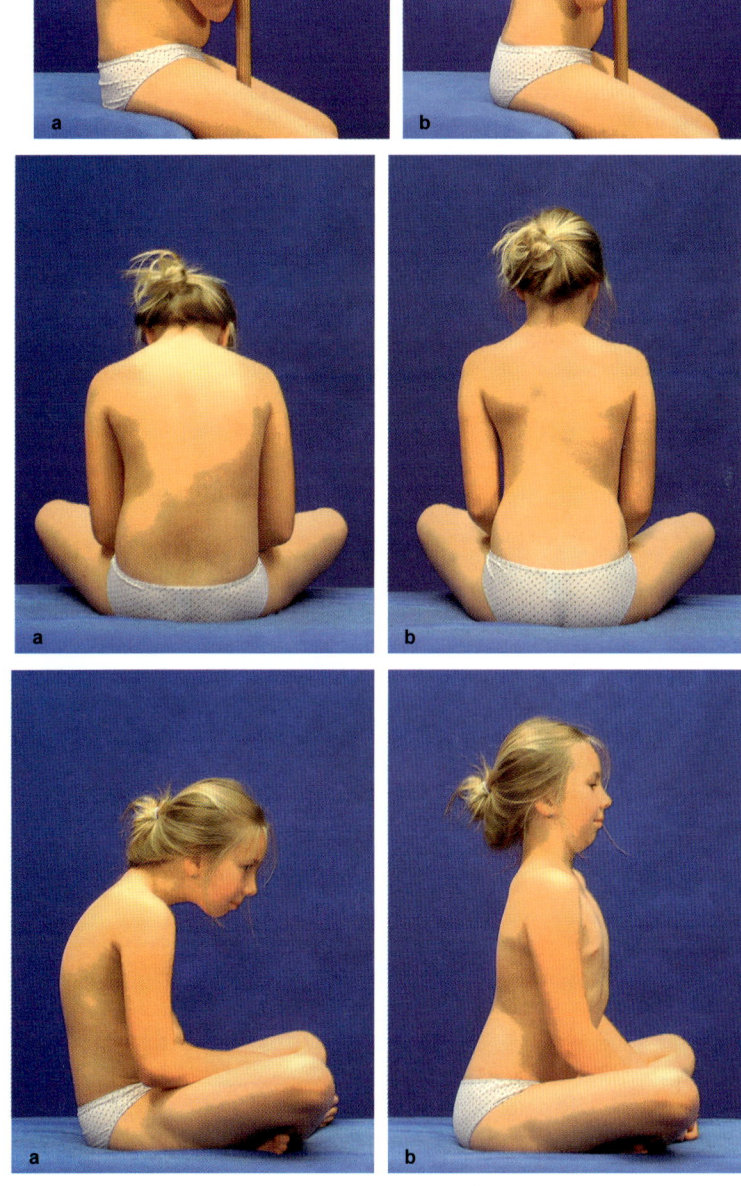

Figura 8.20 – Posição do alfaiate, vista dorsal. [W858]
a. Posição inicial.
b. Posição final.

Figura 8.21 – Posição do alfaiate, vista lateral. [W858]
a. Posição inicial.
b. Posição final.

> **NOTA**
> Sempre sentar sobre os ísquios em uma cadeira — sem encostar no espaldar — ou sentar no chão na posição do alfaiate (pernas cruzadas). A perna do lado côncavo torácico está dobrada sobre a perna do lado convexo (➤ Figura 8.19 a, b; ➤ Figura 8.20 a, b; ➤ Figura 8.21 a, b).

- Se a curva lombar não puder ser influenciada pelo exercício, podemos colocar almofadas sob o quadril do lado lombar convexo (➤ Figura 5.7 a, b; ➤ Figura 7.6). Assim, o peso do corpo repousa sobre esse quadril. O quadril abaixo da gibosidade torácica está em contato com o chão. Ele é movido um pouco mais para trás a fim de promover uma rotação pélvica.

> **ATENÇÃO**
> Às vezes, o praticante de exercícios imagina que o saquinho deve ser colocado sob o quadril do lado da gibosidade torácica, para estabelecer um melhor equilíbrio. No entanto, isso estreitaria ainda mais a "ponta da cunha" abaixo da gibosidade torácica e aumentaria a "cunha" inferior. Além disso, a pressão exercida pelo saquinho atuaria na mesma direção que a posição pélvica incorreta e não forneceria um contra-apoio para empurrar a gibosidade para a frente.

- O acolchoamento corresponde à quinta correção pélvica para a escoliose de três curvas e só é usado se o quadril tiver que ser rebaixado abaixo da gibosidade torácica ou se a gibosidade lombar for rígida e não puder ser trabalhada. A estática não deve ser alterada para a direita pelo acolchoamento! Essa almofada não é usada para a quarta curva, pois fortaleceria a curva inferior da coluna vertebral.

- Um saquinho sob o quadril, no lado da gibosidade torácica, faz com que esse lado suba ainda mais, aumentando a curva lombar. Sob esse quadril, um saquinho apenas é necessário na atrofia glútea unilateral; por exemplo, na poliomielite, para compensar a falta da musculatura glútea, até que seja atingida a posição horizontal da pelve. Durante os exercícios para a escoliose de quatro curvas, geralmente é necessário posicionar um saquinho sob o quadril quando a "perna do lado da gibosidade lombar" for afastada para manter os ísquios na posição horizontal. A ➤ Figura 8.22 e a ➤ Figura 8.23 mostram a posição sentada sobre o cóccix e sobre os ísquios na escoliose, em vista posterior.

> **DICA**
> No dia a dia, é importante que a altura da mesa à qual você senta para as refeições seja adequada ao seu tamanho, para possibilitar uma postura ereta durante as refeições. Por esse motivo, também é aconselhável que as clínicas e centros de reabilitação disponham de mesas de alturas diferentes para os pacientes.

Sentar sobre o calcanhar

Almofada no calcanhar convexo lombar, se necessário. Não aplicável na quarta curva.

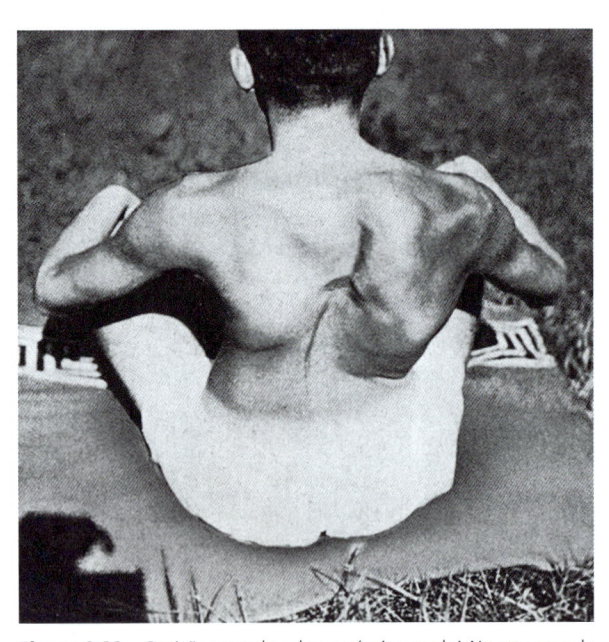

Figura 8.22 – Posição sentada sobre o cóccix: errada! Na presença de uma gibosidade torácica pendendo para trás, ocorre também um aumento das flexões e rotações laterais da coluna vertebral. [M616]

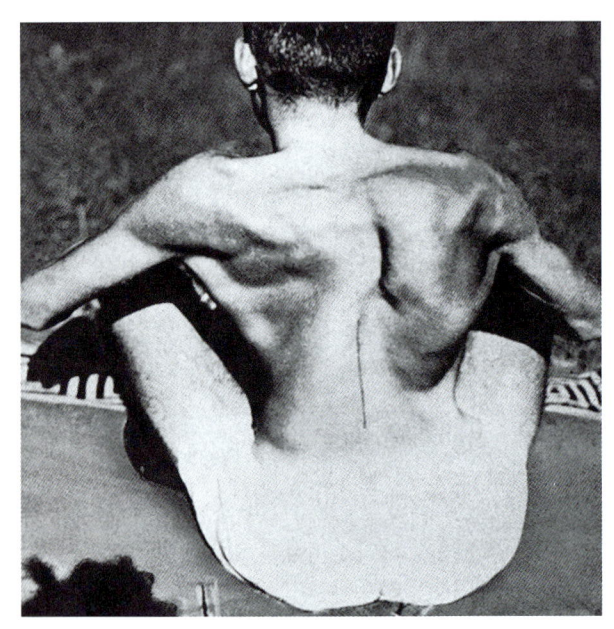

Figura 8.23 – Posição sentada sobre os ísquios: correta! A coluna vertebral oscila em posição mais vertical; as curvas se alongam. [M616]

Postura sentada diante da televisão — Postura sentada para montaria

Sentar em uma cadeira como se fosse montar a cavalo. Encosto na frente do corpo, pernas em posição vertical, ambos os antebraços apoiados no encosto, pelve projetada para trás. Se necessário, colocar uma almofada sob o quadril convexo lombar. Essa postura evita o desabamento da porção superior do corpo enquanto o paciente presta atenção a outras coisas; essa postura também é importante durante o aprendizado.

Postura sentada na presença de um desabamento do lado côncavo

Encosto da cadeira no lado côncavo; sentar com o quadril do lado convexo para fora e para trás, tracionando para baixo. Colocar o braço do lado côncavo sobre o encosto, para continuar fornecendo o apoio lateral. Peso deslocado para o quadril do lado côncavo (> Figura 13.2 e > Figura 13.4).

8.3.2 Posição de quatro apoios

Os joelhos são separados, mantendo a largura do quadril; as coxas ficam na vertical; e os braços também são esticados verticalmente e apoiados sob os ombros. Um saquinho é posicionado sob o joelho do lado da gibosidade torácica e um segundo saquinho, sob a mão do mesmo lado, para a rotação passiva do ombro e da pelve (> Figura 8.24).

8.3.3 Posição de deslizamento profundo

Como mencionado, apenas os braços são esticados para a frente, com as clavículas em direção ao chão. Saquinhos são posicionados sob a articulação do punho e no joelho no lado da gibosidade torácica (> Figura 8.25 a, b).

8.3.4 Posição de joelhos

Se um saquinho for necessário, ele será posicionado sob o joelho do lado convexo lombar (ver posição do alfaiate).

8.3.5 Posição em pé

NOTA
Quando existe um encurtamento unilateral da perna é preciso elevar a sola do sapato como um todo e não apenas o salto correspondente (existe o perigo de formação de um pé equino!).

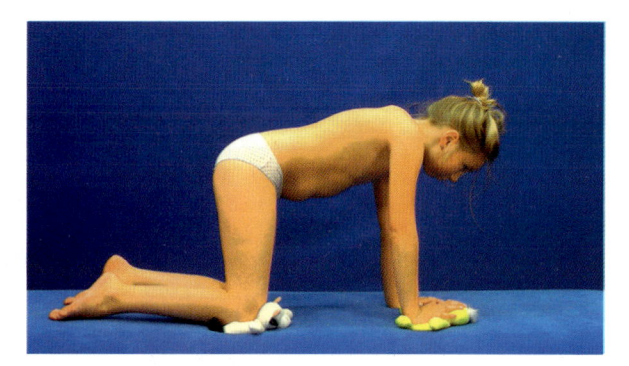

Figura 8.24 – Posição de quatro apoios. [W858]

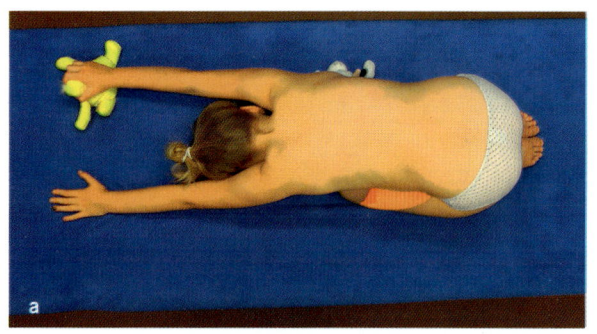

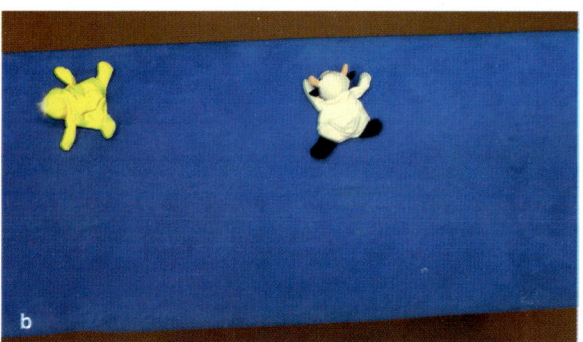

Figura 8.25 – Posição de deslizamento profundo. [W858]
a. Posicionamento do paciente.
b. Disposição do material de posicionamento.

É necessário levar em consideração o seguinte:
- **Se a parte superior do corpo estiver na vertical**, uma almofada colocada sob o pé empurra a bacia em sentido cranial. A bacia sai da posição horizontal.
- **Se a parte superior do corpo se encontra inclinada para a frente**, a almofada empurra o quadril em sentido dorsal, girando a pelve.

Sempre tenha em mente: **Qual é a finalidade da almofada?**

Durante os exercícios na presença de uma escoliose de três curvas, a almofada deve ser colocada sob o pé do lado da gibosidade torácica afim de girar esse quadril para trás. A mão do mesmo lado agarra, por exemplo, uma barra mais alta do espaldar para girar para trás a cintura escapular do mesmo lado.

NOTA
Em caso de dúvida, não acolchoe!

CAPÍTULO 9

Estratégias de exercícios e sugestões de exercícios segundo áreas funcionais

9.1 Introdução à estratégia de exercícios segundo Schroth

NOTA
A ortopedia respiratória é uma correção apropriada da forma por meio da respiração!

Como exemplo, apresentamos exercícios introdutórios muito simples para a ortopedia respiratória.

Exercício introdutório 1
1. Posição supina. Os braços situam-se ao lado do corpo. As pontas dos dedos e os cotovelos deslizam aos poucos em direção aos pés, um pouco mais a cada expiração.
2. Da mesma maneira, empurre a base da cabeça para cima, com o pescoço alongado (para que ocorra um contramovimento). Execute o movimento de descompressão empurrando a parte de trás da cabeça axialmente, com pequenos ganhos de amplitude e aumento progressivo da intensidade da força.
3. O mesmo é feito com a inspiração, que também é de modo gradual.
4. Ao final dessa grande descompressão para cima e para baixo, é aplicada a tensão — aos braços, bem como às costas, incluindo a cervical e a cabeça. (O queixo deve estar rebaixado, mas não pressionado, de modo que o pescoço seja alongado na parte de trás.) (Sinta que a cabeça está "profundamente apoiada" no colchonete.)
5. Quando tudo isso estiver interiorizado e estabelecido, ocorre o tensionamento de toda a região das costas durante a expiração. Os braços e a cabeça ficam para trás, assim como os ombros. Apenas as costas se tornam um pouco côncavas. Deve ser guiado conscientemente.
6. Agora preste atenção especial à fase após a tensão expiratória: não faça nada, apenas observe! É possível respirar profundamente; o tórax se expande vigorosamente sem que seja necessário uma respiração forçada. Uma segunda respiração vem espontaneamente, e ainda apresenta metade dessa amplitude inspiratória.
Depois disso, estamos completamente calmos e podemos voltar novamente a esse exercício.

DICA
É aconselhável praticar e executar toda a sequência repetida e detalhadamente. Assim, o exercício concluído é registrado corretamente no cérebro e, portanto, passa a ser uma ferramenta essencial para a melhora do corpo e também da postura. **Aprender a sentir é muito importante!** Assim, os cotovelos estendidos também devem atuar e pressionar gradualmente o colchonete, à medida que as costas ficam tensas e o tórax se expande.

Exercício introdutório 2
1. Agora exercemos uma pressão com a mão e o cotovelo de maneira inteiramente sensível sobre o lado direito, juntamente com uma pressão da parte superior do ombro apenas do lado direito. A descompressão axial sobre a parte posterior da cabeça deve ser "incluída" imediatamente. Enquanto isso, inspiramos. Sentimos como o lado direito do tórax se expande e como as costas ficam "tensas" do lado direito.
2. Esse exercício é refinado e avaliado e, durante a fase de expiração, mantemos tudo o que foi feito na inspiração, enquanto reforçamos a tensão unilateral das costas (e, com isso, também a expansão unilateral do tórax) com contrações pequenas e cada vez mais fortes. Portanto, não se trata de um único tensionamento forte, mas uma tensão resiliente, como a "tensão de uma mola", como chamamos.
3. Agora já podemos sentir como os braços estão aquecidos e ativos. (Eu sempre me lembro de um médico que, certa vez, disse: "Você conseguirá uma tonificação correta e perfeita de fazer inveja.")

DICA
É preciso lembrar que quase todos os principais músculos do tórax e das costas se inserem na parte proximal do úmero. Portanto, é importante treinar os braços dessa maneira.

4. Este exercício unilateral — que também é feito no lado esquerdo em um corpo normal — pode ser usado propositalmente para o paciente escoliótico, visando expandir seu tórax no plano unilateral e achatar a região costal elevada. É muito importante que a cervical esteja distendida para trás e que a cabeça também pressione, sem que a região anterior do pescoço fadigue. Essa é a **ortopedia**

respiratória cuja respiração direcionada promove especificamente a correção da forma.

Exercício introdutório 3
1. Continuamos a exercer o deslizamento do braço do exercício introdutório 1, enquanto nos concentramos totalmente na porção superior dos ombros, sem deixar que se elevem. Este exercício deve ser repetido cerca de três vezes. Inicialmente, podemos liberar por completo a tensão durante a expiração e, nas próximas vezes, exercer uma modelagem enérgica da região superior do tórax e das costas por meio de tensão.
2. Agora, durante a pressão dos braços contra o colchonete, concentramo-nos nos cotovelos, o que também resulta em uma alteração da tensão nas costas e alargamento do tórax em outro local, ou seja, no centro. Se aprendermos a brincar com exercícios repetidos e cuidadosos com cada um dos pontos das costas durante a expiração, é impossível não conseguir controlar totalmente a forma das costas e do tórax. Então seremos capazes de reconhecer qualquer elevação excessiva unilateral e aplainá-la. Por exemplo, quando um paciente escoliótico com uma gibosidade à direita apresenta também uma gibosidade no lado esquerdo (que ainda não foi percebida por ele ou pelo terapeuta) cujo achatamento é muito importante para ter uma melhor aparência quando vestido. Nesse caso, durante a pressão do cotovelo do braço esquerdo, devemos aplicar a tensão durante a expiração bem acima, na porção superior do ombro esquerdo. Como consequência, a parte superior do ombro direito também roda em direção ao chão.

   Nesse estágio da correção, no entanto, é fundamental que a inspiração também seja conscientemente usada de modo formativo, enquanto o ombro direito é respirado profundamente e o lado superior direito do tórax, onde se encontra afundado (aproximadamente no nível abaixo da escápula direita), seja respirado para cima. "Sentir é tudo", já dizia Goethe. Como recompensa pelos atos executados com cuidado, passamos a sentir um aquecimento maravilhoso das costas, uma expansão suave do tórax e uma excelente ventilação dos pulmões ao final dos exercícios. Capilares "secos" e inoperantes se abrem; tecidos moles e inativos voltam a trabalhar. A pele é rejuvenescida. A recompensa é ainda maior do que supúnhamos e beneficia a saúde geral do organismo.
3. Durante a pressão do braço, concentramo-nos principalmente na pressão das mãos, sem deixar de lado o toque do cotovelo no solo. Da mesma maneira, prestamos atenção em tudo o que acontece. Isso faz parte da instrução das tarefas ao praticante, até que se torne um hábito benéfico e estimulador para ele.
4. Então, podemos nos concentrar de maneira semelhante na pressão dos dedos espalmados contra o colchonete. Sentimos como o movimento é transmitido às partes superiores correspondentes da estrutura muscular. O rápido aquecimento das mãos frias é impressionante. As costas chegam a ficar quentes e plenas de sangue pulsante, curativo e purificador.

> **DICA**
> Dessa maneira, até mesmo o paciente acamado é capaz de acabar com o tédio e fazer exercícios úteis para si, mesmo que (de acordo com suas forças) sejam pequenas coisas de cada vez. Muitas "pequenas coisas" promovem "grandes coisas"; o paciente estimulará seu metabolismo e mais tarde se levantará com um grande ganho em forma e beleza de seu corpo. Sem falarmos na sensibilidade interior adquirida, que permanecerá com ele.

Exercício introdutório 4
Da mesma maneira podemos sentir a perna direita, a perna esquerda e ambas as pernas "normalmente", bem como percebê-las em rotação medial ou lateral, associando-as, com controle e ordem, à posição do quadril e à contraposição do tronco.
1. Portanto, começamos empurrando caudalmente o calcanhar da perna estendida. Os dedos do pé estão fletidos. Ao mesmo tempo, a cervical e a cabeça estão novamente direcionadas para cima, e a respiração enche os pulmões suavemente. É benéfico imaginar quantos vasos sanguíneos grandes e importantes atravessam a região superior das costas sobre os ombros, passando pelo pescoço até o centro do crânio. Todos esses locais são totalmente irrigados. Ao mesmo tempo, sentimos um estiramento na região posterior das pernas, o que se deve principalmente às porções encurtadas dos músculos flexores, que reassumem seu comprimento normal e, com isso, um fluxo impressionante de sangue aquecido em todos seus vasos previamente afetados, incluindo também o fluxo linfático.
2. Durante esse exercício, concentramo-nos mentalmente na cintura, o centro do corpo. Ela também é alongada, tornando-se mais fina, e a região das costelas inferiores responde anteriormente, lateralmente e na região posterior. A respiração é sempre usada de maneira concomitante e é, em particular, benéfica na base pulmonar. Um rebaixamento deliberado do diafragma deve ocorrer ao mesmo tempo, se quisermos tirar proveito do exercício. Durante a descompressão, após a qual atingimos o comprimento total, aplicamos a tensão elástica crescente. Dessa maneira, sentimos os músculos glúteos, as coxas, a região dos joelhos e a parte inferior das pernas (na frente, nas laterais, dentro, em cima), dependendo do direcionamento de nossa atenção e concentração, o que também é usado para formar e ordenar a posição do quadril na escoliose, utilizando, é claro, a parte correspondente do movimento. Pés e pernas frias fazem parte do passado. Tudo está aquecido, pulsa e flui.
3. No paciente portador de escoliose com uma gibosidade torácica à direita, a metade esquerda das nádegas deveria ser tensionada, da mesma maneira que o lado direito da

pelve deveria ser tensionado a partir de cima. Essa tensão dá origem ao movimento rotacional necessário da pelve.
4. Além disso, ocorre uma pressão no ombro-braço direito, com uma expansão inspiratória para cima do tórax direito e endireitamento da região costal esquerda durante a expiração. São três partes trabalhando uma contra a outra.

Exercício introdutório 5
1. A pressão com ambas as pernas — poderíamos dizer uma tensão de deslizamento (empurrar com os calcanhares para baixo e com a cabeça para cima, a partir dos ombros) — também pode ser usada em indivíduos normais ou acamados. Se quisermos, ela leva a uma liberação muito leve da pelve e, então, a um aumento de tensão de todos os músculos, não apenas das pernas, mas também das nádegas e da parte inferior e média das costas.
2. Se quisermos, podemos, durante o tensionamento total, mudar o foco de tracionamento para a região anterior da coxa. Isso não apenas corrige a perna deformada, mas também direciona axialmente a espinha ilíaca anterior, devido ao tensionamento da musculatura interna da pelve, que geralmente está hiperestendida e frouxa, levando à deterioração arquitetônica do centro do corpo e, portanto, dele todo. Sem esse tensionamento ordenado do centro do corpo, não ocorre um endireitamento belo, esguio e adequado.
3. Fica mais fácil se combinarmos o tensionamento dinâmico dos músculos glúteos, que se intensifica até a lenta dissolução da tensão da musculatura anterior das coxas, e a elevação consciente da espinha ilíaca anterior. Repentinamente, é possível sentir músculos internos de cuja existência nem sabíamos. O cessar do exercício traz consigo um suspiro de alívio, uma respiração plena profunda e natural, que novamente deixamos fluir para que não se torne um esforço excessivo. Os pulmões percebem a expansão de áreas outrora inativas, que se fortalecem e revitalizam, bem como são mais bem nutridas. As torções desaparecem.
4. Agora é possível desenvolver o exercício um pouco mais: sentimos o movimento de elevação da crista ilíaca projetar-se até as costas, que — bem diferente do que ocorre na hiperlordose lombar — se alinham com o chão. Ali, nossas vísceras estão presas a dobras do peritônio; as vísceras deslizam para o seu lugar; o abdômen é aliviado. Durante a expiração podemos retesar o abdome, leve ou firmemente, e de maneira ordenada e crescente. Essa tensão deve ser de elevação, começando embaixo, em direção ao chão e em sentido cefálico. Isso resulta em uma tensão sensível, bem controlada, e ao mesmo tempo enérgica da parede abdominal hiperdistendida, provocando seu encurtamento e gerando um aquecimento agradável e perceptível do abdômen e da irrigação sanguínea de todos os órgãos internos. Devemos levar em consideração que nessa região também existe um grande centro nervoso vegetativo, o plexo solar! É compreensível que os impulsos da saúde fluam por todas as partes do corpo, até para a medula espinhal e cérebro; especialmente porque, em Sobernheim, os nossos pacientes portadores de desvios e deformidades da coluna vertebral permanecem por muitas horas em nossos grandes terraços, usufruindo do sol e da sombra dos pinheiros, respirando o ar fresco enquanto se exercitam.

Durante esta última fase do exercício, quando colocamos nossas mãos sobre as porções superiores e laterais das coxas para exercer controle, podemos sentir como elas estão modeladas. Essa sensação vem ao encontro da forma e beleza das pernas, mas também leva a uma tensão interna saudável e correta, fornecendo-lhes o tônus necessário, outrora ausente. O tônus volta a se desenvolver tal qual a natureza pretendia que tivesse sido; com isso, os erros da forma são forçosamente eliminados para sempre. Quem ainda não o experimentou, dificilmente imaginará como um calor maravilhoso e intenso inunda toda a cintura pélvica, o interior da pelve e, principalmente, o corpo todo. Nós despertamos o calor em toda parte. O indivíduo doente muitas vezes sente o frio de baixo para cima: através dos pés, pernas e pelve até o tronco e costas. Aqui tratamos esses casos com vigor e com todas as consequências benéficas. Ao mesmo tempo, a circulação se torna mais vigorosa.

NOTA
Esse caminho pode parecer complicado. No entanto, fazer os exercícios da maneira correta ainda é o caminho mais curto, mesmo que exija o comprometimento total do praticante e do instrutor. Os resultados são incentivadores!

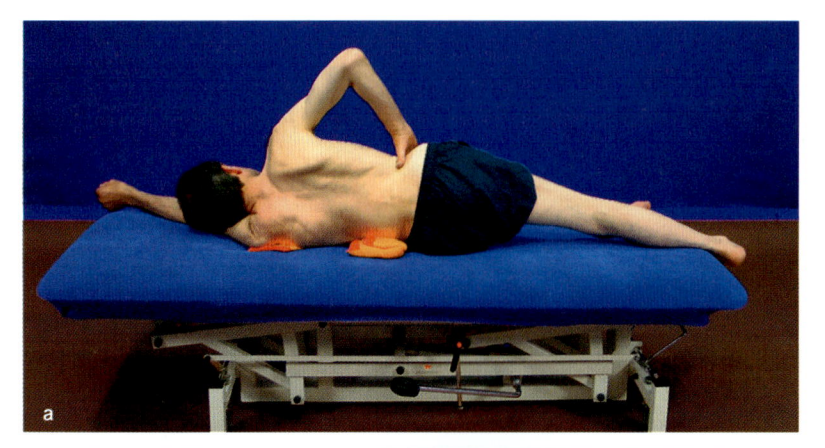

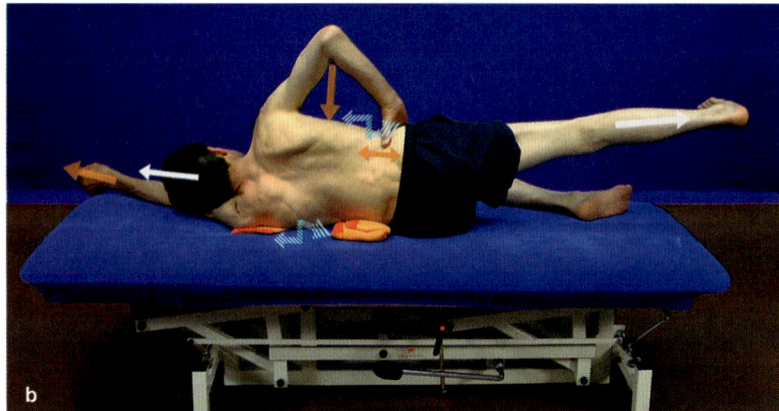

Figura 9.1 – Cilindro muscular em posição lateral: curva torácica direita. [W858]
a. Posição inicial.
b. Posição final (sobre o significado das setas, consulte as Instruções ao leitor).

9.2 Exercícios básicos

9.2.1 Cilindro muscular

A reversão dos desequilíbrios estáticos deve começar na região inferior, com a criação de condições inversas por meio de fortalecimento da porção lombar direita e do músculo eretor da espinha (m. longuíssimo dorsal, m. iliocostal e m. espinal = músculos extensores das costas). Durante o exercício, esse músculo deve ser mais trabalhado do que o mesmo músculo do lado oposto, o que significa uma correção além da posição média normal. Deve ser criado um coxim muscular espesso e firme, chamado "cilindro muscular". Por isso este exercício leva seu nome.

O tratamento com exercícios deve restaurar um equilíbrio muscular global. Ele começa com a região pélvica. Então, as porções superiores seguem automaticamente a correção (➤ Figura 9.1 a, b; ➤ Figura 9.2 a, b).

Inúmeras variantes de exercícios são possíveis a partir dessa ideia básica. Antes de iniciar o exercício seguinte, o paciente deve observar a coluna lombar durante o movimento. Ele deve treinar a posição ajoelhada, bem como voltar à postura inicial, pois não é indiferente com qual perna se ajoelha e com qual se levanta, pois a falta desse cuidado muitas vezes invalida o resultado do exercício realizado. Ambos os joelhos podem ser dobrados ao mesmo tempo sem problemas, bem como chegar ao chão ao mesmo tempo, para então voltar à posição em pé do mesmo modo. Normalmente, no entanto, o paciente começa ajoelhando com o joelho "confortável", ou seja, com o joelho do lado côncavo dorsal. No entanto, isso aumenta a curva lombar. O mesmo acontece quando a perna do lado da gibosidade torácica é a primeira a ser levantada. A perna que foi esticada durante o exercício deve ser levantada imediatamente após a prática, sendo que a parte superior do corpo é trazida de volta à posição vertical na mesma etapa de trabalho, para evitar uma nova flexão abaixo da gibosidade torácica.

A ➤ Figura 9.3, a ➤ Figura 9.4 e a ➤ Figura 9.5 mostram como é possível chegar a uma correção eficaz da curva lombar e, desse modo, também à correção da curva lombossacral através de meios simples. O exercício do **cilindro muscular na posição de joelhos** é ideal para a terapia individual. Os pés também podem ser fixados com um cinto. No cilindro muscular em decúbito lateral, é muito importante que, antes de colocar o saquinho de correção, o paciente faça uma destorção da gibosidade lombar em sentido anterior e permaneça deitado assim sobre o saquinho. Também é crucial que ele continue respirando com calma ou que faça a respiração angular rotacional na cintura direita, aumentando aos poucos o tempo inspiratório.

9.2 Exercícios básicos

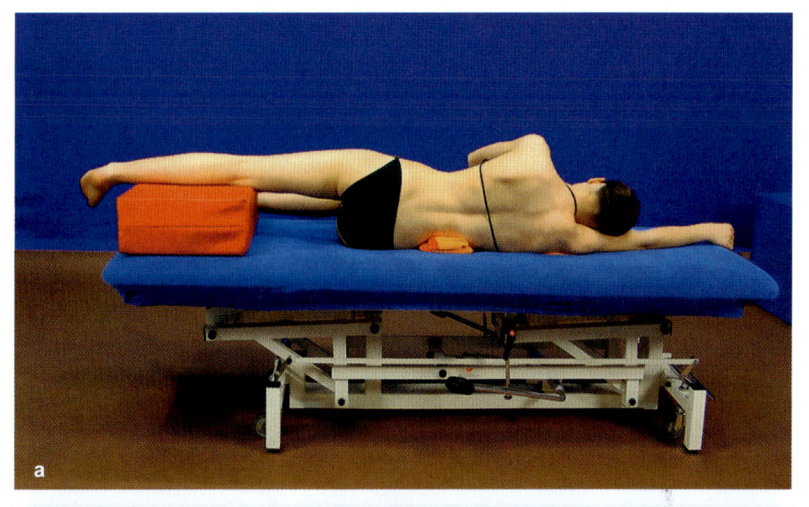

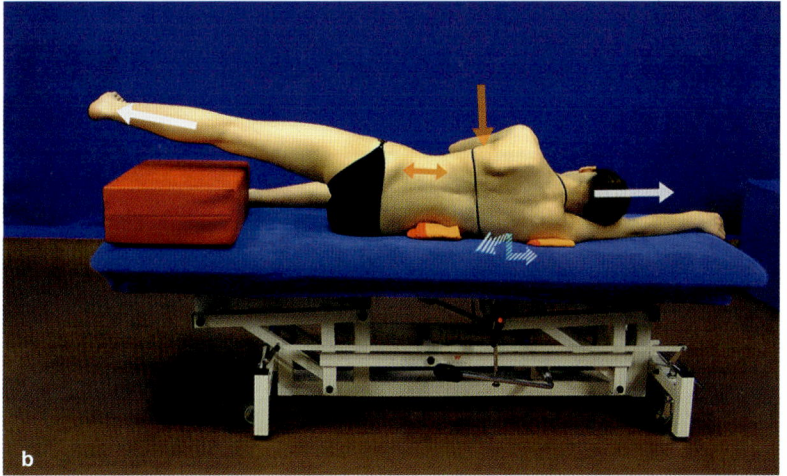

Figura 9.2 – Cilindro muscular em decúbito lateral esquerdo. [W858]
a. Posição inicial.
b. Posição final (sobre o significado das setas, consulte as Instruções ao leitor).

A parte superior do corpo é sustentada pela musculatura lombar fraca do lado direito. Ao final do exercício, o paciente estabiliza o resultado na vertical. O fisioterapeuta ajuda a manter a posição correta durante a sustentação por meio de estímulos táteis ou por uma tração junto à cabeça ou braços (➤ Figura 9.6).

Ao final do exercício, o paciente deve fazer uma nova correção na vertical e consolidar o resultado da correção por meio de uma pressão forte do braço contra o colchonete.

DICA
Se houver uma curva lombossacral na imagem radiográfica, mas se, clinicamente, o quadril do lado côncavo estiver direcionado para fora, o tratamento será feito como na escoliose de três curvas.

A gibosidade lombar é girada para a frente, para cima e para dentro (e respirada) de modo a tornar novamente simétricos os triângulos da cintura. Feito isso, toda a musculatura pélvica, abdominal e da cintura é novamente tensionada com vigor (➤ Figura 9.7, ➤ Figura 9.8 e ➤ Figura 9.9).

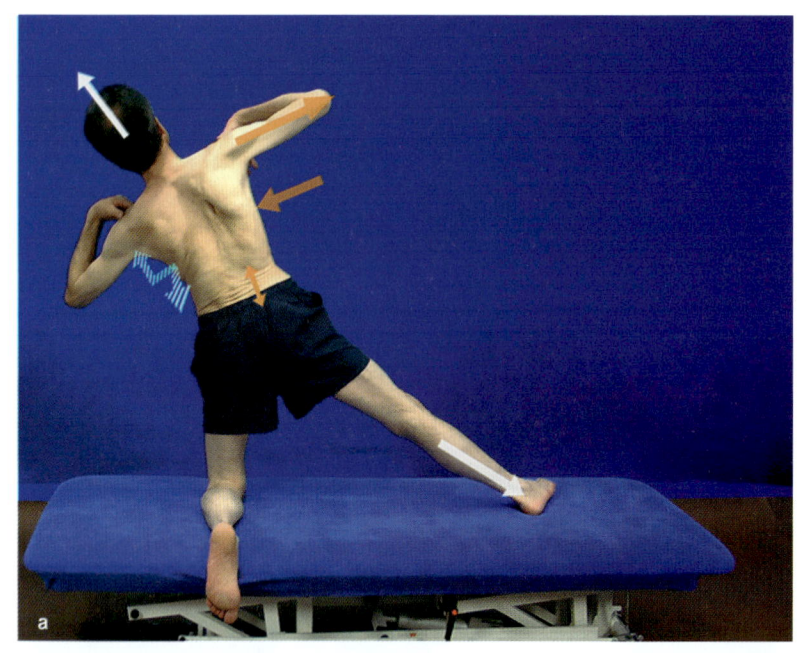

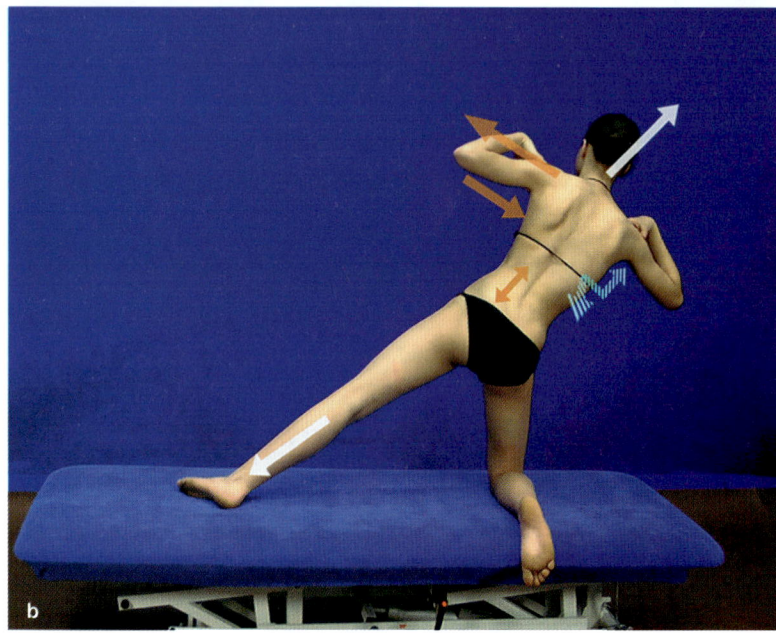

Figura 9.3 – Cilindro muscular na posição de joelhos (sobre o significado das setas, consulte as Instruções ao leitor). [W858]
a. Curva torácica direita.
b. Curva torácica esquerda.

9.2 Exercícios básicos 105

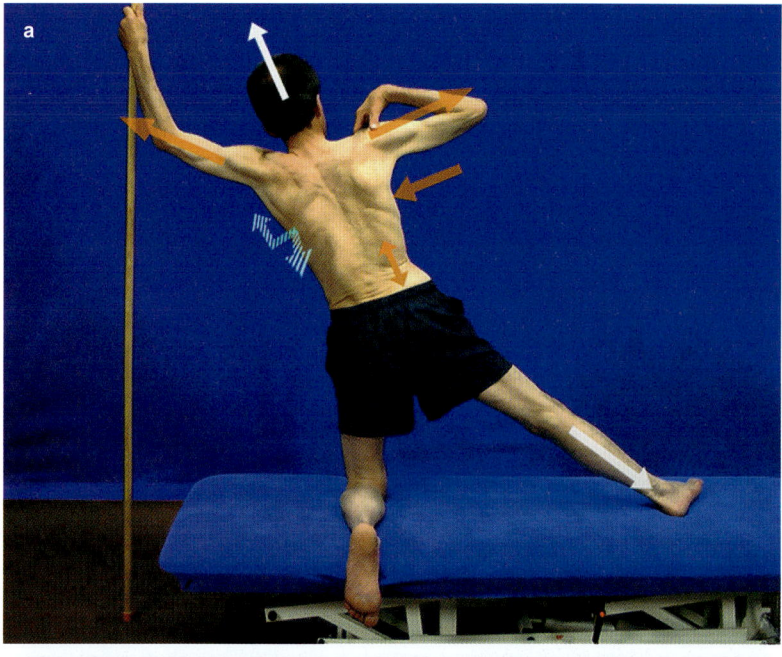

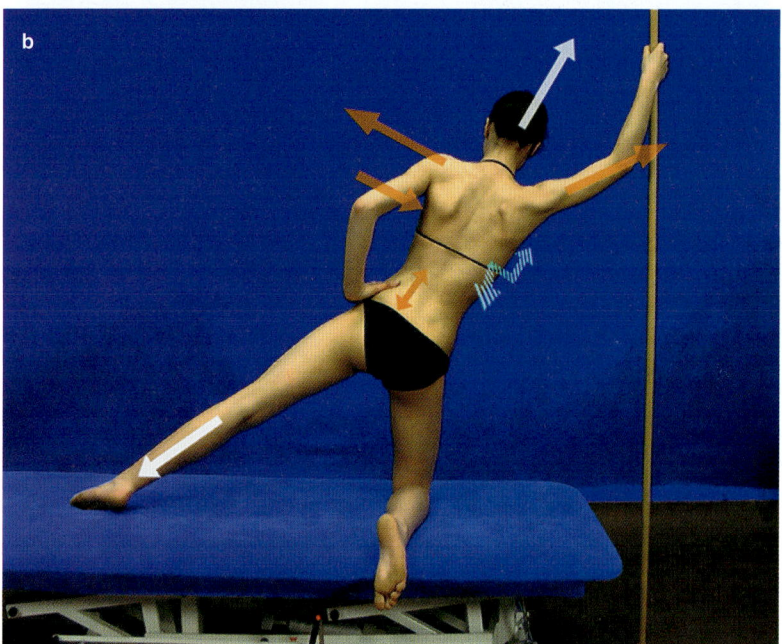

Figura 9.4 – Cilindro muscular na posição de joelhos com bastão (sobre o significado das setas, consulte as Instruções ao leitor). [W858]
a. Curva torácica direita.
b. Curva torácica esquerda.

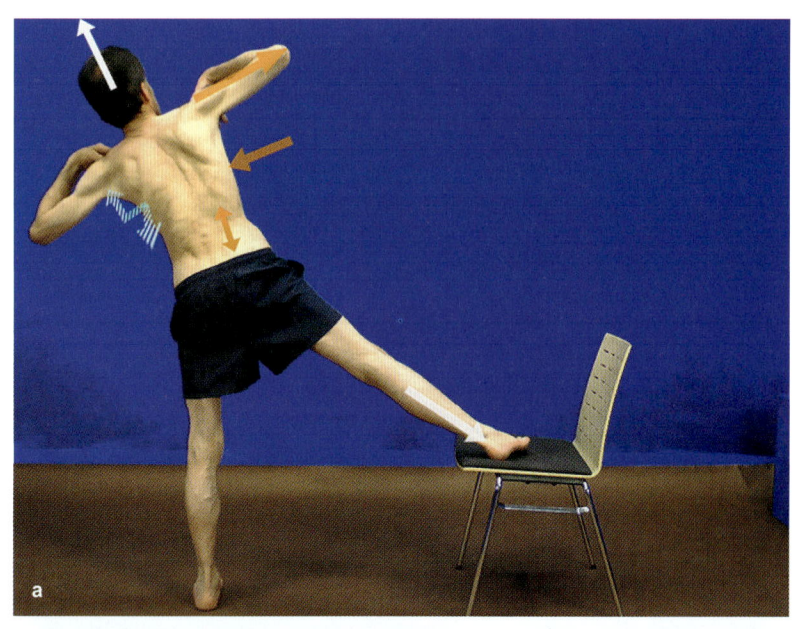

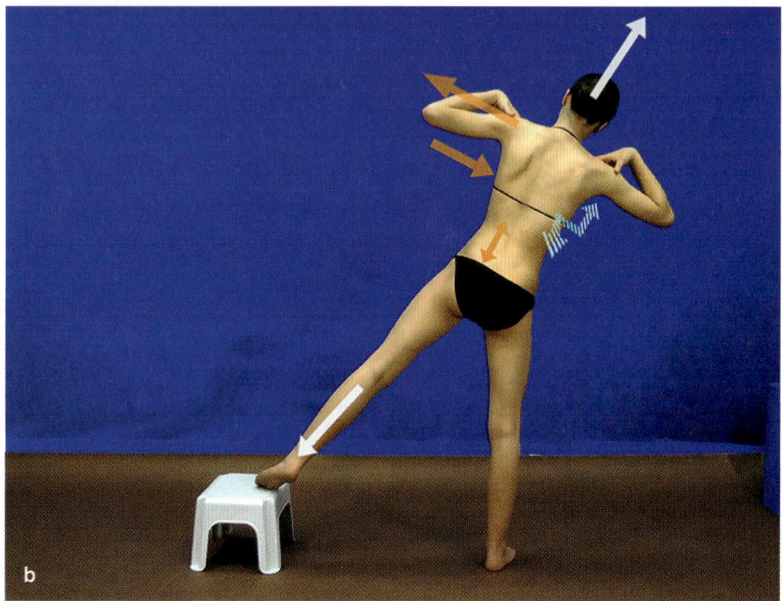

9 Estratégias de exercícios e sugestões de exercícios segundo áreas funcionais

Figura 9.5 – Cilindro muscular na posição em pé (sobre o significado das setas, consulte as Instruções ao leitor). [W858]
a. Curva torácica direita.
b. Curva torácica esquerda.

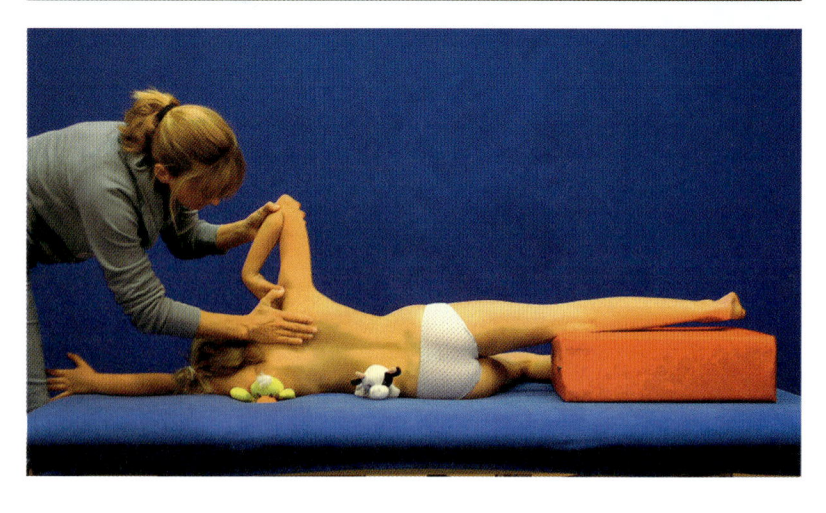

Figura 9.6 – Cilindro muscular na posição lateral, com posicionamento da mão. [W858]

9.2 Exercícios básicos 107

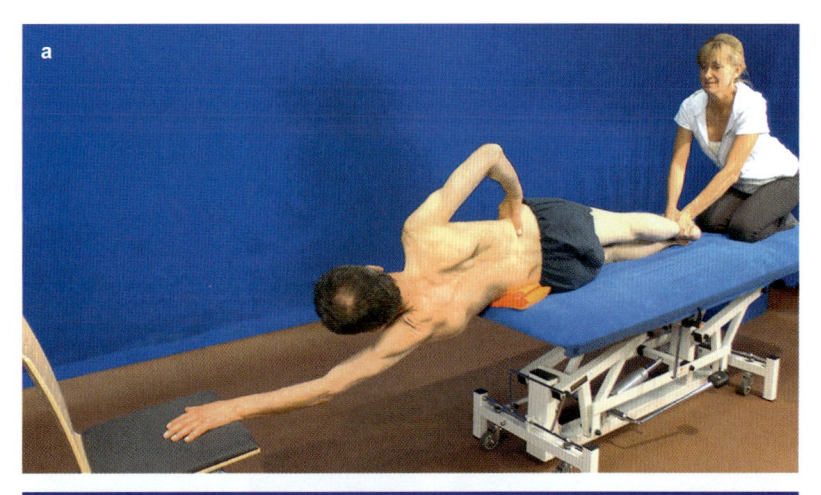

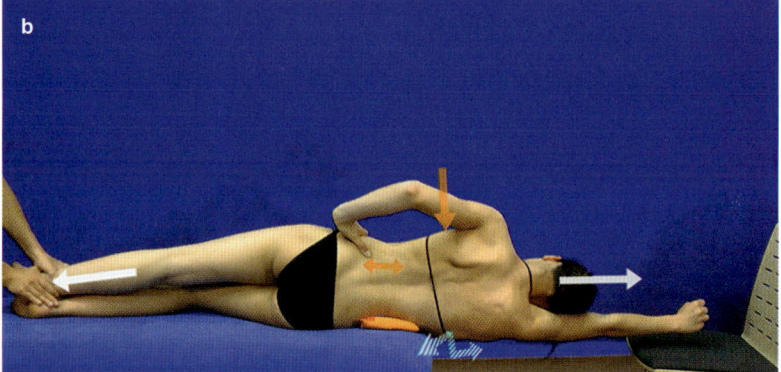

Figura 9.7 – Cilindro muscular com a parte superior do tronco sem apoio. [W858]
a. Curva torácica direita.
b. Curva torácica esquerda (sobre o significado das setas, consulte as Instruções ao leitor). [W858]

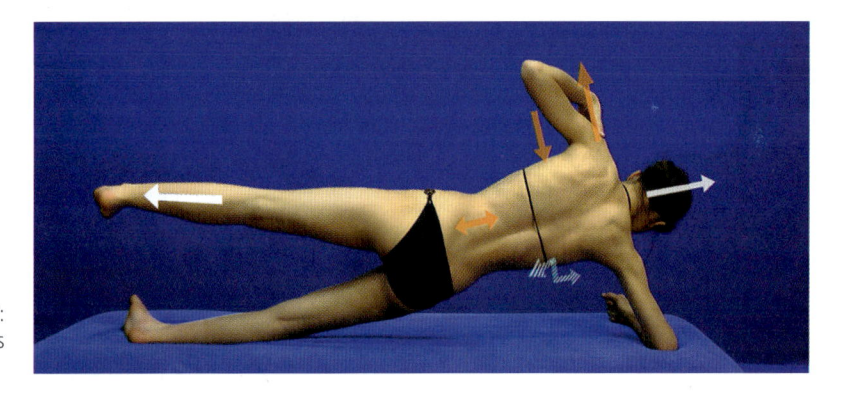

Figura 9.8 – Cilindro muscular no apoio lateral: curva torácica esquerda (sobre o significado das setas, consulte as Instruções ao leitor). [W858]

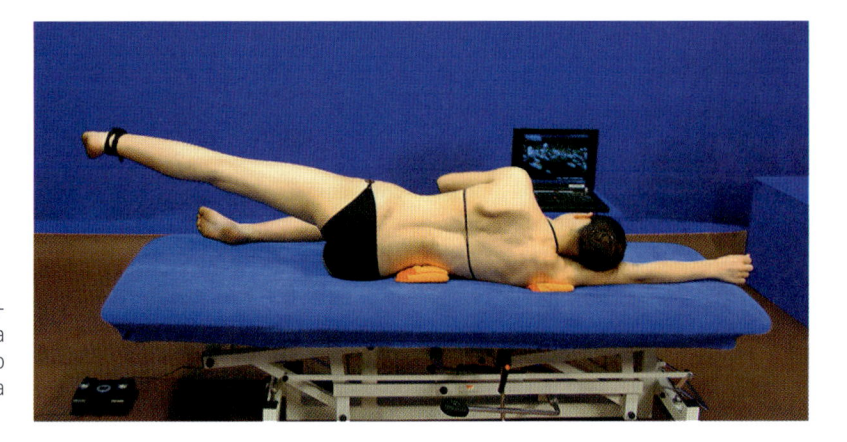

Figura 9.9 – Cilindro muscular em decúbito lateral, apoiado por jogo de computador: curva torácica esquerda. O jogo é controlado por meio de pequenos movimentos executados pela perna estendida. [W858]

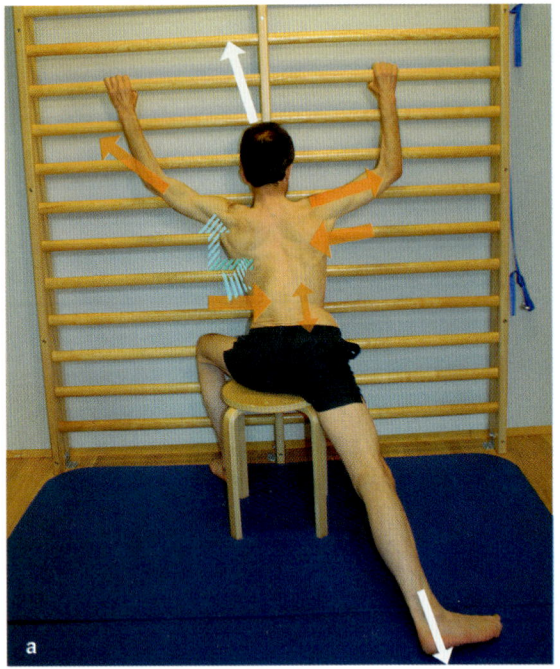

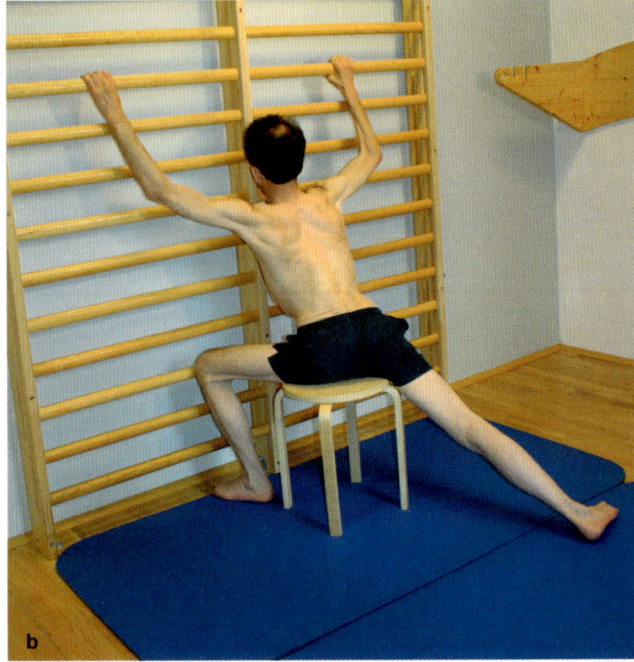

Figura 9.10 – Sentado em três apoios: curva torácica direita. [W858]
a. Visão posterior (sobre o significado das setas, consulte as Instruções ao leitor). b. Oblíqua lateral posterior.

9.2.2 Sentado em três apoios

> **NOTA**
> O "sentado em três apoios" é um exercício que tem um efeito de correção em todas as regiões (não indicado para quatro curvas!) (➢ Figura 9.10 a, b).

- Sentado em uma cadeira. A perna abaixo da gibosidade torácica é estendida para trás e rodada; o calcanhar empurra para trás e para baixo.
- A perna anterior é posicionada em ângulo reto. A parte superior do corpo se inclina (não se curva), como uma extensão da perna posterior, para a frente. O peso do corpo é deslocado para a metade da pelve do lado côncavo.
- Um saquinho de correção é colocado na frente do quadril do lado da gibosidade, de modo que o quadril seja automaticamente virado para trás (= todas as cinco correções pélvicas!).
- A parte superior do tronco também é inclinada para o lado côncavo, sem comprimi-lo (= fortalecimento da musculatura inativa abaixo da gibosidade).
- A cabeça traciona na mesma direção (= compensação da escoliose cervical), o queixo é girado para o lado da gibosidade (= ativação da musculatura fraca da cervical acima da gibosidade torácica, reforçada pela atividade de sustentação). Há um efeito de destorção na coluna cervical.
- É claramente visível quanto a coluna lombar se afastou do centro. Durante o exercício de tensionamento, a coluna lombar se aproxima do centro e o músculo eretor da espinha é ativado.

A ➢ Figura 9.11 mostra uma paciente de 24 anos com rigidez acentuada, cujo lado esquerdo está completamente atrofiado na frente, nas laterais e nas costas. A gibosidade acentuada das costelas pressiona os músculos lombares direitos, bem como as costelas flutuantes, formando um sulco profundo. A ➢ Figura 9.12 a, b e a ➢ Figura 9.13 mostram o sucesso dos tratamentos.

> **ATENÇÃO**
> **Cintura escapular**
>
> Durante os exercícios, o tronco sempre deve estar inclinado para o lado côncavo e este deve estar expandido, mas isso cria o risco de tracionar o ombro do lado côncavo. Além de desnecessário, é também um erro, pois, na maioria das vezes, um levantamento forçado da cintura escapular cria automaticamente uma curva cervical. A expansão do lado côncavo é possível ao se expandir o gradil costal durante a inspiração e sustentar essa expansão durante a expiração; nesse processo, executa-se um trabalho de fortalecimento isométrico: por exemplo, durante o exercício sentado em três apoios, depois de realizada a correção dos três blocos do tronco, o braço côncavo exerce uma pressão contra o assento ou o antebraço contra uma mesa, sem levantar o ombro; no entanto, o ombro precisa ser levado para a frente. Ele só é elevado porque as costelas abaixo dele estão separadas e empurradas para trás por meio da respiração. Desse modo, as costelas formam uma parede posterior de apoio que segura e apoia a cintura escapular.

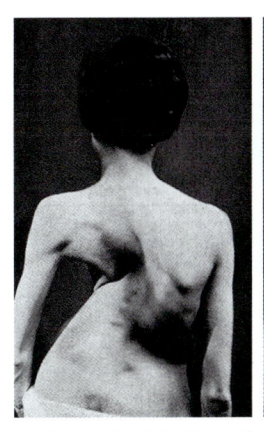

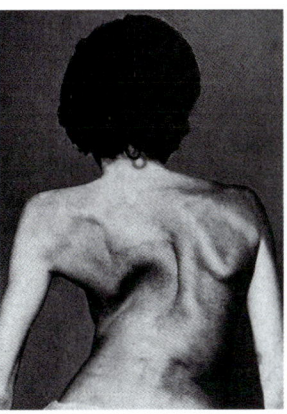

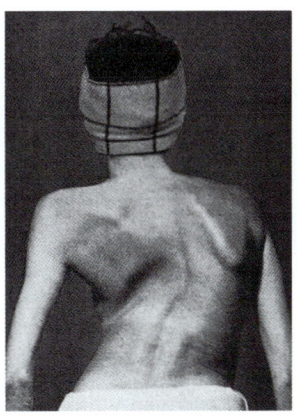

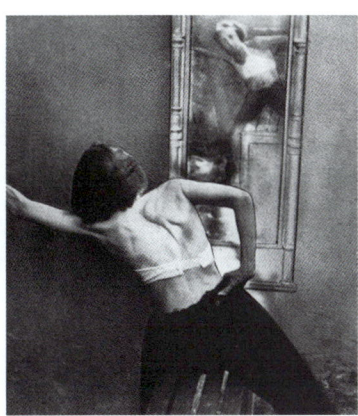

As **Figuras 9.11-9.13** se referem a uma paciente do sexo feminino de 24 anos, com escoliose severa. [M616]
Figura 9.11 – (esquerda) No início do tratamento.
Figura 9.12 a – (centro, à esquerda) Após três períodos de tratamento, cada um com duração de três meses.
Figura 9.12 b – (centro, à direita) Após quatro períodos de tratamento.
Figura 9.13 – (direita) Paciente em seu quinto período de tratamento durante exercício sentado com rotação da bacia, com controle de espelho.

O tratamento por meio de exercícios deve inicialmente alongar o músculo do lado côncavo e permitir que ele seja fortalecido em um estado de alongamento. No lado da gibosidade, o músculo grande dorsal, em conexão com o músculo serrátil anterior, deve ser contraído, o que só é possível após a correção dos três blocos do tronco.

9.2.3 Posição de quatro apoios

Este exercício, que proveio originalmente do conceito "Teoria do Movimento Funcional", de Klein-Vogelbach, é muito usado na ortopedia respiratória de Schroth (➤ Figura 9.14 a, b).

9.2.4 Crescimento axial

Exercício "crescimento axial" entre dois bastões

- Posição sentada sobre os ísquios (➤ Figura 9.15 e ➤ Figura 9.16), com almofada corretiva se necessário.
- A porção superior do tronco é inclinada para a frente e para o lado côncavo. A coluna vertebral do paciente é endireitada por meio de pequenos movimentos de balanço lateral, em sentido cranial, porque a desrotação de cada porção individual do tronco só é possível com alongamento das costas ou quando o tronco estiver ereto.
- Enquanto os ombros são mantidos na posição, o paciente pressiona os bastões, que estão ao lado do quadril, contra o chão (➤ Figura 9.15 b). Esse "crescimento axial" deve ser feito lentamente, enquanto o praticante ajusta conscientemente seus pontos côncavos.
- Só então são feitos vários exercícios respiratórios "em ângulo reto" durante a inspiração, e essa posição é mantida durante a expiração, para que já se mantenha como posição inicial na próxima respiração em "ângulo reto". A segunda perna do ângulo reto sempre se dirige em sentido cranial.
- Esses exercícios fornecem à coluna vertebral o maior endireitamento e comprimento possíveis, que também são aumentados em virtude do constante "impulso sobre a

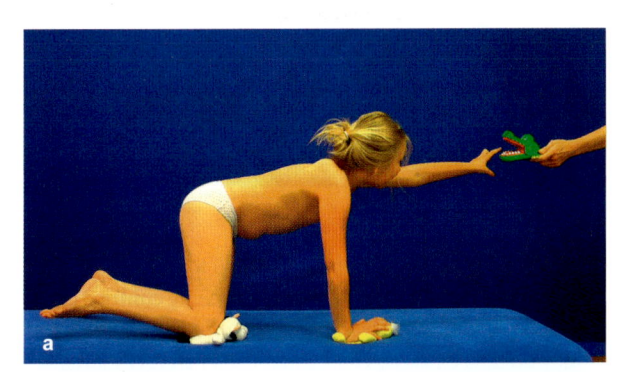

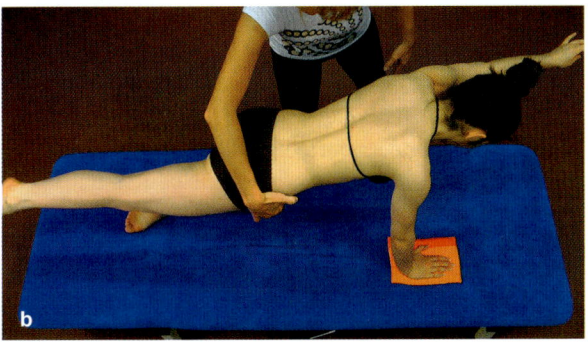

Figura 9.14 – Posição de quatro apoios. [W858]
a. Adaptado para crianças.
b. Posicionamento pélvico correto.

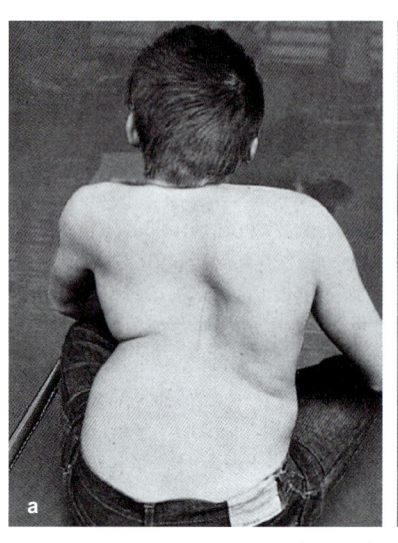

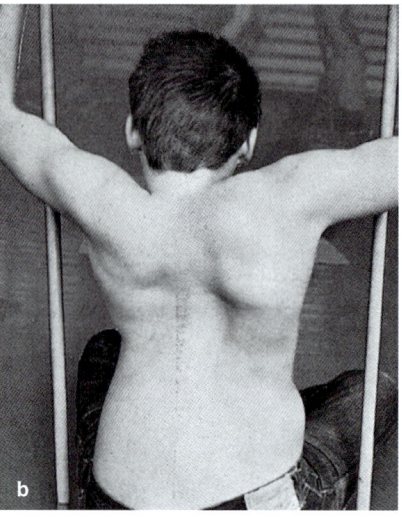

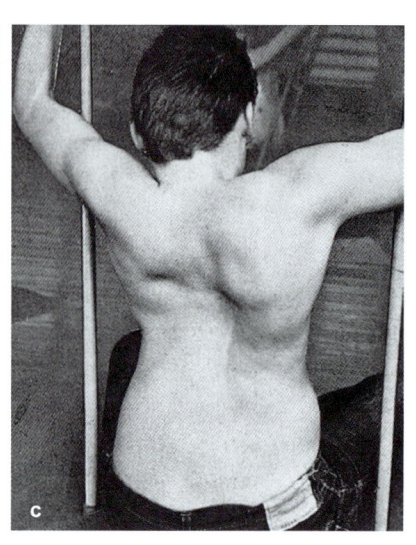

9 Estratégias de exercícios e sugestões de exercícios segundo áreas funcionais

Figura 9.15 a-c – Crescimento axial entre dois bastões: o paciente observa cuidadosamente a regra principal — inclinar a cabeça para o lado fraco e virar o queixo enquanto empurra a parte de trás da cabeça para o lado do pacote (gibosidade), a fim de também endireitar a curva do pescoço (ver ➤ Figura 9.15 c). [M616]

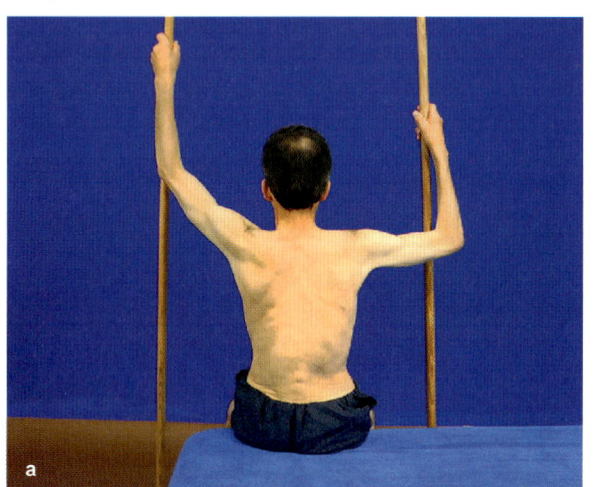

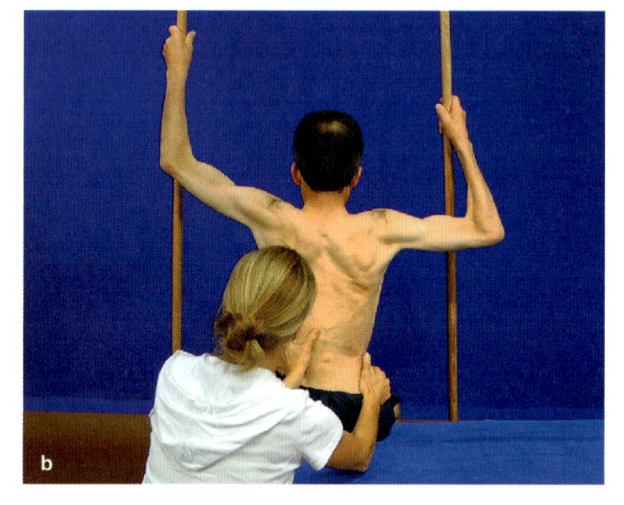

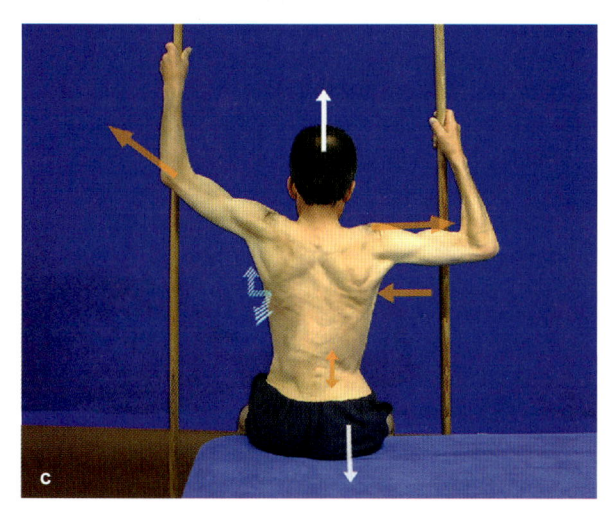

região occipital". Quando esse objetivo for alcançado, ambos os bastões são pressionados fortemente contra o chão durante a expiração (➤ Figura 9.15 c). Pode ocorrer até mesmo uma elevação concomitante da pelve. O exercício é considerado bom quando o quadril ordenado e destorcido, abaixo da gibosidade, pressiona com força o chão. Se o grande dorsal for fortemente acionado em ambos os lados, é um sinal de que o lado côncavo foi suficientemente expandido e a porção lateral da gibosidade foi tensionada. O tratamento com exercícios deve trabalhar os **músculos escalenos**, de modo que a parte superior do tórax se torne abaulada novamente e o ápice dos pulmões se descomprimam. Se der certo, a porção superior das costas, excessivamente arqueada, alinha-se novamente.

Figura 9.16 – Crescimento axial com contratração do ombro: curva torácica à direita. [W858]
a. Posição inicial. b. Manipulação. c. Posição final (sobre o significado das setas, consulte as Instruções ao leitor).

Exercício "isometria para a nuca"

ATENÇÃO
Não praticar na presença de cifose da coluna cervical e dorso plano!

- Posição supina com almofadas de correção.
- As regiões côncavas das costas são estiradas de baixo para cima, uma após a outra. Faz-se por meio de pequenos movimentos da coluna vertebral em sentido cefálico, associados a movimentos respiratórios direcionados "em ângulo reto". A coluna vertebral é bem alongada por meio de tracionamento na região posterior da cabeça.
- Durante a inspiração, o paciente alonga mais uma vez seu corpo e pressiona a parte de trás da cabeça e, eventualmente, também os cotovelos fortemente contra o colchonete. Assim, a parte superior das costas se contrai intensamente, de modo que a cintura escapular se desprenda do colchonete. Enquanto isso, acontecem pequenas contrações dos músculos intercostais dorsais, até que a expiração termine.
- Após uma pequena pausa, o exercício começa novamente.

Variante do exercício "isometria para a nuca"

- Com a mesma posição de partida do exercício anterior, agora com a cabeça rodada para um lado: uma vez para a direita, outra para a esquerda. O praticante logo percebe qual o lado pior e o treina com maior frequência. Na escoliose, a cabeça sempre deve estar inclinada como se fosse uma extensão da curvatura principal, e o queixo deve estar voltado para o lado da gibosidade. No entanto, existem exceções.

Este é um dos principais exercícios e pode ser realizado em decúbito dorsal, sentado ou em pé, com ou sem resistência da parede. Na ➢ Seção 9.6 estão listados mais alguns exercícios para a cervical que abordam os músculos individualmente. Em todos os exercícios, devem ser observadas as considerações aqui apresentadas. Elas são muito importantes, pois a postura da cabeça determina se a postura é ruim ou boa, fazendo a gibosidade torácica parecer maior ou menor. A transição contínua da coluna torácica para a coluna cervical e para a parte posterior da cabeça é muito importante.

Somente quando os músculos torácicos estão alongados suficientemente, os músculos da parte superior das costas podem se contrair, pois nada mais bloqueia a parte frontal.

9.2.5 Deslizamento profundo

(➢ Figura 9.17 a, b)
- Posição inicial: postura de deslizamento profundo com saquinhos corretivos: quadril perpendicular ao solo e o tronco é inclinado para a frente, com os braços estendidos e afastados.
- Enquanto isso, o esterno descreve pequenos círculos espiralados no chão.
- Na lordose acentuada, a pelve é tracionada ligeiramente em direção caudal.
- Para alongar todas as fibras musculares do tórax, os braços estendidos se deslocam alguns centímetros lateralmente até a diagonal. A posição do braço, na qual ocorre o maior estímulo de alongamento, é mantida. Trabalhamos no sentido desse alongamento.
- Na escoliose, a parte superior do corpo está inclinada para o lado côncavo dorsal. O quadril abaixo da gibosidade torácica exerce uma tração caudal. Os círculos são agora feitos com a parte anterior estreita ou com as costelas axilares. O exercício não é feito na presença de costas planas.

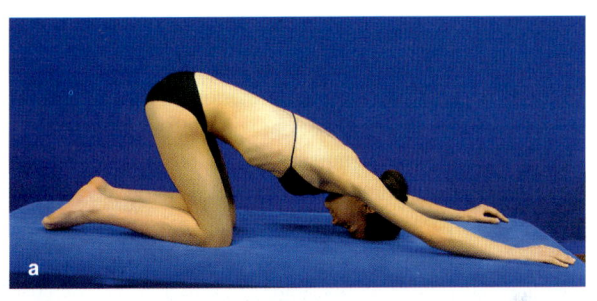

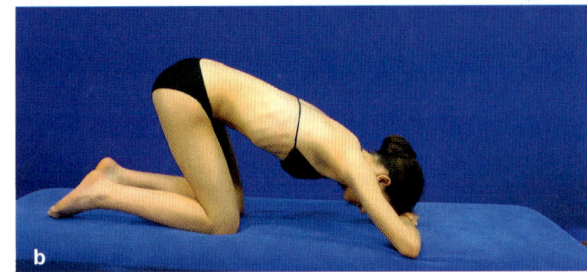

Figura 9.17 – Deslizamento profundo: curva torácica esquerda. [W858]
a. Variante 1.
b. Variante 2.

9.2.6 Costelas flutuantes ou "livres"

NOTA
O tratamento com exercícios deve trazer as costelas afundadas de volta ao seu lugar, para que ajudem a preencher e apoiar a porção da cintura abaixo da gibosidade.

Uma maneira de trabalhar estas costelas pode ser a seguinte: Os dedos posicionados para cima pressionam lateral e obliquamente a dobra da cintura abaixo da gibosidade, até senti-las. Ali, fornecem alguma resistência, contra a qual essas costelas inferiores são "respiradas" lateralmente e em sentido cefálico; enquanto isso, o diafragma deve abaixar concomitantemente, o que faz com que as duas curvas da coluna vertebral se alonguem.

9.2.7 Músculos abdominais

Primeiro exercício para alongar a linha c-d da ➢ Figura 4.6

- Posição supina com almofadas de correção.
- O terapeuta fica em pé ao lado da gibosidade do paciente e segura seu quadril em sentido posterior (➢ Figura 9.18 a) ou coloca um saco de areia sobre o quadril.
- Com a outra mão, o terapeuta gira a gibosidade anterior das costelas, com um movimento giratório de elevação para fora e para cima (lateral e cranial) e, adicionalmente, para trás e para cima (dorsal e cranial) (➢ Figura 9.18 b).
- O paciente também tenta rodar a gibosidade anterior enquanto respira, para abrir a parte côncava das costas, de modo que a porção posterior das costelas encontrem espaço para se organizar. A coluna vertebral lombar permanece no chão, assim como o quadril organizado.

Variação do exercício para alongar a linha c-d da ➢ Figura 4.6

- Decúbito dorsal com almofadas de correção.
- O terapeuta, posicionado ao lado convexo do paciente, levanta o quadril do lado côncavo para a frente e, ao mesmo tempo, traciona-o para dentro.
- Com a outra mão, ele pressiona suavemente a protuberância anterior das costelas para fora e para cima (lateral-cranial) e para trás e para cima (dorsal e cranial) = dois "ângulos retos".
- O paciente inspira durante a rotação e tenta manter o resultado durante a expiração pelo maior tempo possível.
- Se houver uma gibosidade lombar no lado côncavo, o terapeuta também a tracionará para a frente e para dentro.

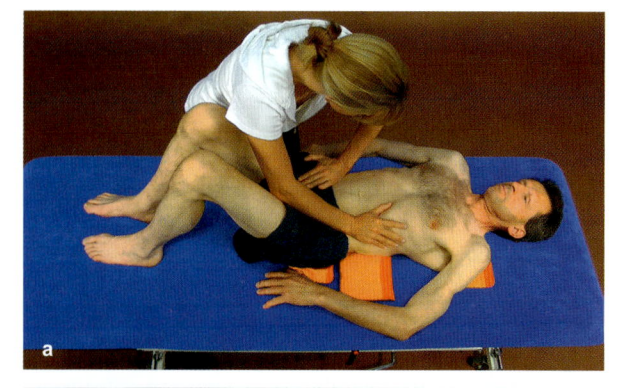

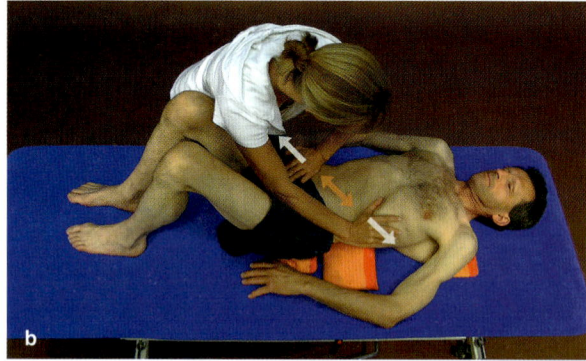

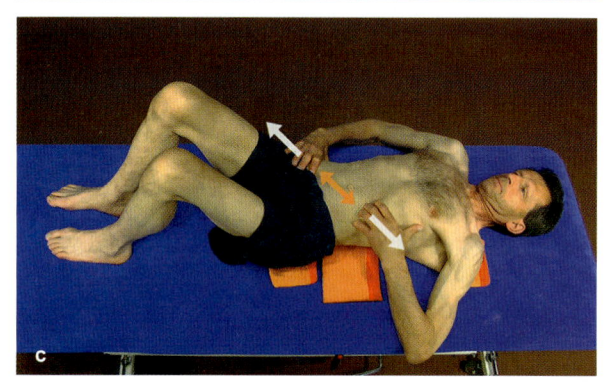

Figura 9.18 – Treinamento do músculo abdominal (sobre o significado das setas, consulte as Instruções ao leitor). [W858]
a. Posição inicial.
b. Posição final.
c. Exercício domiciliar.

Terceiro exercício (exercício domiciliar) para alongar a linha c-d da ➢ Figura 4.6

- Decúbito dorsal com saquinhos de correção (➢ Figura 9.18 c).
- Com uma das mãos, o paciente guia o quadril abaixo da gibosidade para fora (lateral), para trás (dorsal) e para baixo (caudal).
- Com a outra mão, ele eleva a gibosidade anterior das costelas para fora (lateral) e para cima (cranial), e a direciona para trás (em sentido dorsal), movendo-a suavemente, enquanto faz a inspiração corretiva. Ao fazer isso, ele deve sentir uma tração interna oblíqua. (Se necessário, os dedos

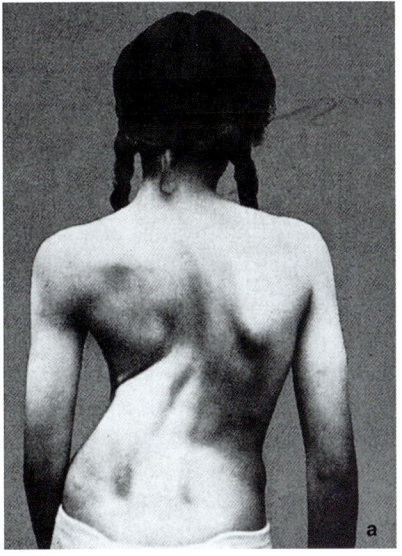

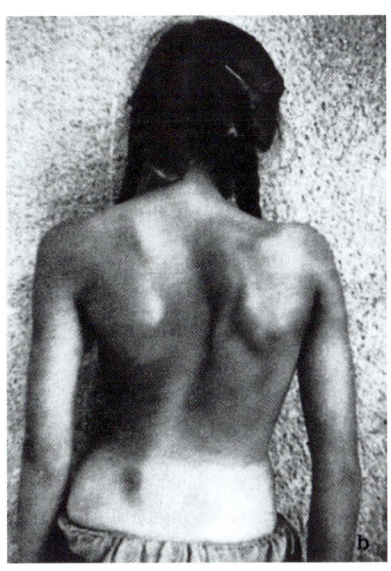

Figura 9.19 – Autocorreção em pé. [M616]
a. No início.
b. Após oito semanas.
c. Durante a prática do exercício.

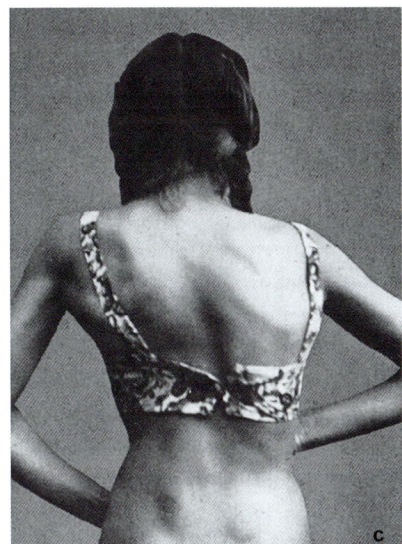

também podem se enganchar anteriormente sob o arco costal.)
- Durante a expiração, o praticante relaxa para então repetir o exercício com uma nova inspiração corretiva.
- Para um exercício mais intenso, pode-se manter a correção obtida na inspiração durante a expiração seguinte.

Quarto exercício para encurtar a linha a-b da ➤ Figura 4.6

- Decúbito dorsal com almofadas de correção.
- Inicialmente, o exercício é feito manualmente pelo paciente.
- Uma mão é colocada no alto, junto à porção lateral da gibosidade torácica, de onde ela começa a se desviar em sentido lateral.
- A outra mão repousa sobre o quadril, que se projeta lateralmente (lado lombar convexo), levantando-o em direção ao umbigo, ou seja, para a frente, para dentro e para cima, enquanto a outra mão gira a porção lateral e posterior da gibosidade para a frente, para dentro e para cima. Essa autocorreção também pode ser feita em pé (➤ Figura 9.19).

NOTA
Inicialmente, esse movimento só deve ser executado manualmente porque a mão superior, ao atingir a parte anterior estreita, poderá pressionar essa região. Portanto, as mãos apenas deslizam sobre o tórax para dar a direção. Mais tarde, basta pensar no exercício para encurtar a diagonal distendida.

Quinto exercício para a desrotação a-d da ➤ Figura 4.6

- Decúbito dorsal com almofadas de correção.
- O terapeuta fica em pé ao lado côncavo do praticante e empurra o quadril, localizado abaixo da gibosidade torácica, para longe dele e em sentido para fora, e o traciona para baixo. O paciente participa da manobra.
- Ao mesmo tempo, a outra mão do terapeuta move a gibosidade torácica para a frente, para dentro e para cima.
- O praticante se lembra da sensação corporal durante a abertura e tenta sentir a mesma sensação durante a execução independente do exercício.

9.2.8 Músculo quadrado lombar e a musculatura de sustentação mais profunda

Inicialmente, pratique entre dois espelhos para entender como entrar na posição do exercício e como concluí-lo ao final.
1. Desça até a posição ajoelhada: inicialmente, com a perna do lado da gibosidade.
2. Estique a perna lateralmente, inclinando a parte superior do tronco como se fosse uma extensão dessa perna, a fim de tratar o lado côncavo.
3. Ao término do exercício, volte a perna ao ponto inicial e, ao mesmo tempo, levante o tronco.
4. Para erguer-se até a posição em pé: apoie primeiro a perna do lado côncavo.

O tratamento com exercícios precisa reativar a musculatura encurtada sob a gibosidade torácica, forçando-a a trabalhar após assumir a posição corretiva.

Exercício para a tonificação do músculo quadrado lombar e da musculatura de sustentação mais profunda na escoliose de três curvas (= "cilindro muscular")

- Ajoelhado ou em pé.
- Mãos apoiadas no quadril. Bacia com as espinhas ilíacas anterossuperiores alinhadas. Incline a parte superior do corpo para o lado côncavo dorsal (não flexione!).
- A perna situada abaixo da gibosidade é estendida para o lado. A perna e o tronco formam uma linha contínua.
- O quadril do lado côncavo torácico é tensionado para dentro (= terceira correção pélvica) e rodado para a frente (= quarta correção pélvica); adicionalmente, a perna estendida situada abaixo da gibosidade torácica empurra o quadril em sentido caudal (= quinta correção pélvica).

Devido a essas correções pélvicas, o músculo quadrado lombar é forçado a trabalhar. O que acontece:

1. A porção fraca da musculatura lombar volta a trabalhar e se fortalece.
2. A coluna lombar assume um alinhamento mais medial, pois o local da concavidade é aliviado.
3. Os processos transversais lombares, nos quais se fixa o músculo quadrado lombar, desrotam; em casos mais leves, conseguem se direcionar ligeiramente para trás.
4. Esses músculos e todos os demais (que devido à torção escoliótica ficaram fracos) são forçados a sustentar o peso do tronco. Agora, eles voltaram a trabalhar, o que leva a um aumento do **comprimento e da força**.

Agora, até mesmo as menores oscilações são realizadas com a porção superior do tronco, que se encontra em certa inclinação diagonal para estimular especificamente os músculos lombares inativos. De qualquer modo, é melhor executar pequenos movimentos do que grandes movimentos de maneira errada. A seguir é necessário fazer a "contratração do ombro" (➤ Figura 9.3 a). No entanto, as etapas descritas anteriormente são apenas o ponto de partida. A partir delas, seguem-se os **movimentos de respiração angular rotacional**, juntamente com o respectivo rebaixamento do diafragma. Ao final de cada exercício de fortalecimento, deve ser feita uma pausa para recuperação.

NOTA
Pacientes com escoliose de *quatro* curvas exercitam esses músculos inativos da cintura de maneira diferente (ver ➤ 9.8 – Exercícios para corrigir a curva lombossacral e a deformidade pélvica) para corrigir a deformidade pélvica e, ainda assim, permitir que os músculos da cintura trabalhem.

ATENÇÃO
Exceção (➤ Figura 9.20 a, b): se a curvatura principal estiver situada em posição muito baixa, de modo a alcançar a região lombar, abaixo da gibosidade não haverá uma musculatura fraca. Por isso, esses músculos não precisam ser especialmente contraídos. O trabalho com auxílio de um bastão, em que **a mão do lado côncavo dorsal** pressiona contra o chão, é excluído. Desse modo, o lado côncavo é ampliado para fornecer espaço ao movimento corretivo das costelas.

Em nossos exercícios ortopédicos-isométricos usamos músculos que realizam um trabalho de força em comprimento, como, por exemplo, o músculo quadrado lombar no cilindro muscular. Provavelmente, isso eleva a hiperlordose da região da cintura abaixo da gibosidade torácica. Infelizmente, esse modelo de pensamento não explica o efeito da correção de maneira conclusiva. No entanto, não existe maneira melhor de ensinar do que pelos fatos.

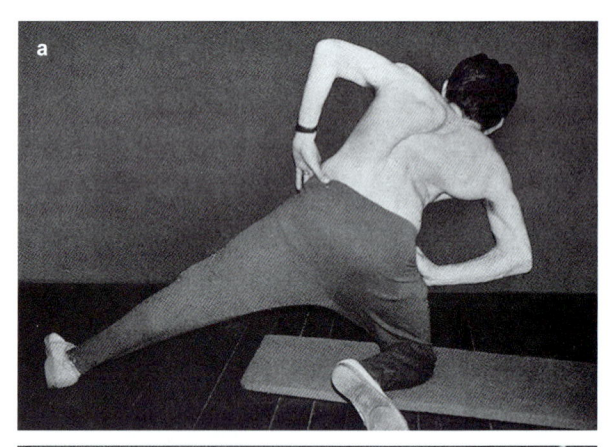

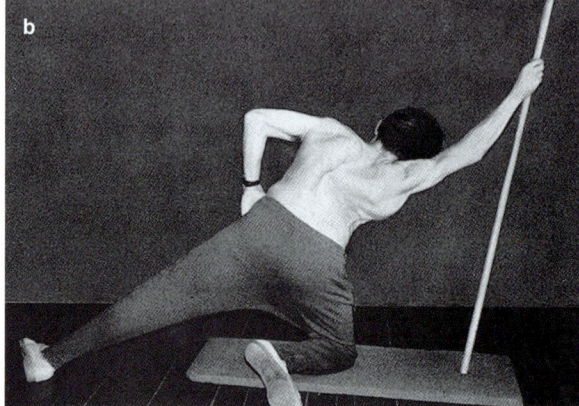

Figura 9.20 – Cilindro muscular na posição de joelhos. [M616]
a. Sem bastão.
b. Com bastão.

9.3 Exercícios no espaldar

Os exercícios atuam principalmente nas estruturas passivas da coluna vertebral (sistema cápsulo-ligamentar), criando assim as condições para um trabalho muscular fisiológico. Esse trabalho fisiológico só é eficaz após a correção do sistema passivo.

ATENÇÃO

Pacientes com uma coluna vertebral enrijecida cirurgicamente não devem fazer qualquer exercício a fim de não colocar o implante em risco.

9.3.1 Cruz de Santo André

Cifose   Execução alternando os lados.

Escoliose
- De lado — lado côncavo em direção ao espaldar —, em pé na segunda ou terceira barra e com a mão do mesmo lado, segurar uma barra na altura da cabeça.
- Estender o braço "externo" e a perna estendida e rodada para fora, movendo o quadril abaixo da gibosidade torácica em sentido posterior e para baixo, de modo que os braços e as pernas formem duas diagonais cruzadas. Permanecer durante algum tempo com a respiração angular.
- Quando o quadril do lado côncavo estiver voltado para fora, ele será tensionado para a frente e para dentro (= terceira e quarta correções pélvicas). Não é feito para escoliose de quatro curvas (> Figura 9.21 a, b).

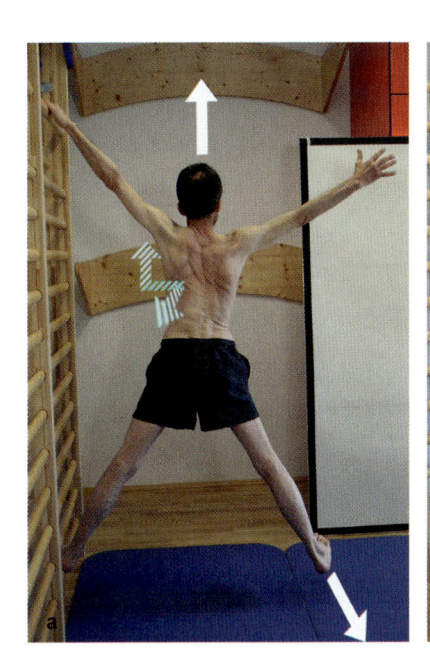

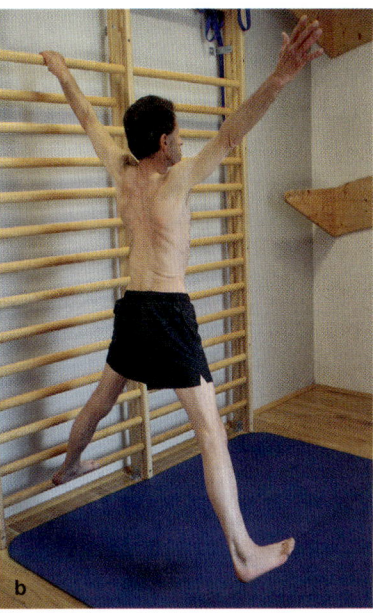

Figura 9.21 — Cruz de Santo André ou cruz diagonal. [W858]
a. Vista posterior (sobre o significado das setas, consulte as Instruções ao leitor).
b. Vista lateral.

9.3.2 Exercícios de pêndulo

- Sempre agarre uma barra mais alta e, depois, consequentemente uma mais baixa.
- Fique de pé apoiado na barra mais baixa do espaldar com as pernas afastadas. As mãos agarram uma barra na altura do ombro, com os braços estendidos.

Cifose
- Com as pernas esticadas, fazer movimentos para baixo com as nádegas durante o alongamento do braço, voltando imediatamente à posição inicial.
- Mudança da mão para a barra abaixo, dando continuidade ao exercício até que as nádegas se encontrem próximas ao chão (usar um travesseiro como proteção!).
- O retorno para cima ocorre da mesma maneira.
- Intensificação do exercício: o mesmo exercício, mas em pé sobre a segunda barra.

Escoliose
- Levar o quadril do lado da gibosidade torácica para fora, para trás e para baixo; cabeça posicionada como uma extensão da segunda curva.
- O levantar também é feito nessa postura corretiva.

DICA
Na escoliose de quatro curvas com gibosidade lombar, não faça um balanço muito amplo. Manter a pelve alinhada.

9.3.3 "Pedalar"

- Com os pés unidos, permanecer em pé sobre a barra inferior, segurando a barra na altura do ombro.
- Com as pernas esticadas, direcione a pelve para trás.

Cifose Flexione alternadamente os joelhos direito e esquerdo. Para promover a mobilidade rotacional da pelve.

Escoliose Estenda o joelho do lado côncavo apenas uma vez: e, em contrapartida, balance de três a cinco vezes a perna esticada do lado da gibosidade torácica na mesma direção do quadril (= terceira, quarta e quinta correções da pelve). Não vale para a escoliose de quatro curvas.

9.3.4 Circular diagonalmente o tronco no espaldar

Posição inicial: pés afastados, posicionados sobre a primeira barra. As mãos seguram a barra na altura do ombro (➢ Figura 9.22 a-c).

Cifose A partir da posição inicial, mover a bacia para a direita em direção à barra vertical do espaldar, e assumir a posição de agachamento. Em seguida, fazer o mesmo, mas em direção à esquerda e retornar à posição inicial. Repetir o mesmo exercício na outra direção, tomando o cuidado de não rodar a parte superior do corpo.

Escoliose A bacia situada abaixo da gibosidade torácica se desloca da posição inicial até a barra vertical do espaldar — ali, realiza um agachamento, executa o movimento lateral em direção ao lado côncavo, mantém as costelas abertas e a cabeça também é tracionada na mesma direção — e volta para cima, para a posição inicial.

Em seguida, deixar a porção superior do corpo na perpendicular. Girar para a frente. Manter a ordenação do quadril. Não é feito na escoliose de quatro curvas.

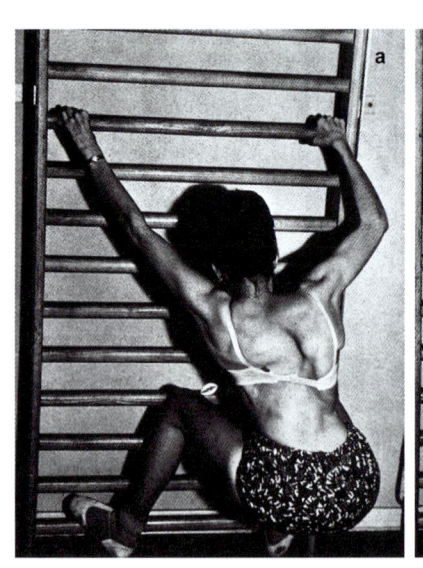

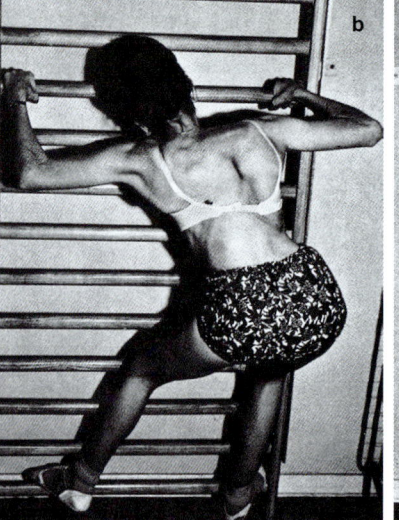

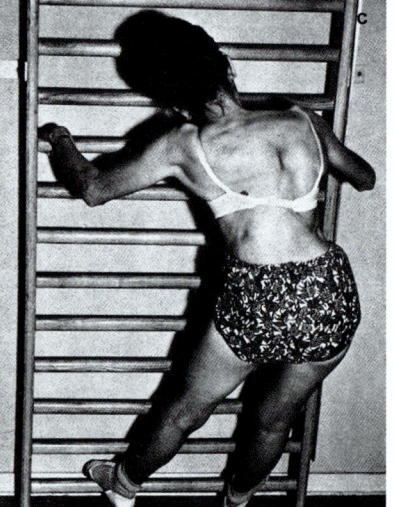

Figura 9.22 a-c – Girar o tronco diagonalmente no espaldar. [W858]

9.3.5 Outros exercícios no espaldar

(➤ Figura 9.23 a, b; ➤ Figura 9.24 a, b)
- Devido à tração da cabeça, o tronco é levado até o espaldar por meio de um alongamento mais acentuado das costas. O mesmo caminho de volta leva à posição inicial. Não segurar a respiração.
- Respiração: durante uma postura de relaxamento, tracione a cabeça durante a expiração. Inspire corrigindo para a frente, expire enquanto faz a tração da pelve.
- Durante o exercício de resistência, execute também o movimento semicircular em direção ao chão. O movimento semicircular é feito com a parte anterior estreita e/ou com as costelas axilares do lado da gibosidade torácica, de modo que ocorre uma contrarrotação do tórax.
- Enquanto isso, a cabeça está em uma posição de rotação: inclinada para o lado côncavo e o queixo voltado para o lado da gibosidade torácica. Ele também faz um contramovimento para trás em relação ao movimento semicircular (➤ Figura 9.25 a, b).

Cifose   Execução bilateral.

Escoliose   Lado côncavo lateral ao espaldar.

Posição de joelhos, perna paralela à parede de barras, esticar os dedos dos pés. Braço do lado côncavo fletido em ângulo reto e segurando a barra correspondente:

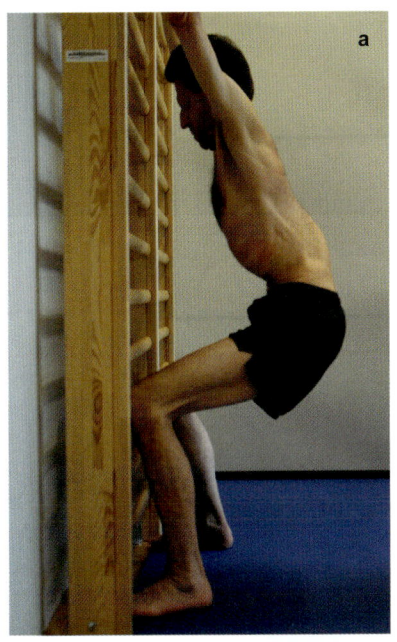

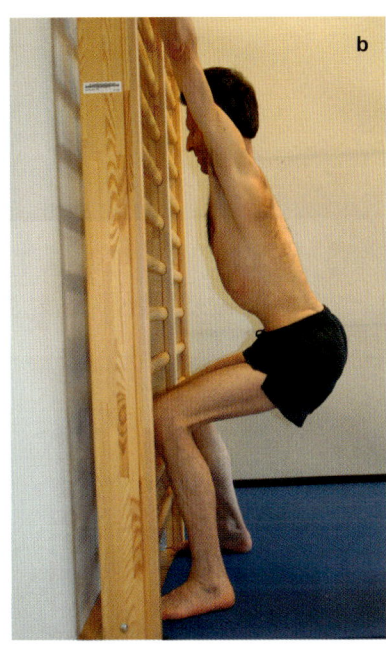

Figura 9.23 – Semidependurado. [W858]
a. Posição inicial.
b. Posição final.

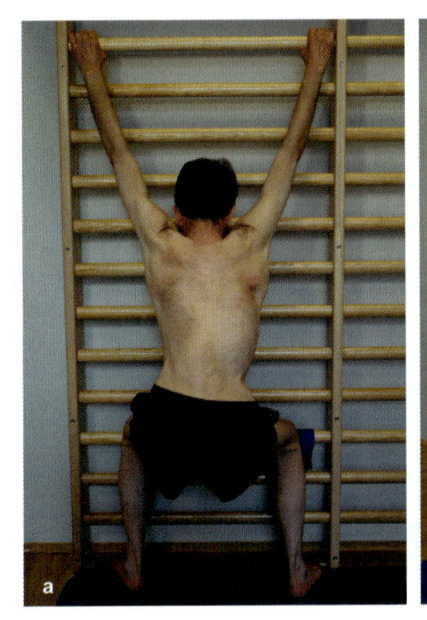

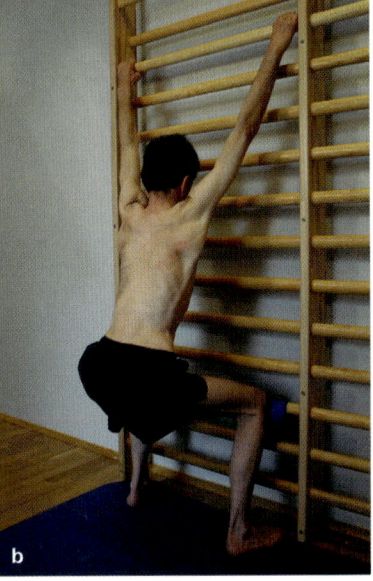

Figura 9.24 – Trabalhando na posição semidependurada. [W858]
a. Vista posterior.
b. Vista lateral.

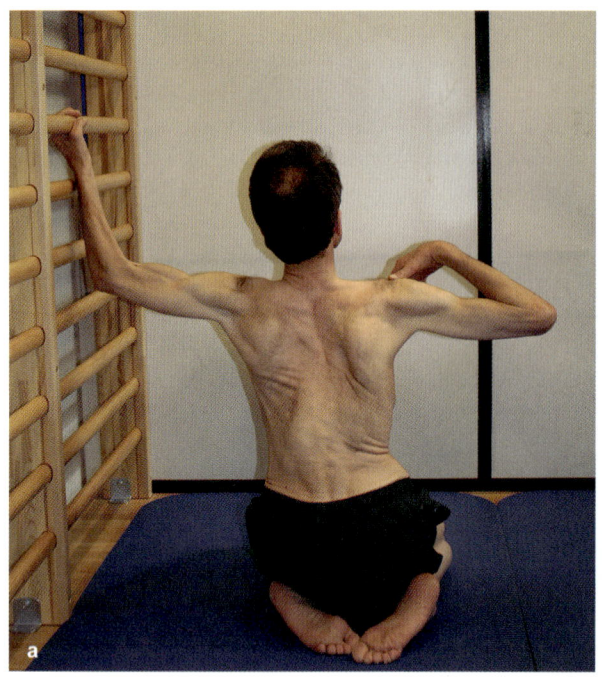

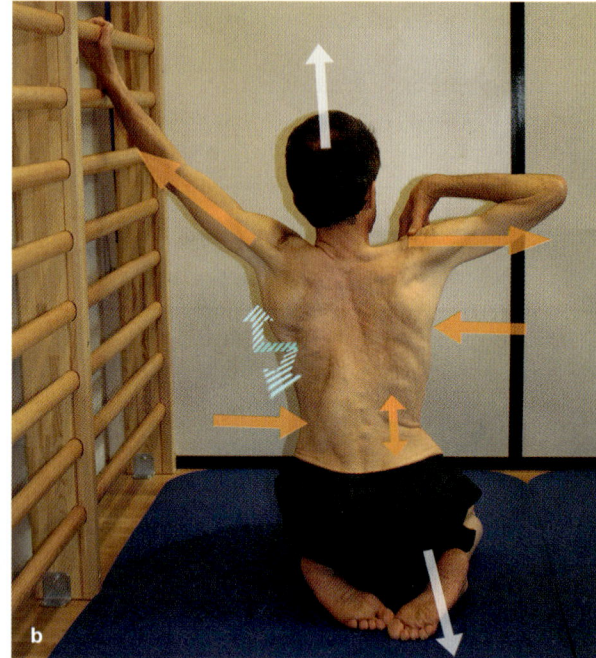

Figura 9.25 – Exercício da maçaneta da porta (tração diagonal). [W858]
a. Posição inicial.
b. Posição final (sobre o significado das setas, consulte as Instruções ao leitor).

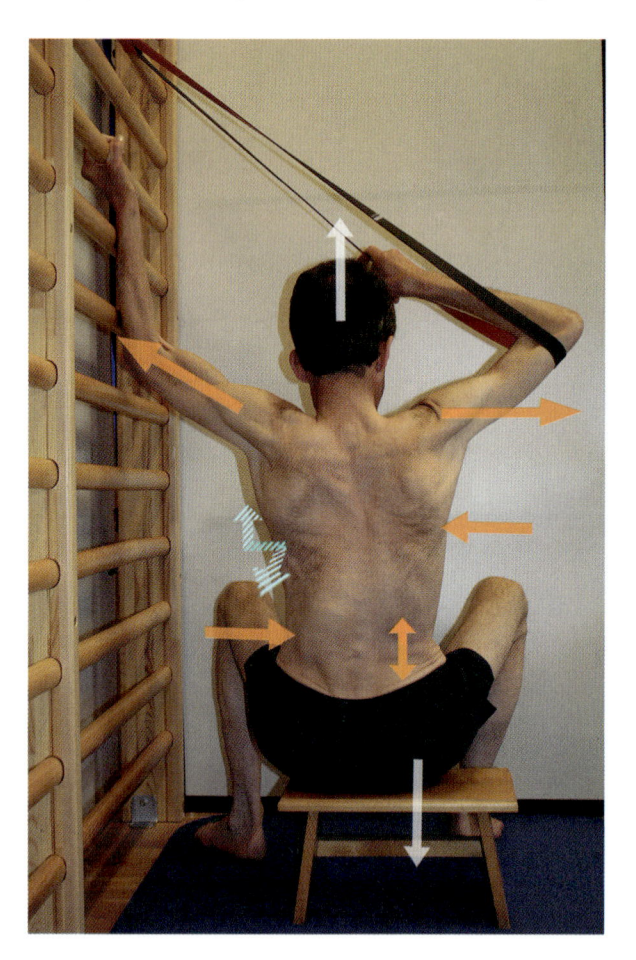

- No lado do corpo oposto ao espaldar (lado da gibosidade torácica), o quadril é movido para fora, para trás e para baixo, até que a metade das nádegas do lado côncavo alcance o calcanhar do lado da gibosidade torácica.
- O braço côncavo fornece resistência a esse movimento. Durante o tracionamento para cima, o quadril do lado convexo exerce uma resistência ao braço, que traciona o corpo novamente para a posição de joelhos.
- A cabeça é mantida como uma continuidade de segunda curva da coluna, o queixo é girado na direção oposta. Existem duas possibilidades para o movimento respiratório:
  - Durante o movimento para cima ou para baixo, pode se assumir a forma com a "respiração angular rotacional" (ver ➤ Seção 4.1.3). Sem lordose!
  - Na posição inicial (posição ajoelhada ou posição sentada sobre o calcanhar), pode-se assumir a forma desejada por meio da respiração rotacional; ao fornecer resistência (trabalho de força!), execute o movimento durante a expiração até atingir a forma a ser mantida (➤ Figura 9.26; ➤ Figura 9.27 a; ➤ Figura 9.28 a, b).

Figura 9.26 – Contratração do ombro com faixa elástica Deuser®[1]; esse exercício é semelhante ao exercício da maçaneta da porta, mas o paciente está sentado em um banquinho baixo (e não sentado sobre os calcanhares). (Sobre o significado das setas, consulte as Instruções ao leitor.) [W858]

[1] Marca alemã de faixas elásticas. [N.E.]

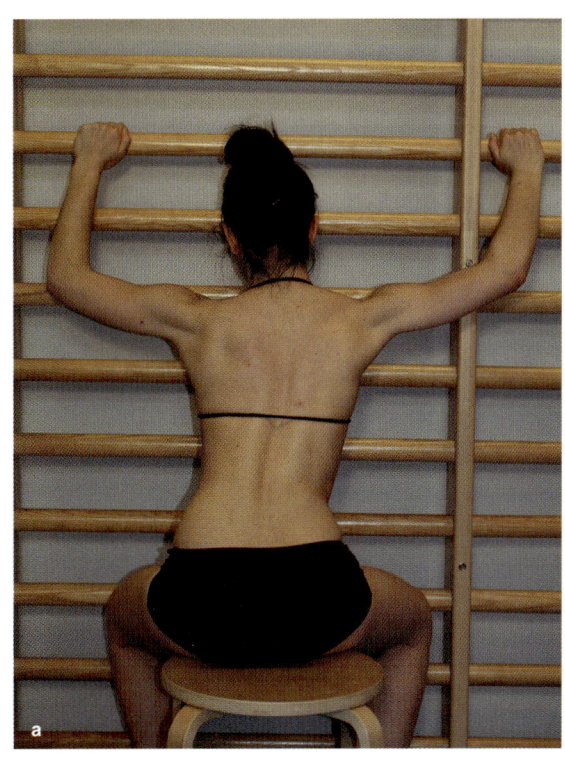

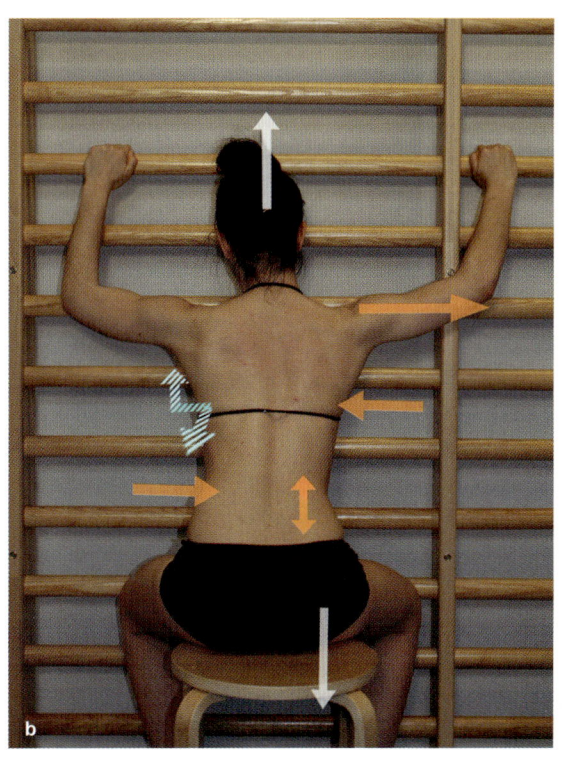

Figura 9.27 – Exercício 50x. [W858]
a. Posição inicial; b. Posição final (para o significado das setas, consulte Instruções ao leitor). O início da gibosidade é posicionado na vertical, semelhante ao exercício anterior. Este exercício deve ser repetido ao menos 50 vezes para que ocorra a aprendizagem motora. Daí o seu nome.

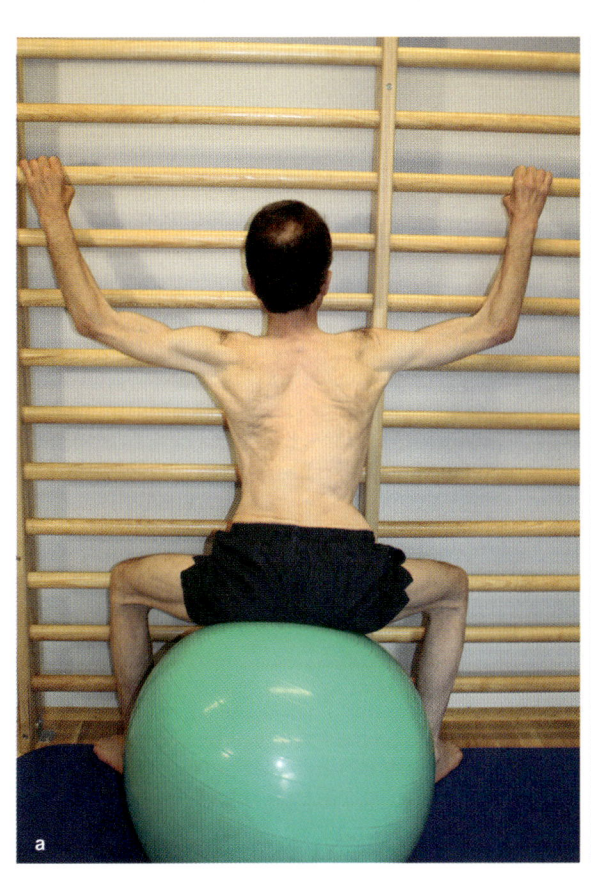

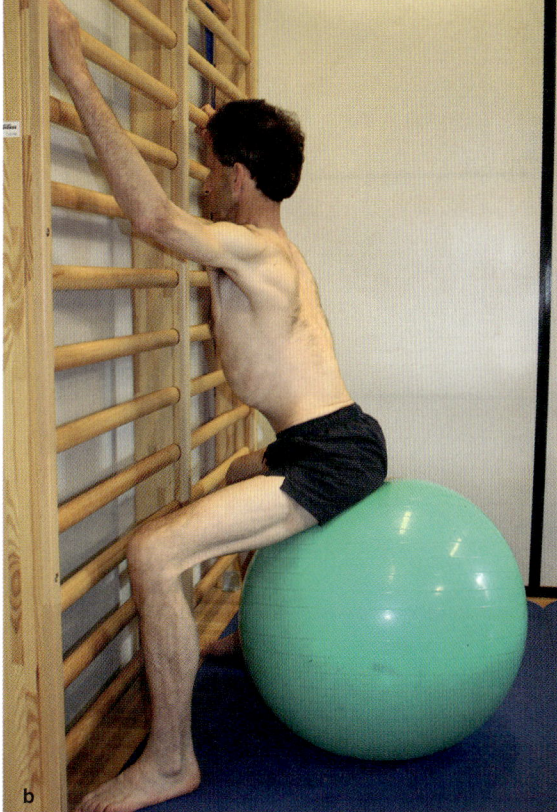

Figura 9.28 – Exercício 50x na bola [W858]. a. Vista dorsal. b. Vista lateral.

9.4 Exercícios modeladores

9.4.1 "Grande arco"

(➤ Figura 9.29)
- Em pé, a um passo de distância do espaldar, pernas ligeiramente afastadas.
- Rosto virado para o espaldar e pés paralelos, coloque as mãos na barra que ainda estiver ao seu alcance.

Cifose
- Com a pelve ereta e a coluna lombar em cifose, mova-se para trás em "ângulo reto" enquanto inspira, o que leva a um aumento dessa cifose lombar.
- Em seguida, o movimento expiratório deve ser feito juntamente com uma forte contração dos músculos abdominais em "ângulo reto, para trás e para cima", de modo a incluir os arcos costais inferiores.
- Manter a cabeça bem erguida! (Não fazer como na postura de cifose sentada!)

Escoliose
- Inicialmente, defina as correções pélvicas.
- Durante a inspiração, a gibosidade anterior das costelas é tracionada de trás e para fora, para cima e para trás. Ao soltar o ar, ela deve ser fortemente contida de modo a evitar sua expansão. Enquanto isso, a cabeça deve ser mantida ereta por meio de uma forte contratensão.
- Os braços permanecem sempre esticados!

DICA
O mesmo exercício também é possível na posição do alfaiate, em que o quadril abaixo da gibosidade torácica deve ser empurrado ainda mais para trás. Não aplicável na presença de uma gibosidade lombar muito acentuada.

9.4.2 "Tração diagonal"

(➤ Figura 9.25 a, b)
Aplicável nas escolioses altas. Não aplicável nas escolioses de quatro curvas.

Cifose   Execução alternando os lados.

Escoliose   Lado côncavo direcionado para o espaldar. Posição de joelhos, pernas paralelas ao espaldar, esticar os dedos dos pés. Braço do lado côncavo fletido em ângulo reto, a mão segura por baixo da barra correspondente.
- No lado afastado do espaldar (lado da gibosidade torácica), o quadril é movido para fora, para trás e para baixo, até que a nádega do lado côncavo alcance o calcanhar do lado da gibosidade torácica.
- O braço do lado côncavo oferece resistência a esse movimento. Ele traciona para cima, enquanto o quadril, que traciona o corpo de volta para a posição ajoelhada, oferece resistência ao braço.
- A cabeça é mantida como uma extensão da segunda curva da coluna vertebral, o queixo é virado para o lado da gibosidade.
- Existem duas opções para o movimento respiratório:
  a. Durante o movimento para cima ou para baixo, assumir a forma desejada com a respiração angular rotacional. Sem lordosar a coluna! Expirar na posição ajoelhada ou sentada sobre os calcanhares.
  b. Na posição inicial, assumir a forma desejada por meio da "respiração angular rotacional"; ao fornecer resistência (trabalho de força!), execute o movimento durante a expiração na forma a ser fixada.

NOTA
Na presença de um ombro não desalinhado do lado côncavo, a **contratração do ombro** é necessária como **compensação**. Na presença de distúrbio sagital da postura, esse exercício é feito bilateralmente para influenciar a coluna vertebral enrijecida por meio do movimento lateral.

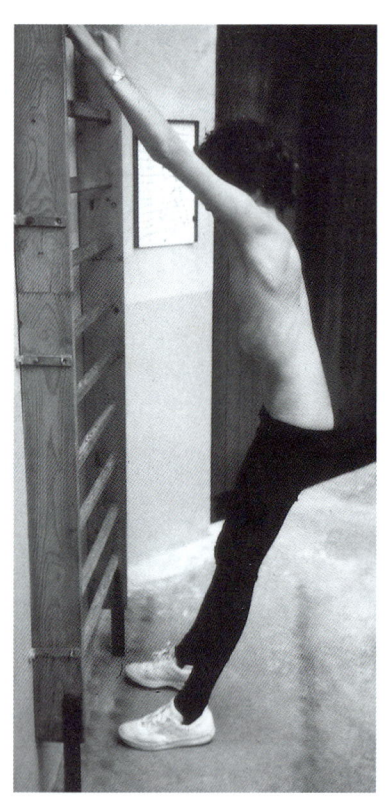

Figura 9.29 – Grande arco. [M616]

9.4.3 "Elevação do corpo"

(> Figura 9.30 a–c)
- Posição em pé sobre o espaldar, pernas e braços afastados.
- Agarre uma barra na altura do ombro, segurando por cima da barra; mãos afastadas.
- Com as costas esticadas, mova a pelve para trás.

Cifose
- O tronco é alongado durante a inspiração.
- Durante a expiração, ambos os cotovelos são dobrados e afastados. As costas permanecem esticadas, sem lordose cervical.
- A cabeça chega até a barra, na qual as mãos se agarram. Pelo mesmo caminho, volte à posição inicial.

Escoliose Com a pelve devidamente ordenada, eleve a parte superior do corpo e a cabeça, inclinadas para o lado côncavo; ao mesmo tempo, exerça uma tração contrária com o quadril abaixo da gibosidade torácica, enquanto a parte anterior estreita vira para cima e para a frente, e o lado côncavo é mantido aberto.

9.4.4 Exercício para cervical na posição do alfaiate

- Posição do alfaiate (ver > Figuras 8.20 e 8.21) de costas para o espaldar.
- As mãos afastadas agarram uma barra mais alta do espaldar. Cotovelos ligeiramente dobrados.
- Lordose lombar e cervical alongadas. A cabeça repousa contra uma tabuinha.

Cifose
- Durante a inspiração, tracione firmemente com as duas mãos para baixo e com a cabeça para cima. As laterais se alongam.
- Durante a expiração, a cabeça empurra para trás, de modo que a parte superior das costas desencosta do espaldar e o tórax é empurrado para a frente por meio da tensão intermitente dos músculos das costas.

Escoliose
- A pelve é deslocada para o lado da gibosidade torácica, com almofada de correção colocada atrás e, se necessário, debaixo do quadril do lado côncavo.
- Incline a parte superior do corpo e a cabeça para o lado côncavo.
- Respiração: gibosidade torácica para a frente e para cima, lado côncavo para o lado e para cima (respiração angular rotacional); mantenha o resultado. Ao expirar, faça uma rotação da cabeça e a pressione contra o espaldar. Pela tensão intermitente dos músculos das costas, o tórax se afasta do espaldar. Não aplicável para costas planas e cifose da coluna cervical.

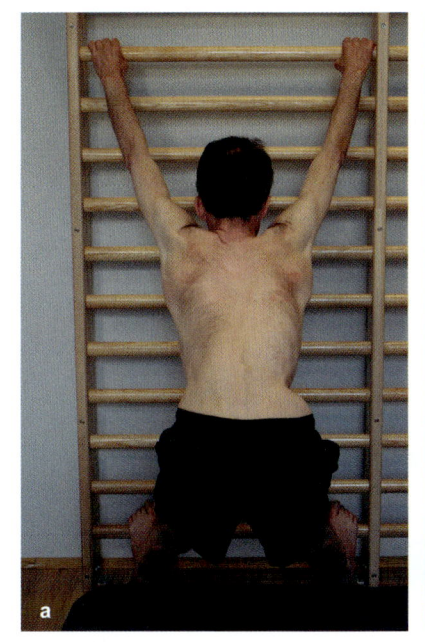

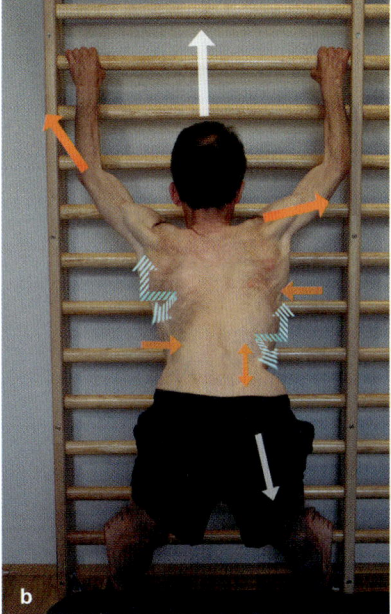

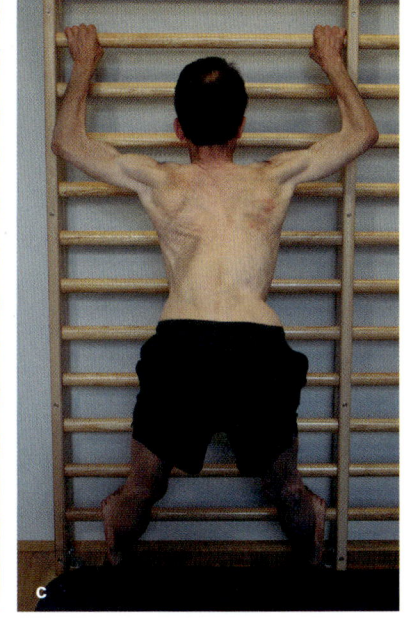

Figura 9.30 – Elevação do corpo. [W858]
a. Posição inicial.
b. Durante o exercício (as direções dos exercícios são indicadas pelas setas; sobre o significado das setas, consulte as Instruções ao leitor).
c. Posição final: o resultado do exercício é estabilizado.

9.4.5 Flexão a partir da posição supina

Cabeça voltada para o espaldar, pernas afastadas. Agarrar a primeira ou a segunda barra; na ausência de espaldar, agarrar as pernas de uma cadeira.

Cifose
- Durante a inspiração, a pelve é empurrada em direção aos pés (coluna vertebral lombar junto ao chão!).
- Durante a expiração, a cabeça e a cintura escapular são levantadas do chão. "Empurre as pernas da cadeira contra o chão."

Escoliose
- Almofadas de correção, posição inclinada do tronco em direção ao lado côncavo, "respiração angular rotacional" preparatória.
- Durante a tensão expiratória, mantenha todas as correções.

> **DICA**
> Para **intensificar** o exercício e equilibrar melhor a lordose, puxe os dois joelhos sobre o peito.

Não aplicável na presença de "cifose sentada", gibosidade lombar acentuada ou dorso plano.

9.4.6 Sentado em três apoios

Não aplicável à escoliose de quatro curvas.

Cifose
Realizar alternando os lados.

Escoliose
Sentado na cadeira, perna do lado da gibosidade torácica esticada para trás. A parte superior do corpo é inclinada para a frente, como um prolongamento da perna posterior. A perna da frente está fletida em ângulo reto.

1. Se o encosto da cadeira estiver na frente do tórax, as mãos ficam voltadas para dentro, apoiando-se sobre o encosto. Ambos os cotovelos estão direcionados para cima e para fora. A cabeça se ergue, afastando-se da cintura escapular.
2. Se o encosto da cadeira for posicionado ao lado da gibosidade torácica, o quadril é fixado ao encosto, de modo que a pelve possa ser mantida em rotação. A mão do mesmo lado situa-se sobre o encosto da cadeira. O braço executa a contratração do ombro.
3. Dois bastões são posicionados na frente. A parte superior do corpo se eleva da pelve, a partir de uma pressão exercida sobre os bastões, empurrado-os contra o solo (➤ Figura 9.31 a, b).

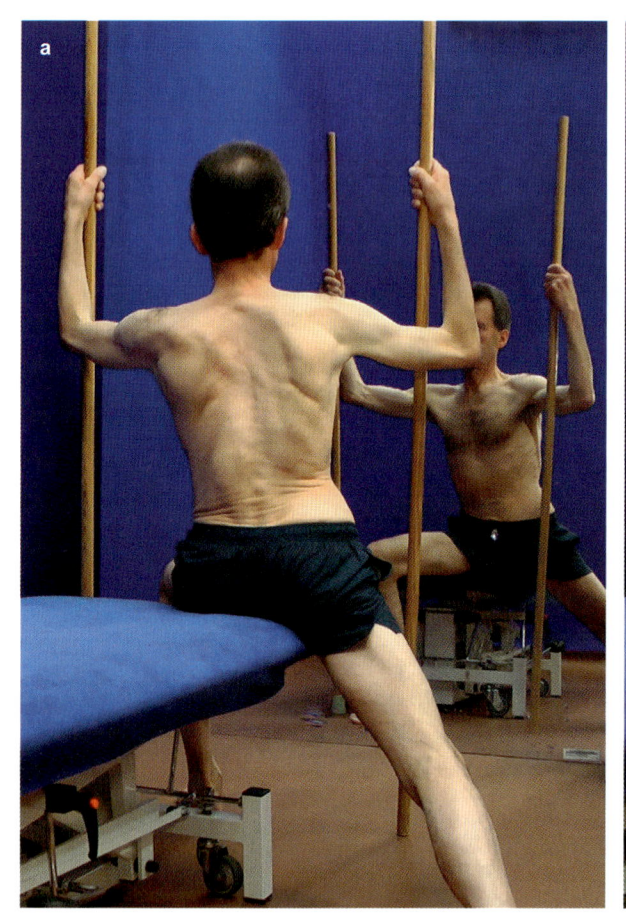

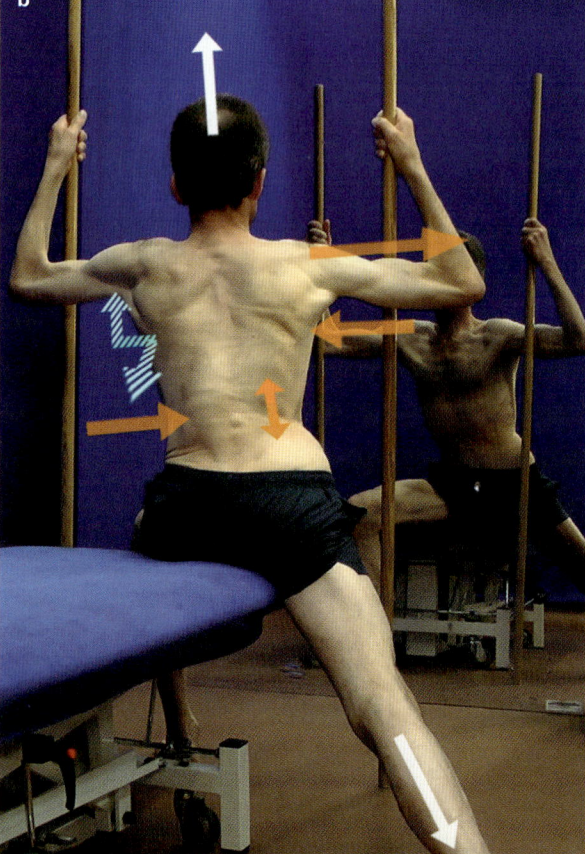

Figura 9.31 – Sentado em três apoios. Correção com espelho. [W858]
a. Posição inicial. b. Posição final (sobre o significado das setas, consulte as Instruções ao leitor).

Respiração

- Costelas flutuantes (= 11ª e 12ª costelas) para o lado e para cima + rebaixamento do diafragma.
- Costelas flutuantes para trás e para cima + rebaixamento diafragmático. Lado côncavo para o lado e para cima + rebaixamento diafragmático.
- Lado côncavo para trás e para cima + rebaixamento diafragmático.
- Parte anterior estreita para a frente e para cima + rebaixamento diafragmático.
- Nuca para trás e para cima + rebaixamento diafragmático.

Uma vez alcançado o maior crescimento axial possível, ocorre uma contração firme (um tensionamento isométrico) de toda a musculatura durante a expiração, que deve impedir o desabamento do corpo. Ao mesmo tempo, é executada uma flexão da cabeça.

9.4.7 Flutuação lateral sobre a maca com auxílio

- A pelve e as pernas encontram-se em posição lateral sobre a maca até a altura do quadril (> Figura 9.7 a).
- Os pés estão presos por faixas.

Cifose
- O praticante do exercício cruza suas mãos na nuca, cotovelos para trás. Ele tenta manter a parte superior do corpo no ar, reta e esticada.
- O terapeuta traciona, enquanto o praticante se ordena: endireite a pelve, arqueie o tórax, mova o pescoço e a cabeça para trás.
- Durante a expiração, o terapeuta solta para que possa atuar imediatamente na próxima inspiração, ajustando o comprimento.
- O mesmo é feito do outro lado.

Escoliose O lado côncavo da escoliose está voltado para baixo. Certifique-se de que o ombro acima da gibosidade torácica encontra-se para trás, mas está sendo respirado para a frente e permanece tenso.

> **DICA**
> Variante: um segundo terapeuta ajuda manualmente com a inspiração destorcida e fixa o resultado, enquanto o praticante expira.

9.4.8 Pronado de joelhos e as manobras auxiliares do terapeuta

- Ajoelhado, coxas verticais.
- Levar a parte superior do corpo, com os braços esticados, como na posição de deslizamento profundo (ver > Seção 9.2.5). Coloque os braços um pouco acima da largura dos ombros. As clavículas apontam para o chão.

> **DICA**
> Essa posição inicial também é útil para a **recuperação entre dois exercícios**, pois assim um exercício ortopédico passa a funcionar por si, simplesmente devido ao peso da gibosidade torácica, que empurra a parte superior do corpo para a frente, o que resulta em uma contração na altura da gibosidade torácica. Se houver perigo de hiperlordose, a pelve é movida um pouco para trás, de modo que as coxas fiquem em um ângulo agudo com o chão.

Cifose
- O esterno ou a parte anterior estreita realiza movimentos circulares em espiral, em direção ao chão, o que aumenta ainda mais a ativação.
- O terapeuta fixa a pelve do praticante com suas pernas e, ao mesmo tempo, ergue a parte superior do tronco, conduzindo-o em sentido cranial e afastando-o da pelve, enquanto posiciona suas mãos abaixo da elevação das costas (> Figura 9.32).
- Então, o terapeuta posiciona seu polegar à direita e esquerda, junto aos processos transversos da coluna lombar, e empurra suavemente cada vértebra individual para a frente e para cima. Não aplicável para as costas planas.
- Depois dessa ordenação, criada pelo rebaixamento deliberado do diafragma e o impulso sobre a região occipital, segue-se uma intensa "tensão dos doze". Para isso, o praticante pressiona fortemente ambas as mãos contra o chão durante a expiração, posicionando a cabeça e a nuca como uma extensão das costas retas. Essa tensão resulta em um manto muscular, que dá forma ao bom resultado do exercício.
- Durante a inspiração, o tórax é alongado ou girado. Durante a expiração, empurrar o chão com ambas as mãos e levantar o tronco com os braços esticados. Os pés eventualmente são fixados pelo terapeuta ou sob um móvel, por exemplo.

Escoliose
- Acolchoamento corretivo. Posição inclinada do tronco para o lado côncavo, afastar o quadril situado abaixo da gibosidade torácica. Cabeça em posição rodada.
- Rotação unilateral em forma de espiral com a parte anterior estreita.
- Sinta a ativação resultante no ponto mais alto da gibosidade. Note como ela se nivela, em vez de pender para trás.

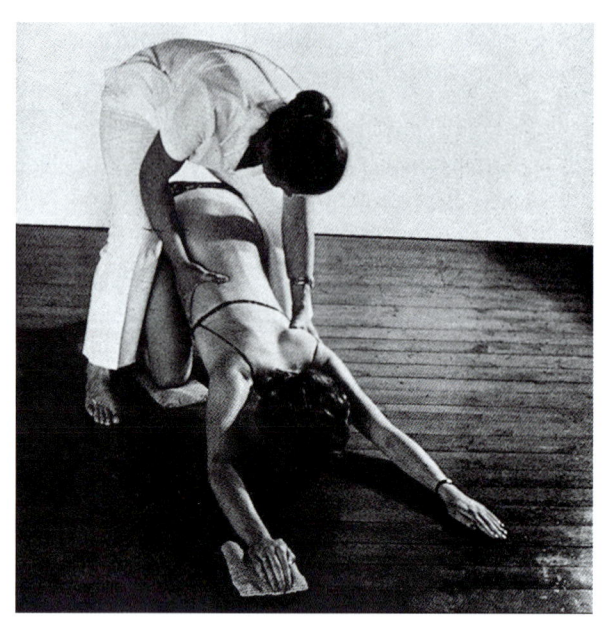

Figura 9.32 – Exercício pronado de joelhos para escoliose; manobras auxiliares do terapeuta. [M616]

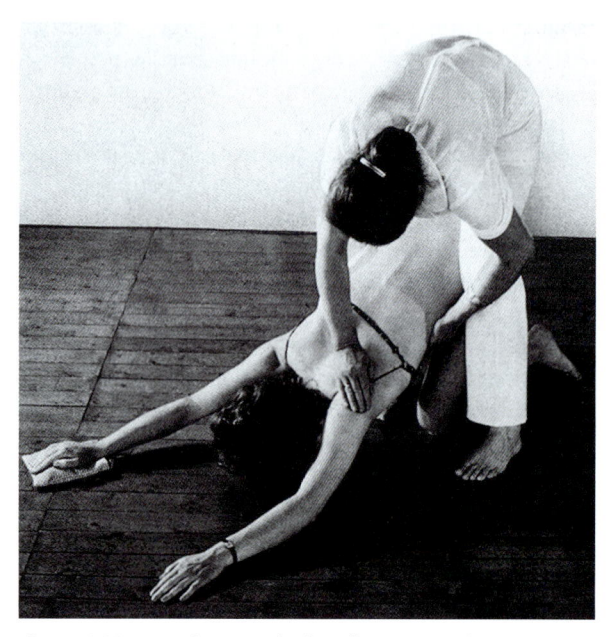

Figura 9.33 – Exercício pronado de joelhos para escoliose; manobras auxiliares do terapeuta durante a contrarrotação. [M616]

DICA

Diversas manobras auxiliares do terapeuta

1. Posicionar o polegar à esquerda e direita da coluna vertebral e empurrar cada processo transversal individualmente de baixo para cima, em sentido ao chão/em direção cranial.
2. Contrarrotação: gibosidade torácica para a frente e para cima; lado côncavo para o lado, para cima e para trás.
3. Contrarrotação: lado côncavo para o lado, para cima e para trás; ombro de cima da mesma maneira, mas para a frente (➤ Figura 9.33).
4. Pressão rotatória seletiva com o polegar, colocado sobre a costela, que deve ser rodada para a frente. A outra mão exerce pressão sobre o polegar e dá certo empurrão no sentido desejado da rotação.

9.4.9 Crescimento axial na posição do alfaiate entre dois bastões

- Sentado em posição ereta, de preferência em frente ao espelho.
- Dois bastões são posicionados com apoio no chão à direita e à esquerda dos quadris.
- As mãos agarram os bastões na altura da cabeça, cotovelos bem afastados (➤ Figura 9.15 a, b; ➤ Figura 9.34 a, b).

Cifose
- A coluna vertebral é puxada para cima com pequenos movimentos oscilatórios laterais. A cabeça também se dirige para cima, como se "aparafusasse ao alto". O tronco se ergue a partir da pelve, afastando-se dela. O praticante permanece sentado.
- Uma vez que o tronco atinge a altura mais alta possível, as porções corporais mais estreitas são respiradas em "ângulo reto", associadas a um rebaixamento do diafragma: porção lombar para trás e em sentido cranial, e os lados um após o outro em sentido lateral e cefálico.
- Durante a expiração, o resultado é mantido ou deve melhorar durante a próxima inspiração.
- Antes do término do exercício, os bastões são pressionados firmemente contra o chão e a musculatura é tensionada.

ATENÇÃO
Manter os ombros largos e para baixo, e levar a cabeça e a nuca para trás, pois o tensionamento só pode ser feito quando o corpo atingir sua melhor postura possível.

Escoliose
- O peso do corpo sobre o quadril do lado côncavo; desrotação pélvica e do ombro.
- Sempre execute o alongamento axial no sentido da torção e respiração.
  Certifique-se de que a musculatura fraca abaixo da gibosidade entrou em ação. Postura da cabeça!
- Antes que a musculatura seja tensionada, o lado côncavo deve ser arqueado bem além do quadril e girado para trás.
- A tensão respiratória pode ser mantida até a elevação da pelve (➤ Figura 9.34 a, b).

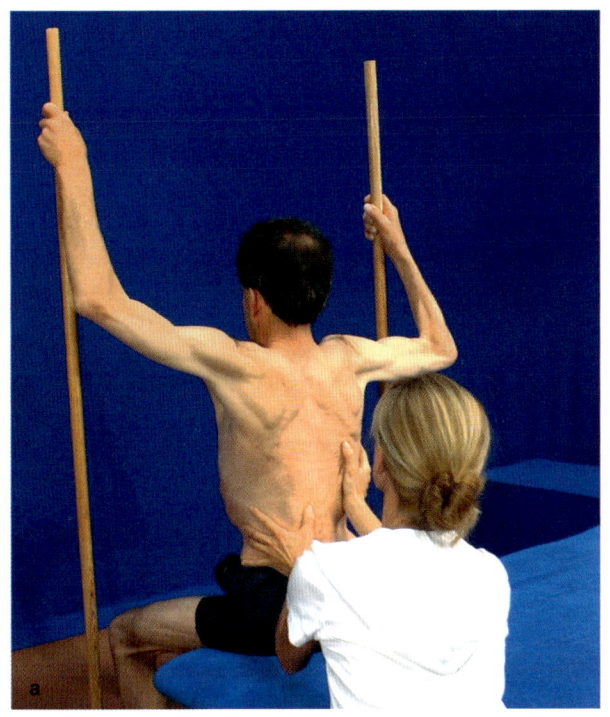

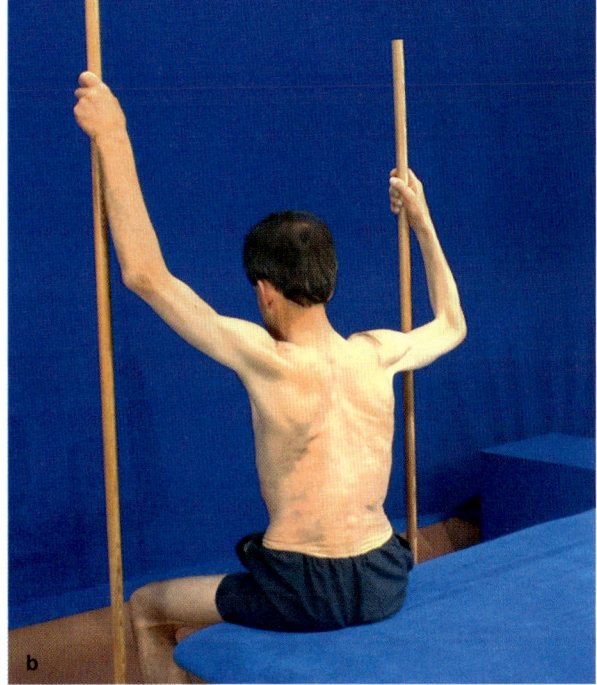

Figura 9.34 – Crescimento axial com dois bastões. [W858]
a. Posicionamento das mãos e correção pelo terapeuta.
b. Autocorreção.

9.5 Exercícios de alongamento

9.5.1 Treinamento da posição sentada sobre o cóccix e sobre os ísquios, com ajuda de dois bastões na posição do alfaiate

Posição inicial como mostrada.

Cifose
- A pelve é elevada aplicando forte pressão com ambos os bastões. Enquanto flutua, a pelve é rodada em torno de seu eixo frontal e volta ao seu lugar.
- Retorno na posição sentada sobre o cóccix, com "as costas arredondadas", e uma vez com as costas em lordose sobre os ísquios.
- Ao mesmo tempo, prestar atenção às sensações alteradas na região das costas e na necessidade de repensar, pois, na posição em pé, a espinha ilíaca anterossuperior deve ser elevada para trazer a pelve ao plano horizontal; e agora (na posição sentada), a espinha ilíaca anterossuperior deve ser abaixada para atingir o mesmo objetivo.

Escoliose
- Durante o movimento pélvico de rolamento, a pelve deve ser ao mesmo tempo girada em torno de seu eixo longitudinal = virar o quadril para trás, abaixo da gibosidade torácica, e deixá-lo nessa posição. No entanto, o peso do corpo deve repousar sobre a metade das nádegas do lado côncavo! Sinta como os músculos lombares fracos, abaixo da gibosidade torácica, estão trabalhando!

9.5.2 Elevação da pelve em decúbito lateral

Não aplicável na escoliose de quatro curvas!

Decúbito lateral, antebraço na posição horizontal, braço na posição vertical. Quadril acolchoado com um rolo. Pernas esticadas (➤ Figura 9.8).

Cifose
- Durante a inspiração, o corpo como um todo se estende e a cabeça acompanha.
- Durante a expiração, a pelve é levantada do colchonete, movimenta-se várias vezes para cima e depois é abaixada lentamente.
- Mudança de lado após três execuções do exercício.

Escoliose
- Lado côncavo para baixo. Esse lado é inicialmente expandido, com uma rotação durante a inspiração, e permanece alongado, enquanto a pelve é elevada.
- O quadril superior é girado para trás e o tórax é tensionado para a frente.

9.5.3 Exercícios isométricos de resistência com faixa e cinto

- Na falta de um espaldar, um pedaço de madeira é passado pela alça da faixa e esta é colocada sob a porta e passada para trás (como uma alavanca). Os bastões exercem pressão sobre a porta (➤ Figura 9.35 a, b).
- Os pés voltados para a parede, rolos colocados sob o quadril.
- Com um cinto ao redor dos quadris e uma faixa que deve exercer tração no meio da parte de trás, prender a uma das barras do espaldar ou a uma maçaneta ou gancho.
- Dois bastões, à direita e à esquerda, são pressionados contra a parede, o que leva a parte superior do corpo a ser tracionada em sentido cranial, afastando-a dos quadris.
- Os bastões devem formar ângulos retos com a parede para que não deslizem lateralmente. Eles devem ser segurados bem no alto, para dar origem a uma melhor alavancagem.

Cifose
- Durante a inspiração, a coluna vertebral faz pequenos movimentos de balanço laterais.
- As clavículas permanecem no chão; o impulso do calcanhar evita uma inversão da curva torácica.
- A cabeça é levantada.
- Durante a expiração, os bastões são fortemente pressionados contra a parede.

Escoliose
- Almofadas corretivas. A cinta traseira é empurrada um pouco para o lado da gibosidade torácica, de modo que o quadril seja puxado para baixo (alongamento dos músculos da cintura).
- Posição inclinada da parte superior do corpo. Colocar ambas as pernas ligeiramente em direção ao lado côncavo.
- Ao inspirar, respiração rotacional.
- Ao expirar, pressione os bastões com força contra a parede, mantendo os ombros baixos. Deve ocorrer um achatamento da gibosidade torácica.
- Quando a pelve se encontra em posição alinhada, ou seja, quando ambos os quadris (direito e esquerdo) não estiverem desviados lateralmente para fora, o cinto é colocado exatamente sobre a linha interglútea. O mesmo se aplica às **escolioses com curva lombossacral** (quarta curva), nas quais o quadril do lado convexo torácico se projeta para fora.

> **DICA**
> Nas **"cifoses sentadas"** e na presença de gibosidade lombar acentuada, são usadas duas cintas, que tracionam a pelve à direita e à esquerda, para evitar ou prevenir uma cifose da coluna lombar. Na presença de uma listese vertebral com rotação, o exercício é feito sem a cinta.

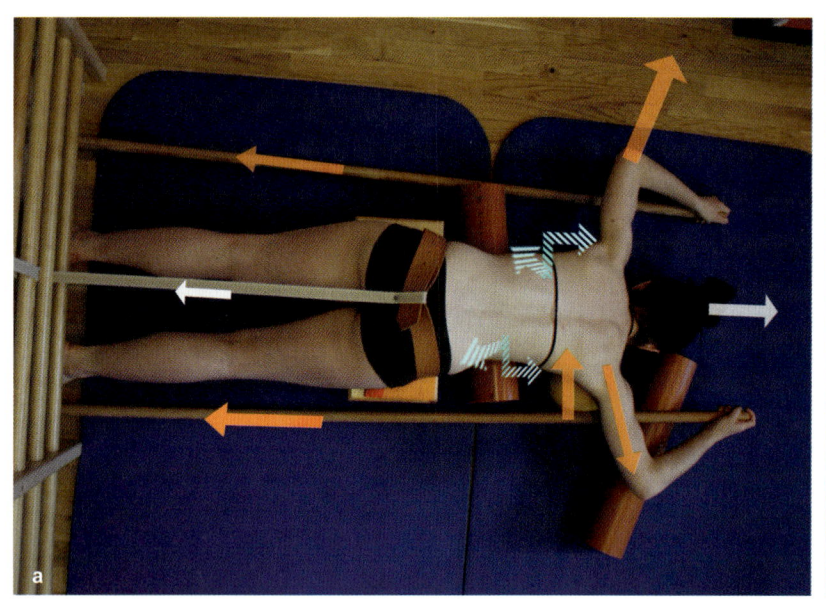

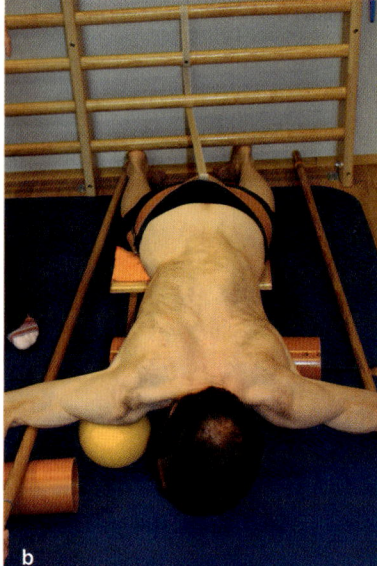

Figura 9.35 – Posição prona ordenada com cinta e dois bastões. [W858]
a. Vista posterior (sobre o significado das setas, consulte as Instruções ao leitor).
b. Vista cefalocaudal.

9.5.4 Exercício isométrico de resistência na posição supina com faixa e cinto

- O cinto é fixado na barra inferior das barras de parede.
- Dois bastões são pressionados contra a parede, à direita e à esquerda, em ângulo reto; o tronco superior cresce axialmente, afastando-se da pelve. Os ombros permanecem largos e rebaixados.
- Os bastões são seguros pelas mãos na parte superior. Eles permanecem apoiados sobre o cotovelo ligeiramente fletido.
- As pernas estão dobradas (➢ Figura 9.36 a, b).

Cifose

- Friccione a região lombar e a coluna cervical no chão; tracione a cabeça, afastando-a da cintura escapular, e alongue a coluna.
- Durante a expiração, os bastões pressionam contra a parede, a cabeça exerce pressão contra o chão e as costas se separaram do chão por meio de tensões intermitentes.
- A pelve é fixada para baixo, levando ao alongamento da cintura.

Escoliose   Acolchoamento de correção.

- Para a desrotação da pelve, o joelho do lado convexo torácico é inclinado em direção ao chão (não realizar na presença da quarta curva!).
- Leve todas as partes "lordosadas" do tronco para o chão e realize a "respiração angular rotacional". O cinto é ligeiramente tracionado para o lado da gibosidade torácica, em direção aos pés, e alongam-se os músculos tensos da cintura nesse ponto, permitindo que o ar flua até eles.
- Durante a fase de expiração, o cotovelo do lado da gibosidade torácica pressiona o chão, alavancando a gibosidade torácica para a frente. O lado côncavo deve permanecer expandido.

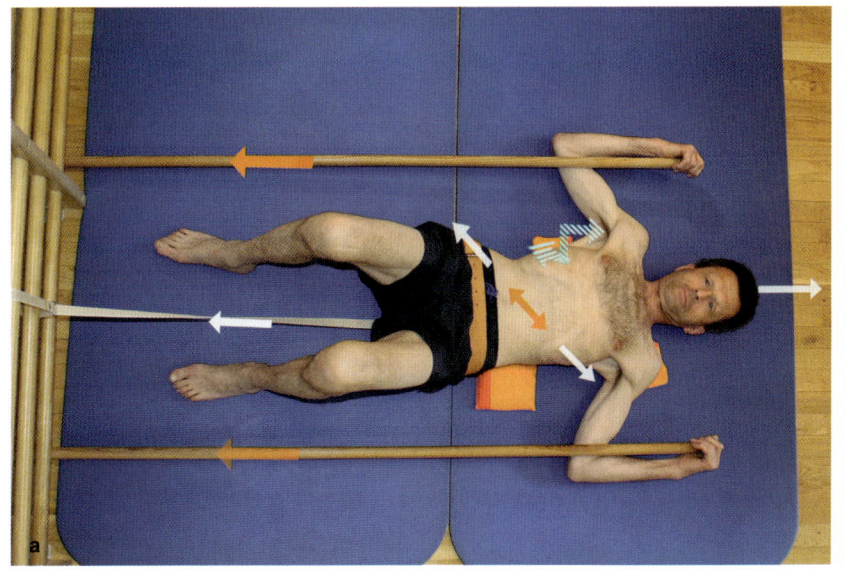

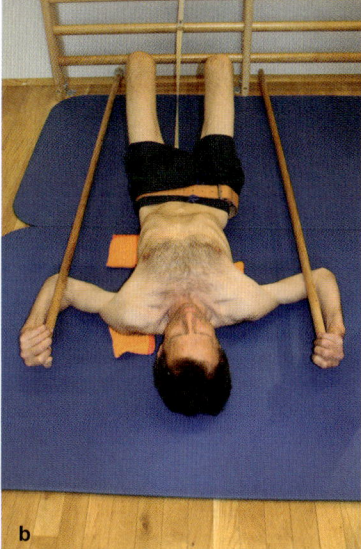

Figura 9.36 – Posição supina ordenada, com cinto e dois bastões. [W858]
a. Vista anterior (sobre o significado das setas, consulte as Instruções ao leitor).
b. Vista cefalocaudal.

9.5.5 Exercício isométrico de resistência em decúbito lateral com faixa e cinto

- A cinta é presa à barra inferior do espaldar. Almofada de correção (➤ Figura 9.37 a-d).
- A perna inferior está dobrada e a perna superior, ligeiramente esticada.
- O braço inferior está esticado, com a cabeça deitada sobre ele. A parte superior do tronco encontra-se ligeiramente à frente.
- A mão superior agarra um bastão colocado em ângulo reto em relação à parede e o pressiona contra a parede.
- O bastão deve ser colocado de modo a passar na frente do quadril superior, girando-o para trás com auxílio da tração exercida no bastão.

Cifose Execute todos os movimentos a seguir também do outro lado, depois de repetir três vezes o exercício.

Escoliose (➤ Figura 9.38 a-c, ➤ Figura 9.39)
- Colocar saquinhos de correção. O lado côncavo fica embaixo e, por meio de uma tração junto com o braço inferior, é alongado e aproxima-se do chão.
- Seguem-se pequenos movimentos de alongamento da coluna vertebral e tração com a cabeça, enquanto a mão superior pressiona o bastão contra a parede. Enquanto isso, o lado côncavo é respirado para trás e para cima, e o tórax, para a frente. Ao tracionar o bastão para trás, o ombro e o quadril do mesmo lado são reorganizados em sentido posterior.
- Durante a fase de expiração, todas as correções são estabilizadas por meio da tensão isométrica.
- Na ocorrência da quarta curva, a cinta fica no meio e a perna superior é apoiada no bastão (➤ Figura 9.37 c).

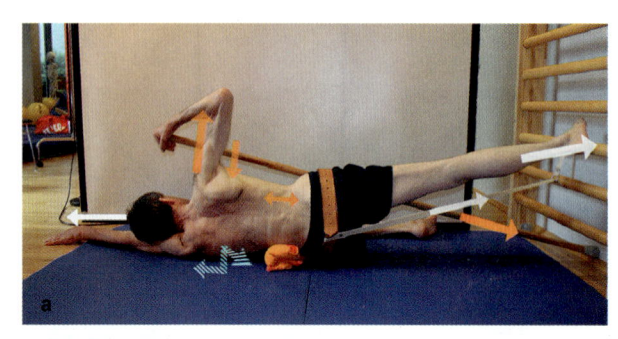

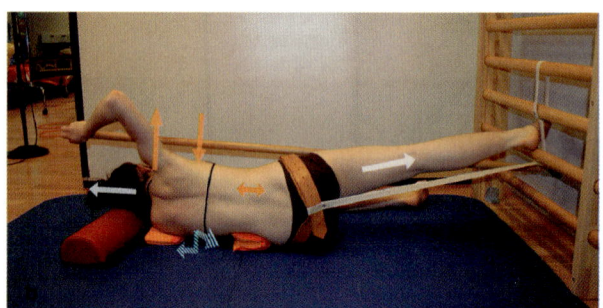

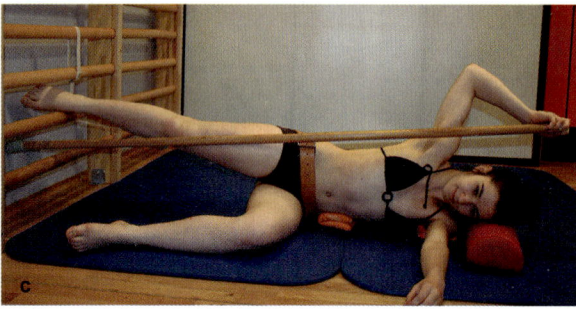

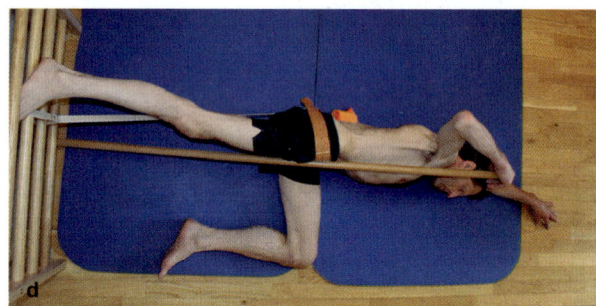

Figura 9.37 – Decúbito lateral ordenado com cinta e bastão (sobre o significado das setas, consulte as Instruções ao leitor). [W858]
a. Vista posterior: variante de posicionamento 1.
b. Vista dorsal: variante de posicionamento 2.
c. Vista lateral: variante de posicionamento 1.
d. Vista lateral: variante de posicionamento 2.

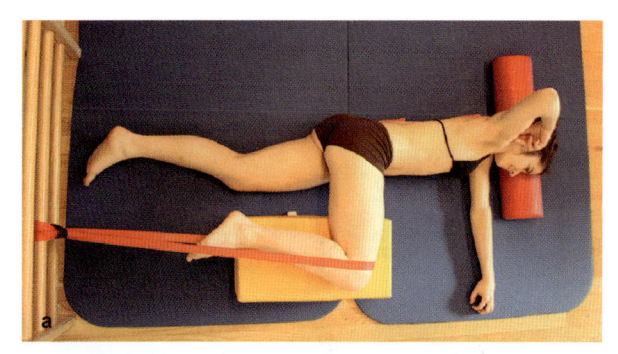

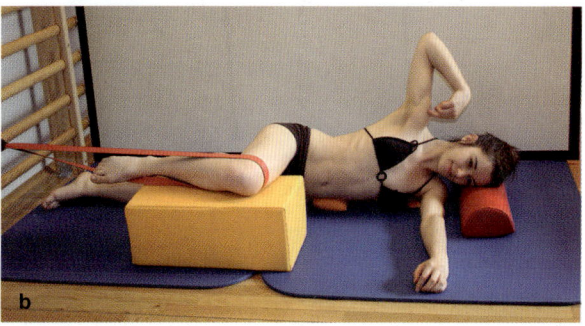

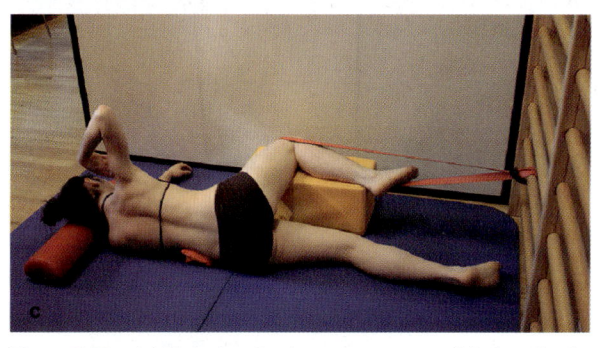

Figura 9.38 – Atividade do músculo psoas em uma posição lateral ordenada. [W858]
a. Vista lateral.
b. Vista anterior.
c. Vista posterior.

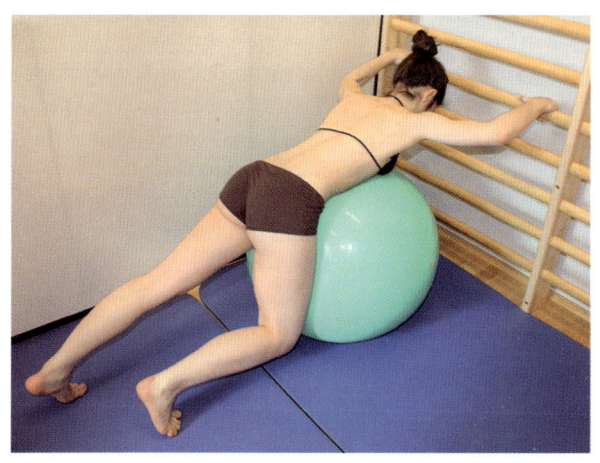

Figura 9.39 – Variante: atividade do músculo psoas com a bola de exercícios. [W858]

9.5.6 Da posição de quatro apoios para a posição de deslizamento profundo

Posição de quatro apoios, pés voltados para o espaldar, cinto firme ao redor dos quadris, braços abertos com uma largura maior que a dos ombros e estendidos para a frente. Incline o tórax para o chão; a cabeça é sustentada.

Cifose
- As mãos tracionam para a frente, de modo que ambos os lados fiquem alongados. O cinto impede que a pelve deslize para a frente ao mesmo tempo.
- As coxas devem ser mantidas na vertical, enquanto a parte superior do corpo executa pequenos movimentos ondulatórios.
- Respiração: inspire enquanto alonga as laterais. Ao expirar, o tórax é movido em direção ao chão, mantendo-se assim por tanto tempo quanto possível. Na presença de costas planas, pratique o exercício apenas para a frente.

Escoliose
- A cinta é posicionada sobre a metade das nádegas do lado da gibosidade torácica (para alargar a ponta da cunha). A parte superior do corpo puxa diagonalmente para o lado côncavo. O joelho e o punho do lado da gibosidade torácica são acolchoados (desrotação pélvica e da cintura escapular!). Na presença da quarta curva, o cinto traciona no meio.
- Respiração: ao tracionar para o lado côncavo, este é respirado para o lado, para cima e para trás. Na escoliose de quatro curvas, isso só acontece acima da gibosidade lombar, visto que esta é tracionada para cima e para a frente. O resultado é mantido durante a expiração. A próxima inspiração leva a parte anterior estreita do tórax para a frente e para cima (o ponto mais saliente da gibosidade!), o que também é mantido ou intensificado durante a próxima expiração. Inspire profundamente algumas vezes, enquanto o corpo permanece em uma posição ordenada.

9.6 Exercícios para a cervical

- Na escoliose, os exercícios para a cervical também podem ser feitos inicialmente à direita ou à esquerda. No entanto, o corpo deve estar corrigido de baixo para cima até os ombros, em uma posição ereta.
- A posição inicial é assumida preferencialmente sentado em uma cadeira ou no chão, na posição do alfaiate sobre os ísquios em frente ao espelho. A posição correta da cabeça durante o exercício leva ao tensionamento do ligamento nucal (➤ Figura 9.40).

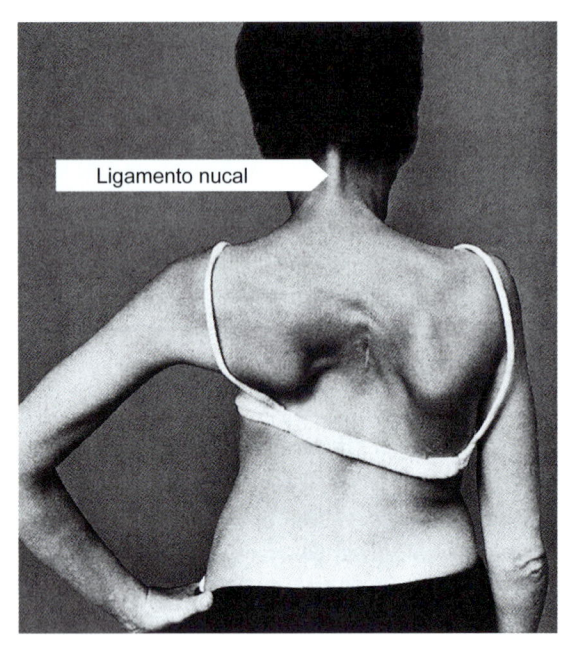

Figura 9.40 – Ligamento nucal. [M616]

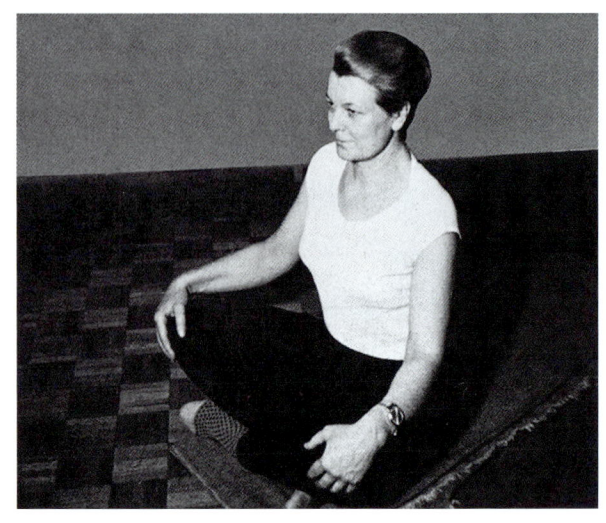

Figura 9.41 – Exercício para a cervical: posição inicial. [M616]

ATENÇÃO
Cuidado na presença de cifose da coluna cervical ou na presença de uma retificação da coluna cervical. Nesse caso, a cabeça sobe em uma posição intermediária.

9.6.1 Perceber a postura errada e a correta da cabeça

- O queixo é horizontalmente empurrado para a frente e então trazido novamente de volta. Enquanto isso, o praticante observa os contornos de seu pescoço e tórax. Ao exercitar rapidamente, ocorre um relaxamento da coluna cervical.
- Com a respiração: ao inspirar, leve o queixo para dentro e a nuca, para trás e para cima. Durante a expiração, mova o queixo novamente para a frente (➤ Figura 9.41).

9.6.2 Inclinação da cabeça para o lado

(➤ Figura 9.42)
- Ao inspirar, a cabeça se projeta para cima e a coluna vertebral se alonga. Sinta essa tração; se possível, até a curva lombar e a mantenha.
- Durante a expiração, a cabeça se inclina sobre o ombro, sem se virar. Sinta como o lado oposto da cervical se alonga.
- Durante a próxima inspiração, a cabeça se traciona novamente para cima, e se inclina para o outro lado durante a próxima expiração.

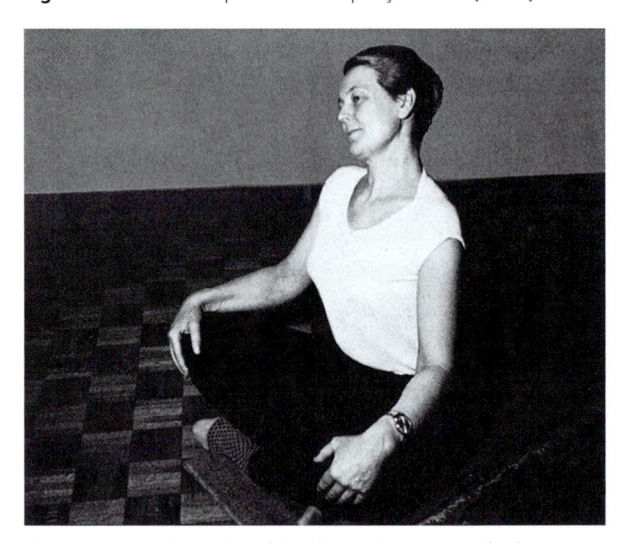

Figura 9.42 – Inclinação lateral da cabeça até uma tensão de alongamento dos músculos escalenos (➤ 4.3.7). Posição final. (O exercício também pode ser feito com uma inclinação oblíqua para trás da cabeça (➤ 9.6.3).) [M616]

- Quando o desempenho é pior em um dos lados, esse lado deve ser enfatizado. O exercício deve ser feito cinco vezes para a esquerda e três vezes para a direita, ou algo semelhante. Na presença de torcicolo, praticar apenas de um lado.
- Certifique-se de que os ombros permanecem na horizontal! Não permita que as laterais se dobrem.

9.6.3 Inclinação oblíqua da cabeça

- Inicialmente, obter o maior alongamento da coluna vertebral por meio de um impulso sobre a região occipital durante a inspiração.
- Durante a expiração, posicionar a cabeça para trás, com a cervical alongada.

- Os ombros não devem virar. As mãos podem fixar os ombros. A parte superior do corpo também permanece alinhada.
- A inclinação oblíqua da cabeça para trás deve ser combinada com uma respiração para a frente e para cima do lado estreito do tórax. Na presença de retificação da coluna, realizar apenas até a posição média.

Virar a cabeça

- Durante a inspiração, faça um impulso na região occipital para promover um crescimento axial. Ao expirar, vire o queixo para o lado, sobre o ombro, sem virar a cintura escapular ou o tronco.
- Durante a expiração, vire o queixo com quatro movimentos curtos. Na fase de inspiração, a cabeça é novamente levada para cima. Na próxima expiração, o queixo é virado sobre o outro ombro com quatro movimentos curtos.
- Depois de virar, ainda é feita uma flexão lateral da cabeça, sendo que sua parte posterior pressiona contra uma parede imaginária ou real (= rotação e flexão lateral da cabeça com o propósito de fortalecimento). Não aplicável no dorso plano.

9.6.4 A flexão lateral da cabeça: "exercício do leque"

Executado quando existe um músculo trapézio fraco ou super estendido no lado côncavo. Exercício eficaz contra a postura incorreta da cabeça = inclinação da cabeça para o lado da gibosidade torácica.

- Posição: no lado côncavo, com rolo e almofadas de correção (> Figura 9.43). A perna inferior está dobrada, o joelho, posicionado mais para cima. A perna superior é estendida para trás, e o antebraço é posicionado horizontalmente para a frente. A cabeça desce sobre o ombro côncavo até o chão. Se esse movimento ainda não for possível, coloca-se um travesseiro sob a cabeça.
- Durante a inspiração, o lado côncavo está aberto e voltado para trás.
- Durante a expiração, a cabeça pressiona lateralmente contra a superfície e a palma da mão aberta ajuda por meio de pressão para que o ombro do lado côncavo flutue. Enquanto isso, o músculo trapézio do lado côncavo fica tenso e em forma de leque, o que dá o nome ao exercício. O músculo trapézio eventualmente se desenvolve, formando um ventre muscular robusto que ajuda a preencher a concavidade.

9.7 Exercícios com faixas elásticas

9.7.1 Generalidades

As faixas de Deuser, desenvolvidas pelo massagista Deuser e disponíveis nas lojas de artigos esportivos, são ideais para os exercícios citados a seguir, de ginástica ortopédica estabilizadora tridimensional segundo Schroth, para alterações posturais, cifoses e escolioses.

O seguinte princípio também se aplica aqui:

DICA
Os exercícios também podem ser feitos com **uma ou mais faixas Theraband**. Se necessário, também é possível usar um **cinto**. Nesse caso, os exercícios funcionam como corretivos de tensão isométrica, enquanto aqueles com faixas representam exercícios de resistência com faixa. O melhor a fazer é comprar duas faixas.

NOTA
Os exercícios para modelar o tronco são feitos durante a fase de inspiração, e os exercícios de força sempre são feitos na fase de expiração.

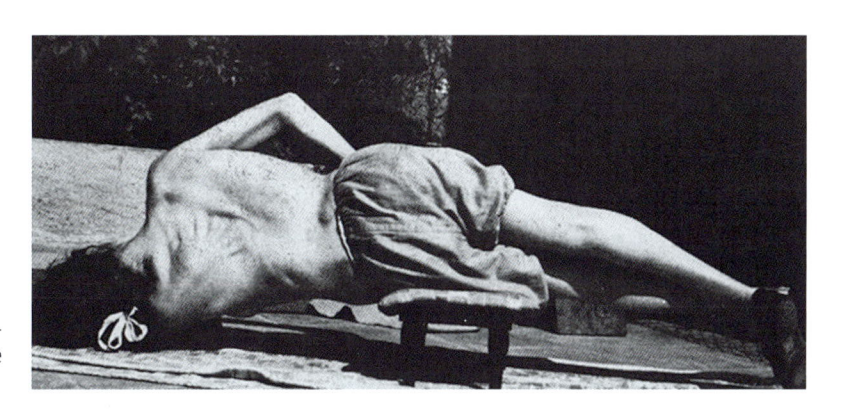

Figura 9.43 – Exercício do leque: o músculo trapézio esquerdo tem um aspecto de leque, o que dá nome ao exercício. [M616]

- É preciso tempo para que o exercício possa ser executado corretamente. É melhor controlá-lo diante do espelho.
- Entre cada exercício, devem ser feitas pausas para recuperação em decúbito dorsal, ventral ou lateral com almofadas corretivas, enquanto a coluna vertebral é alongada.
- Pacientes com postura desabada ou doença de Scheuermann executam todos os exercícios igualmente à direita e à esquerda ou em linha reta, enquanto os pacientes com escoliose seguem as instruções a seguir.
- Como meio auxiliar, usamos duas almofadas de correção fixadas a duas tabuinhas, que podem ser penduradas em qualquer espaldar. Para fins de desrotação pélvica, por exemplo, na posição semidependurada, o joelho do lado da gibosidade torácica é apoiado contra essa almofada com tabuinha. O outro joelho está apoiado diretamente no espaldar.

DICA
O ideal é fixar um espelho atrás do espaldar para que o praticante possa se observar de perto durante os exercícios. No intervalo, ele deve fechar os olhos e visualizar o resultado do exercício.

9.7.2 Exercício das "alças do metrô"

Rosto voltado para o espaldar. Pés paralelos, ligeiramente afastados. Pendure no espaldar a almofada de correção na frente do joelho do lado da gibosidade torácica (➢ Figura 9.44 a, b).
- As mãos agarram as alças à direita e à esquerda. Agachamento. O peso do corpo como um todo puxa para baixo, alongando ambos os lados.

- Para se soltar, balance as nádegas para baixo quatro vezes e balance quatro vezes com os cotovelos em semiflexão, e a parte anterior estreita voltada para o espaldar. Na presença de dorso plano, permaneça na posição intermediária.

9.8 Exercícios para corrigir a curva lombossacral e a deformidade pélvica

As explicações a seguir referem-se às figuras e, por isso, usaremos os termos "direita" e "esquerda" por uma questão de simplicidade.

1. Posição inicial: pernas ligeiramente afastadas, em pé entre dois espelhos, girar a coxa esquerda para fora. Com uma forte pressão da mão direita na lateral da coxa (na área do trocanter maior), a pelve é pressionada para dentro (= sobre o centro de gravidade). A mão esquerda, por sua vez, empurra a gibosidade lombar esquerda, rodando-a para a frente e para cima (➢ Figura 9.48). O mesmo objetivo pode ser alcançado aplicando-se uma resistência isométrica lateral (contra uma mesa ou madeira posicionada lateralmente ao quadril da coxa esquerda) e uma contratração manual na gibosidade lombar (➢ Figura 9.49). Usamos o apoio de madeira para

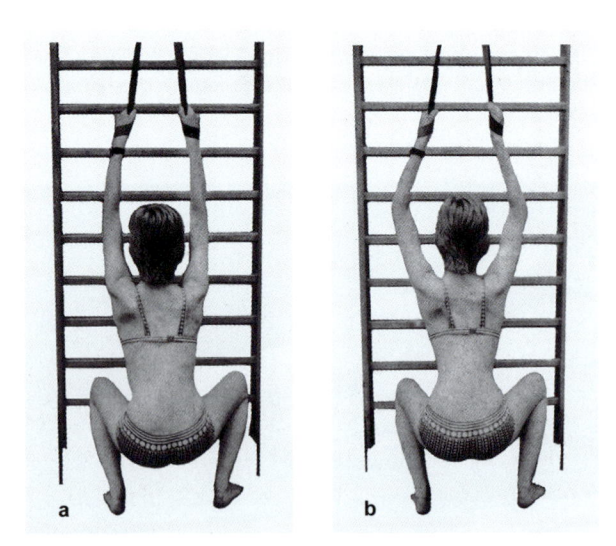

Figura 9.44 – Exercício das "alças do metrô". [M616]
a. Posição inicial; b. Posição final.

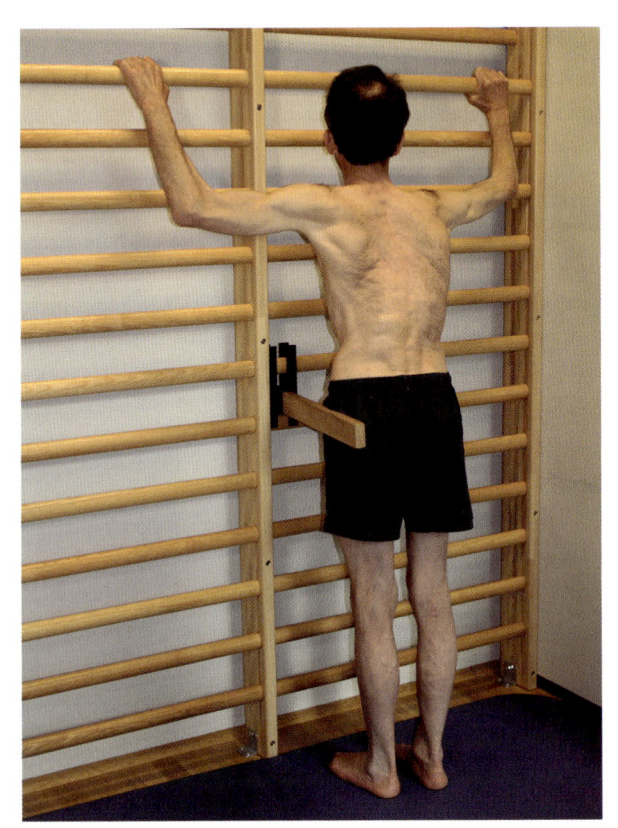

Figura 9.45 – Correção pélvica com apoio de madeira para o quadril. [W858]

9.8 Exercícios para corrigir a curva lombossacral e a deformidade pélvica

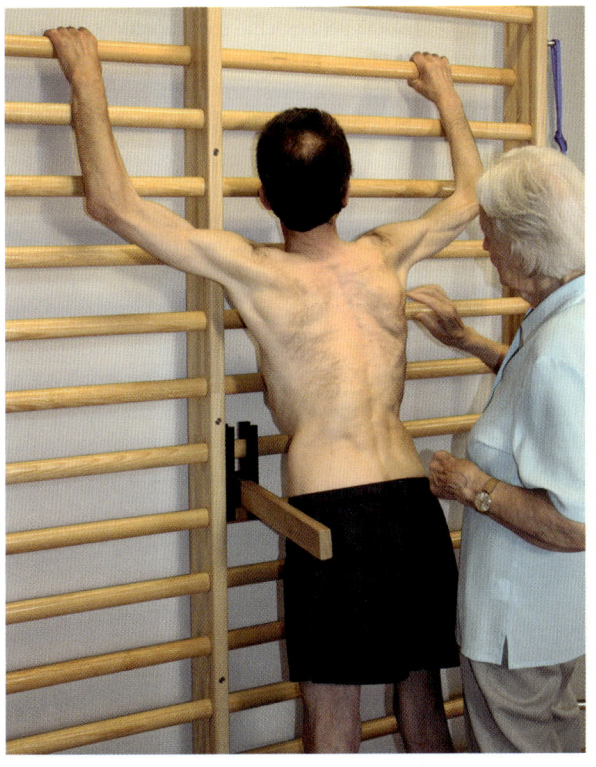

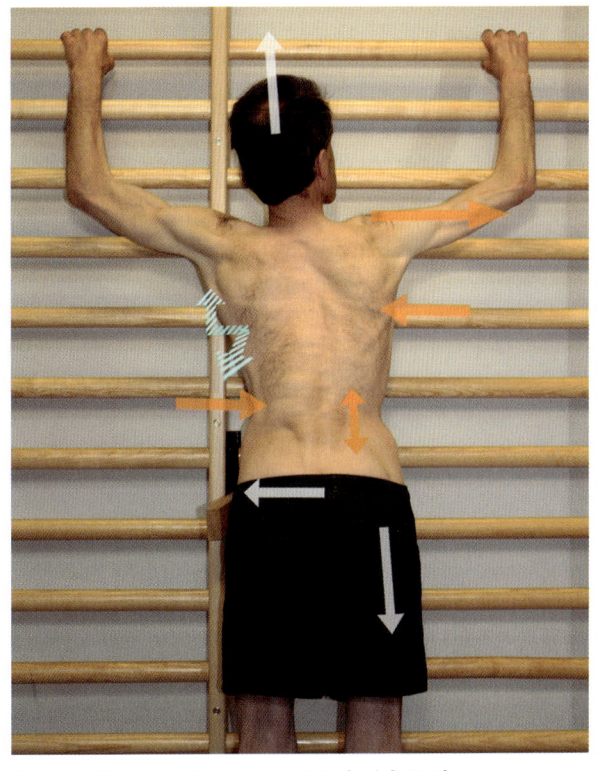

Figura 9.46 – Correção pélvica pela terapeuta. [W858]

Figura 9.47 – Correção pélvica: posição final. [W858]

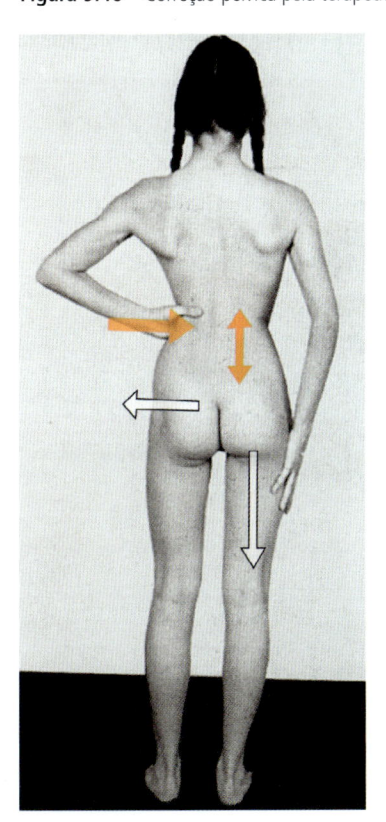

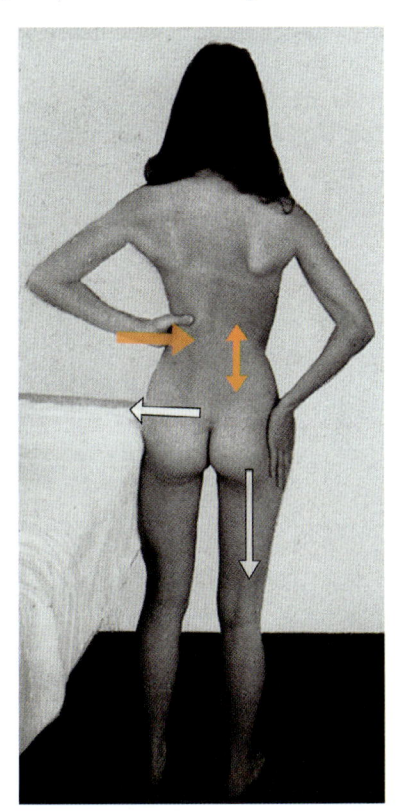

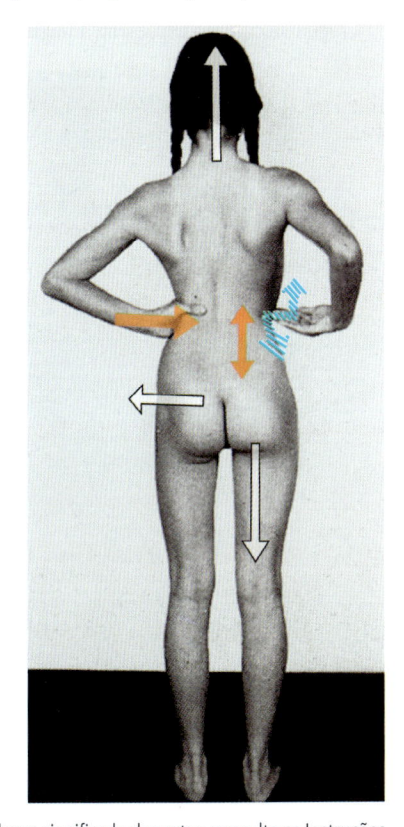

Figura 9.48 – (esquerda) Exercício com ajuda manual: contramovimento entre a pelve e a cintura (sobre o significado das setas, consulte as Instruções ao leitor). [M616]
Figura 9.49 – (centro) Execução como na ➤ Figura 9.48, mas com resistência isométrica na parte lateral da coxa contra a mesa para intensificar a correção pélvica. A pelve inclinada parece estar equilibrada (sobre o significado das setas, consulte as Instruções ao leitor). [M616]
Figura 9.50 – (direita) Exercício de respiração angular rotacional para o lado direito (sobre o significado das setas, consulte as Instruções ao leitor). [M616]

o quadril (➤ Figura 9.45, ➤ Figura 9.46 e ➤ Figura 9.47), que é colocado no espaldar, também como uma resistência para o quadril que se exercita para fora. No espelho, posicionado na parede atrás do espaldar, o paciente consegue acompanhar sua correção e a estabiliza com uma tensão muscular isométrica.

2. Mantenha a posição apresentada como a posição inicial. Agora, segue a respiração angular: as costelas flutuantes à direita devem se expandir para o lado e para cima, juntamente com um rebaixamento diafragmático deliberado unilateral à direita, imaginando ampliar a cintura direita (➤ Figura 9.50).
   Contramovimento: tracione o quadril direito para dentro. Depois da correção, a cintura pélvica e a cintura são firmemente tensionadas na fase de expiração.
3. Contramovimentos manuais entre as duas curvas caudais da coluna vertebral: os dedos direitos sobre os processos espinhosos da curva lombar, enquanto os dedos esquerdos repousam sobre os processos espinhosos da curva lombossacral. Então, a curva lombar é puxada para a direita com a mão direita, enquanto a curva lombossacral é puxada para a esquerda com a mão esquerda. Em seguida, é feito mais um movimento em sentido "cranial" com ambas as mãos; esse movimento inicia a extensão do tronco, que é então continuada ativamente até o assim chamado "impulso sobre a região occipital". O paciente imagina mentalmente essas direções e acompanha pelo espelho o que acontece. Durante os movimentos das mãos para cima, o diafragma deve ser abaixado. Esse momento manual serve para aprender o contramovimento necessário na prática (➤ Figura 9.50).

DICA
Esses exercícios precisos são praticados inicialmente entre dois espelhos. Então, o paciente deve ser capaz de conciliar aquilo que vê com o que sente. Essa aquisição depende da integração das sensações musculares e articulares.

No final da correção, durante a fase de expiração, ocorre novamente o tensionamento muscular intenso dos músculos pélvicos e da cintura com a tensão isométrica concomitante das pernas, como se ambos os pés (especialmente, o direito) estivessem sendo pressionados contra o chão. Essa tensão nas pernas deve ser feita ao final de cada exercício na posição em pé.

4. É muito importante fortalecer a musculatura lombar lateral inativa. Para que a curva lombar não seja tracionada na direção errada, o paciente destorce manualmente sua gibosidade lombar para a frente, para cima e para dentro. A perna direita é posicionada bem elevada, quando, por exemplo, em pé; ela deve ser apoiada sobre o encosto de uma cadeira ou uma barra correspondente, a fim de exercer uma pressão contra a curva lombossacral (➤ Figura 9.53). Na posição sentada, a perna é colocada sobre um banquinho.

Figura 9.51 – Imagem radiológica de uma paciente de 21 anos com escoliose idiopática leve. Os processos espinhosos da coluna lombar apontam para a direita, para o lado interno da curva. [M616]

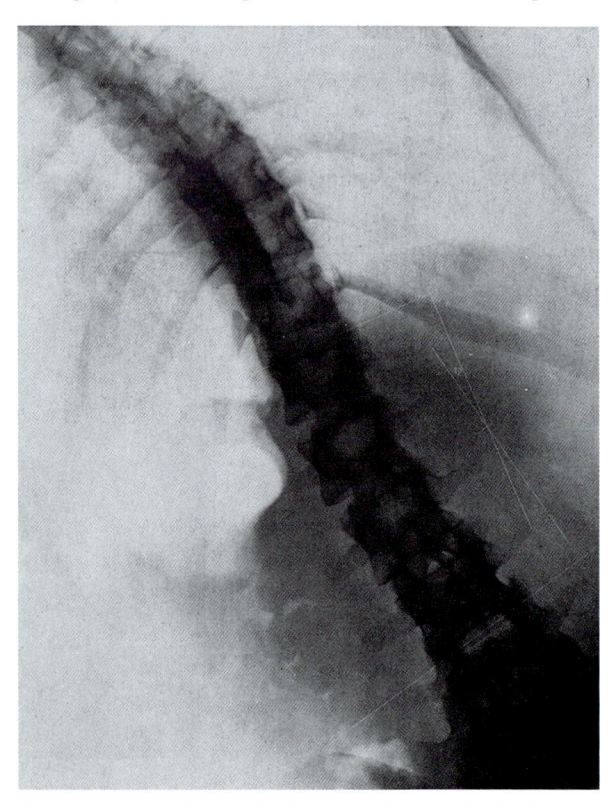

Figura 9.52 – Exercício de Schroth para fortalecer os músculos lombares fracos à direita. Alongamento da coluna lombar. Levantamento das costelas flutuantes à direita. Abertura da cintura colabada (exercício da ➤ Figura 9.53). [M616]

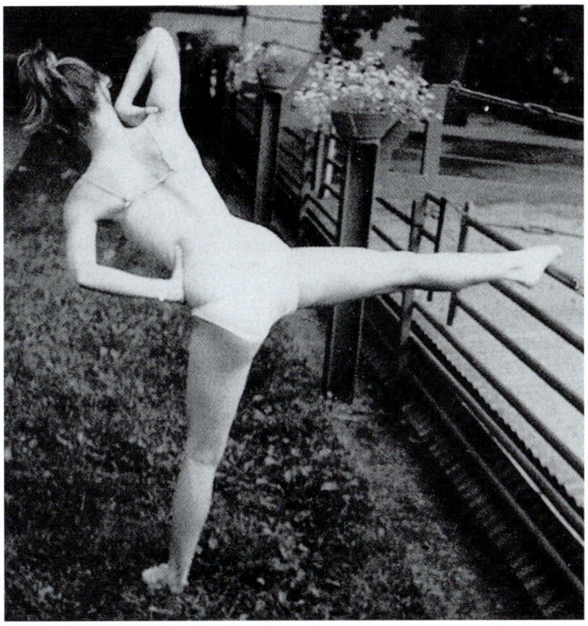

9.8 Exercícios para corrigir a curva lombossacral e a deformidade pélvica

Figura 9.53 – Cilindro muscular na posição em pé: levantar a perna direita lateralmente até a altura do quadril, para que o quadril não salte para fora, mas seja mantido para dentro. O peso do tronco é suportado pela musculatura lombar fraca do lado direito, que, dessa maneira, se fortalece. Desrotação e ventilação da porção corporal correspondente com auxílio do paciente. [M616]

A parte superior do tronco deve ser mantida alinhada com a perna estendida. A coluna vertebral lombar se destorce e, ao mesmo tempo, move-se mais para o meio (➤ Figura 9.51 e ➤ Figura 9.52).

5. A articulação do quadril nunca deve ser o ponto de suporte para a parte superior do tronco. Em vez disso, ela deve ser sustentada pela fraca musculatura lombar, que agora está trabalhando em comprimento e força. O paciente também deve descobrir até que ponto pode tratar a parte superior do tronco diagonalmente e para a frente, de modo que os músculos lombares mais externos também sejam estimulados ou forçados a se desenvolver. Durante a destorção manual da gibosidade lombar, a coxa do mesmo lado pode fazer uma rotação externa, o que eleva o lado da pelve que estava anteriorizado e em sentido caudal. Isso gera uma destorção pélvica, rodando-a com um contramovimento para a protuberância lombar.

No final da correção, o pé direito pressiona o chão e segue-se um tensionamento forte da perna direita para cima até a cintura (➤ Figura 9.53).

DICA
Um estímulo muito especial para o fortalecimento ocorre quando a porção superior do tronco é desviada diagonalmente para o lado, de modo a criar uma certa instabilidade. Com essa instabilidade, ocorre uma tensão muscular reflexa abaixo da gibosidade torácica, o que leva a um aumento da força. Do lado côncavo, a gibosidade lombar é completamente suavizada.

Um estímulo adicional para o fortalecimento é gerado quando se associa mais um fator de instabilidade: quando os braços direito e esquerdo não fornecem apoio. Um aumento adicional ocorre ainda quando a perna estendida é levantada, de modo que o paciente fique em pé apenas sobre a perna do lado côncavo.

Variante: o torso passa a fazer movimentos mínimos (0,5 cm!) diagonalmente para a frente e ligeiramente para trás. Isso gera um fortalecimento abaixo da gibosidade torácica.

6. **Exercício de fortalecimento da musculatura lombar lateral enfraquecida em decúbito lateral** (exercícios do cilindro muscular):

ATENÇÃO
Nunca deitar sobre o lado da gibosidade torácica presumindo que isso alargará a dobra da cintura abaixo da gibosidade torácica e empurrará o quadril saliente para dentro. O posicionamento sobre o lado torácico côncavo só é benéfico se a gibosidade lombar tiver sido destorcida antes de ser colocada sobre a almofada.

A perna direita deve ficar em uma posição mais elevada. Um saco de areia preso ao tornozelo aumenta o trabalho da musculatura lombar.

a. O paciente fica deitado sobre o lado esquerdo. Duas ou três almofadas de correção são posicionadas sob a convexidade lombar. A gibosidade lombar é inicialmente rodada para a frente, antes de ser colocada sobre as almofadas, a fim de endireitar a curva lombar de modo passivo. A perna esquerda é dobrada em um ângulo de 90°, enquanto a perna direita encontra-se em extensão, apoiada sobre uma elevação (barra, banquinho). Com esse posicionamento, o deslocamento lateral do quadril é corrigido e a área da cintura é normalizada: a concavidade torácica é alongada, a coluna torácica pode afundar para a esquerda.

b. Então, a respiração passa a ser feita "em ângulo reto" à direita, acima do quadril. O paciente controla o que ocorre nesse local. Por meio de um rebaixamento contralateral consciente da cúpula diafragmática e com o alargamento mental dessa região da cintura, o ponto fraco é expandido.

c. Durante a próxima expiração, a perna direita é elevada em 1-2 cm, o que promove um estímulo para os músculos enfraquecidos do quadril. A perna também pode ser posicionada em flexão sobre um bloco e pressioná-lo durante a expiração. Ou ainda, a perna pode ficar estendida lateralmente, pressionando contra um espaldar.

d. **Posição prona com cinta e faixas, elevação da pelve.** Perna esquerda afastada e rodada para fora, almofada sob quadril direito. Almofadas de correção sob o cotovelo direito e sob o arco costal esquerdo. A cinta deve tracionar bem no meio — entre as nádegas. Como resultado da pressão de ambos os bastões contra a parede, o torso é levantado, tentando se afastar da pelve em uma

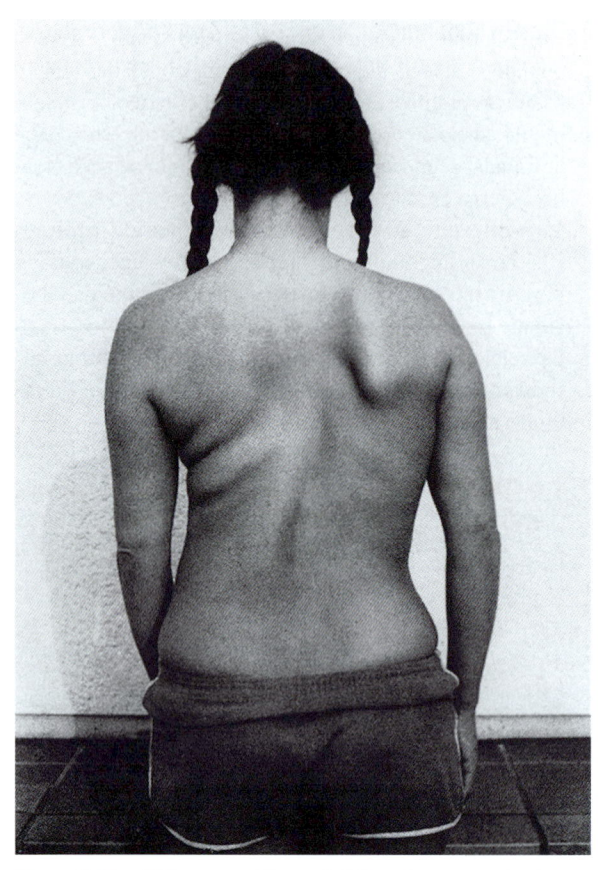

Figura 9.54 – Clinicamente, é impossível determinar a curva lombossacral da coluna. No entanto, durante os exercícios, o quadril direito salta para a direita e para fora. Esse é um sintoma da existência dessa curva da coluna vertebral. Nesta paciente, a curva começa em L4 e, mesmo assim, ainda mede 22°. [M616]

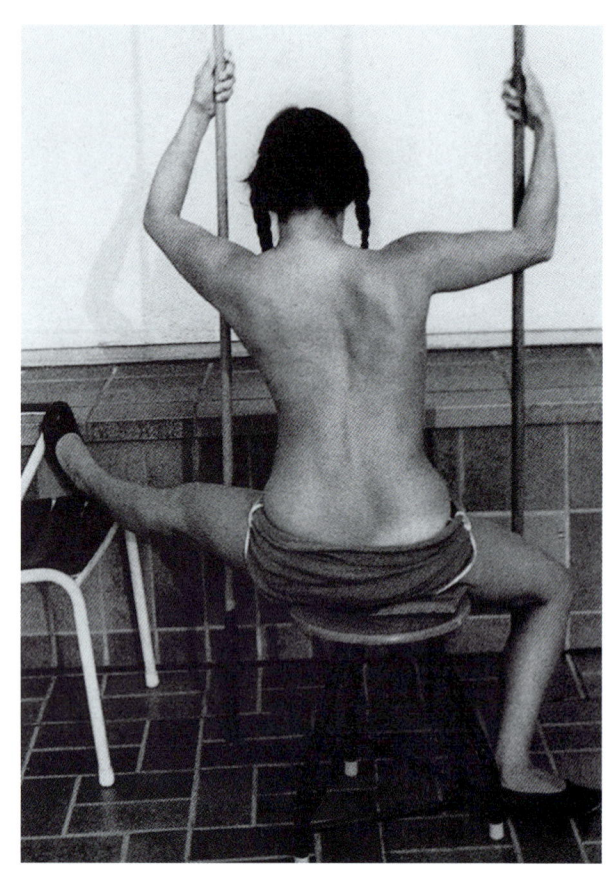

Figura 9.55 – Para compensar a curva lombossacral da coluna vertebral que oscila para a direita, a perna esquerda é alongada horizontalmente em sentido lateral. Por meio de uma forte tração para a esquerda, a pelve deve se mover da direita para a esquerda e, da mesma maneira, a curva inferior da coluna vertebral deve ir para o centro. A pressão com os bastões garante o alongamento ideal das laterais do tronco, assim como da coluna vertebral, o que possibilita uma melhor expansão das porções afundadas do tronco. Então, o tronco é alavancado a partir da gibosidade lombar para a esquerda. Isso alivia o ponto fraco abaixo da gibosidade torácica. Nesse ponto, os músculos fracos entram em ação e recebem uma função de sustentação de carga. Função esta que até então estava ausente devido às forças de tração da escoliose. [M616]

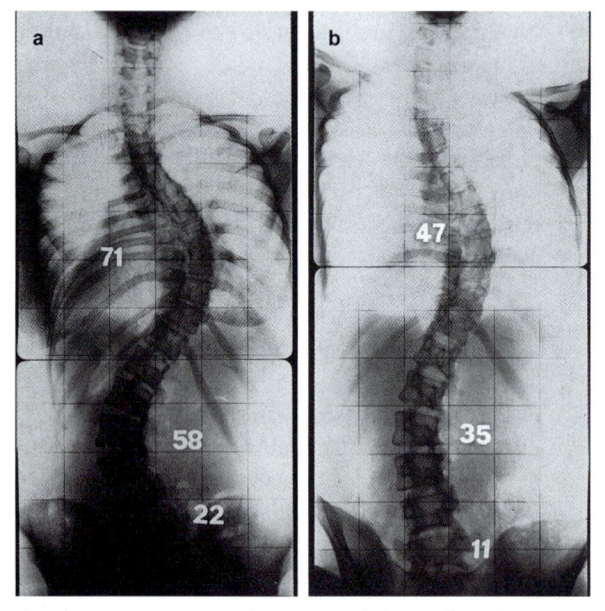

Figura 9.56 – Comparação de imagens radiológicas. [M616]
a. Paciente em pé.
b. Durante o exercício descrito anteriormente: redução da curva torácica de 71° para 47°, redução lombar de 58° para 35°, redução lombossacral de 22° para 11°.

direção cranial reta. A respiração é a mesma de sempre = costelas flutuantes à direita e o lado côncavo em sentido lateral-cranial e dorsal-cranial, com movimento imaginário da cúpula diafragmática para baixo.

A ➤ Figura 9.54 mostra uma paciente com 24 anos e uma escoliose idiopática com curva torácica de 71°, lombar de 58° e lombossacral de 22°.

NOTA
Nas posições iniciais (prona, decúbito dorsal, pronada de joelhos e posição sentada), a perna do lado da gibosidade lombar é afastada e rodada para fora. No plano frontal, a pelve como um todo é deslocada na sua porção caudal para o lado côncavo (lado da gibosidade lombar). Quanto mais alta for a posição da perna, mais se comprime a gibosidade lombar. Na posição de decúbito dorsal, ao destorcer manualmente a gibosidade lombar, o quadril desse lado pode (como um contramovimento) empurrar ou se movimentar para trás contra o chão. Em uma posição supina normal, o acolchoamento da pelve é desnecessário devido à posição da perna.

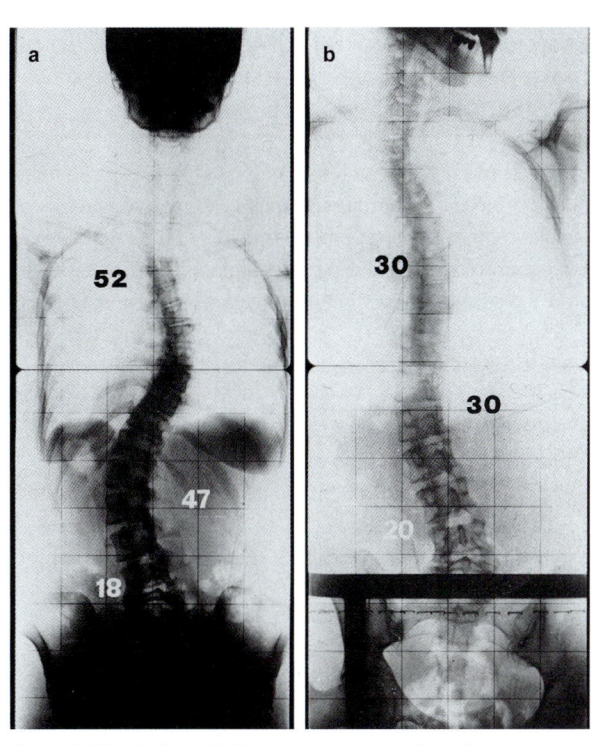

9.8 Exercícios para corrigir a curva lombossacral e a deformidade pélvica

e. Com a "perna da gibosidade lombar" afastada, é preciso cuidar da posição horizontal da pelve quando na posição prona. Eventualmente, uma almofada de correção é colocada sob o quadril do lado da gibosidade torácica. Para manter a pelve na horizontal na posição sentada, é colocada uma almofada sob a nádega do lado da gibosidade torácica (> Figura 9.55).

f. Estender a perna esquerda isoladamente não tem função alguma. Em vez disso, a perna deve simultaneamente tracionar a pelve por meio de rotação externa adicional, bem como o sacro e a porção inferior da coluna. Nessa posição inicial favorável, podem ser executados os movimentos respiratórios já conhecidos, no assim chamado "ângulo reto", que também destorcem as porções superiores da coluna vertebral e do tronco, movendo-as em direção ao centro. Ao final, a tensão da musculatura garante a estabilização do exercício.

DICA
Com um pouco de imaginação, essa posição da perna também pode ser usada para exercícios na posição ajoelhada ou pendurada no espaldar.

Figura 9.57 – Paciente de 37 anos com uma escoliose de quatro curvas; comparação radiológica. [M616]
a. Posição inicial.
b. A mesma paciente durante um exercício na posição pronada com deslocamento da "gibosidade lombar". A curva lombossacral se reduziu de 47° para 30°. A curva torácica, de 52° para 30°. A curva cervical não precisaria estar presente se a paciente tivesse assumido a postura correta da cabeça: inclinação da cabeça para o lado côncavo, como uma continuação da curva torácica, e queixo virado para o lado da gibosidade torácica.

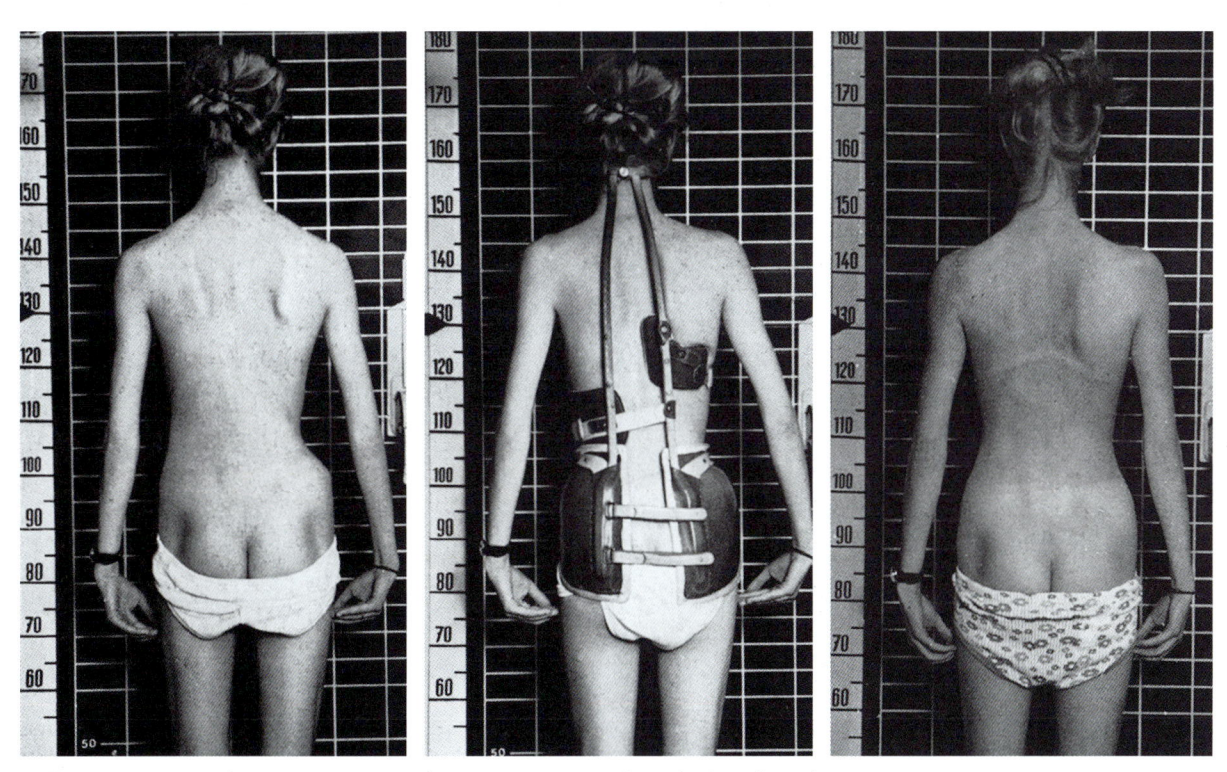

As **Figuras 9.58-9.60** referem-se a uma menina de catorze anos com escoliose idiopática. [M616]
Figura 9.58 – (esquerda) No início do tratamento.
Figura 9.59 – (centro) No início do tratamento com colete de Milwaukee trazido pela paciente, que era usado nas horas em que não se exercitava.
Figura 9.60 – (direita) Após cinco semanas de tratamento ativo intensivo segundo Schroth. O tratamento com colete também deve levar em consideração os princípios de Schroth: ao ajustar a porção pélvica do colete, o quadril deve estar reto e haver espaço suficiente para a expansão da musculatura da cintura do lado direito.

As fotos de controle (➤ Figura 9.58, ➤ Figura 9.59 e ➤ Figura 9.60) comprovam que os princípios do método de exercício estão corretos.

9.9 Pés e pernas: exercícios para uma base estável

Mesmo que em muitos casos não seja possível influenciar a forma dos pés, é possível conseguir que, mesmo na presença de arcos dos pés rebaixados (pé valgo, pé plano, arco transverso rebaixado), não haja sintomas. Na vida cotidiana, é importante cuidar para que os pés assumam uma posição paralela porque o fato de ficar em pé ou caminhar com os dedos voltados para fora favorece o rebaixamento do arco longitudinal, levando à fadiga rápida e dor (➤ Figura 9.61 a-d).

Exercício para o fortalecimento do arco do pé (para pés planos, valgos e arco transverso rebaixado)

Em pé, com as pernas na largura do quadril, os pés são mantidos paralelos. As bordas internas e externas de ambos os pés são tonificadas ao mesmo tempo da seguinte maneira:
- Enquanto os dedos dos pés pressionam o solo, a planta do pé é contraída em pequenos movimentos por meio de tensionamentos intermitentes. Esses tensionamentos elásticos podem ser combinados com movimentos respiratórios curtos ou longos.
- Na posição sentada é treinada a tração do calcanhar, que inicialmente é levantado e então movido um pouco para dentro e novamente assentado no chão, mantendo os dedos dos pés espalhados. Com isso, o peito do pé fica mais alto. O exercício deve ser praticado até que o movimento corretivo seja bem-sucedido.

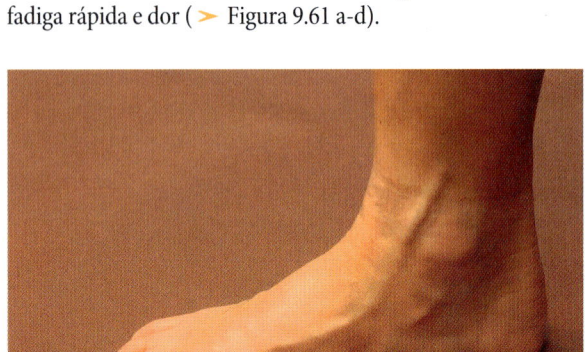

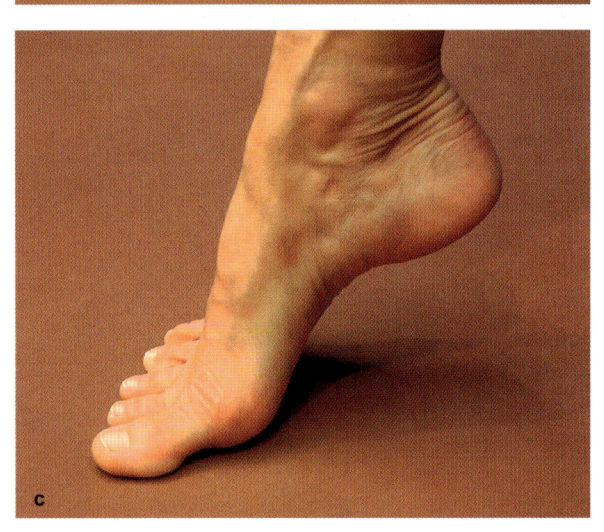

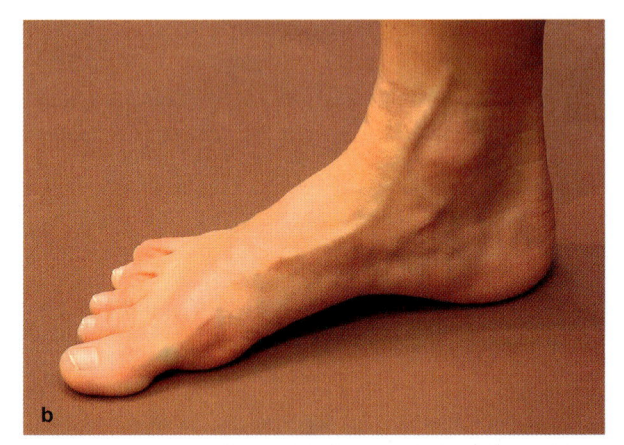

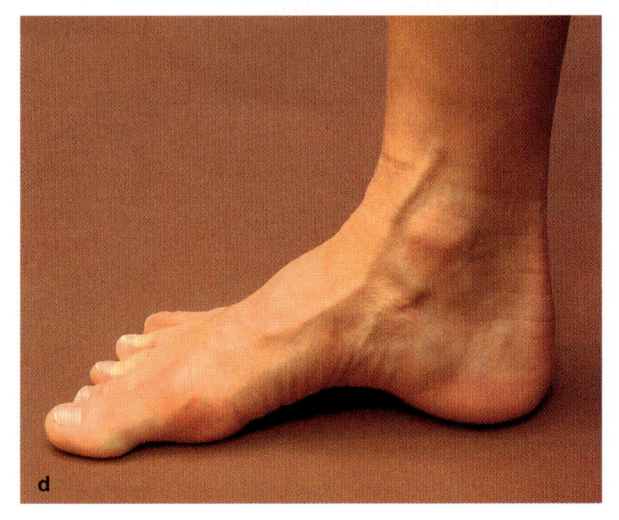

Figura 9.61 – Exercícios para o arco do pé. [W858]
a. Posição inicial.
c. Exercício de "aparafusar o pé": o calcanhar levantado empurra para dentro e para fora, a fim de obter um bom desenvolvimento do arco do pé.
b. Posição final: com a borda interna elevada.
d. No final do exercício, os dedos esparramados pressionam o chão. A borda interna do pé se eleva.

- Nessa posição corretiva, o pé como um todo (todos os dedos e o calcanhar) é pressionado isometricamente contra o solo. A tensão do pé como um todo também influencia os arcos longitudinal e transverso, bem como os músculos da perna.
- Ocorre uma intensificação por meio de uma contração, como se o pé fosse se fechar em um punho. A cada contração, o peito do pé fica mais alto e o pé, mais curto. Os músculos situados lateralmente junto ao hálux se contraem. Este é um exercício normalizador impressionante e que embeleza o pé, especialmente quando ainda não existe um hálux valgo.
- O polegar passa a pressionar lateralmente o hálux, enquanto o indicador pressiona o hálux internamente, para conseguir uma posição alinhada. Nessa posição, todos os músculos dos pés podem se contrair isometricamente e fazer uma pressão simultânea dos dez dedos contra o solo. Em seguida, os pés são sacudidos para relaxar.
- Depois disso, temos a sensação de uma circulação sanguínea eficiente no pé e, durante o caminhar, sentimos a planta do pé mais tonificada.

DICA

As pequenas tensões elásticas descritas ou a contração intermitente, com efeito de encurtamento, podem (com um olhar ao espelho) começar nos pés, passando para as pernas (atrás, fora e dentro); seguindo pela patela; tonificando na frente o músculo quadríceps; na lateral, o tensor da fáscia lata; o músculo bíceps femoral na parte posterior e internamente; os adutores — até o assoalho pélvico; a musculatura glútea; e, por fim, a região abdominal inferior. Esse tensionamento muscular deve ocorrer durante a expiração, a fim de evitar a compressão da laringe e comprometer o retorno sanguíneo.

Quando todos os músculos da perna e os músculos pélvicos tiverem sido trabalhados dessa maneira, o eixo da perna voltará automaticamente para a vertical, a pelve estará ereta e a postura será boa.

9.10 Resumo da estrutura corretiva segundo Schroth

9.10.1 Escolioses de três curvas (3C, 3CP)

A designação "três curvas" baseia-se nos três blocos deslocados do tronco, pois cada um deles traciona a coluna vertebral para um lado. A base da correção sempre é a pelve ordenada e a organização da estática corporal em todos os três planos.
- **Primeira correção pélvica:** a pelve como um todo é movida para trás = correção da estática no plano sagital.
- **Segunda correção pélvica:** levantamento da espinha ilíaca anterior/crista ilíaca, endireitamento da pelve = correção da lordose lombar = correção no plano sagital em torno do eixo frontal.
- **Terceira correção pélvica:** alinhar o quadril proeminente do lado côncavo torácico = contração da musculatura da região do trocanter maior desse lado = deslocamento lateral da pelve = correção da estática no plano frontal. (Se a pelve não estiver deslocada no plano frontal, a terceira correção pélvica será desnecessária.)
- **Quarta correção pélvica:** rodar o quadril do lado convexo torácico para trás e o quadril do lado côncavo torácico para a frente = correção da rotação pélvica e da torção da coluna lombar = correção no plano transversal em torno do eixo longitudinal.
- **Quinta correção pélvica:** empurrar o calcanhar do lado convexo torácico = rebaixamento do quadril no mesmo lado = deflexão e desrotação simultânea da coluna lombar = correção em torno do eixo sagital.

NOTA

Em pé, é necessário realizar essas correções pélvicas aplicando mais carga na perna do lado côncavo torácico. Somente com uma carga unilateral é possível obter uma correção satisfatória da estática corporal no plano frontal.

A partir da pelve corrigida em sentido cranial, deve ser dada ênfase ao alongamento ativo da coluna vertebral. Ela é feita no sentido de uma deflexão lateral da curvatura torácica em direção ao lado côncavo. Segue-se uma desrotação ativa da coluna torácica. Ela é auxiliada pela contração da musculatura intercostal do lado convexo.

As direções de correção para a respiração angular rotacional no lado da gibosidade são em sentido ventral-cranial e medial(-cranial) e, no lado da concavidade, são no sentido lateral-cranial, bem como dorsal-cranial.

Como contrarrotação no sentido de uma correção, a cintura escapular (assim como a pelve!) deve ser mantida para a frente no lado côncavo torácico, e para trás no lado convexo torácico. Além disso, é necessário um deslocamento lateral de todo o bloco da cintura escapular para o lado convexo torácico (contratração do ombro); o que, por um lado, tem um efeito corretivo da curva torácica superior e, por outro lado, promove uma correção da estática errada no plano frontal.

A conclusão da estrutura corretiva reside na postura ordenada da cabeça, que requer uma deflexão da coluna cervical, com inclinação lateral da cabeça para o lado côncavo torácico e desrotação da coluna cervical, com uma virada da cabeça para o lado convexo torácico, como se fosse um prolongamento da curva torácica. Somente essa estrutura de correção fornece as melhores condições possíveis para a respiração corretiva. Portanto, ela representa a base para a respiração angular rotacional segundo Schroth.

Por meio da respiração direcionada, as costelas flutuantes do lado convexo torácico, que estão giradas em uma posição análoga à pelve desalinhada, são guiadas em sentido lateral--cranial e, posteriormente, em sentido dorsal-cranial, sob um rebaixamento diafragmático consciente; o mesmo acontece com as costelas afundadas do lado côncavo torácico.

O efeito dessa mecânica respiratória não é apenas uma correção do tórax deformado, mas sobretudo uma correção guiada da coluna vertebral. Com base nas condições biomecânicas, as vértebras isoladamente são tracionadas de uma posição aproximadamente horizontal para a medial, e então desrotadas por meio da tração dorsal exercida pelas costelas junto aos processos transversos. Ao mesmo tempo, essa também é uma correção importante para as costas planas.

Após a execução da correção na posição inicial do exercício, é feita a estabilização da estrutura como um todo por meio de:

- Tensão isométrica e/ou
- Trabalho de retenção reflexa e/ou
- Tensão isotônica.

As correções mencionadas são constantemente monitoradas e controladas pelo paciente e pelo terapeuta por meio de consciência corporal e controle através de espelho.

Nas posições iniciais (prona, supina e lateral), a correção pode ser apoiada por almofadas de correção (saquinhos com arroz com o tamanho aproximado de um cartão-postal e pesando aproximadamente 200 gramas). São usados:

- Para a posição prona sobre um banquinho (posição inicial: pernas alinhadas ou perna do lado côncavo torácico abduzida 5°-10° = alongamento da concavidade abaixo da gibosidade):
    - Um banquinho (baixo) colocado sob a pelve (não sob as coxas!) = primeira correção pélvica no plano sagital.
    - Uma almofada na frente do quadril do lado convexo torácico = quarta correção pélvica, desrotação da coluna lombar = correção no plano transversal.
    - Uma almofada na frente da porção torácica rodada em sentido ventral (gibosidade anterior) no lado côncavo torácico para a desrotação da porção média do tronco = correção no plano transversal.
    - Uma almofada na frente da cintura escapular ou cotovelo do lado convexo torácico = desrotação da cintura escapular e da curva torácica superior = correção no plano transversal.
- Para a posição supina: (posição inicial: basicamente sempre com os joelhos flexionados = redução da lordose lombar = apoio para a segunda correção pélvica = correção no plano sagital):
    - Uma almofada sob o quadril do lado côncavo torácico (dorsal) = quarta correção pélvica e redução da torção da coluna vertebral lombar = correção no plano transversal.
    - Uma almofada em forma de cunha na convexidade dorsal (sob o ângulo inferior da escápula, no lado da gibosidade), com a finalidade de desrotação da porção torácica e correção no plano transversal, bem como suporte da correção no plano sagital e alongamento passivo das porções ventrais do tórax. Omitir na presença de costas planas.
    - Um saquinho (dorsal) sob a escápula do lado côncavo torácico para a desrotação da cintura escapular, apoio da correção no plano sagital e transversal na presença de uma eventual "giba de ombro". Influência corretiva na rotação da curva torácica proximal.
    - Uma almofada em forma de cunha eventualmente junto à gibosidade lombar para a eliminação da convexidade lombar no sentido de uma desrotação = correção no plano frontal.
- Para a posição lateral (posição inicial: sempre deitado sobre o lado côncavo torácico = correção da estática corporal no plano frontal = deflexão de todos os arcos da coluna vertebral):
    - Uma almofada posicionada lateralmente junto ao quadril do lado côncavo = terceira correção pélvica.
    - Uma almofada lateral junto à cintura escapular na curva torácica superior e deslocamento lateral da cintura escapular (contratração do ombro).

Com os saquinhos, as cinturas pélvica e escapular devem ser desrotadas em sentido ventral e a parte superior do corpo deve ser levada para a frente ligeiramente inclinada.

- Os saquinhos de correção têm um efeito, primariamente, de desrotação e deflexão nas porções individuais do tronco e, secundariamente, nas curvaturas correspondentes da coluna vertebral, semelhante ao que os fabricantes de coletes adotaram posteriormente para a correção na forma de acolchoados ("pads", em inglês).

Deve ser mencionado novamente que o paciente deve reconhecer as posições deformadas de seu tronco para que possa fazer os movimentos corretivos correspondentes com disposição e foco. Nesse ponto, são feitas exigências especiais ao terapeuta. O conselho para trabalhar na frente de um espelho ou, melhor ainda, entre dois espelhos, deve ser levado a sério. A prática de uma nova posição corretiva — que se baseia em um padrão postural completamente oposto daquele que o paciente conhece e que transmite uma nova sensação articular ou uma sensação diferente de alongamento ou encurtamento — requer que o paciente trabalhe completamente concentrado. Em termos de neurofisiologia, os parâmetros alterados podem ser novamente normalizados.

9.10.2 Escoliose de quatro curvas (4C, 4CP)

No quadro clínico da escoliose de quatro curvas, a pelve como um todo encontra-se no plano sagital, rodada para a frente. A espinha ilíaca anterossuperior da pelve está rebaixada. No plano frontal, o quadril do lado convexo torácico está em sentido lateral e um pouco em sentido cranial.

O quadril do lado oposto encontra-se em posição caudal. No plano transversal, o quadril do lado da convexidade torácica está em sentido dorsal. O outro lado encontra-se na posição ventral. Disso resulta uma torção pélvica em torno do eixo frontal-transversal.

Uma diferença anatômica no comprimento da perna raramente é encontrada. A pelve encontra-se em uma inclinação funcional com contramovimentos compensatórios ou contrassustentação, que tracionam a coluna vertebral:
- Quadril em direção à gibosidade lombar = muito forte.
- Gibosidade lombar em direção à gibosidade torácica = menos forte.
- Cintura escapular em direção à cabeça = mínima.

ATENÇÃO
Não faz sentido, como compensação desse desalinhamento pélvico funcional, levantar o salto do sapato, uma vez que pode intensificar os desalinhamentos pélvicos existentes e, portanto, também a curva lombossacral da coluna vertebral.

Ao verificar a altura do quadril por meio de um medidor de nível líquido, é possível notar que, durante os exercícios corretivos de Schroth para o quadril, essa diferença de altura praticamente se iguala.

A ➤ Figura 3.10 mostra como as porções pélvicas e lombares estão torcidas e deslocadas em direções opostas e, consequentemente, também apresentam "cunhas do torso". O quadro clínico documenta não apenas uma rotação no plano transversal, mas também uma rotação recíproca dos dois ísquios em torno do eixo frontal-transversal, com deslocamento simultâneo em direção lateral, devido a erros de estática no plano frontal. A perna do lado côncavo torácico se encontra em rotação medial, em posição valga, o que dá origem a um arco lombossacral compensatório da coluna vertebral.

Nosso objetivo deve ser solucionar essas múltiplas contrarrotações tridimensionais e restaurar o bloco lombopélvico como um todo. Para isso, são usadas as cinco correções pélvicas:
- **Primeira correção pélvica:** posição em pé, pés separados na largura do quadril e paralelos. Mesma carga nas pernas, levantando o arco do pé. A pelve inteira é movida para trás = correção da estática no plano sagital.
- **Segunda correção pélvica:** movimento de rotação externa da coxa no lado côncavo torácico = resolução da contrarrotação dos ossos do quadril em torno do eixo frontal-transversal (torção pélvica). Com isso, o quadril do lado côncavo torácico se move para cima e para trás, e o quadril do lado convexo se move para a frente e para baixo. No entanto, ele ainda se encontra lateralizado. Portanto:
- **Terceira correção pélvica:** "tracionando" o quadril no lado convexo torácico = contração da musculatura na região do trocanter maior = correção no plano frontal.

Um desvio lateral puro, antes que a contrarrotação dos ossos do quadril seja resolvida, não leva ao resultado de correção desejado devido à torção pélvica. Portanto, a segunda e a terceira correções pélvicas devem ser feitas em conjunto. Agora, os blocos lombar e pélvico formam um todo novamente, mas ainda têm forma de cunha, em especial quando, durante a resolução da contrarrotação pélvica ao redor do eixo transversal, o quadril do lado convexo torácico se desloca muito em sentido ventral.

Então, esse bloco rodado é girado por inteiro para poder atuar expandindo o ponto fraco abaixo da gibosidade, bem como para atuar destorcendo ou desrodando a gibosidade lombar. Para essa finalidade servem principalmente:
- **A quarta correção pélvica**
   a. Bloco lombopélvico do lado convexo torácico para trás (ativa a musculatura lombar fraca), lado côncavo torácico para a frente (incluindo a gibosidade lombar). Correção no plano transversal.
   b. Elevação simultânea de (ambas as espinhas ilíacas anterossuperiores) = deslordose da coluna lombar = correção no plano sagital.

O endireitamento da pelve só pode ser bem-sucedido se a coluna lombar for previamente destorcida.
- **A quinta correção pélvica:** exercer uma pressão do calcanhar da perna no lado convexo torácico (contrarresistência), de modo a ocorrer uma contração isométrica nesse membro. Não deve ocorrer um abaixamento do quadril. Nas posições iniciais prona, supina, sentada e de quatro apoios, realizar a abdução e rotação externa da perna do lado côncavo torácico, com o objetivo de alinhar a coluna lombar, que permitirá a contrarrotação da pelve. Também aqui a pelve como um todo deve ser levada junto, ou seja, "puxada para dentro".

As correções em sentido cranial necessárias — incluindo a respiração angular — seguem perfeitamente o trabalho básico exercido pela pelve. Como na escoliose de quatro curvas a curva lombar da coluna vertebral geralmente é a maior, é possível que existam apenas curvas pequenas ou mínimas em sentido cranial. Nesse caso, a direção do exercício é feita em linha reta.

Se a curva torácica da coluna vertebral for maior, a direção do exercício também é para o lado côncavo do tórax (para estimular sua expansão), mas não a partir do quadril e sim apenas a partir da parte superior da gibosidade lombar.

A posição inclinada e rodada da cabeça só é necessária se houver uma curva cervical e se a coluna cervical estiver rodada. Caso contrário, a cabeça é mantida em linha reta.

CAPÍTULO

10 Exemplos de casos

10.1 Evoluções do tratamento

10.1.1 A "ilha"

Em casos com deterioração da postura ou doença de Scheuermann, com tendência a desvios escolióticos da coluna vertebral, encontramos frequentemente uma depressão ao lado da porção atingida da coluna vertebral, decorrente de uma insuficiência muscular, o que faz com que a curta fileira de processos espinhosos situados na região central se projete como uma ilha entre dois braços do rio (➤ Figura 10.1). Uma coluna vertebral também pode ter várias dessas "ilhas". Nós interpretamos isso como um sinal de que o corpo está prestes a entortar. Por outro lado, podemos observar que algumas escolioses durante os nossos exercícios passam a mostrar novamente uma ilha, o que significa que a escoliose está mais uma vez em regressão.

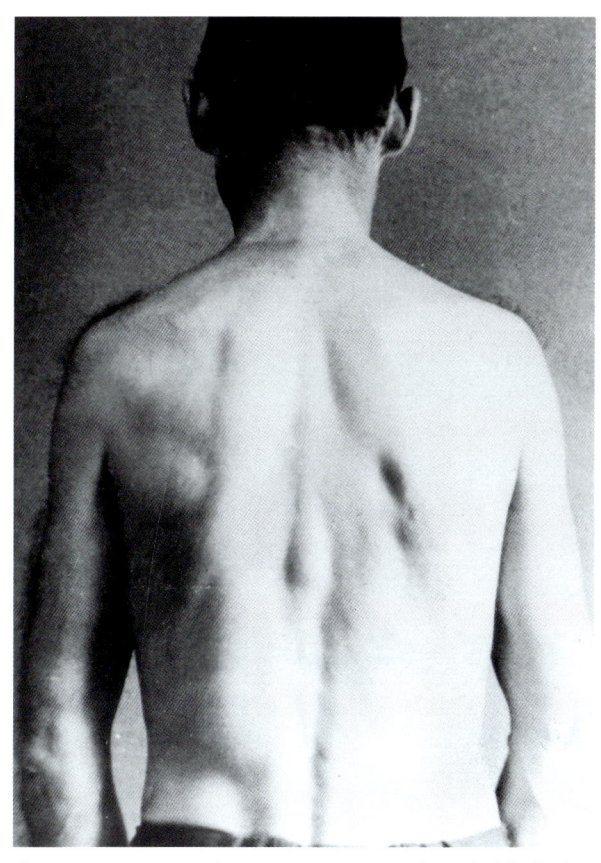

Figura 10.1 – Homem de 57 anos com a assim chamada "ilha"; além da fileira de processos espinhosos, existe uma depressão decorrente da insuficiência muscular. [M616]

10 Exemplos de casos

10.1.2 Paciente de 29 anos portadora de escoliose idiopática

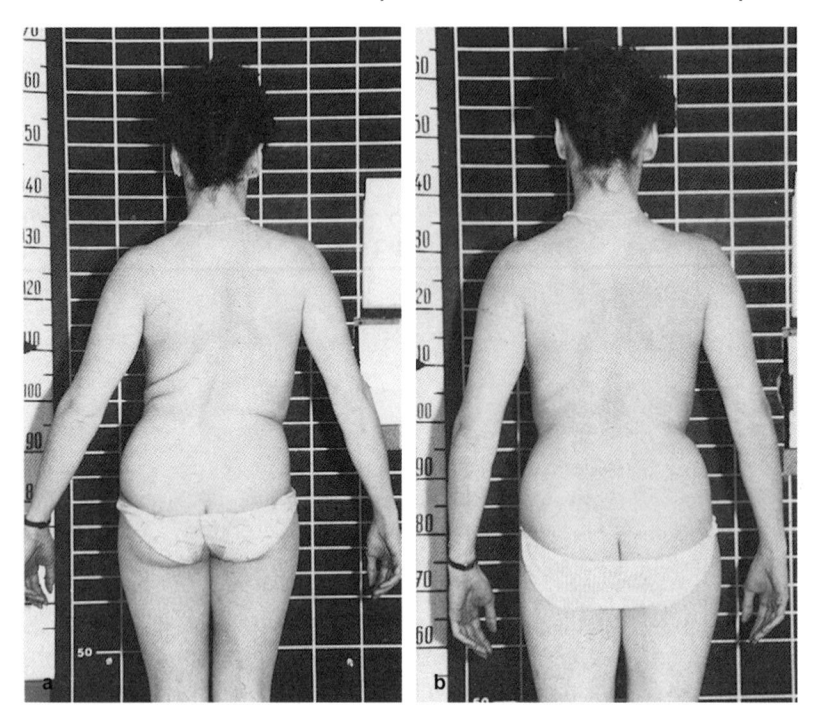

Figura 10.2 – Paciente de 29 anos portadora de escoliose idiopática. [M616]
a. No início do tratamento.
b. Após quatro semanas de tratamento intensivo.

10.1 Evoluções do tratamento

10.1.3 Adolescente de treze anos portadora de doença de Scheuermann

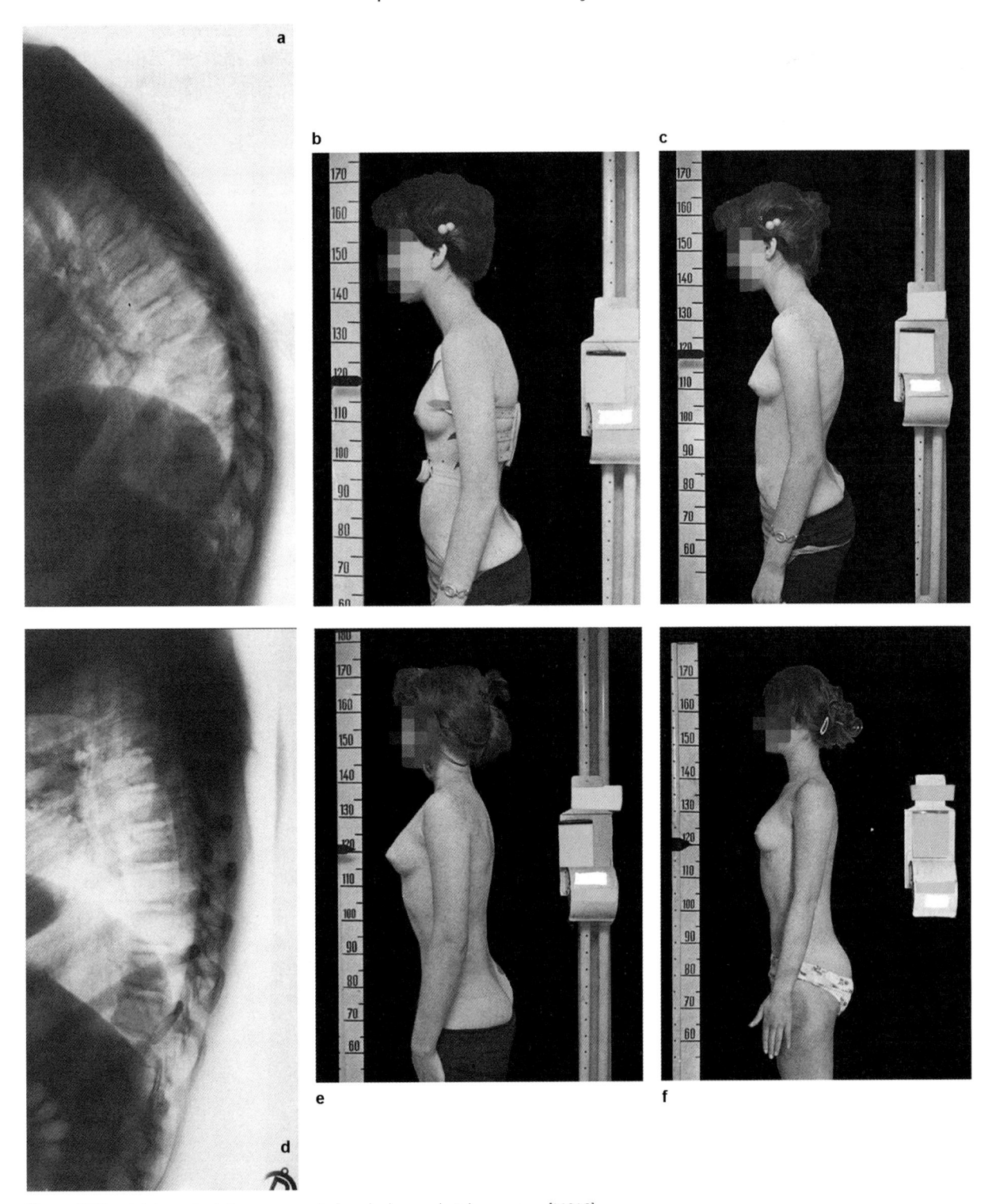

Figura 10.3 – Adolescente de treze anos portadora de doença de Scheuermann. [M616]
a. Imagem radiológica.
b-c. Aos 13,1 anos de idade, no início do tratamento de Schroth.
d-e. Aos 13,5 anos de idade. Nesse intervalo de tempo, foi submetida a seis semanas de tratamento pelo método Schroth.
f. Aos 15,4 anos de idade. Nesse intervalo de tempo, foram feitos dois tratamentos, um com duração de quatro semanas e o outro com duração de três semanas.

10.1.4 Adolescente de catorze anos portadora de escoliose idiopática

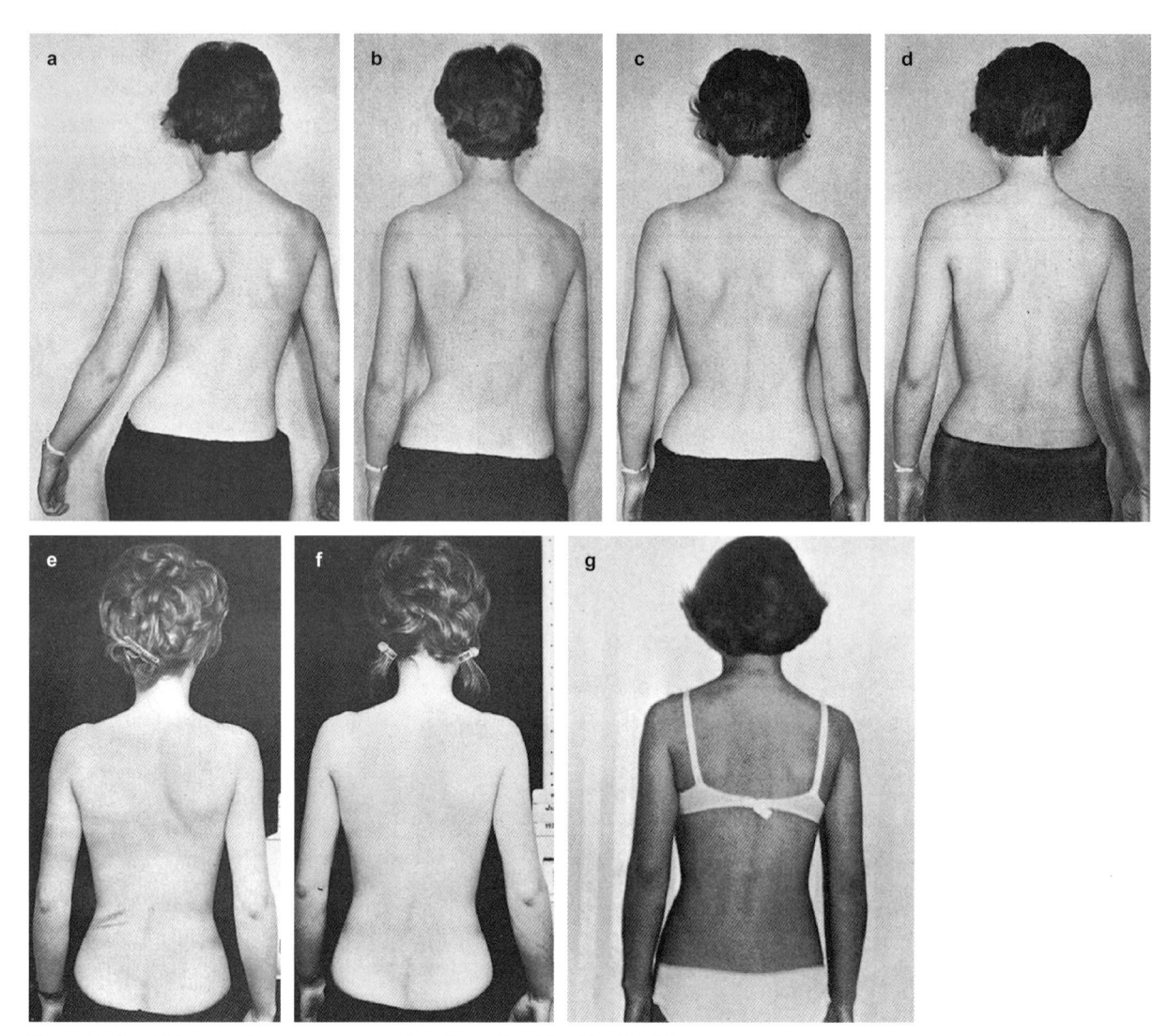

Figura 10.4 – Adolescente de catorze anos portadora de escoliose idiopática. [M616]
a. No início do tratamento de Schroth.
b-d. Durante os dois primeiros meses de tratamento segundo Schroth. Na imagem radiológica, este bom endireitamento não é tão claramente visível: redução de 30° para 15°.
e. Após dois anos, depois de mais dois meses de tratamento segundo Schroth.
f. Sete anos depois, aos 23 anos de idade.
g. Fotografia de controle, enviada de casa.

Não foi necessário qualquer tratamento adicional, pois a paciente — apesar de cursar uma universidade extenuante — continuou praticando o método sozinha em casa.

10.1.5 Paciente de dezessete anos portador de doença de Scheuermann

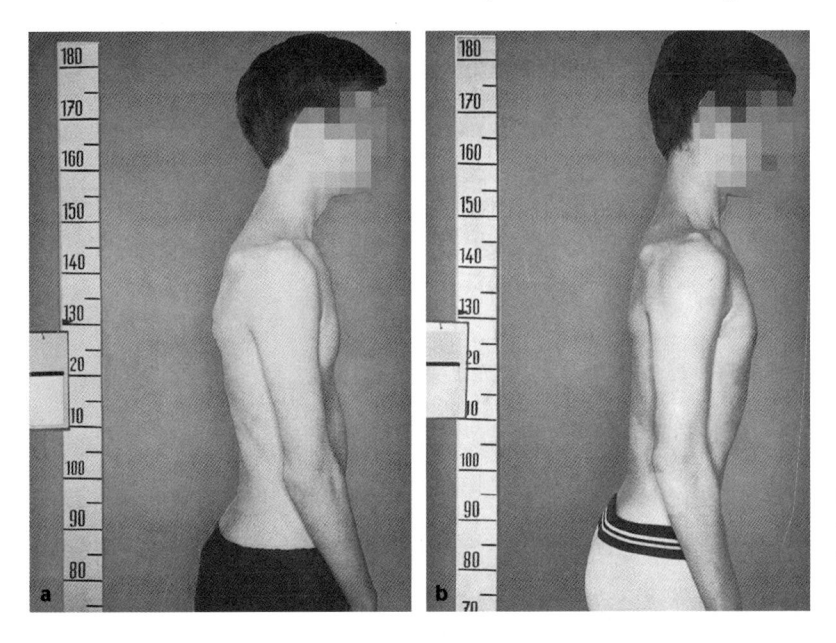

Figura 10.5 – Paciente de dezessete anos portador de doença de Scheuermann. [M616]
a. Assimetria torácica abaixo do peito.
b. Após cinco semanas de tratamento segundo Schroth. O tórax anterior está normalizado.

10.1.6 Menina de dez anos com escoliose torácica à esquerda em estágio inicial

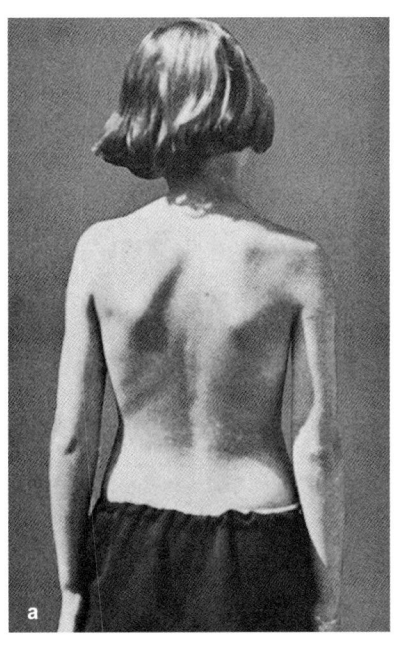

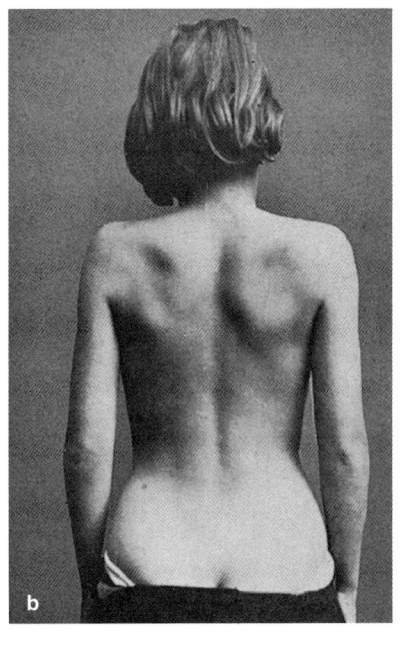

Figura 10.6 – Menina de dez anos com escoliose torácica esquerda em estágio inicial. [M616]
a. No início do tratamento.
b. Após oito semanas de tratamento com o método Schroth.

Este exemplo mostra como é importante tratar imediatamente uma escoliose incipiente ou uma postura escoliótica antes que ocorram mudanças estruturais. Um tratamento precoce evita tratamentos posteriores, que geralmente são necessários nas escolioses graves. Portanto, o tratamento nunca deve ser considerado muito precoce. Esta paciente não necessitou de outros tratamentos e compareceu novamente para avaliação aos dezoito anos. Seu dorso continuava alinhado.

10.1.7 Adolescente de dezesseis anos portadora de escoliose convexa à direita

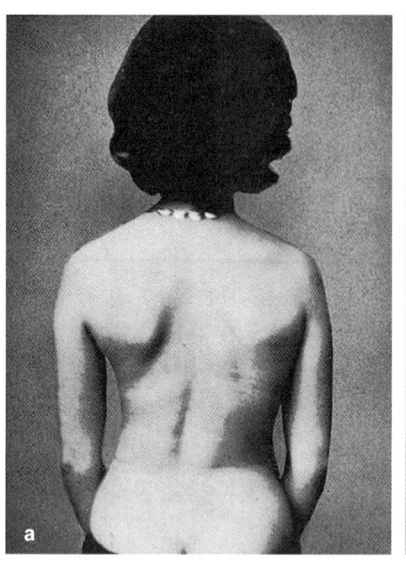

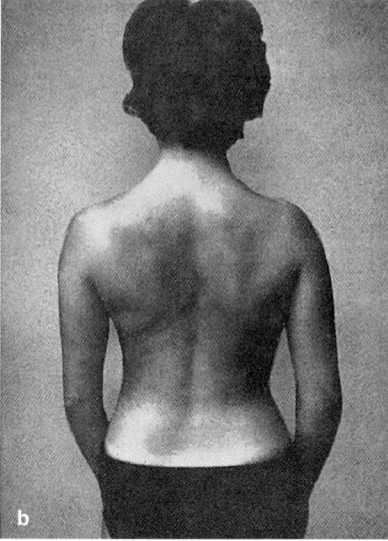

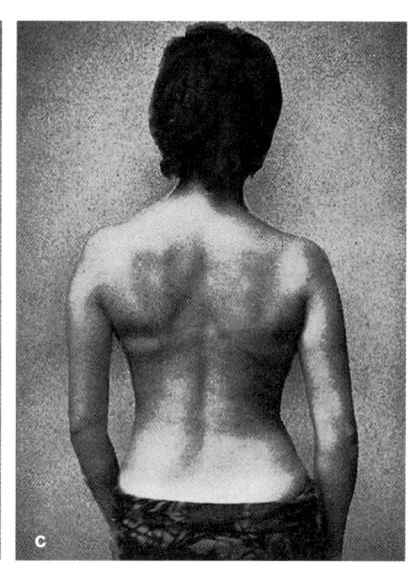

Figura 10.7 – Adolescente de dezesseis anos portadora de escoliose convexa à direita. [M616]
a. No início do tratamento.
b. Após três meses de tratamento com o método Schroth.
c. Após cinco meses de tratamento com o método Schroth.

10.1 Evoluções do tratamento 149

10.1.8 Menina de nove anos com escoliose convexa à esquerda

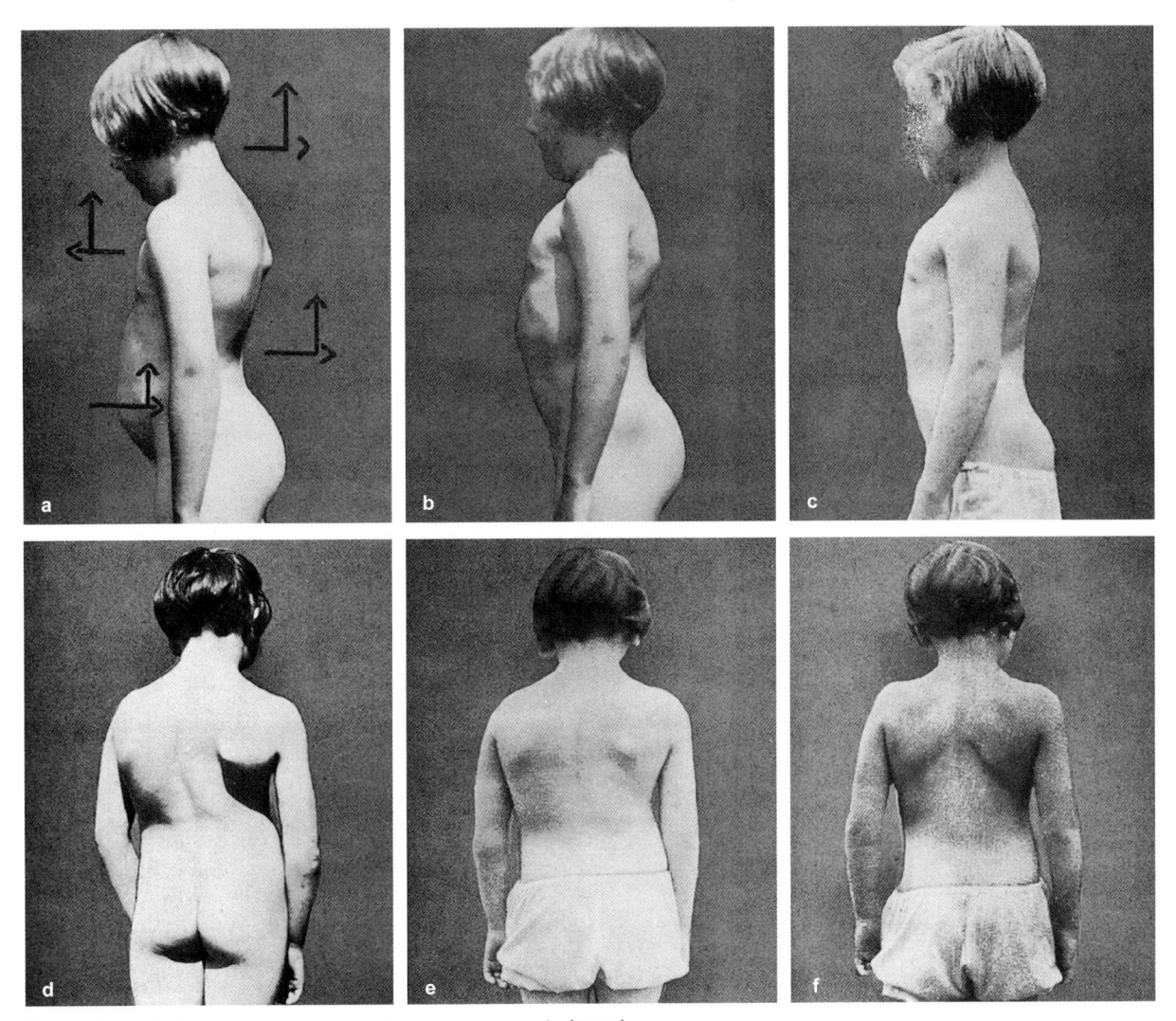

Figura 10.8 – Menina de nove anos com escoliose convexa esquerda. [M616]
a. No início do tratamento, vista lateral.
b. Após seis semanas de tratamento com o método Schroth.
c. Após treze semanas de tratamento com o método Schroth.
d. No início do tratamento, vista dorsal.
e. Após seis semanas de tratamento com o método Schroth.
f. Após treze semanas de tratamento com o método Schroth.

10.1.9 Escoliose torácica à direita

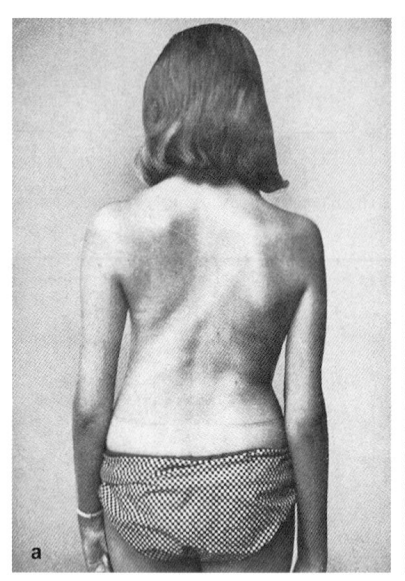

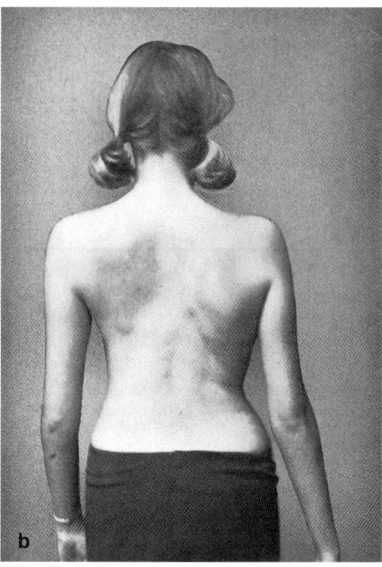

Figura 10.9 – Escoliose torácica direita. [M616]
a. No início do tratamento.
b. Após oito semanas de tratamento com o método Schroth.

10.1.10 Jovem de dezenove anos portadora de escoliose torácica direita

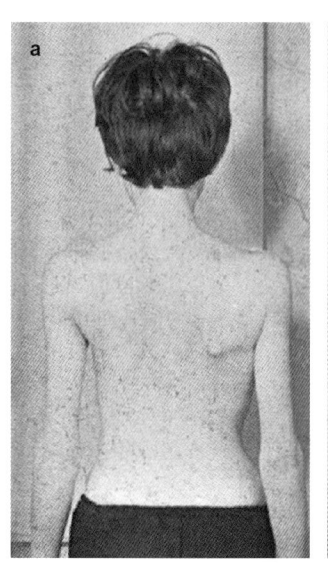

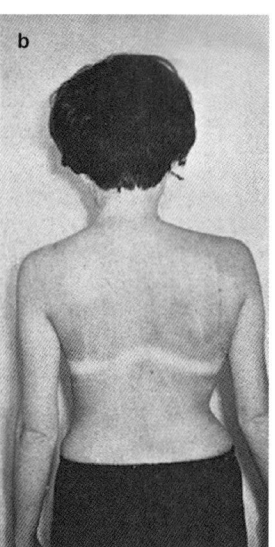

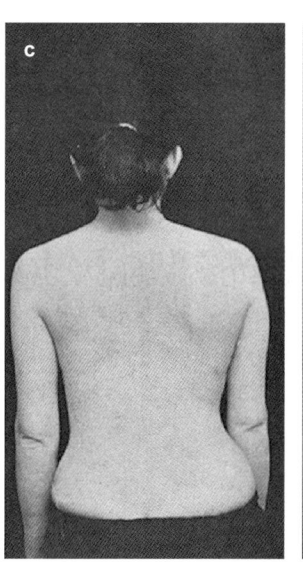

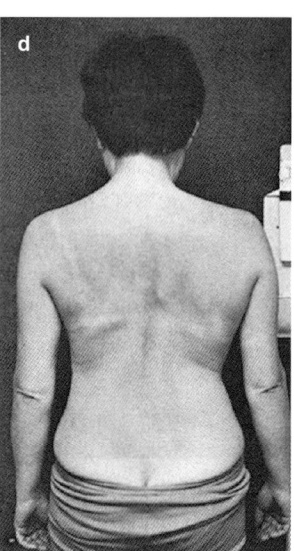

Fig. 10.10 – Jovem de dezenove anos portadora de escoliose torácica direita. [M616]
a. Aos 19,4 anos: início do tratamento.
b. Aos 21,1 anos: no intervalo, houve dois ciclos de tratamento de três semanas e meia cada um.
c. Aos 23,5 anos: a paciente continuou praticando sozinha, exceto por um tratamento com duas semanas de duração.
d. Aos 29,7 anos: além de praticar sozinha em casa, a paciente ainda completou um período de tratamento com duração de seis semanas conosco.

10.1.11 Adolescente de dezesseis anos portadora de escoliose toracolombar

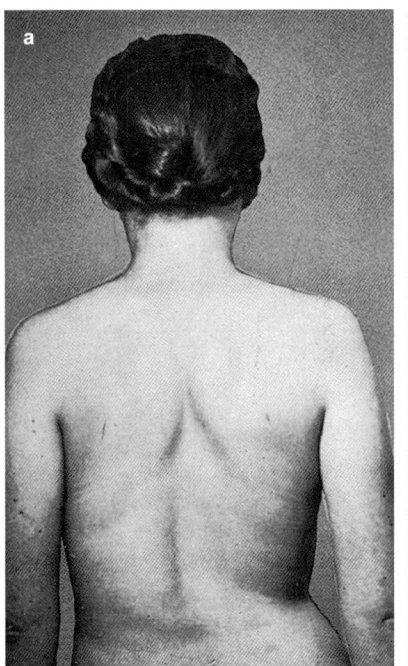

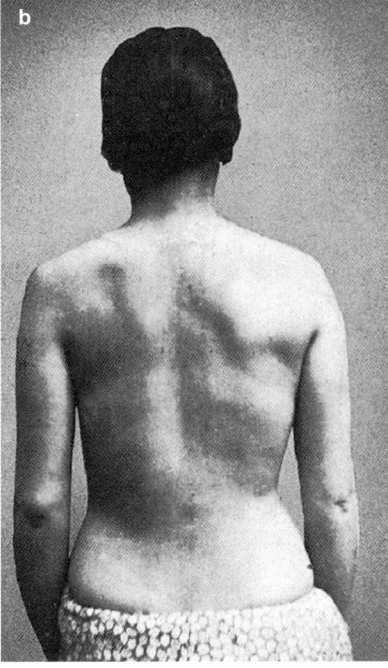

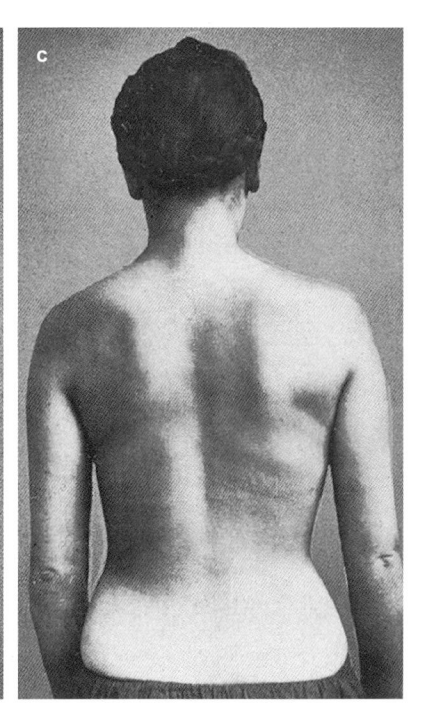

Figura 10.11 – Adolescente de dezesseis anos portadora de escoliose toracolombar. [M616]
a. No início do tratamento.
b. Após seis semanas de tratamento com o método Schroth.
c. Um ano após o início do tratamento. O resultado do ano anterior havia se mantido.

10.12 Adolescente de catorze anos portadora de escoliose torácica à direita

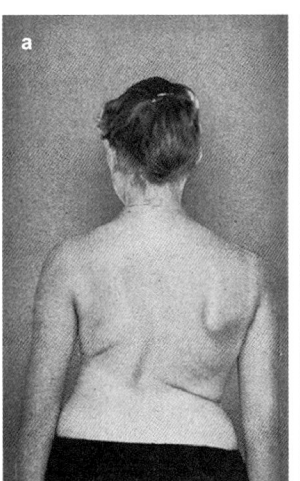

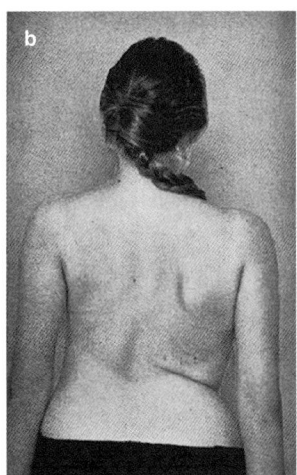

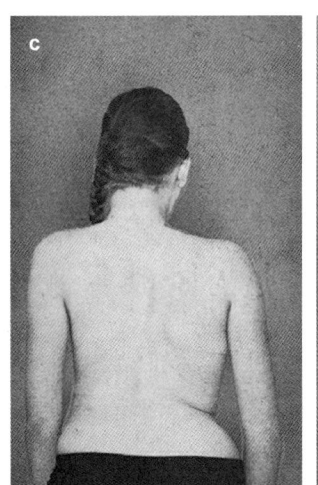

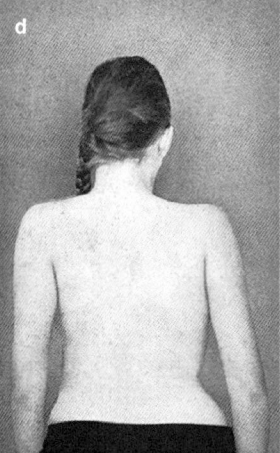

Figura 10.12 – Adolescente de catorze anos portadora de escoliose torácica direita. [M616]
a. No início do tratamento.
b. Depois de três semanas de tratamento com o método Schroth.
c. Após um novo tratamento de quatro semanas no ano seguinte.
d. Após um novo tratamento de quatro semanas dois anos depois.

10.1.13 Menina de dez anos com colete de Milwaukee

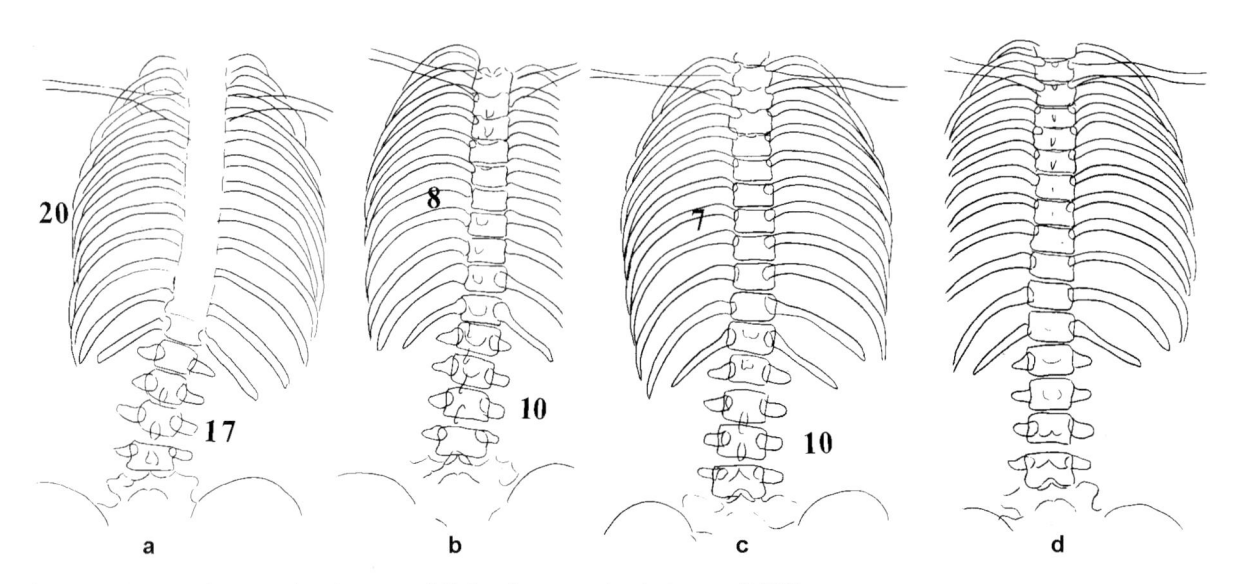

Figura 10.13 – Desenhos segundo as imagens radiológicas de uma menina de dez anos. [M616]
a. Seis meses antes do início do tratamento: 20° e 17°.
b. Aos 10,5 anos: no intervalo, houve um tratamento intensivo de quatro semanas com o método Schroth (8° e 10°).
c. Aos 11,1 anos, após novo tratamento de três semanas (7° e 10°). O colete de Milwaukee continuou sendo usado.
d. Aos 12,1 anos, novo tratamento de seis semanas com o método Schroth.

10.1.14 Escoliose torácica direita

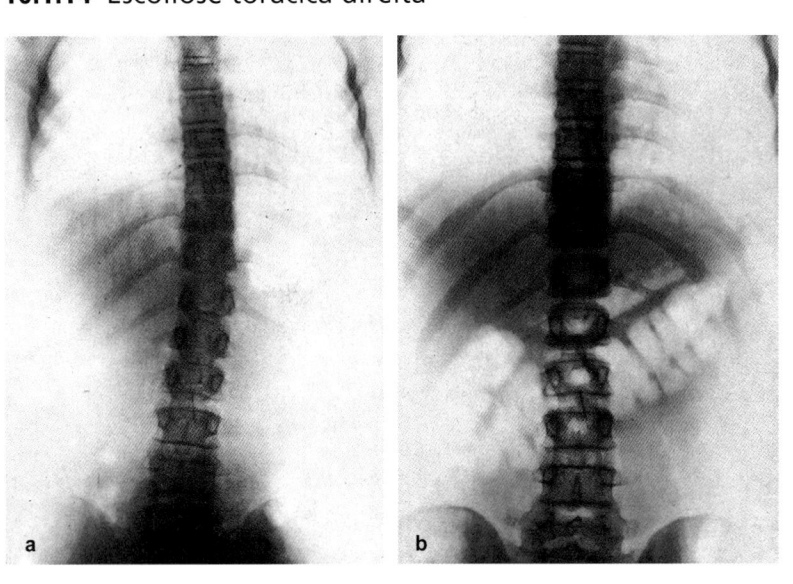

Figura 10.14 – Escoliose torácica direita. [M616]
a. No início do tratamento.
b. Um ano após um tratamento segundo Schroth, realizado por uma fisioterapeuta externa.

10.1.15 Adolescente de treze anos portadora de escoliose torácica direita

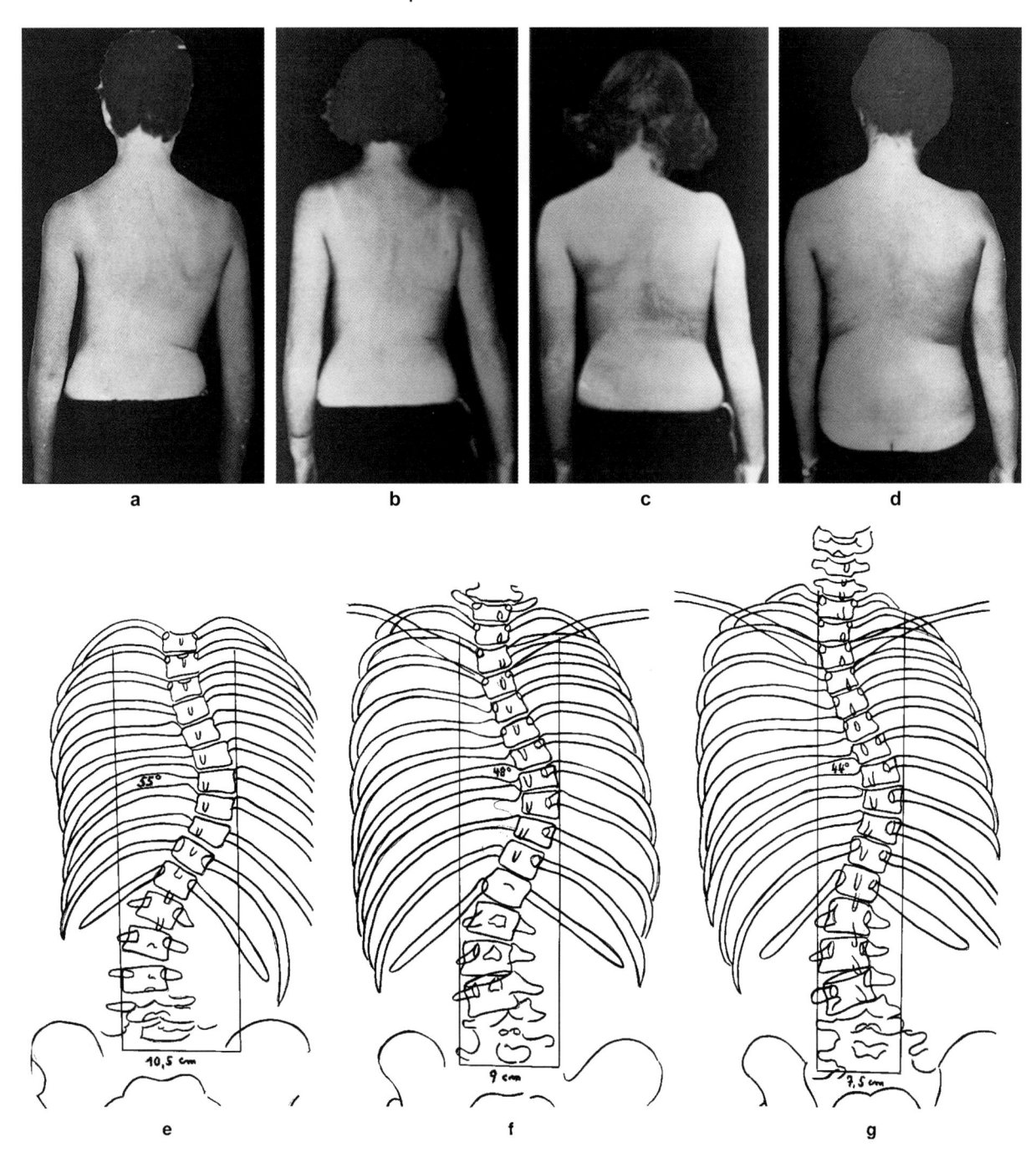

Figura 10.15 – Adolescente de treze anos portadora de escoliose torácica direita. [M616]
a. Início do tratamento aos 12,9 anos: capacidade vital (CV) 2.150 cm³ e expansão torácica de 2,5 cm.
b. Aos 13,11 anos: 2.600 cm³, expansão torácica de 4,5 cm; ao todo nove semanas de tratamento.
c. Aos 15,4 anos: 2.800 cm³, expansão torácica de 11 cm; outras sete semanas de tratamento.
d. Aos 18,1 anos: 2.900 cm³, expansão torácica de 12 cm; outras onze semanas de tratamento. Nesse ínterim, a paciente continuou praticando sozinha segundo o método Schroth.
e. Aos 13,3 anos: dois meses e meio após as primeiras seis semanas de tratamento: 55°, largura do arco da coluna vertebral de 10,5 cm (desenho segundo imagens radiológicas).
f. Aos 17,3 anos: após um total de 23 semanas de tratamento: 48°, largura do arco da coluna vertebral de 9 cm = redução de 1,5 cm (desenho segundo imagens radiológicas).
g. Registro feito no mesmo dia da Figura "f" durante um exercício de respiração profunda: 44°, largura do arco da coluna vertebral de 7,5 = nova redução de 1,5 cm (desenho segundo imagens radiológicas).

10.1.16 Menina de dez anos com escoliose após poliomielite

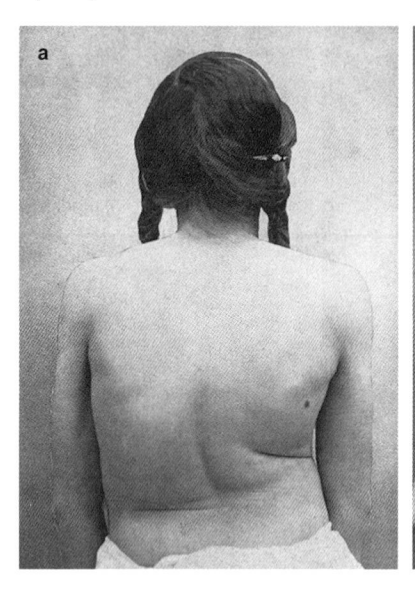

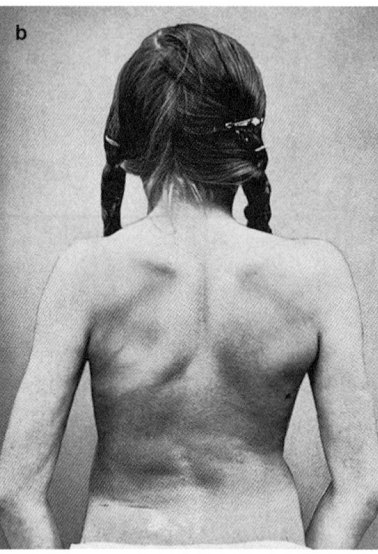

Figura 10.16 – Menina de dez anos com escoliose após poliomielite. [M616]
a. No início do tratamento.
b. Após seis meses.

10.1.17 Adolescente de dezesseis anos portadora de escoliose idiopática

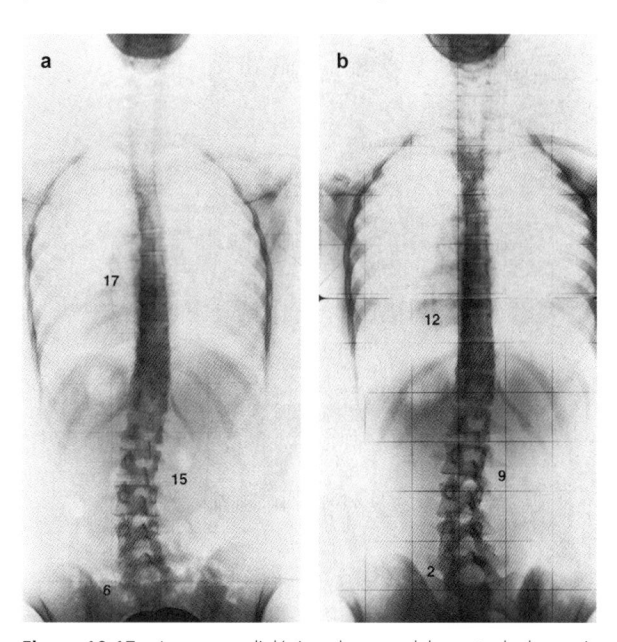

Figura 10.17 – Imagens radiológicas de uma adolescente de dezesseis anos com escoliose idiopática; sua irmã mais jovem também é portadora de escoliose. [M616]
a. No início do tratamento.
b. A mesma adolescente aos dezessete anos. Existe um intervalo de tempo no qual houve tratamento intensivo, segundo Schroth, de três semanas e duas semanas. Entre os tratamentos, a jovem fez os exercícios sozinha. A curva torácica da coluna vertebral diminuiu de 17° para 12°, a curva lombar, de 15° para 9°, a curva lombossacral, de 6° para 2°. A melhora ocorreu durante a puberdade.

10.1.18 Adolescente de quinze anos portadora de curva lombossacral

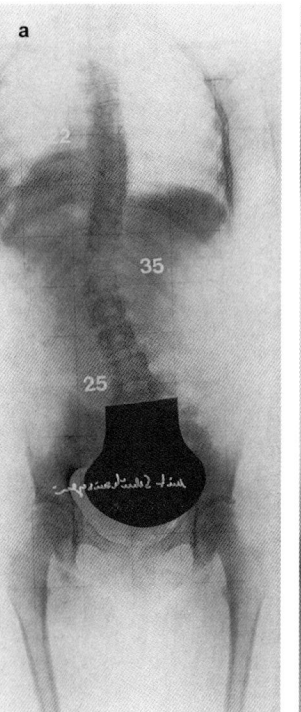

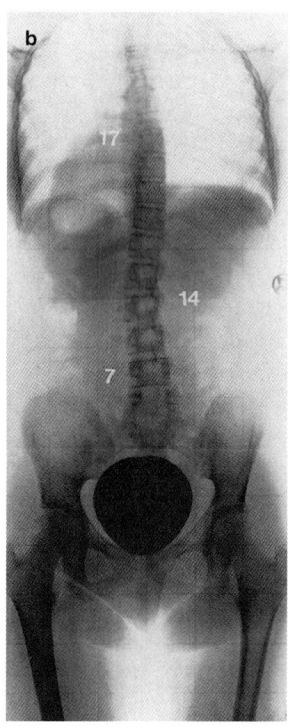

Figura 10.18 – Imagens radiológicas de uma adolescente de quinze anos com uma pequena curvatura torácica direita. [M616]
a. No início do tratamento: a curvatura lombar para a esquerda é bem mais pronunciada. Também existe uma curvatura lombossacral para a direita. Na maioria das escolioses com uma curva lombossacral e a pelve desviada para o lado, a curva lombar é maior do que a torácica.
b. Durante o tratamento intensivo de seis semanas com o método Schroth, a curvatura torácica foi reduzida de 22° para 17°, a curvatura lombar, de 35° para 14° e a curvatura lombossacral, de 25° para 7°.

10.2 Casos problemáticos de A a Z

10.2.1 Caso A: Cirurgia da coluna lombar devido a deslizamento rotacional

(Sobre este paciente, ver também ➤ Figura 7.17 e ➤ Figura 7.18.)

O resultado do exercício prova que, se os exercícios de Schroth forem usados corretamente, as correções ainda podem ser feitas em indivíduos com mais de sessenta anos de idade (➤ Figuras 10.20-10.21). O mais importante é, e continua sendo, que a curva lombar se mova em direção ao centro ou que se endireite. Por isso, a correção também deve começar na parte inferior.

Se a curva lombossacral estiver na vertical, ela também traciona a parte caudal da curva lombar em direção ao centro. A perna estendida para a esquerda traciona a pelve para a esquerda e causa uma contração passiva da gibosidade lombar lateral. Esta, por sua vez, durante o exercício, é virada para cima e para dentro, e deve ser "respirada", se necessário, com auxílio do terapeuta. Se a curva lombar for mais alongada, sua porção cranial também estará na vertical, o que, por sua vez, faz com que a parte caudal da curva torácica se mova em direção ao centro. O impulso sobre a região occipital se estende até a porção cranial da curva torácica.

NOTA
É, e sempre será, importante que um bom resultado de correção seja mantido por um tempo prolongado e de maneira intensa, durante a fase de expiração e sob tensão da musculatura, para criar novos padrões de movimento.

Fizemos radiografias comparativas (➤ Figura 10.19 a, b) para verificar se o exercício do cilindro muscular é benéfico para o paciente.

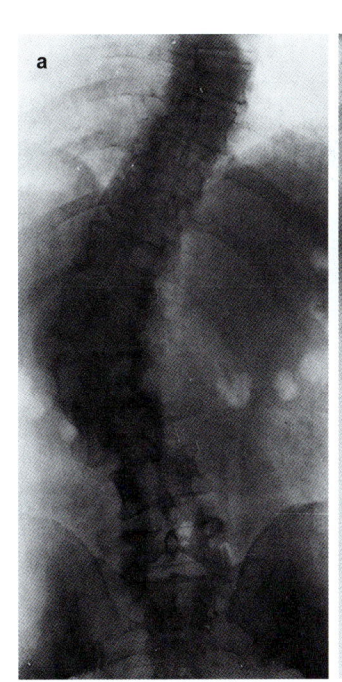

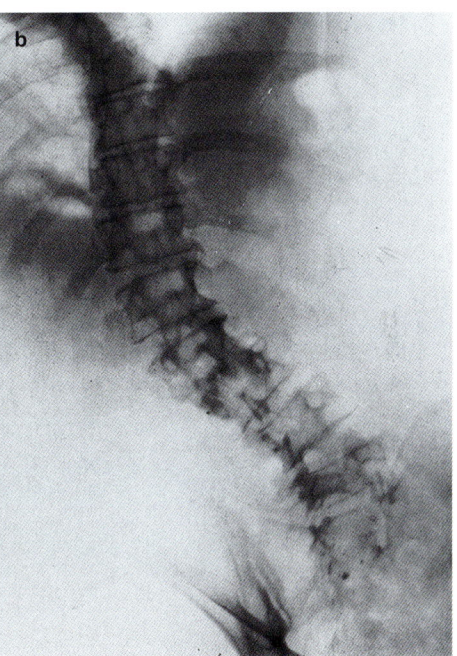

Figura 10.19 – Paciente de 52 anos. [M616]
a. Em pé.
b. Durante o exercício: podemos ver que, se o tronco estiver inclinado para a esquerda, L4 e L5 serão puxadas ainda mais para a posição incorreta à direita, e também girarão fortemente, o que não ocorre durante a posição em pé. Se não fosse a imagem radiológica a demonstrar isso, o paciente não estaria inclinado a renunciar a esse exercício. Esse caso nos mostra que, no caso de uma curva lombar com muita rotação ou após uma cirurgia para fixação da coluna lombar, o exercício do cilindro muscular deve ser omitido, mesmo que nos pareça muito bom, pois as vértebras enrijecidas abaixo e acima se dirigirão na direção errada.

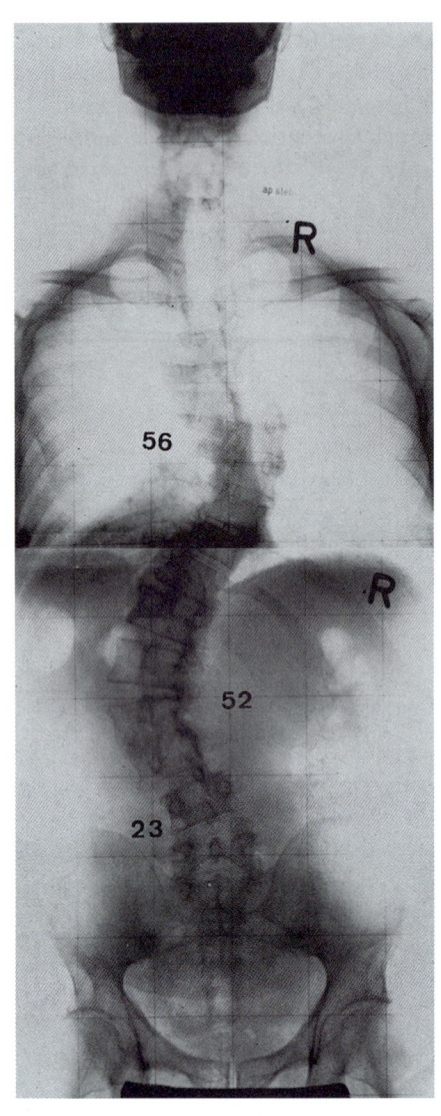

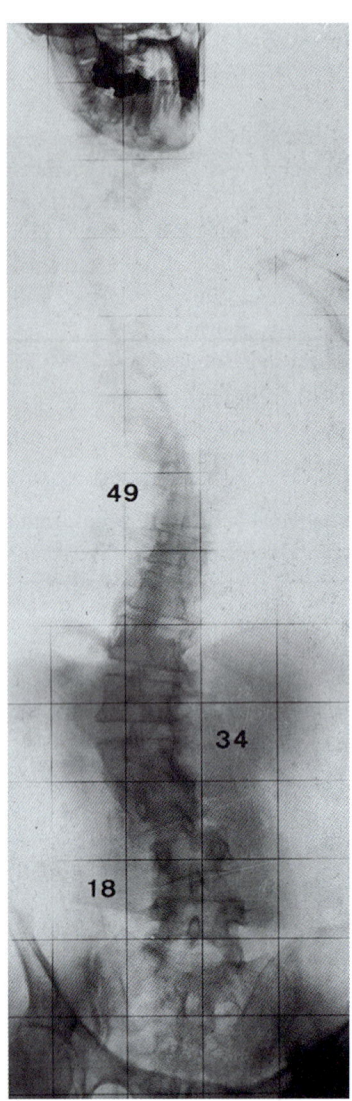

As **Figuras 10.20-10.21** mostram imagens radiológicas do paciente da > Figura 10.19, que atualmente está com 63 anos. [M616]

Figura 10.20 – (esquerda) Na posição em pé: torácica 56°, lombar 52° e lombossacral 23°.

Figura 10.21 – (direita) Durante um exercício na posição prona com a perna abduzida; a parte superior do tronco é inclinada para a esquerda acima da gibosidade lombar. O exercício é feito com um impulso sobre a região occipital e a respiração corretiva. Enquanto isso, a curvatura torácica diminui em 7°; a curvatura lombar, em 18°; e a lombossacral, em 5°.

10.2.2 Caso B: Resultado insatisfatório de um tratamento fisioterápico e reparação pelo método Schroth

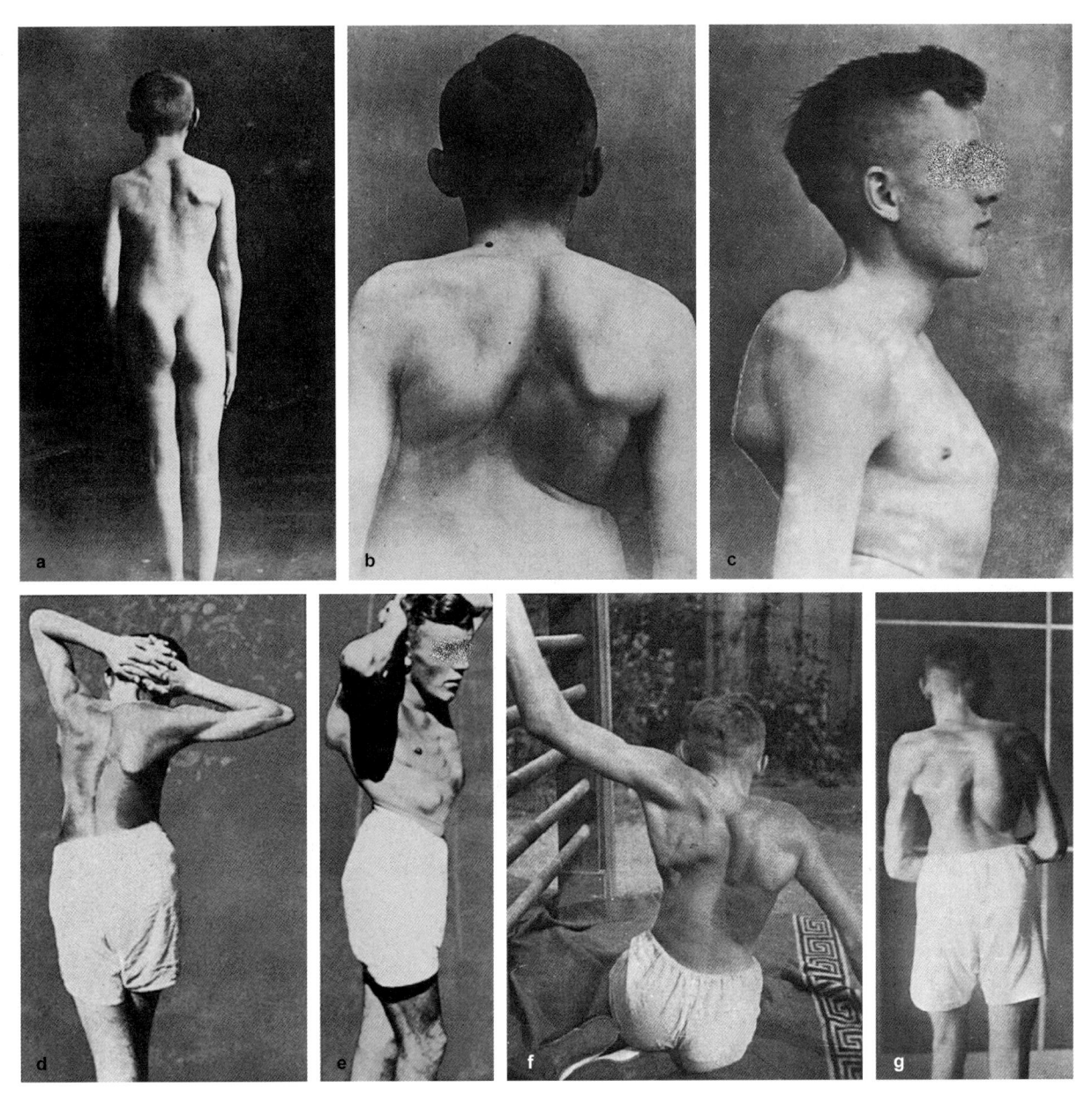

Figura 10.22 – Paciente de doze anos de idade. [M616]
a. Com o método Schroth, sua musculatura foi bastante fortalecida e apresentou melhora após um período de dois meses.
b-c. Aos dezesseis anos: este resultado foi obtido durante o tratamento com os métodos comuns naquela época (exercícios suecos para reversão de curvatura).
d-e. O paciente demonstra o chamado "exercício sueco para reversão de curvatura", no qual a parte superior do tronco é fletida e rodada lateralmente contra a pelve.
f. Um exercício Schroth para restaurar o equilíbrio corporal. Esse exercício mostra outras possibilidades para um desenvolvimento favorável. A tração muscular isométrica com o braço esquerdo só pode ocorrer após a desrotação do tórax por meio de ortopedia respiratória.
g. O mesmo paciente após um tratamento com o método de Schroth com duração de dez semanas. O mau alinhamento foi melhorado.

10.2.3 Caso C: Radiografias com inclinação lateral para explicar o efeito da flexão lateral da porção superior do tronco contra a pelve

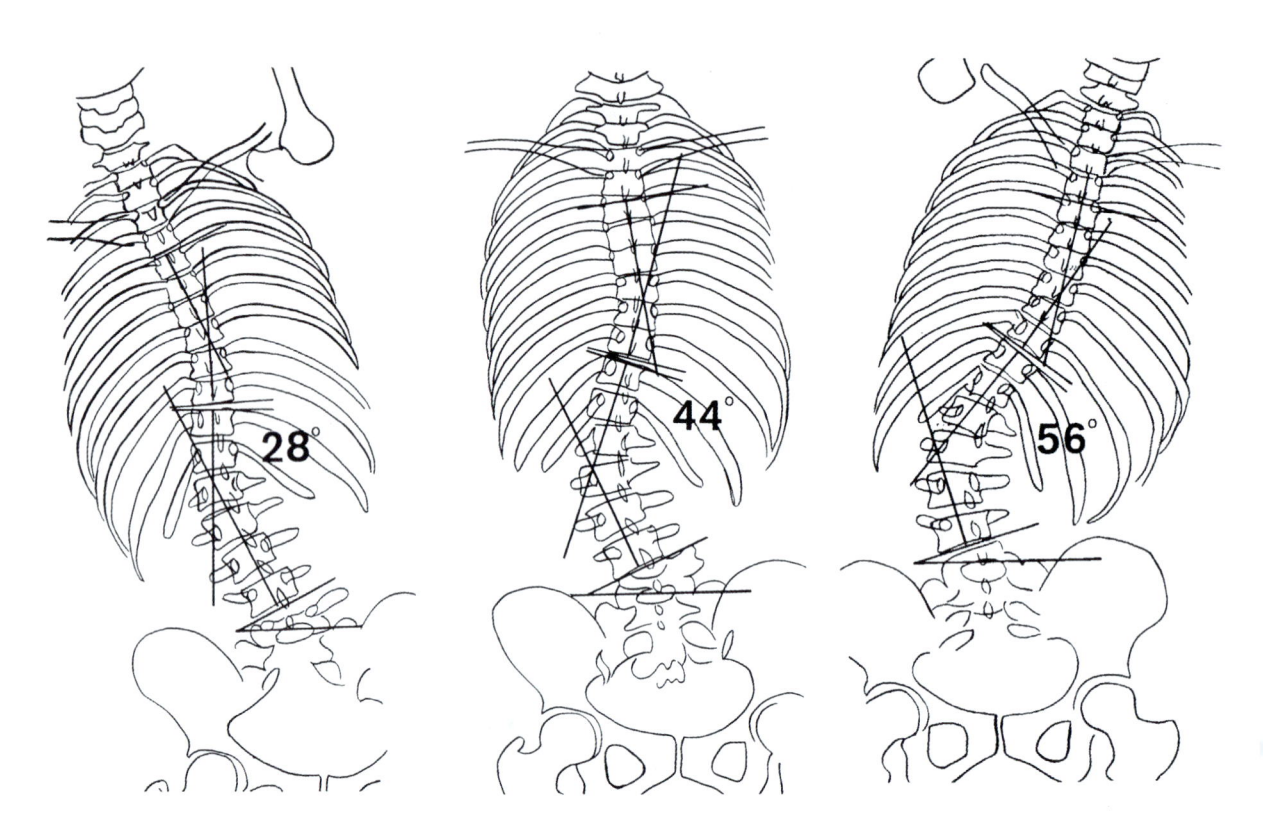

Figuras 10.23-10.25 – Desenho feito a partir de radiografias de uma adolescente de dezesseis anos portadora de escoliose idiopática torácica direita e lombar esquerda. [M616]
Figura 10.23 – (esquerda) A inclinação do tórax para a esquerda reduz a curvatura lombar e torácica, e promove a desrotação da coluna lombar.
Figura 10.24 – (meio) Posição em pé.
Figura 10.25 – (direita) A flexão do tórax para a direita alonga a curvatura torácica, e aumenta e torce a curvatura lombar (ver ➤ Capítulo 7).

10.2.4 Caso D: Escoliose congênita de causa estática

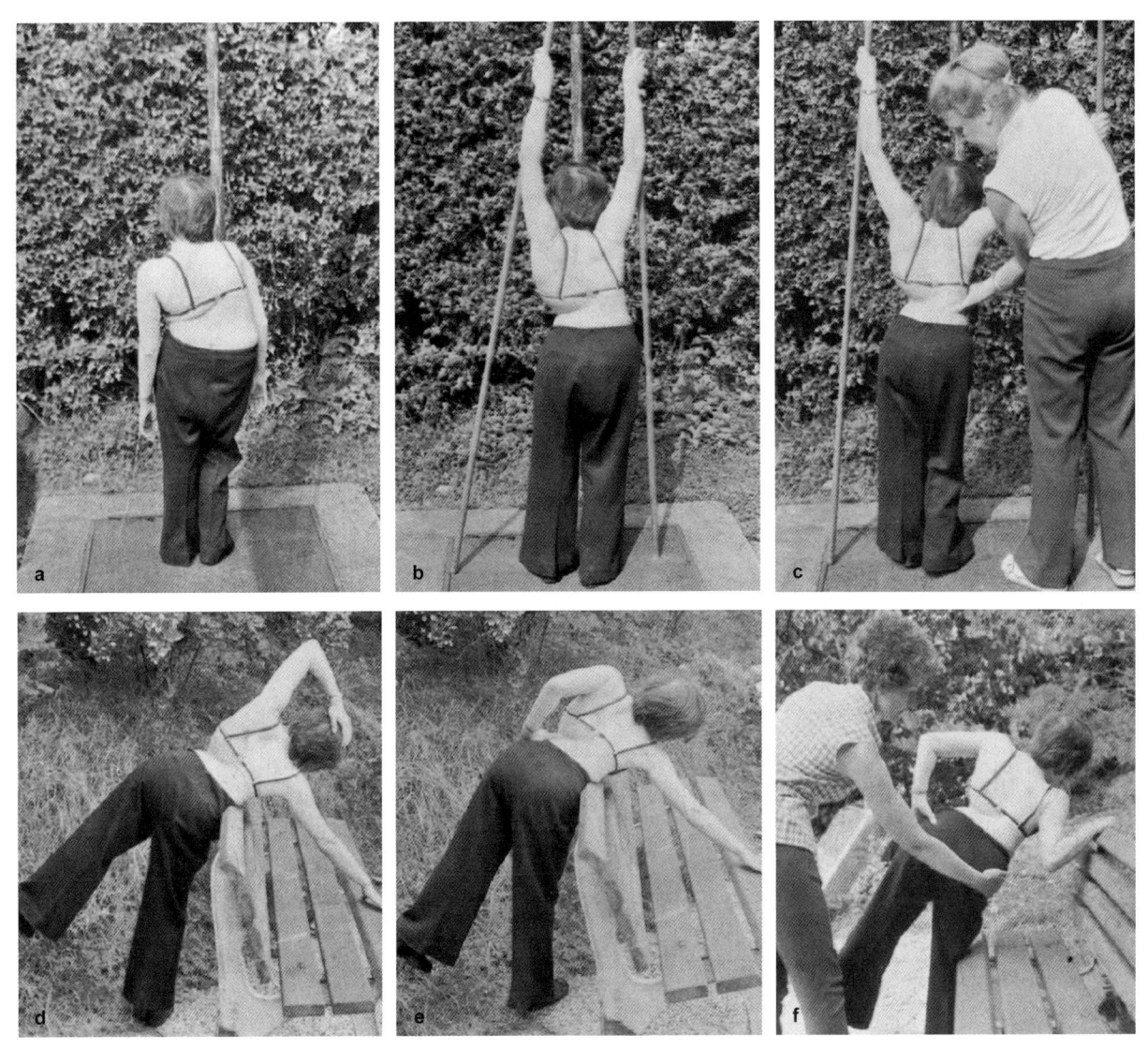

Figura 10.26 – Paciente do sexo feminino com 25 anos e escoliose congênita. Encurtamento da perna esquerda em 4 cm, compensado com calçados ortopédicos. Mesmo assim, existe um assim chamado "equilíbrio escoliótico" do corpo. [M616]
a. Durante o exame inicial, não ficou claro se a paciente tinha uma escoliose à direita ou à esquerda. Só pôde ser verificado durante os exercícios.
b. A paciente se levanta por meio de uma forte pressão aplicada aos bastões, e a parte superior do tórax se afasta da cintura pélvica. É possível visualizar apenas uma escoliose torácica esquerda pura, com o quadril do lado côncavo deslocado lateralmente e uma dobra profunda abaixo da gibosidade torácica.
c. O peso do corpo é transferido para a perna direita, corrigindo assim o desequilíbrio. A curvatura lombar para a direita é destorcida por meio de uma manobra manual para a frente e para dentro, enquanto a paciente direciona sua respiração para a região lombar esquerda.
d. A consciência corporal adquirida com a ajuda do terapeuta passa a ser reproduzida como um trabalho independente. O encosto do banco fixa a pelve. A carga da parte superior do tronco está pendurada nos fracos músculos lombares esquerdos, forçando-os a trabalhar em comprimento e força.
e. Variante 1: a mão esquerda empurra o quadril esquerdo para trás e para baixo. Ao mesmo tempo, o polegar controla se a musculatura desejada está respondendo.
f. Variante 2: Segue-se ainda uma tração ativa com o braço direito, que puxa o ombro direito diagonalmente para fora e para cima. A ajuda manual lembra a paciente de que o quadril direito deve ser "empurrado para dentro". Ao final de cada correção respiratória, ocorre o assim chamado "enrijecimento" — uma forte tensão isométrica da musculatura, que visa a manutenção gradativa do resultado.

10.2.5 Caso E: Após correção gessada

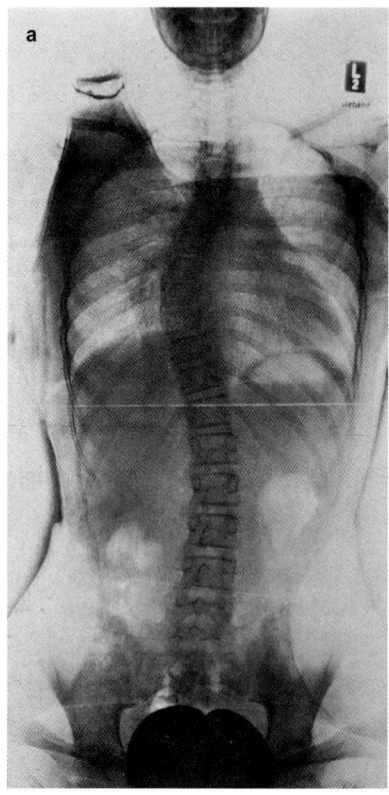

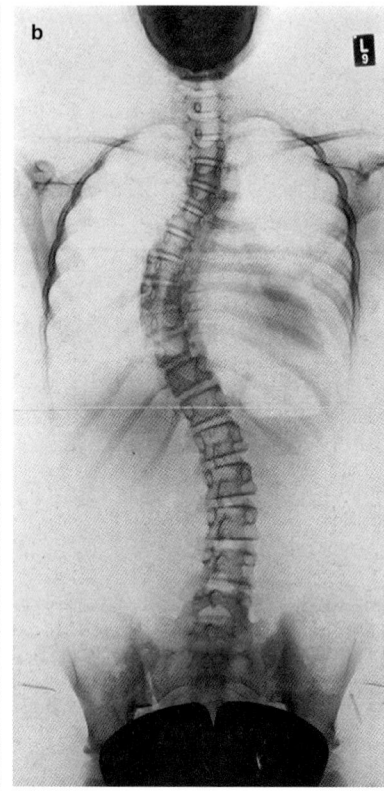

Figura 10.27 – Menina com 12,8 anos de idade. [M616]
a. Estado após a correção com gesso.
b. Deterioração visível após cinco meses: cervical de 21° para 29°, torácica de 32° para 52°, lombar de 18° para 36° e lombossacral de 7° para 7°.

Estas imagens radiológicas deixam claro que os desvios da coluna aumentam novamente após a remoção do gesso de correção, caso não seja prescrito com colete ou tratamento com exercícios. Seria mais conveniente se os pacientes já fizessem exercícios com tensão isométrica durante o tratamento com colete de gesso. Assim, ao retirar o gesso, eles já estariam com os músculos prontos para trabalhar, e com os quais poderiam manter a melhor condição obtida com o gesso, melhorando-a se possível.

10.2.6 Caso F: Deslocamento da coluna lombar decorrente do endireitamento torácico

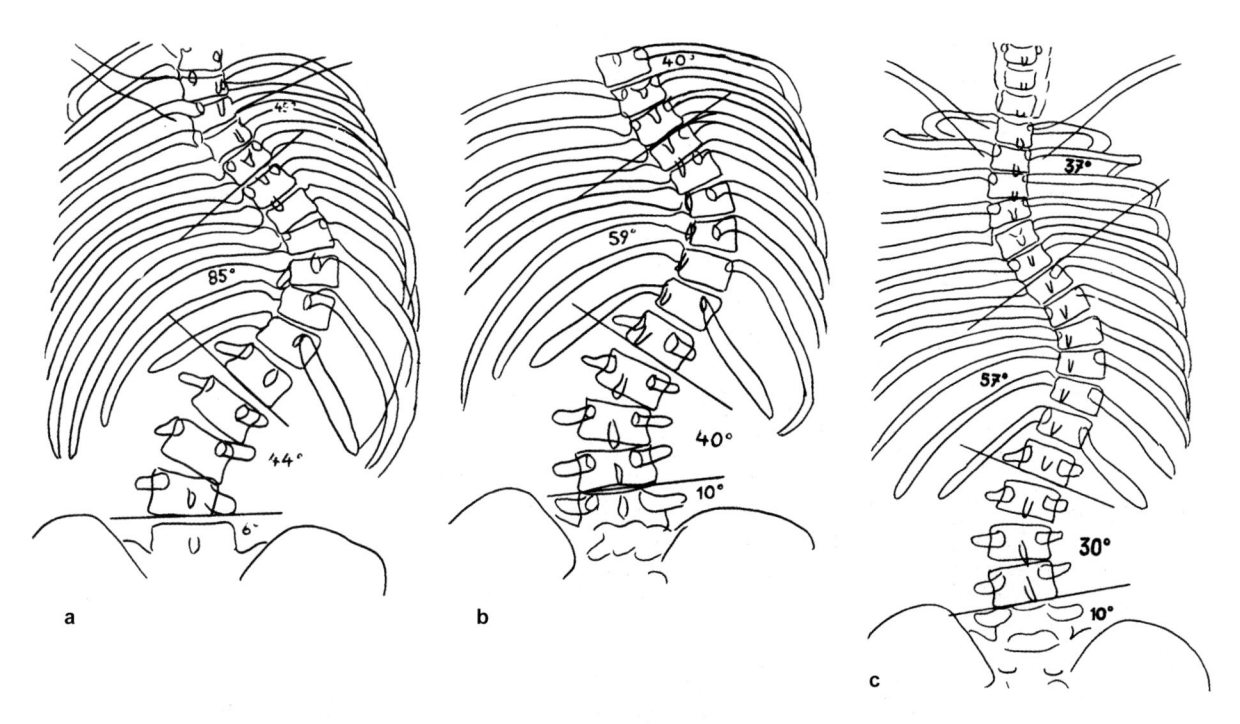

Figura 10.28 – Desenhos feitos a partir de exames radiológicos de um homem de 20,1 anos de idade. [M616]
a. Seis meses antes do tratamento Schroth: 45°, 85°, 44°, 6°.
b. Catorze meses depois: 40°, 59°, 40°, 10°.
No intervalo, houve um tratamento intensivo de seis semanas com a terapia Schroth. Depois disso, o paciente continuou praticando sozinho. A coluna lombar melhorou apenas 4° e se deslocou levemente para a esquerda como resultado do endireitamento da curva torácica. L4 passou a ter uma inclinação de 10°, o que causou frustração em nós e no paciente.
c. Depois de outros cinco meses: 37°, 57°, 30°, 10°. A radiografia mostra o paciente em seu terceiro tratamento intensivo durante um exercício de respiração profunda, no qual a curva lombar se reduziu em mais de 10°, mas a inclinação de L4 permaneceu. É possível reconhecer certo movimento de inclinação entre L5 e S1.

10.2.7 Caso G: Escoliose pré-adolescente instável

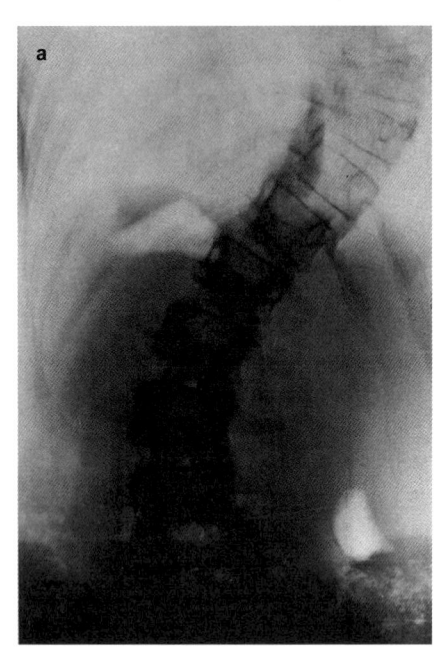

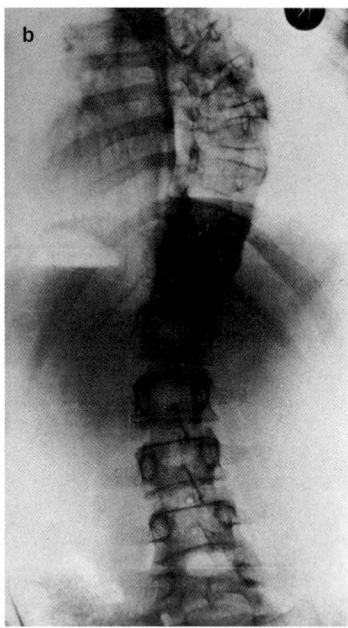

Figura 10.29 – Menina com 11,3 anos com escoliose instável. [M616]
a. No início do tratamento.
b. Durante um exercício de ortopedia respiratória, levando em consideração o assim chamado "equilíbrio escoliótico" (descompensação estática): melhora torácica de 74° para 51° e lombar, de 48° para 27°.

A paciente — ainda antes da puberdade — apresentava uma escoliose instável muito significativa, estaticamente descompensada.

Durante os exercícios de Schroth, ela conseguiu um bom endireitamento das curvaturas escolióticas que, no entanto, não consegue ser mantido isoladamente na rotina diária. Por esse motivo, recomendamos que ela use um colete, que deve ser ajustado da melhor maneira possível durante as correções corporais ativas segundo Schroth e, posteriormente, deve ser regulado repetidamente de acordo com as novas condições a serem corrigidas. O colete deveria ser usado por um tempo prolongado, até bem depois do final da puberdade. Apenas com esse tratamento combinado — exercícios de acordo com o método Schroth e o uso do colete — seria possível obter um sucesso no tratamento.

10.2.8 Caso H: Cifoescoliose rígida com doença de Scheuermann associada

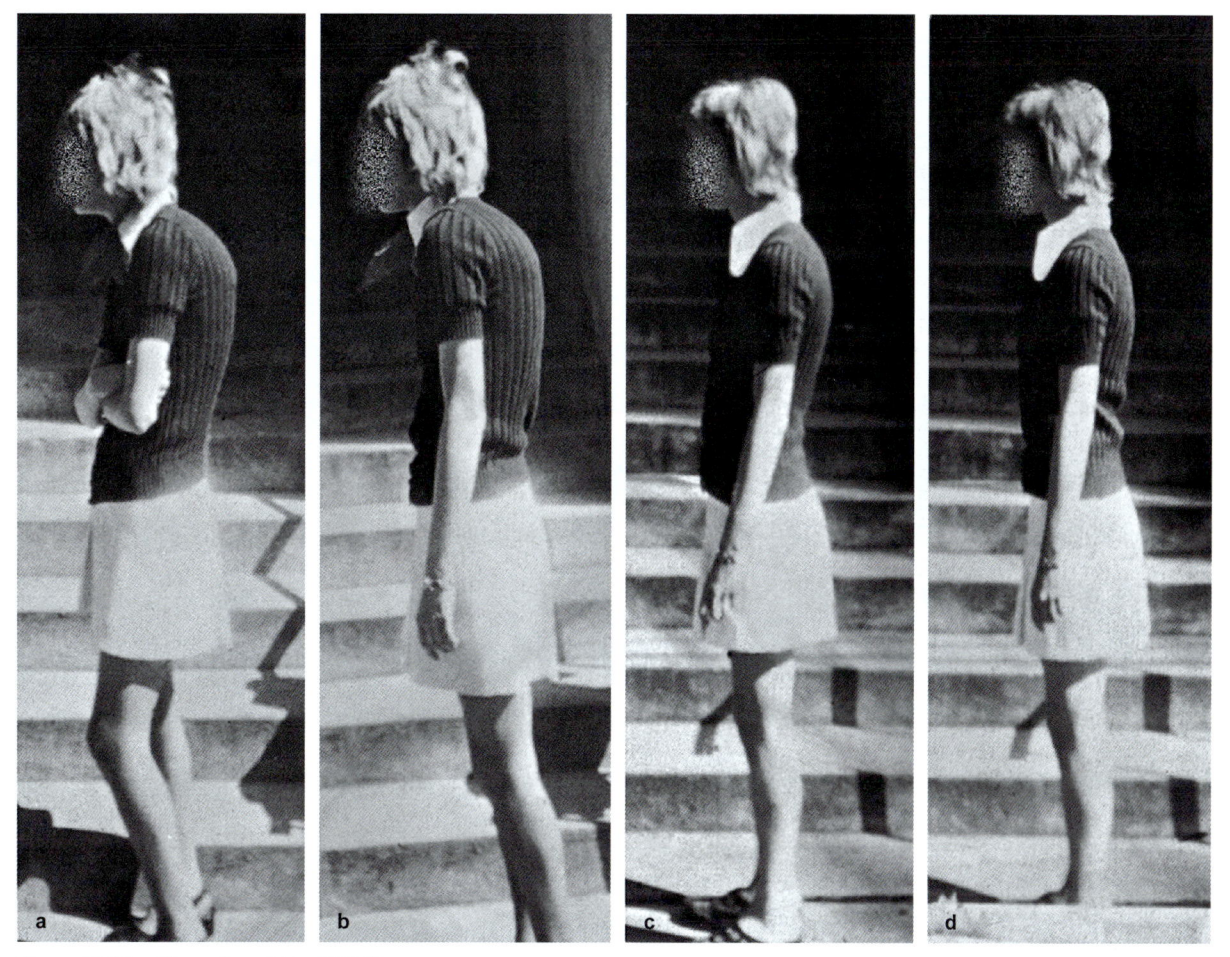

Figura 10.30 – Cifoescoliose rígida. [M616]
a. Postura habitual inadequada e deformidade rígida antes do tratamento com o método Schroth.
b. A melhor postura possível antes do tratamento.
c. Postura habitual após doze semanas de tratamento ortopédico respiratório.
d. Melhor postura possível após doze semanas de tratamento ortopédico respiratório.

10.2.9 Caso I: Reflexões sobre a validade dos controles radiológicos durante o tratamento com exercícios de Schroth

O tratamento da escoliose torna necessário o diagnóstico radiográfico. O fisioterapeuta pode trabalhar com maior precisão se puder usar as imagens radiológicas para o tratamento.

Para o paciente, é igualmente útil ver sua deformidade em tamanho real e que lhe sejam explicados os exercícios correspondentes usando-se as radiografias. Isso permite que ele desenhe suas imagens radiológicas em papel vegetal e acompanhe seus progressos. No entanto, não se deve focar demasiadamente nas imagens radiológicas, mas também na aparência externa mostrada pelas fotografias. Muitas vezes, alterações ósseas importantes são ocultadas pelos músculos. Nesse caso, o paciente ficará menos frustrado se não visualizar inicialmente suas imagens radiológicas. Em seus primeiros anos de trabalho (a partir de 1921), Katharina Schroth, a fundadora do método, recebia apenas ocasionalmente algumas radiografias enviadas por cirurgiões ortopedistas. Por esse motivo, na maioria dos casos, ela tratava seus pacientes com base na aparência física e em sua própria experiência. Somente no período de 1947 a 1951, quando a instituição de Seguro Social da Saxônia passou a examinar cada um de seus pacientes com imagens radiográficas, foi que Katharina Schroth conseguiu observar radiografias suficientes.

Se considerarmos, por exemplo, o desenho radiológico de uma paciente de 37 anos (> Figura 10.31), é possível teorizar: as costelas do lado côncavo estão (como pode ser visto) na posição inspiratória e as do lado convexo, na posição expiratória, o que resulta da forma curva da coluna vertebral e da deformação das articulações costovertebrais, e parece ser

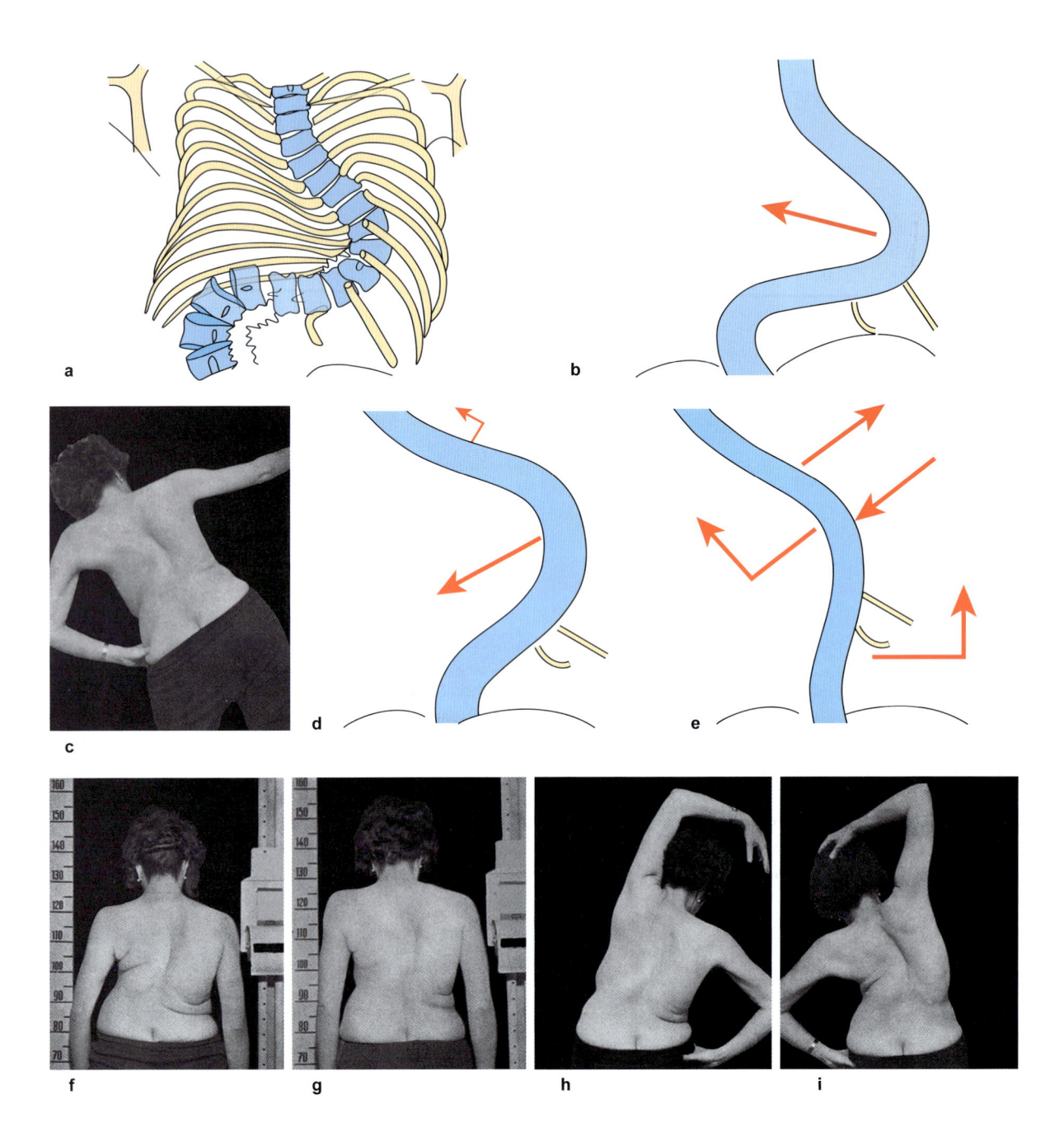

Figura 10.31 – Paciente com 37 anos de idade.
a. Desenho com base em uma imagem radiológica. [L143]
b. Trajeto da coluna vertebral, bem como da 11ª e 12ª costelas, à direita = posição expiratória extrema. A 12ª costela está deformada, encostando na crista ilíaca (comparar com o item "h"). A seta mostra a direção das costelas côncavas, que estão na posição inspiratória máxima. [L143]
c. Exercício segundo Schroth: a parte superior do tronco é inclinada para a esquerda por meio de um alongamento ativo, de modo que a concavidade lombar seja aliviada e alongada. As costelas flutuantes podem, então, ser levantadas em sentido lateral e cranial. A musculatura lombar inativa é forçada a sustentar e, com isso, precisa se fortalecer. A curva lombar parece mais alongada. O lado côncavo também é aliviado, de modo que essas costelas possam ser alargadas em sentido lateral e cranial, e empurradas em sentido dorsal.
A coluna cervical mostra, como resultado da rotação, uma tendência à formação de uma gibosidade no lado côncavo, embora ali não existam costelas. Essa pequena oscilação da curva pode ser facilmente revertida pelo chamado "impulso sobre a região occipital", no qual a cabeça é sustentada como uma extensão da curva torácica e o queixo é rodado para o lado da gibosidade. [M616]
d. Devido ao alongamento da coluna durante o exercício, as costelas do lado côncavo assumem uma direção em sentido caudal. Por essa razão, as costelas podem e devem ser levantadas no sentido cranial, apesar de estarem horizontalizadas no exame radiológico. Como resultado do alinhamento lombar, a parte superior da curva torácica e a curva cervical agora parecem ser maiores. Portanto, nessa região deve ocorrer um contramovimento para a direita, com um "impulso sobre a região occipital", bem como uma tendência à rotação da cabeça e da cervical. [L143]

(Continua na página 165)

uma estratégia emergencial do corpo para que ele não desabe completamente. Se fosse possível reverter a rigidez das articulações vertebrais, tornando-as flexíveis, e endireitar a coluna novamente, esticando-a ativamente para a esquerda, o lado côncavo das costelas voltaria a apontar para baixo.

Nessa paciente, a 11ª e 12ª costelas esquerdas se tornaram consideravelmente alongadas, provavelmente para sustentar o peso do lado esquerdo do tronco. As costelas flutuantes à direita, devido ao peso da gibosidade, já esbarram contra a crista ilíaca e foram deslocadas em sentido caudal e ventral, e deformadas. Frequentemente, essas costelas flutuantes se projetam verticalmente para dentro do corpo e perturbam em particular o fígado. Externamente, ali se forma o vinco, a dobra.

Segundo Schroth, essas duas últimas costelas flutuantes, na escoliose de três curvas, pertencem à cintura pélvica quando observadas terapeuticamente, uma vez que estão rodadas no mesmo sentido. De acordo com Schroth, elas também devem ser deslocadas na mesma direção, o que só é possível se for criado espaço, inclinando a parte superior do tronco para a esquerda (não fletindo, mas desviando!). Inicialmente, isso é feito como exercício; mais tarde, deve ser mantido de modo permanente. Portanto, o exercício para essa paciente deve começar convenientemente com o tratamento da curva lombar, por vários motivos:

- Trazer para dentro o quadril proeminente no lado esquerdo.
- O peso do corpo durante a posição em pé deve assentar sobre a perna esquerda, com o paciente sentado sobre a nádega esquerda.
- Desse modo, a parte superior do corpo se desloca para a esquerda, aliviando a carga sobre a cintura direita. Só então é possível levantar as costelas direitas por meio de uma respiração diafragmática unilateral e executada mentalmente à direita, que em alguns casos pode ser comprovada na imagem radiológica. Com o deslocamento das vísceras a partir de dentro ou devido ao agora "coxim" de ar na base pulmonar, essas últimas costelas se deslocam para fora (= lateral e dorsal) e para cima (= cranial). Não existe outra possibilidade a não ser respirar. É inevitável. Qual motivo, senão esse, levantaria essas costelas flutuantes?

Quadro clínico e radiológico

Embora as costelas do lado côncavo apareçam na horizontal na imagem radiológica, ainda é necessário seguir a técnica comprovada de abrir essas costelas para os lados e em sentido cranial durante a inspiração, com uma descida simultânea da cúpula diafragmática. Deve ser acompanhado e *percebido* pelo paciente mentalmente.

Esse movimento respiratório costodiafragmático, executado em posição corretiva ou hipercorrigida do tórax e da pelve, ativa simultaneamente os músculos lombares hipotróficos e enfraquecidos à direita, movendo, então, a curva lombar em direção ao centro. Todo o espaço da cintura passa a apresentar um formato mais normal e menos marcado em forma de cunha. Como a parte superior do tronco se inclina para o lado côncavo, ela força os músculos lombares do lado direito a trabalhar e manter a atividade. Isso significa que os músculos ficam mais *longos e fortes*. Antes, eram curtos, comprimidos, inativos e hipotróficos. O fato de que essa parte do tórax agora está livre força o ar para essa região. Ao mesmo tempo, as costelas do lado côncavo, que na radiografia estão na posição inspiratória,

---

(Continuação da legenda da ➤ *Figura 10.31)*

e. Imagem da direção desejada do exercício = endireitamento da coluna lombar e alongamento anatômico máximo ainda possível da coluna vertebral, bem como das porções côncavas do tórax "em ângulo reto". Com isso, há eliminação da dor por fricção abaixo da gibosidade torácica. Já acima da gibosidade torácica, é necessária a chamada "contratração do ombro", que é feita tracionando o braço direito horizontalmente para fora da concavidade da curva torácica proximal, durante a destorção da gibosidade lateral das costelas. [L143]
f. Foto no início do tratamento. [M616]
g. Resultado após seis semanas de tratamento, com a aplicação dos itens acima. [M616]
h. Quando a parte superior do tronco é fletida para o lado convexo, a curva lombar aumenta. A aparência se altera. A curva lombar é empurrada em sentido lateral, o que também intensifica a rotação e afeta as curvaturas acima. [M616]
i. Durante uma flexão do tronco para o lado côncavo, a curva torácica aumenta. A posição pélvica agora está corrigida. A partir daí, a correção ativa ocorre de acordo com os princípios de Schroth, levando obrigatoriamente à expansão "em ângulo reto" e à ventilação das concavidades situadas em posição mais cranial, o que transforma as desvantagens em vantagens. Nas escolioses, nunca devem ser feitas **flexões** laterais para o lado da gibosidade do tronco. Apenas a tendência à **inclinação** para o lado côncavo do tórax, o que evita estreitamentos à direita e à esquerda e é capaz de influenciar positivamente as mudanças de forma do tronco. [M616]

passam a ter uma posição mais normal — invertidas do lado convexo —, uma vez que a coluna vertebral também acompanha o posicionamento. Portanto, apesar de tudo, é correto "respirar lateralmente para cima". O sucesso e o fracasso do tratamento dependem do conhecimento e da prática do que foi citado. Em nossa clínica, o tratamento é uma atividade de ensino constante, o que motiva o paciente a continuar praticando sozinho em casa durante semanas, meses ou anos.

A imagem radiológica mostra apenas as partes ósseas do esqueleto, que muitas vezes apresentam fortes mudanças estruturais cujos graus podem ser medidos bidimensionalmente de acordo com Cobb ou medida similar. O tamanho e a profundidade da gibosidade torácica não foram medidos na imagem radiológica. As pregas na pele e musculatura, bem como a estrutura e a irrigação sanguínea (especialmente nas áreas côncavas, assim como os aspectos tridimensionais) também não podem ser visualizados na radiografia.

Em última análise, a aparência do paciente é decisiva. É por isso que Schroth observava o corpo escoliótico com todas as mudanças na forma e função do tronco, incluindo a cabeça e a cintura pélvica, começando pelos pés, passando pelo hálux valgo, a posição externa do pé, o tornozelo em "X", a panturrilha lateral "em formato de sabre", o joelho em "X" e o quadril desalinhado.

NOTA
Portanto, a correção da postura deve ser abordada a partir de baixo. É por essa razão que sempre tratamos os pés e as pernas durante o tratamento da escoliose, do início até o fim.

Os movimentos respiratórios do tórax, que são causados pela assim chamada "respiração em ângulo reto", movimentam as articulações costovertebrais e são capazes de destorcer parcialmente a coluna vertebral, bem como reduzir o tamanho da gibosidade, o que pode ser verificado visualmente.

É muito bem concebível que a desrotação do tórax contra a pelve, por um lado, e contra a cintura escapular, por outro, resulte em diferentes condições de pressão pulmonar; e que o diafragma, que participa da torção, e que agora está em uma posição mais normal, seja capaz de desempenhar melhor sua função, o que igualmente se aplica ao tórax e aos órgãos abdominais. Portanto, também é compreensível que a forma do tórax possa equilibrar isso, como demonstra a ➤ Figura 10.4 a-g, embora o controle radiológico possa não mostrar qualquer melhora significativa nos graus de ângulo. O resultado alcançado foi este:

1. A reversão da estática corporal errada (ou seja, reversão do "equilíbrio escoliótico") do esqueleto e dos músculos, o que é decisivo
2. por meio de uma hipercorreção durante os exercícios, porque somente na hipercorreção
3. os músculos anteriormente hipotróficos são forçados a trabalhar.
4. As áreas côncavas do tórax são aliviadas de tal modo que o ar consegue entrar. Tudo ocorre por meio
5. do alongamento; quer dizer, o alongamento ativo das curvas da coluna vertebral e das partes externas do tórax, pois apenas depois
6. a desrotação da coluna vertebral e das costelas se torna possível,
7. e, nesse estado de correção, ocorre a tensão ortopédica-isométrica de toda a musculatura com a maior intensidade possível, mantendo todas as correções (caso contrário, fortaleceríamos ainda mais a escoliose).

NOTA
Não há outra maneira de normalizar as várias mudanças na forma nas escolioses predominantemente idiopáticas de modo conservador.

Um terapeuta que trabalha com o tratamento da escoliose deve ser capaz de reconhecer os aspectos apresentados, adotá-los e explicá-los aos seus pacientes. Ambos devem saber que uma melhora obtida dessa maneira (inicialmente na aparência externa) também será seguida de uma redução dos graus dos ângulos — determinados na imagem radiográfica —, juntamente com uma melhora geral do estado de saúde.

10.2.10 Caso J: Endireitamento da coluna às custas da curva lombossacral

A paciente de quinze anos (➤ Figura 10.32) completou o procedimento terapêutico de seis semanas em nossa clínica (➤ Figura 10.33), durante o qual foram usados todos os saquinhos de correção passiva, bem como as cinco correções pélvicas ativas.

Após seis meses, a radiografia da paciente mostrou um endireitamento significativo das curvas torácica e lombar (➤ Figura 10.34). No entanto, a curva lombossacral da coluna aumentou devido à prática da quarta e quinta correções pélvicas (= abaixo da gibosidade, virar o quadril para trás e para baixo). Isso gerou na paciente uma inclinação pélvica de 5°. Essas correções pélvicas certamente têm um efeito benéfico sobre a curva lombar. Porém, se a curva caudal da coluna for muito alta (como nesse caso), é melhor omitir essas duas correções pélvicas.

A paciente continuou a praticar os exercícios em casa durante sete meses. E passou a não dar muita importância à desrotação pélvica. A curva lombossacral se endireitou novamente. No entanto, houve um efeito desfavorável para as curvas da coluna vertebral situadas mais acima. Nesse ponto surge a questão sobre o que é mais vantajoso: optar por uma posição pélvica alinhada e curvas da coluna vertebral maiores ou uma ligeira inclinação da pelve com curvas vertebrais menores?

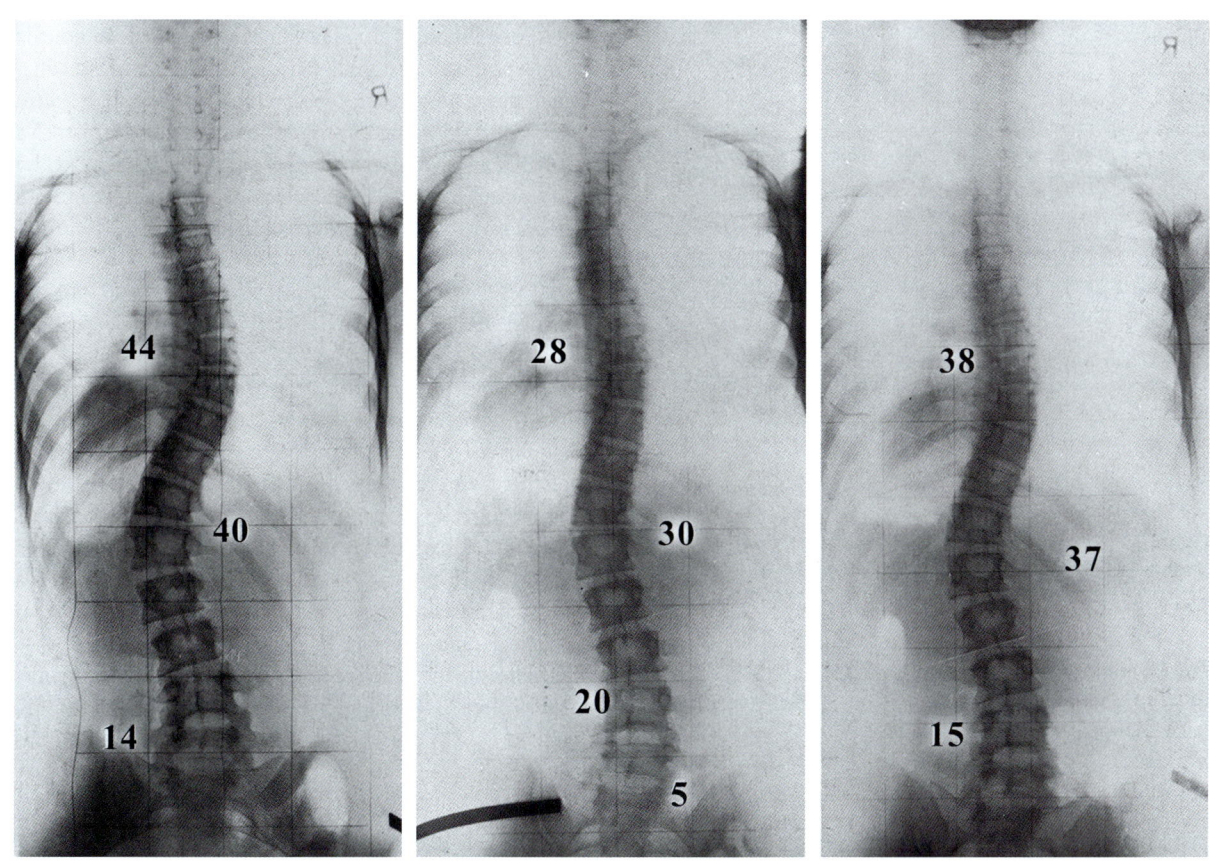

Figuras 10.32-10.34 – Série de imagens radiológicas ao longo de aproximadamente um ano e três meses. [M616]
Figura 10.32 – (esquerda) Paciente de 15,3 anos de idade com escoliose idiopática e uma curva lombossacral de 14° oscilando para a direita, em direção à gibosidade torácica. Pelve alinhada horizontalmente. Antes do nosso tratamento: torácico 44°, toracolombar 40° e lombossacral 14°.
Figura 10.33 – (centro) Paciente do sexo feminino com 15,9 anos de idade.
Figura 10.34 – (direita) Paciente com 16,5 anos de idade.

10.2.11 Caso K: Rotação acompanhada de flexão lateral do tronco

Desenho **a** da ➤ Figura 10.35 mostra o sacro e as três vértebras lombares inferiores na perpendicular. As vértebras podem ser vistas como se fossem um rosto: o processo espinhoso como um nariz, as facetas articulares como os olhos e os processos transversos como as orelhas.

O desenho **b** mostra a curvatura lateral acompanhada de uma rotação em um indivíduo não escoliótico, segundo Lewit (1987). O "rosto" olha para o lado interior do arco e para baixo.

O desenho **c** mostra duas vértebras lombares inclinadas (cifóticas); o desenho **d** mostra as mesmas vértebras lombares reclinadas (lordóticas). Os locais pontilhados significam maior mobilidade. As vértebras não podem se mover nas áreas comprimidas.

Na presença de uma **lordose fisiológica da coluna lombar com curvatura lateral**, os corpos vertebrais (principalmente a vértebra ápice, localizada no meio da curva) tendem a se mover em sentido lateral.

Como a área da curva vertebral é relativamente fixa, em decorrência das conexões articulares, e o corpo vertebral é relativamente livre para se mover, apenas a área do corpo vertebral pode seguir essa tendência lateral, o que significa que existe uma rotação das vértebras. Os corpos vertebrais viram para o lado externo da curva. Isso já ocorre com uma flexão totalmente fisiológica (flexão lateral) em uma pessoa saudável. Na escoliose verdadeira, essas forças atuam de maneira muito mais intensa porque na escoliose já instalada o peso do tronco, incluindo a cabeça, apoia-se sobre a coluna vertebral, intensificando a curvatura da coluna até o ponto de torção — especialmente na estática incorreta da coluna vertebral.

Se observarmos o exercício "cilindro muscular", notaremos que, quando o lado interno da curva se estende, ou seja, durante a abertura da curva lombar, resulta em uma desrotação, que também ocorre devido às trações musculares naquele local. O exercício "cilindro muscular" endireita a flexão lateral e, assim, reduz a tendência dos corpos vertebrais a irromper para o lado convexo. Dessa maneira, temos algum torque, o que reduz a rotação.

Nos **limites da coluna vertebral torácica** existe uma cifose fisiológica de cerca de 30°. Na área torácica, as vértebras estão intimamente ligadas às costelas, ou seja, estão fixadas. Além disso, os discos intervertebrais são mais baixos. Portanto, os corpos vertebrais também se movimentam novamente para

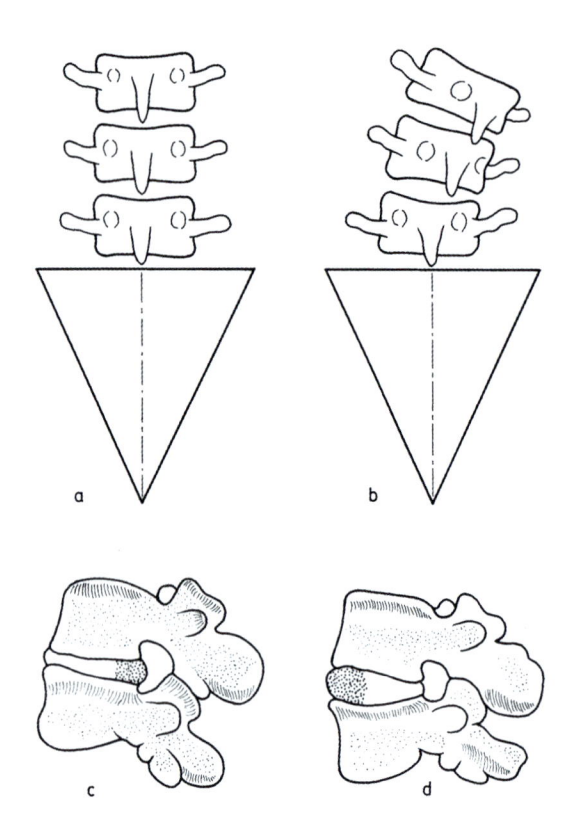

Figura 10.35 – Representação esquemática da alteração estática da coluna vertebral. **[M616]**

o lado convexo durante a flexão lateral. Obtemos uma rotação vertebral análoga para a coluna lombar: os processos espinhosos giram para o lado interno da curva.

Segundo Dickson *et al.* (1984) e Tomaschewski (1987), ocorre uma lordose na curvatura principal da coluna torácica. No entanto, ela só pode ser percebida quando a trajetória dos feixes de raio X durante o exame é direcionada de modo que as vértebras que formam a curvatura principal possam ser registradas lateralmente. Para isso, o corpo deve estar rodado obliquamente.[1] Assim, é possível reconhecer uma lordose (mesmo na presença de uma escoliose grave). Ela não seria observada com um feixe lateral.

Em nossa correção da desrotação, a parte anterior estreita, situada no lado da gibosidade, deve "respirar" em sentido ventral e cranial, a fim de não contrair os músculos intercostais laterais. Isso deve ser observado apesar da existência de lordose na coluna torácica; pois o respirar "para a frente-para cima" deve ser entendido não como uma retificação ativa no plano sagital, mas sim como uma rotação no plano transversal.

Teoricamente, pode-se considerar a coluna cervical como a continuação cranial da curva torácica e descrevê-la como lordótica, semelhante à coluna lombar. Analogamente, os processos espinhosos giram novamente para o lado interno da curva. A postura corretiva da cabeça segundo Schroth (inclinação da cabeça para o lado côncavo torácico, virando o queixo para o lado da gibosidade) atua de modo a neutralizar isso. Na vértebra neutra (transição de uma curva da coluna vertebral para a outra), definitivamente não ocorre uma rotação. Essa vértebra está apenas em uma posição inclinada.

10.2.12 Caso L: A puberdade

Um problema muito especial são as crianças na puberdade, principalmente as meninas antes da menarca. Nesse período, muitas escolioses pioram, mesmo que a paciente já tenha apresentado um resultado de tratamento muito bom. Devido à fraqueza física relacionada à sobrecarga na escola, etc., essas pacientes não conseguem manter o resultado sozinhas. Algumas mães relataram que viam a escoliose de suas filhas piorar dia a dia num período de seis semanas, embora se exercitassem diariamente durante uma hora. Essas pacientes jovens ficam física e mentalmente sobrecarregadas durante esse período. Portanto, elas realmente necessitam de um suporte externo. Nesses casos, um colete de Chêneau bem ajustado provou ser muito útil, pois pode ser repetidamente adaptado ao novo formato do corpo.

Certamente, também existem pacientes que não se importam com coisa alguma, não têm vontade de praticar exercícios e também não querem usar colete, e que, por negligência, não fazem absolutamente nada para cuidar de suas costas. Esses pacientes dificilmente podem ser amparados. Em muitos casos, quando a conscientização ocorre muito tardiamente, as chances já foram perdidas. Pacientes jovens precisam de auxílio, especialmente durante a puberdade. Concluímos que uma jovem de catorze, quinze ou dezesseis anos, que ainda não menstruou e apresenta graus variados de angulação, de 30° ou 40°, deve usar um colete apropriado, pois essa escoliose piora sem um suporte adicional.

É sabido que escolioses acima de 50° têm indicação cirúrgica. Porém, existem pacientes que não querem ou não podem ser operados. Eles devem receber ajuda constante e confiável durante anos, de modo conservador. Insistir apenas na prática dos exercícios é de pouca utilidade. Esses pacientes precisam acima de tudo alimentar seu espírito com pensamentos positivos e imaginação para desenvolver uma forte assertividade.

10.2.13 Caso M: Correção de esterno deslocado (> Figura 5.16)

O esterno forma o centro do arcabouço torácico anterior. Na escoliose, ele pode se deslocar lateralmente. Na escoliose de três curvas fortemente descompensada, com a pelve saliente no lado côncavo, por exemplo, o esterno geralmente se desloca para o lado da gibosidade torácica (> Figura 3.8 b); enquanto na escoliose com pelve alinhada ou nas escolioses

---

[1] Ou o feixe de RX ter uma incidência oblíqua. A simples incidência lateral não é suficiente para registar esta lordose. [N.T.]

de quatro curvas com desvios menores da coluna vertebral, o esterno se desloca do centro para o lado côncavo. Nesse caso, o atendimento é bem difícil. O paciente deve verificar a posição do esterno com a ponta dos dedos, enquanto se olha no espelho. Ele deve então ajustar o tórax, de tal modo que o esterno se desloque para o centro, e manter a mão aí durante a execução do exercício. A expansão do tórax continua sendo na direção "para frente e para cima", pois se destina a mover a gibosidade da região dorsal para a ventral. Esse movimento conjunto do posicionamento do tórax e da respiração deve ser feito de maneira tão vigorosa que o lado agora ventilado do tórax, ao ser observado de lado no espelho, se expanda tão para a frente a ponto de cobrir o outro lado do tórax. Deve ser feito sempre com o apoio do quadril e da cintura pélvica. A direção "para dentro" da respiração angular rotacional é invertida em sentido "diagonal lateral e para cima" (no caso da ➤ Figura 5.16 c, para a direita e, diagonalmente, para fora e para cima). O "para dentro" associado se dá apenas por meio da contração dos músculos intercostais laterais, o que pressiona a coluna vertebral em direção ao centro, enquanto o lado côncavo é tracionado pela respiração rotacional.

Os movimentos respiratórios em ângulo rotacional devem ser aplicados com muita precisão na parte **posterior** (dorsal), uma vez que o lado côncavo dorsal está atrás e apenas as porções posteriores das costelas são capazes de tracionar e alavancar a coluna vertebral. Com o controle manual junto ao esterno e, por outro lado, junto à concavidade posterior com controle visual entre espelhos, o paciente desenvolve uma respiração oblíqua (frontal direita + posterior esquerda). Se a fase "lateral para cima" for bem-sucedida, ou seja, ocorrer o afastamento posterior das costelas, aliado ao inflar do tórax a partir de dentro, a concavidade das costas se voltará para trás. O paciente tem a sensação de que os músculos estão explodindo, desde que as cinturas pélvicas e escapulares sejam mantidas para a frente e a gibosidade lombar esteja firmemente posicionada para a frente. Uma contratração forte do ombro à direita completa o resultado.

10.2.14 Caso N: Correção da cintura escapular

Ao posicionar o ombro do lado da concavidade para a frente, certifique-se de que toda a escápula ou toda a cintura escapular desse lado seja anteriorizada. Caso apenas a parte superior do ombro seja posicionada para a frente, pode-se formar uma gibosidade na altura do ombro, acima da concavidade dorsal.

Por essa razão, em decúbito dorsal, deve-se colocar um saquinho de correção para calçar toda a escápula, de modo a empurrá-la ventralmente. Se ocorresse uma elevação da escápula (em sentido cranial), ela não seria detorcionada, mas inclinada, o que seria um erro. Muito importante: em nenhuma circunstância deve-se tracionar somente o braço do lado côncavo (assim chamado "braço de tração"), com a intenção de elevar as costelas da região do ombro do lado côncavo porque, na maioria das vezes, ocorre o aumento da curva cervical. A cintura escapular roda e se desloca lateralmente quando o paciente tenta tracionar o ombro do lado côncavo a fim de alongar a concavidade torácica.

Isso cria uma curva toracocervical, e a cintura escapular como um todo se desloca na direção dessa curva.

Como é difícil tracionar esse ombro novamente "para dentro", Schroth começa com uma tração da cintura escapular do lado oposto, ou seja, o ombro ou braço do lado torácico convexo é puxado diagonalmente para fora e para cima. Desse modo, traciona a curva ombro-cervical de volta para o centro, quando a cabeça o acompanha na posição de correção. Entretanto, a tração isolada do ombro do lado convexo aumentaria a curva torácica. Portanto, essa curva deve ser trazida para dentro (um contramovimento nesse lado, com uma contração dos músculos intercostais laterais).

Mas mesmo isso não é o suficiente porque o ombro geralmente é também tracionado para a frente. Por essa razão, são feitas outras correções:
- Para "ombro diagonalmente para fora e para cima", deve-se acrescentar ombro para trás.
- Para "gibosidade torácica para dentro", deve-se acrescentar gibosidade para a frente e para cima.

Todas essas manobras parecem complicadas, mas tudo fica claro se olharmos o resultado do exercício (➤ Figura 9.5 a; ➤ Figura 9.6).

10.2.15 Caso O: Correção da gibosidade anterior das costelas

A chamada "gibosidade anterior das costelas" não deve ser apenas empurrada ou pressionada manualmente para trás ou para dentro, de modo a desaparecer na parte frontal, porque a pressão manual contra essas costelas a partir da região frontal causa um movimento oblíquo em direção à gibosidade posterior das costelas, aumentando-a. A gibosidade anterior das costelas se alinha quando as mesmas costelas que formam a concavidade na região posterior forem direcionadas para trás, para cima e respiradas. Manobras auxiliares na região anterior (➤ Figura 9.18 a, b, c) devem ser frequentemente evitadas em favor de estímulos manuais para expandir a concavidade dorsal.

10.2.16 Caso P: Retificação da coluna

Na retificação da coluna vertebral (➤ Figura 3.11 e), as três curvas fisiológicas do plano sagital apresentam-se fortemente diminuídas ou praticamente eliminadas, afetando também o amortecimento fisiológico da coluna vertebral. O paciente tende a apresentar dores nas costas. As três regiões do tronco praticamente não estão deslocadas umas contra as outras e, na incidência lateral, se apresentam com aspecto retangular umas sobre as outras.

A retificação frequentemente está associada a uma hiperlordose. Nesse caso, os arcos costais estão desviados para a frente, o que resulta em uma postura ruim. A parte superior do tórax pende para trás, a cabeça balança para a frente. Como o diâmetro do tórax está diminuído no sentido anteroposterior, a capacidade vital também está reduzida devido ao espaço limitado.

Segundo Tomaschewski (1987), na retificação existe uma limitação da anteflexão em alguns segmentos da coluna vertebral torácica. Os extensores das costas estão encurtados. A contratura inicialmente simétrica dos extensores das costas pode se transformar em uma contratura assimétrica, levando a uma rotação patológica (escoliose). A causa pode ser um bloqueio.

Tomaschewski mede a retificação na chamada "posição de semente"[2] e as radiografa nessa posição em incidência lateral. Uma lordose da coluna torácica muitas vezes não é facilmente comprovável em radiografias feitas com o paciente em pé. As vértebras são medidas na imagem radiológica, feita na "posição de semente", de acordo com determinados ângulos. Quanto maiores forem esses ângulos, mais fisiológica será a coluna vertebral torácica. Em relação a isso, Tomaschewski examinou turmas inteiras de escolares e separou as crianças que apresentavam uma redução da anteflexão. A observação mostrou que, na maioria dos casos, essas crianças também desenvolveram uma escoliose adicional.

O dorso plano, assim como a cifose lombar ou cervical, não é fisiológico. A maioria de nossos pacientes com escolioses idiopáticas também apresenta dorso plano. Às vezes, o dorso plano também está associado a uma cifose da coluna lombar ou da coluna cervical.

Na retificação, o diâmetro sagital do tórax é reduzido, e a respiração fica prejudicada. O arcabouço torácico é tracionado para a frente, a respiração fica prejudicada e a gibosidade torácica é praticamente invisível. Com o paciente vestido, chama a atenção uma "postura particularmente ereta".

A retificação pode levar a queixas nas costas e na região lombar em idades mais avançadas.

Se olharmos o dorso escoliótico lateralmente, para dentro da curva torácica, veremos que nesse local não existe uma cifose, como se supunha antigamente, mas uma lordose. A aparência de cifose geralmente é causada apenas pela gibosidade.

Na retificação, a **respiração angular rotacional** é ainda mais importante, tendo em vista que atua particularmente na região torácica, no sentido de uma mobilização em anteflexão. Com a respiração angular rotacional, objetiva-se um aumento do diâmetro sagital do tórax. Trata-se de uma ferramenta acessível para o tratamento de escolioses de alto grau.

Em épocas anteriores, Katharina Schroth já observara esse processo, embora naquela época a cifoescoliose prevalecesse. Portanto, ela deu ênfase especial aos exercícios semelhantes ao "grande arco" (➤ Figura 9.29), uma vez que eles têm um bom efeito, juntamente com a respiração angular rotacional, sobre a rotação reversa das vértebras. Por isso, ela denominou essa fase da respiração angular rotacional de "**respiração de rotação vertebral reversa**". Durante o tratamento do dorso plano por meio de exercícios, deve ser dada uma atenção especial aos movimentos que preenchem e alargam a concavidade dorsal.

De resto, ao fazer exercícios dirigidos para a frente, deve-se cuidar para garantir que as costas não se flexionem, mas que mantenham uma boa posição central, na qual a tensão corretiva final seja realizada.

Na posição supina, a lordose da coluna torácica não requer um saquinho de correção junto à gibosidade torácica. Nas costas em que haja inversão da curva torácica, mas sem escoliose, as almofadas de correção, na posição de decúbito dorsal, são posicionadas à esquerda e direita das escápulas e na parte mais baixa das nádegas, o que também se aplica à hiperlordose da coluna lombar. Aqui, os elementos da cifose são particularmente importantes. O exercício praticado com a bola também é vantajoso. O paciente deita-se, com o abdômen e a pelve sobre uma bola grande, e molda o tórax de acordo com a bola. Nessa posição, a respiração torácica posterior é em especial fácil de ser executada. Com os braços estendidos para a frente, a tensão muscular passa a se acumular entre as escápulas. Durante esse exercício, o terapeuta pode colocar as pontas dos dedos sobre o processo espinhoso de cada segmento com anteflexão bloqueada. O paciente se espreguiça e respira intensivamente contra o dedo do terapeuta. O terapeuta também pode fazer movimentos circulares de estímulo respiratório, partindo do espaço intercostal interno para fora, contra os quais o paciente respira.

A mesma técnica se aplica a todos os outros exercícios, não apenas para o dorso plano.

O exercício com a parte superior do tronco inclinada para a frente (➤ Figura 5.1 a, b) também é benéfico para o dorso plano. O peso da cabeça promove um alongamento da coluna vertebral, por meio do qual a desrotação das vértebras é bem-sucedida durante a respiração angular rotacional.

10.2.17 Caso Q: Compensação do encurtamento

ATENÇÃO

Uma elevação do calcanhar ou da altura do calçado só deve ser considerada se houver um encurtamento anatômico da perna, pois a compensação do encurtamento pode, na persistência do desvio lateral e da rotação e torção da pelve, causar um aumento de tamanho da curva lombar.

É praticamente impossível, ao levantar a sola do sapato, endireitar a parte superior de um tronco afundado porque a coluna lombar se desloca para o lado oposto, aumentando, assim, a dobra abaixo da gibosidade (➤ Figura 10.36 a-d, ➤ Figura 10.37 a-f).

---

[2] Posição semelhante à da ➤ Figura 8.25, porém com os braços junto ao corpo. [N.E.]

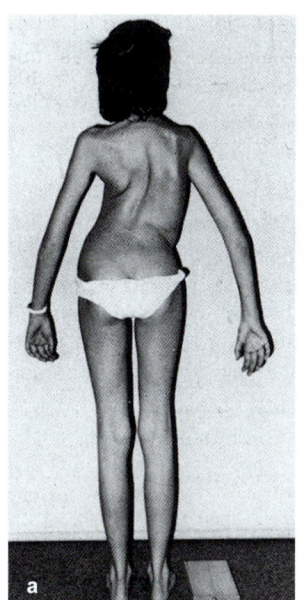

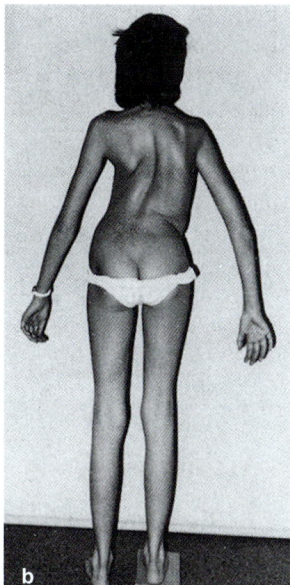

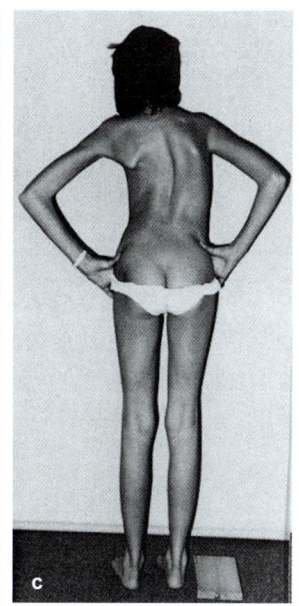

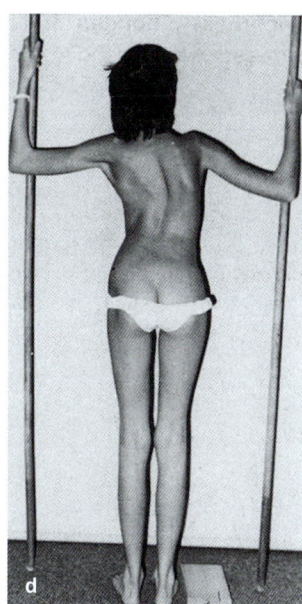

Figura 10.36 – Efeitos de uma compensação do encurtamento na escoliose de três curvas. [M616]
a. Paciente de 12,5 anos de idade com escoliose idiopática e grave erro de alinhamento pélvico que intensifica as curvaturas da coluna vertebral em sentido cranial.
b. A correção em altura do sapato à direita, para compensar a gibosidade torácica que pende à direita, aumenta a curva lombar.
c. A paciente tenta trazer o quadril esquerdo para dentro com ajuda manual, levando a um endireitamento da curva lombar.
d. O alinhamento do quadril ocorre de maneira ativa. O endireitamento da parte superior do tronco é estabilizado pela pressão isométrica, juntamente com a tensão da musculatura.

Acreditamos que, nesses casos, não há necessidade de compensar o encurtamento, e que deve ser treinado um aumento em comprimento abaixo da gibosidade (> Figura 10.36 c, > Figura 10.36 d) para que a coluna lombar volte para o centro.

A elevação unilateral do quadril frequentemente desaparece após a correção do deslocamento lateral. Se for verificada a necessidade de compensar o encurtamento, caso ele seja permanente, a compensação deve ser usada permanentemente, ou seja, também durante as horas de exercícios; caso contrário, cada passo significa um movimento errado para a coluna vertebral lombar.

Verificamos que usar uma compensação para o encurtamento é desnecessário, em alguns casos após cerca de um ano, porque a perna mais curta aparentemente recebeu estímulos para o desenvolvimento por meio da correção.

Na presença de curva lombossacral, é particularmente importante verificar se existe uma indicação para compensar o encurtamento. Por exemplo, aquilo que melhora a curva lombar reforça a curva lombossacral, e vice-versa. Na dúvida, vale sempre a regra: não compensar o encurtamento! É especialmente verdadeiro quando se espera que o quadril rodado para fora possa ser "virado para dentro" com o passar do tempo por meio de ginástica. Nesse caso, a inclinação das pernas também muda, de modo que uma compensação do encurtamento passa a ser desnecessária porque a pelve e as articulações sacroilíacas retornam para a horizontal (> Figura 10.36 a-d). Em praticamente todos os casos, podemos observar que o quadril desviado lateralmente é, ao mesmo tempo, torcido em sentido dorsal. Isso pode ser visto na radiografia do osso ilíaco: na escoliose de três curvas à esquerda (> Figura 5.12) e na escoliose de quatro curvas à direita (> Figura 10.30 b, > Figura 10.34).

Quando se opta por um tratamento com colete, às vezes é prescrita uma compensação, "para que o colete se adapte melhor na posição vertical".

Acreditamos que o paciente deve aprender a adotar as posições corretivas pélvicas antes de fazer o molde gessado para o colete (> Figura 10.37 e), o que certamente resultará em um ajuste mais eficaz deste.

A diferença de altura dos quadris permite frequentemente que a assimetria do paciente seja vista à distância, mesmo estando ele vestido. Geralmente, trata-se de uma inclinação pélvica funcional. Um quadril proeminente muitas vezes também fica em posição mais alta. O cinto pende diagonalmente, uma das pernas da calça parece ser mais curta. Portanto, o paciente também deve se olhar no espelho, mesmo estando vestido, e corrigir esse erro imediatamente.

A princípio, por meio de pequenos movimentos da coluna vertebral, tenta-se relaxar seus possíveis enrijecimentos em sentido cranial e alcançar o maior alongamento possível da coluna vertebral, novamente "respirando". Em seguida, o resultado do alongamento alcançado é estabilizado, conforme descrito. A melhor maneira de fazê-lo é segurar dois bastões na altura da cabeça e pressioná-los contra o chão à direita e à esquerda. Essa é uma tensão isométrica aplicada nos músculos alongados em direção ao crescimento axial.

Na escoliose com muitas curvas deve-se naturalmente acrescentar exercícios para a curva lombossacral.

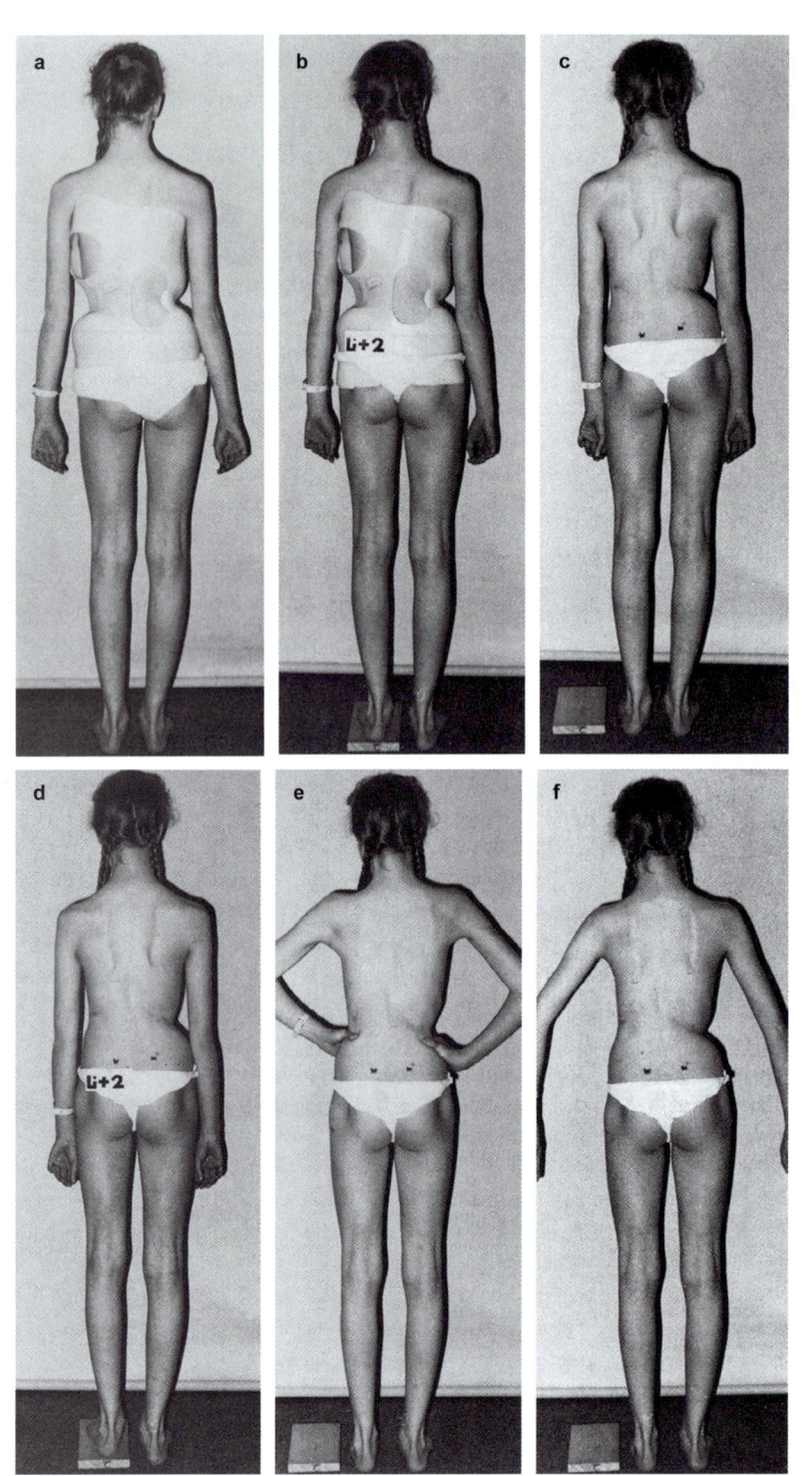

Figura 10.37 – Efeitos de uma compensação de encurtamento na presença de uma escoliose de quatro curvas. [M616]

a. Menina de 12,5 anos de idade com um colete de Chêneau. Sem uma compensação do encurtamento, o tronco afunda para a esquerda. O peso do corpo repousa sobre a perna esquerda, o quadril direito se dirige para fora.

b. Com a compensação do encurtamento de 2 cm, o corpo se encontra em uma posição mais vertical. No entanto, as pregas glúteas estão em alturas diferentes (mais altas à esquerda do que à direita).

c. A mesma paciente sem o colete. Os ísquios estão desalinhados, assim como as pregas glúteas (a direita mais elevada). O triângulo da cintura à esquerda está achatado. O quadril direito está proeminente. A pelve parece torcida: lado direito para cima, esquerdo para baixo.

d. Uma compensação do encurtamento de 2 cm à esquerda não compensa completamente essa inclinação pélvica. No entanto, o quadril direito já não é mais tão proeminente. O triângulo da cintura à esquerda se forma novamente.

e. A mesma paciente "exercita o quadril" e respira as costelas flutuantes do lado direito, para o lado e para cima, consolidando a correção por meio de uma pressão isométrica contra os ossos da pelve. As pregas glúteas estão em posição horizontal. Os quadris estão em posição mais uniforme. E sem compensação do encurtamento!

f. A paciente procura alcançar a mesma correção sem a ajuda das mãos, apenas pelo controle sensorial (e com espelhos). A posição funcional da pelve não está ainda equilibrada. Com a prática do exercício, a pelve se equilibra horizontalmente sem a compensação do encurtamento.

10.2.18 Caso R: Escolioses atípicas

As escolioses atípicas (> Figura 10.38) geralmente são desvios laterais de pequeno grau da coluna vertebral, que raramente excedem 20°, e podem ser divididas em três categorias.

Na escoliose, os processos espinhosos giram em direção ao interior da curva. Os processos transversos no lado convexo giram em sentido dorsal e, no lado côncavo, em sentido ventral, levando consigo as costelas nas mesmas direções. Quanto maior a torção, mais perceptível será a deformidade torácica porque a gibosidade continua girando para trás.

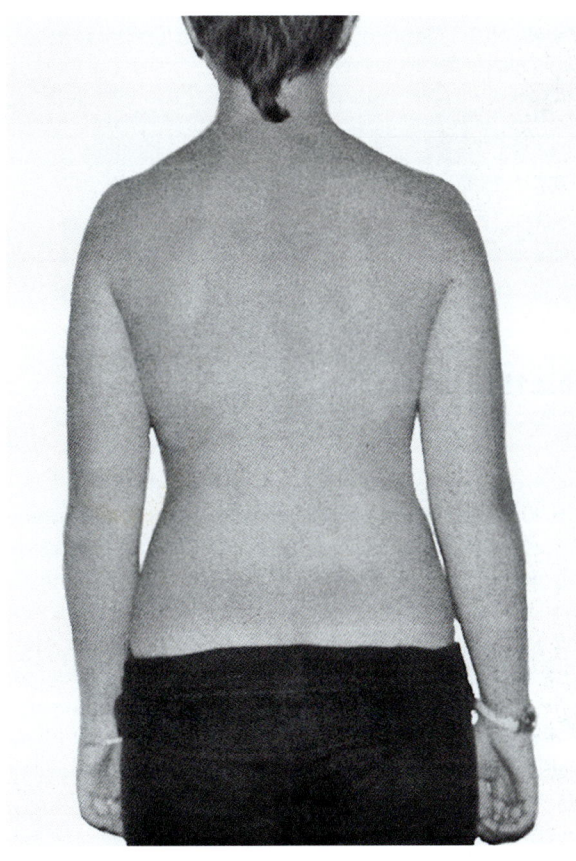

Figura 10.38 – Escoliose atípica, praticamente não visualizada na posição em pé. [M616]

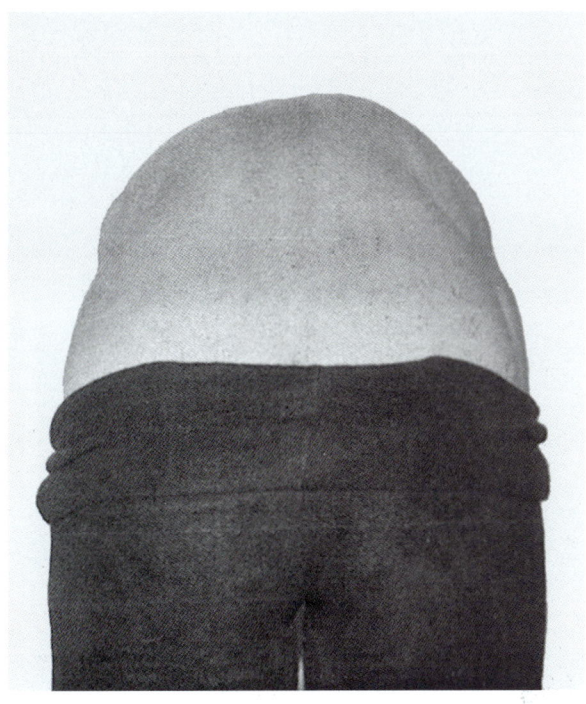

Figura 10.39 – Com o tronco fletido para a frente, a metade direita das costas se desloca para trás. [M616]

As escolioses atípicas se comportam de diferentes maneiras:
1. Os processos espinhosos frequentemente apontam em sentido dorsal dentro da curvatura escoliótica, ou seja, não estão torcidos, mas desviados em sentido lateral. Nesses casos, a escoliose não é percebida durante o exame clínico. Quando o paciente se inclina para a frente, não se nota uma diferença de nível. Nesse caso, é possível ir diretamente para a prática. Os saquinhos de correção são posicionados como na cifose. Por exemplo, em decúbito dorsal à direita e esquerda ao lado da coluna vertebral, transversalmente sob o ângulo inferior da escápula, para alargar o tórax em sentido ventral. Se a radiografia mostrar uma leve curva escoliótica, as direções da respiração devem ser feitas do lado côncavo, como na escoliose "normal", em sentido lateral e cranial, mas sem o componente dorsal.

   Sob certas condições, no lado convexo é necessária apenas uma ativação da musculatura intercostal lateral.
2. Contudo, se no RX os processos espinhosos das vértebras torácicas estiverem voltados para a convexidade no ápice da curvatura, então encontraremos frequentemente no exame clínico uma gibosidade junto ao lado côncavo torácico. Esse fenômeno pode intrigar o terapeuta! Na avaliação clínica, por exemplo, no caso de uma escoliose torácica com convexidade à esquerda, o tronco que se desvia para a esquerda deveria teoricamente apresentar uma gibosidade à esquerda. Entretanto, na inclinação anterior surge uma gibosidade à direita (> Figura 10.39). Nesse caso, as direções da respiração, bem como a posição dos saquinhos de correção, são modificadas. As almofadas podem ser finas, pois a torção é apenas leve; no lado côncavo, é colocado um saquinho transversalmente sob o ângulo inferior da escápula. Teoricamente, o lado convexo deve ser trabalhado em sentido dorsal. No entanto, geralmente é desnecessário, pois não se deve aumentar os abaulamentos costais. Se os achados visuais permitirem, o lado côncavo é ampliado em sentido lateral pela respiração e girado em sentido ventral. Nessas escolioses, são recomendados também os exercícios de Niederhöffer, que são executados com os músculos superficiais das costas, os quais passam a tracionar em sentido lateral, pois assim permitem a rotação dos processos espinhosos em direção à concavidade. Em caso de dúvida, o exercício é praticado simetricamente — sempre reto e sem destorcer.
3. Clinicamente, em muitos casos existe uma escoliose "normal" com uma gibosidade torácica convexa em sentido lateral, bem como uma dorsal, que só se revela como atípica em uma radiografia (> Figura 10.40). Nesse caso, o apoio com os saquinhos e a respiração é feito como na escoliose "normal". A correção do erro de estática sempre deve ser realizada após uma inspeção visual.

Em 1982, observamos pela primeira vez o fenômeno da rotação atípica de corpos vertebrais em 1,4% de nossos pacientes. Em 1983, já eram 3,1% e, em 1984, eram 6,8% (> Tabela 10.1).

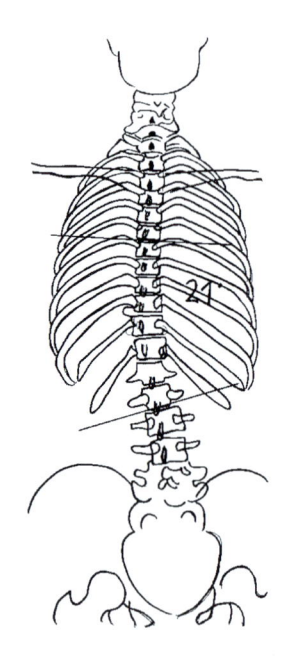

Figura 10.40 – O desenho feito a partir de uma radiografia mostra uma escoliose torácica esquerda. O grupo de processos espinhosos também aponta para a esquerda. [M616]

Tabela 10.1 – Classificação de acordo com a localização da rotação atípica dos corpos vertebrais.

Ano	Coluna torácica	Coluna lombar	Coluna torácica e lombar	Lombossacral	Coluna lombar + lombossacral	Número de pacientes
1982	15	2	–	–	–	17
1983	22	14	–	–	–	36
1984	51	21	3	1	2	77
Total	88	37	3	1	2	130

10.2.19 Caso S: Correção da estática corporal

Todos os pacientes com distúrbios posturais deixam de apresentar um **equilíbrio postural normal**. Pacientes com distúrbio postural simétrico (por exemplo, portadores da doença de Scheuermann) apresentam o chamado "equilíbrio cifótico", enquanto os portadores de escoliose e cifoescoliose têm o chamado "equilíbrio escoliótico". Sua estática já não é equilibrada, porém mal direcionada (descompensada). Portanto, sua estrutura estática está perturbada. Os três blocos do tronco se desviam um do outro na perpendicular; parte no plano sagital, parte em sentido lateral. Isso pode levar a uma quebra

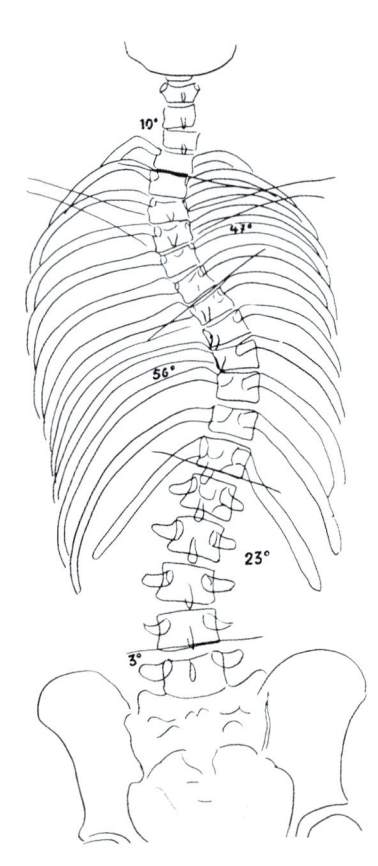

Figura 10.41 – Escoliose estática em uma mulher de 26 anos, representada em um desenho feito a partir de uma radiografia: encurtamento da perna esquerda em 1 cm; o quadril direito está 1 cm mais alto. A coluna vertebral está balanceada acima da perpendicular. [M616]

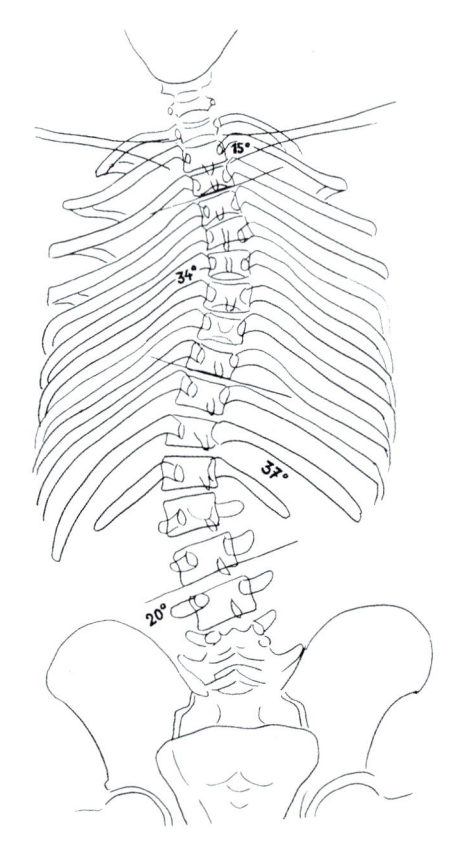

Figura 10.42 – Escoliose idiopática em um paciente de dezessete anos, representada em um desenho feito a partir de uma radiografia: o quadril direito é proeminente, e a parte superior do torso apresenta um desvio de cerca de 4 cm da vertical para o lado esquerdo. [M616]

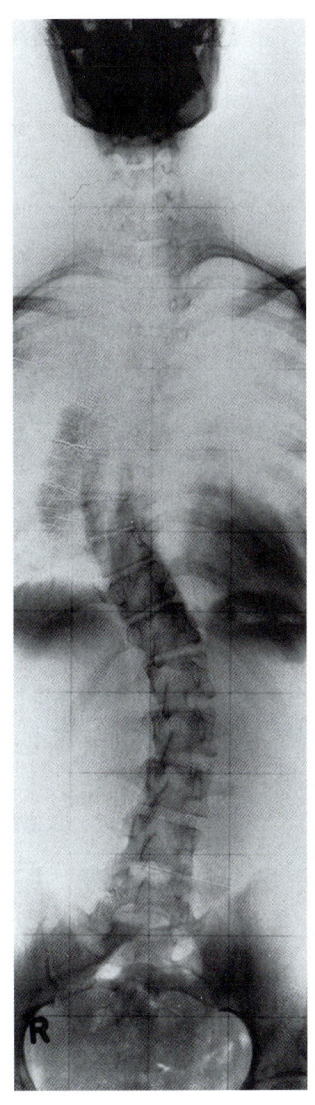

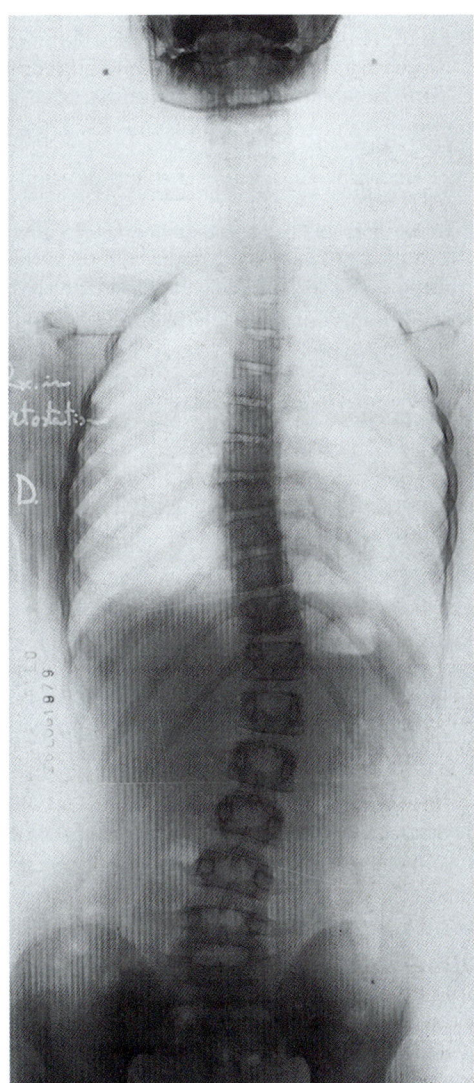

Figuras 10.43-10.44 – Radiografias de controle.
Figura 10.43 – (esquerda) Imagem radiológica de uma jovem de dezesseis anos com uma escoliose de quatro curvas, com posição pélvica alinhada.
Figura 10.44 – (direita) Imagem radiológica de uma menina de doze anos com uma escoliose de quatro curvas, e quadril proeminente abaixo da gibosidade torácica das costelas. Curvaturas cervical 10°, torácica 19°, lombar 25° e lombossacral 14°. Podemos ver claramente o desvio lateral da pelve em relação ao tórax. [M616]

completa da forma (➤ Figura 10.41 e ➤ Figura 10.42), com todas as suas sobrecargas físicas e mentais.

Existem pacientes com escolioses extremamente graves que não perceberam a formação ou crescimento de sua escoliose e, com isso, o distúrbio progressivo da sua forma corporal durante anos. Esses pacientes procuram um médico devido a dificuldades respiratórias e, finalmente, é diagnosticada a escoliose. É assustador como a indiferença e ignorância a respeito desse tema frequentemente prevalecem também entre os familiares das pessoas afetadas. Com a ajuda de fotos de controle feitas por nós, os pacientes tomam ciência de seu estado pela primeira vez e passam a reconhecer os desvios de cada parte de seus corpos (➤ Figura 10.43 e ➤ Figura 10.44). Somente aquilo que um paciente reconhece pode ser mudado. Portanto, apontar mesmo os menores erros posturais e corrigi-los é o mais importante no tratamento Schroth, pois o paciente deve ser capaz de cuidar de si em casa.

Se os desvios estáticos foram causados por um encurtamento da perna, esse encurtamento deve ser inicialmente eliminado por meio de sua compensação. Somente quando a pelve está nivelada, as porções superiores do tronco podem ser construídas verticalmente. Desse modo, a coluna vertebral lombar se move mais para o meio. Isso inicia o endireitamento das curvaturas restantes da coluna vertebral.

Um quadril que se desvia lateralmente deve ser trazido para dentro, não importa em qual lado esteja. Para restaurar a perpendicular (ou seja, a compensação do corpo), deve-se procurar a chamada **hipercorreção**. Significa que as porções côncavas do tronco durante o exercício devem se tornar convexas e as porções convexas devem se tornar côncavas; que as porções do tronco que estão desviadas muito para a frente devem ser levadas para trás, e as porções situadas muito para trás devem ser levadas para a frente.

A hipercorreção reverte os erros posturais em seu oposto, ou seja, são criadas condições opostas, o que também leva a uma reconstrução da sensação corporal alterada.

Nas escolioses leves, os movimentos necessários para fazer a hipercorreção são realmente possíveis. A princípio, algo sempre se perde após os exercícios. No entanto, a hipercorreção deixa na consciência do paciente uma sensação especial de "ereto" e "reto", de modo que, após alguma prática, ele passa a assumir inconscientemente uma postura mais ereta ou a postura normal em repouso.

Nas escolioses graves, por sua vez, a conscientização deve ser conduzida nesse sentido. É necessário trabalhar milímetro a milímetro para obter uma melhoria corporal, até que o corpo esteja novamente compensado, ou seja, até que o corpo (mesmo com a escoliose) fique numa perpendicular. A correção da descompensação estática é o fio condutor para o tratamento tridimensional segundo Schroth, e permeia também este livro.

10.2.20 Caso T: Cifose sentada

A cifose sentada é encontrada principalmente em pacientes sem escoliose. Neste quadro clínico, a lordose fisiológica da coluna lombar inexiste. A coluna lombar se desloca em sentido dorsal, tornando-se cifótica, o que é em especial perceptível quando se está sentado — esse fato lhe confere o nome. Na maioria dos casos, a cifose lombar se transforma em uma lordose na coluna torácica (➤ Figura 10.45).

No caso da cifose sentada, deve-se observar com cuidado se também existe uma pequena lordose abaixo de L4/L5. Nesse caso, o tratamento é problemático, pois o que se faz normalmente pode ser incorreto para esse caso. Logo, trabalha-se apenas em extensão, prestando atenção para obter uma boa posição intermediária. O resultado obtido deve ser estabilizado com ativação muscular. Movimentos compensatórios indesejados durante o trabalho devem ser evitados.

Se a cifose sentada *não* se transformar em uma lordose lombossacral, pode-se fazer exercícios em decúbito dorsal com as pernas estendidas. Sob certas circunstâncias, pode ser colocado um saquinho de correção sob a coluna lombar. Se, adicionalmente, o paciente tiver dorso plano (➤ Figura 10.46 a, b), a pelve é mantida sempre na posição neutra.

Nos exercícios com cinto e faixa, prendemos dois cintos lateralmente à pelve, para evitar uma cifose indesejada da coluna lombar.

De qualquer modo, durante o exercício, a pelve deve permanecer no eixo vertical. Tanto uma protuberância lombar quanto torácica inicia-se na sua porção inferior, com um deslocamento para trás, e termina com um deslocamento para a frente na sua parte superior.

Portanto, não adianta tratar a cifose lombar com movimentos de extensão da coluna, pois criaria um "eixo corporal com múltiplas fraturas".

A terapia deve garantir que a região desviada para trás volte para a posição vertical, enquanto a pelve deve permanecer para trás, não importando quão baixa é a cifose lombar. De qualquer modo, a parte inferior da curvatura situa-se à frente e deve ir para trás, sem levar a uma lordose da coluna torácica. Podemos

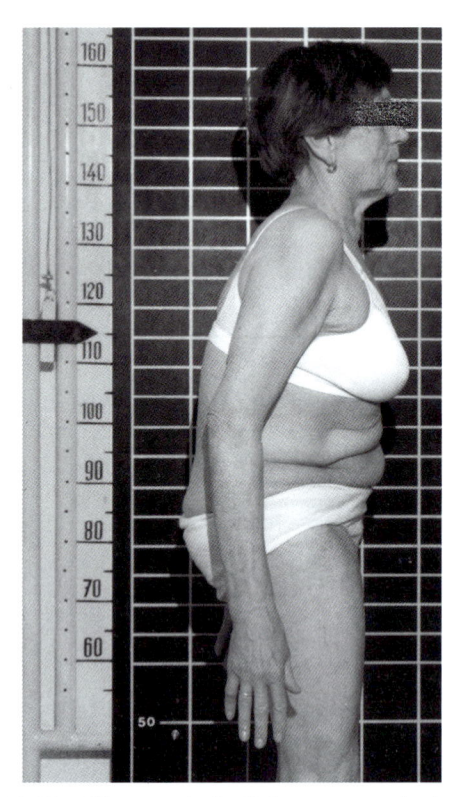

Figura 10.45 – Cifose sentada, fundindo-se a um arredondamento da coluna torácica. [M616]

imaginar que um arco sob tensão (como no arco e flecha) está na mesma direção em ambas as extremidades, apenas o centro do arco está em posição oposta. Caso contrário, não seria um arco.

Se a cifose na posição sentada estiver associada a uma escoliose, existirá uma importante protuberância lombar no lado da concavidade torácica (que poderia ser erroneamente considerada uma "cifose sentada"), enquanto as costelas inferiores (a "cintura" abaixo da gibosidade) tracionam para a frente.

Nesse caso, não se trata de uma cifose sentada. **Ela é tratada como uma escoliose de quatro curvas**.

10.2.21 Caso U: Espondilolistese

A espondilolistese geralmente é um deslizamento anterior da quinta vértebra lombar em relação ao sacro. Externamente, chama a atenção pelo aumento da lordose. O paciente sente dores lombares com frequência. Nesse caso, são usadas as medidas para redução da lordose: em decúbito dorsal, é aconselhável colocar uma almofada de correção à direita e à esquerda sob a porção inferior das nádegas. A elevação da bacia ajuda a diminuir a curva lombar. Em decúbito ventral, não há necessidade de levantar a pelve com auxílio do banquinho (primeira correção pélvica). Para essa finalidade, uma almofada mais fina é colocada sob o corpo na região lombar para fazer a compensação. Nesse quadro clínico, além de todos

10.2 Casos problemáticos de A a Z   177

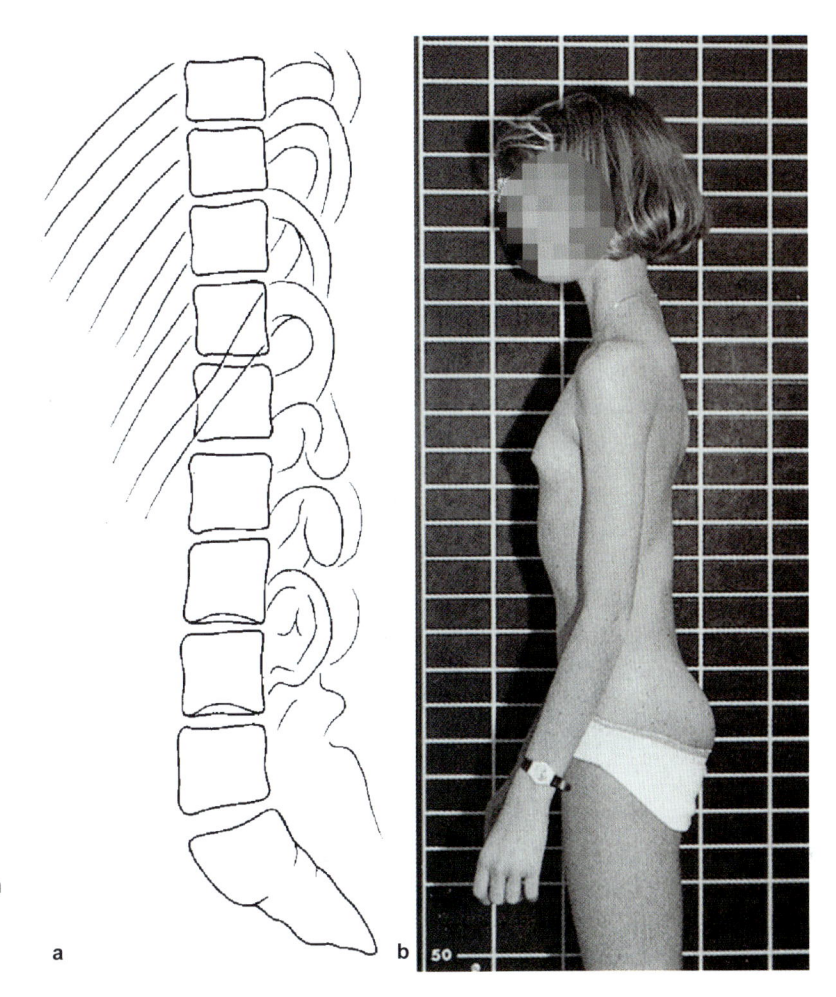

Figura 10.46 – Posicionamento ereto da coluna lombar. [M616]
a. Desenho a partir de uma radiografia lateral.
b. Paciente vista de lado.

os exercícios de Schroth, são particularmente importantes exercícios estabilizadores dos músculos abdominais e da pelve, bem como o trabalho isométrico das pernas (➤ Figura 10.47 e ➤ Figura 10.48).

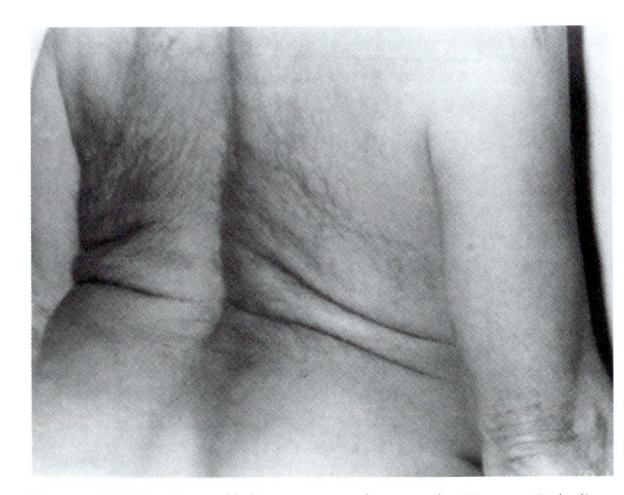

Figura 10.47 – Espondilolistese em um homem de 46 anos. O deslizamento de L5 é clinicamente visível devido ao processo espinhoso situado em posição mais baixa. [M616]

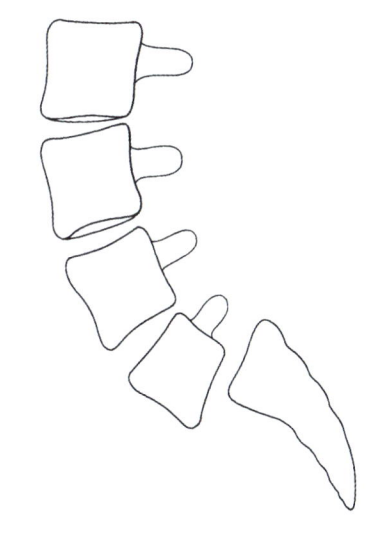

Figura 10.48 – Representação esquemática de uma espondilolistese em um homem de 46 anos com deslizamento de L5 em direção ventral (comparar com a ➤ Figura 10.47). [M616]

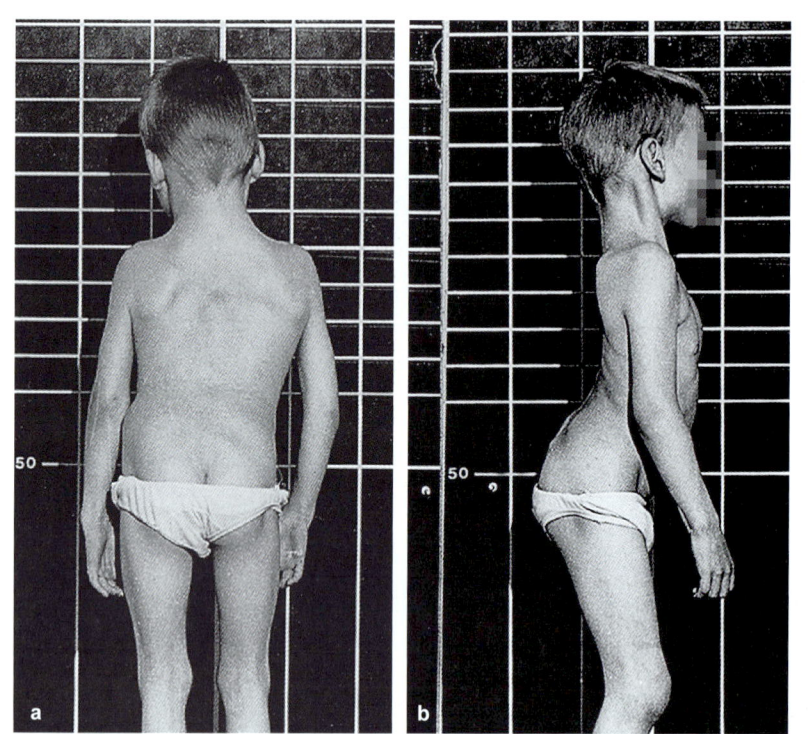

Figura 10.49 – Menino de cinco anos de idade. [M616]
a. Inversão da curva torácica com escoliose congênita associada.
b. Incidência lateral.

10.2.22 Caso V: Inversão da curva torácica

Na ocorrência de lordose torácica, as demais curvas fisiológicas também estão invertidas. Os pacientes em geral apresentam uma cifose lombar, bem como uma cifose cervical (> Figura 10.49 a, b). Às vezes, a lordose torácica se estende até a porção inferior da coluna lombar. Nesse caso, o sacro está extremamente desviado para trás, o que leva a uma contratura em flexão das articulações do quadril e dos joelhos.

Aqui são indicados alongamentos do iliopsoas, do quadríceps e das articulações do joelho. Além disso, são tomadas medidas que estimulem uma grande cifose torácica. Em decúbito dorsal, o paciente coloca uma almofada de correção sob a parte inferior das nádegas e do sacro. Além dos exercícios para o dorso plano, também são feitos exercícios especiais para a curva torácica invertida.

10.2.23 Caso W: Deslizamento rotacional vertebral

Este quadro clínico (> Figura 10.50 e > Figura 10.51) se caracteriza por uma fraqueza acentuada do tecido conjuntivo. Geralmente, torna-se mais acentuada na idade adulta. No entanto, jovens também podem ser afetados (> Figura 10.52). Esse quadro geralmente ocorre na coluna lombar e, em alguns casos, também na coluna torácica (> Figura 10.53). Os pacientes apresentam dores lombares insuportáveis em decorrência de estiramentos ligamentares, musculares e, principalmente, dos nervos. Em geral, resta apenas uma medida cirúrgica para a estabilização do quadro.

ATENÇÃO
Quando um paciente reclama de um aumento da dor lombar ao se ajoelhar ou ficar em pé durante o exercício "cilindro muscular", devemos pensar em um deslizamento rotacional vertebral e mudar o tratamento. Segundo a nossa experiência, é impossível, durante o exercício, parar o deslizamento rotacional por meio de manobras manuais ou até mesmo influenciá-lo favoravelmente. Ele continuará deslizando na direção errada.

Por isso, segue-se então o importante exercício do cilindro muscular, que é feito apenas em decúbito lateral, e durante o qual a gibosidade lombar é destorcida manualmente. Também se aplica no caso de o deslizamento rotacional ter sido diagnosticado por meio de raio X, sem a presença de dor.

10.2.24 Caso X: Escoliose toracolombar

(> Figura 10.54)

A escoliose toracolombar representa um problema, pois é preciso decidir se deve ser tratada como uma escoliose de três ou de quatro curvas, com curva lombossacral. A única opção é experimentar: o que parece ser melhor?

Se a curvatura se estender muito para cima, adentrando a área torácica (aproximadamente até T9), quatro pares de costelas também estarão afetados. Nesse caso, ela geralmente é tratada como uma escoliose de três curvas. O paciente deita-se sobre o lado côncavo e acolchoa o quadril e a cintura escapular. Se a curvatura for apenas até T11, ela é tratada como uma curvatura lombar. O paciente deita-se em decúbito lateral sobre a "gibosidade lombar", mas apenas depois de ela ter sido destorcida para a frente.

10.2 Casos problemáticos de A a Z

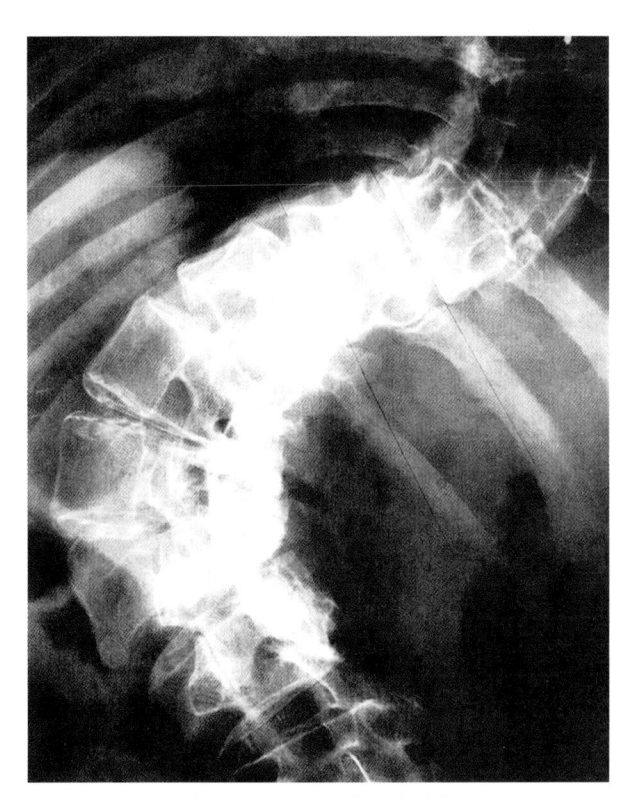

Figura 10.50 – Deslizamento rotacional vertebral. [M616]

Figura 10.52 – Deslizamento rotacional vertebral lombar em uma paciente de quinze anos.

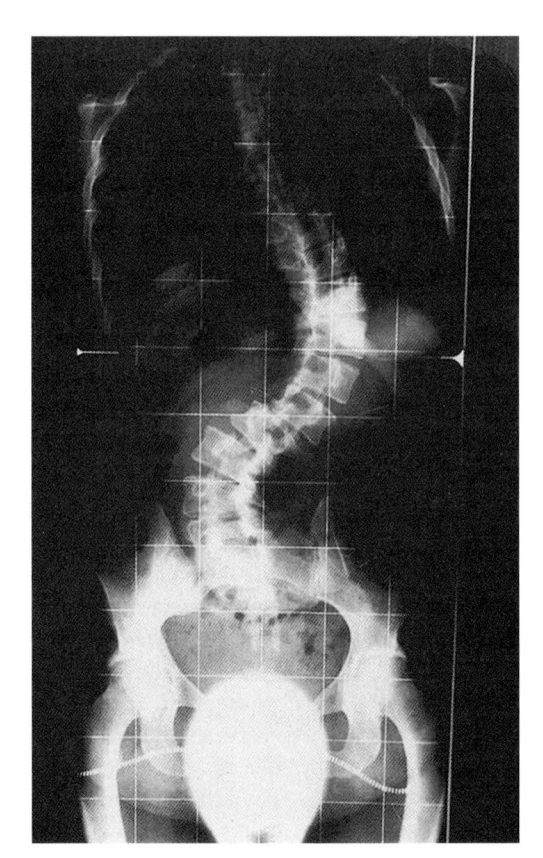

Figura 10.51 – Paciente do sexo feminino com quarenta anos, com importante deslizamento rotacional vertebral entre L1 e L3.

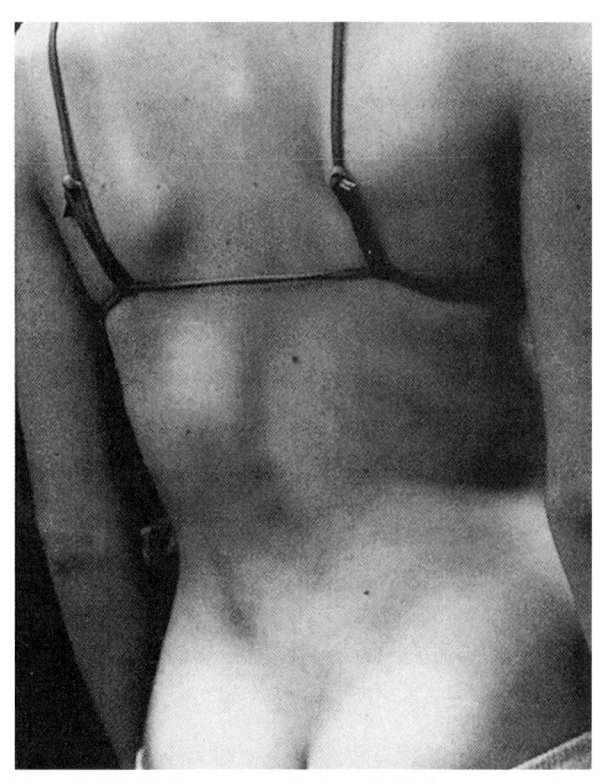

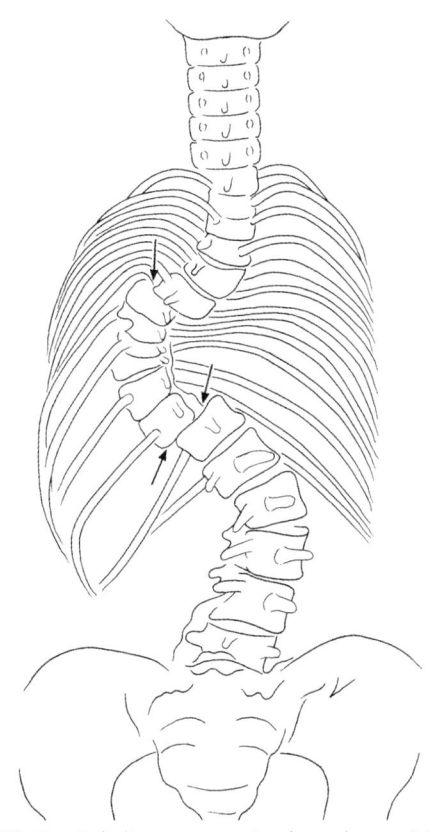

Figura 10.53 – O deslizamento rotacional na coluna torácica é raro: aqui, no desenho feito a partir da imagem radiológica, situa-se entre T5/T6/T7 e T11/T12.

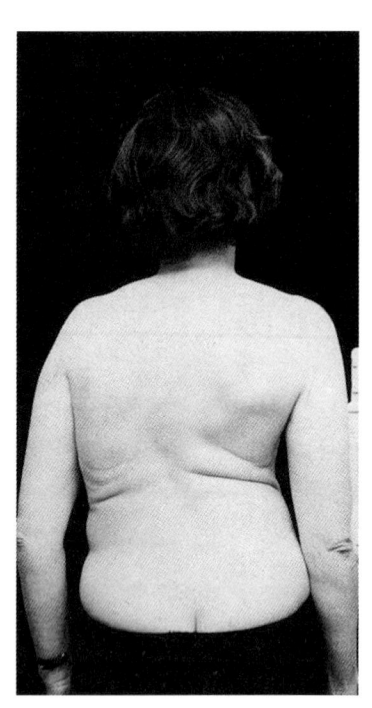

Figura 10.54 – Escoliose toracolombar convexa para a esquerda. [M616]

Posicionamentos e posições de exercício para escoliose toracolombar

(Neste caso, convexa à esquerda; para simplificar, mencionaremos os termos "direita" e "esquerda".)

- **Posicionamento em decúbito dorsal:**
  a. Acolchoar longitudinalmente o ombro direito.
  b. Acolchoar a gibosidade esquerda das costelas longitudinalmente a partir do ângulo inferior da escápula.
  c. Acolchoar o quadril direito longitudinalmente, a fim de rodar o quadril para a frente.
  d. Dobre a perna esquerda, fletindo o joelho para fora ou mantenha a perna esticada e rodada para fora, mas sem um impulso do calcanhar, para que o alongamento não se estenda até a gibosidade esquerda.
- **Posicionamento em decúbito lateral:**
  a. Deitado sobre o lado direito, dobre a perna inferior.
  b. Acolchoar o quadril e a cintura escapular.
  c. Se a porção toracolombar estiver situada mais para baixo, o paciente deitará à esquerda e acolchoará a região da gibosidade lombar. A perna superior repousa em um banquinho. Ela não é levantada ativamente. Nenhum impulso sobre o calcanhar.
- **Posicionamento em decúbito ventral:**
  a. Banquinho posicionado sob a pelve.
  b. Eventualmente, um rolo posicionado sob os arcos costais.
  c. Acolchoe o ombro esquerdo ou o cotovelo quando as mãos estiverem sob a testa ou se utilizar bastões pressionando contra a parede.
  d. Posicione a gibosidade anterior das costelas à direita.
  e. Acolchoe o quadril esquerdo para girá-lo para trás.
  f. Coloque as duas pernas em posição reta. A perna esquerda eventualmente rodada para fora (a borda interna do pé repousa no chão).
- **Posição do alfaiate:**
  a. Sobrecarregar igualmente ambas as metades das nádegas — ou, após inspeção visual, sentar mais para a direita. Não posicionar almofada de assento unilateral.
  b. Dobrar inicialmente a perna esquerda, para que o quadril esquerdo possa girar para trás.
  c. Examine os joelhos para verificar se a pelve está reta.
  d. No espaldar, trabalhe com base nos achados visuais: o aspecto é melhor se o joelho esquerdo for acolchoado para trás? Caso contrário, não acolchoe.

Exercícios na presença de escoliose toracolombar, visando o uso direcionado do músculo iliopsoas com o propósito de destorcer a coluna lombar

Os quatro exercícios a seguir dizem respeito a um paciente com uma gibosidade lombar alta no lado esquerdo e uma gibosidade torácica à direita. Elas exercem um efeito de destorção e achatamento sobre a gibosidade lombar.

1. O paciente está em pé em frente a uma mesa, sob a qual se encontra uma cadeira. Ao pressionar os bastões contra o chão, a parte superior do tronco se levanta para fora da pelve. O resultado obtido através da respiração do ângulo rotacional é mantido durante a expiração, enquanto a coxa direita pressiona firmemente o encosto da cadeira para a frente e para dentro.
2. O tronco permanece deitado horizontalmente sobre uma mesa. O joelho direito pressiona o encosto da cadeira virado ao contrário. Respiração do ângulo rotacional para as porções afundadas das costas. Durante a expiração, mantenha o resultado e puxe a borda frontal da mesa em sua direção.
3. Decúbito ventral, a pelve repousa sobre um banquinho, com almofada de correção. Após a respiração de ângulo rotacional, o joelho direito pressiona um segundo banquinho para a frente, e a cabeça impulsiona longitudinalmente.
4. O paciente está deitado sobre um banquinho alto, com um espaçador na frente das barras de parede. A mão direita alcança uma barra mais alta com o propósito de destorcer a cintura escapular. O quadril direito é acolchoado para trás. O pé esquerdo da perna estendida e rodada para fora repousa sobre uma cadeira e segura o elástico que foi colocado em volta do joelho direito e da coxa direita. Após a correção da inspiração, o paciente traciona a barra durante a expiração e pressiona a faixa elástica para a frente e para dentro com o joelho direito.

10.3 Postura da cabeça

Durante todos os exercícios, é preciso ficar atento à postura da cabeça, pois ela tem um papel importante tanto nas más quanto nas boas posturas. Quando, por exemplo, os ápices pulmonares estão estreitados e não podem ser ventilados porque a cabeça está projetada para a frente, fica claro que a gibosidade está mais acentuada atrás.

Portanto, muitos exercícios para a cervical são importantes, pois aliviam a pressão sobre os ápices pulmonares, deixando a região pronta para ser ventilada novamente (➤ Figura 9.41: perceber o comprimento da coluna vertebral; ➤ Figura 9.42: alongamento dos músculos unilateralmente encurtados do pescoço).

Se a curvatura cervical for grande e estiver torcida, a cabeça deverá ser inclinada para o lado côncavo, mas o queixo, no entanto, deverá ser girado para o lado convexo, com um impulso sobre a região occipital, o que alonga a curva novamente.

Se essa curva da coluna vertebral parecer quase reta, ela também não estará torcida. Nessa situação, a cabeça é posicionada em linha reta.

10.4 Relatos de pacientes

10.4.1 Trecho de carta de uma paciente de 43 anos

Os registros desta paciente estão na ➤ Figura 10.56.

Como é sabido, minha estadia na clínica, com duração de seis semanas, foi coroada de sucesso. Sinto-me muito melhor, pois agora sei como agir; além disso, também recuperei um bocado de coragem.

Procurei meu seguro de saúde com uma recomendação para exercícios no espaldar. Meu pedido foi negado. Então marquei uma consulta com meu ortopedista e levei minhas fotografias. Ele me olhou espantado e ficou feliz com o sucesso obtido. Além disso, me pediu para mostrar as fotos a um colega, o que permiti.

Falei com o meu médico sobre a negativa da seguradora de saúde em relação aos exercícios com espaldar, ao que ele me presenteou com um.

Para dar coragem e ânimo a outros pacientes, estou disponibilizando minhas fotografias a todos porque, na primeira semana no grupo A, eu perdi a coragem muitas vezes, pois a semana foi extremamente difícil. Mas hoje eu sei quanto é importante o esclarecimento e, acima de tudo, que a informação é a base do tratamento. Eu pratico diariamente e com a maior frequência possível.

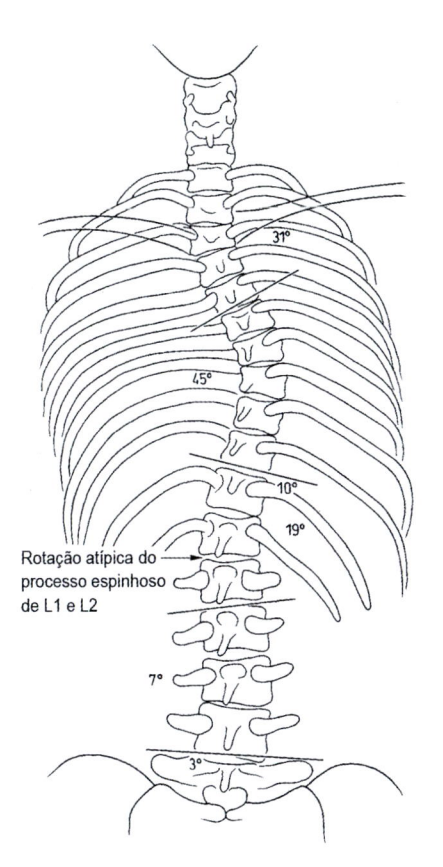

Figura 10.55 – Duas curvas da coluna lombar com rotação atípica do processo espinhoso, em um desenho feito a partir de uma imagem de raio X. [M616]

10.2.25 Caso Y: Duas curvas na coluna lombar

Às vezes, existem duas curvaturas na coluna lombar (➤ Figura 10.55). Elas são muito pequenas porque englobam apenas cinco a seis vértebras, ou seja, cada uma dessas curvas afeta apenas duas a três vértebras.

Externamente, uma metade da pelve parece mais larga do que a outra. Apesar dessa assimetria, temos de abrir mão do exercício "cilindro muscular" porque ele sempre aumentaria uma das duas curvas da coluna lombar. Nesse caso, a região lombar deve ser trabalhada simetricamente com exercícios.

10.2.26 Caso Z: Escoliose de múltiplas curvas

Quanto mais curvas uma coluna tiver, menor essas curvas serão. Por causa disso, a direção do exercício passa a ser reta (não mais rotacional ou angular). Nós tratamos essa coluna como se ela fosse reta e a estabilizamos. Em geral, nas escolioses de várias curvas, estas são pequenas e curtas, motivo pelo qual a respiração rotacional (que envolve vários segmentos) raramente pode ser usada. Nesse caso, a direção do exercício deve ser mais reta, como na escoliose de cinco e quatro curvas. A curva lombossacral também deve ser tratada.

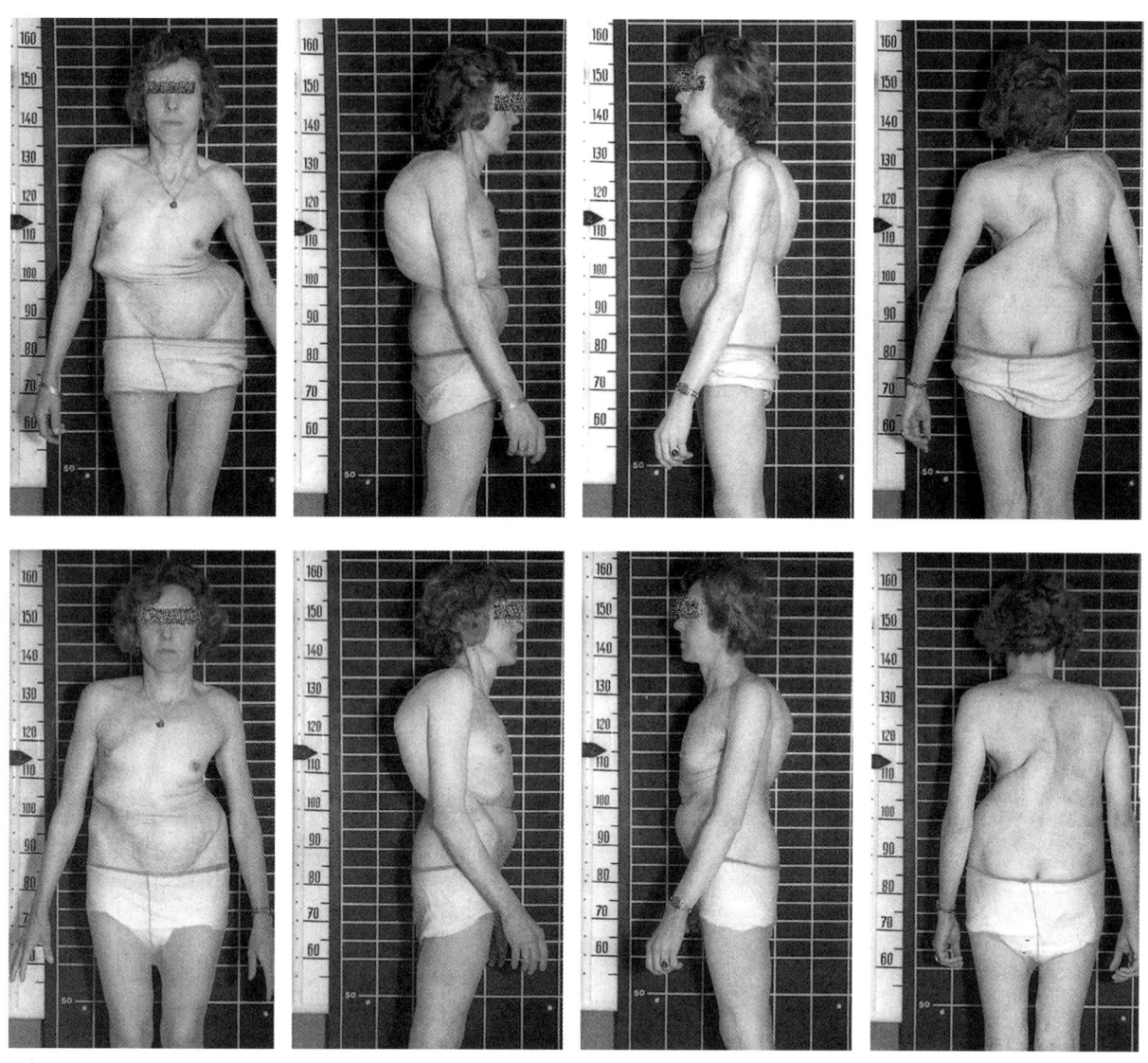

Figura 10.56 – Paciente de 43 anos com escoliose idiopática. Na fase de desenvolvimento, ela foi submetida a uma cirurgia para enrijecimento da coluna. Mesmo após a cirurgia, a paciente apresentava mobilidade suficiente para executar nossos exercícios, o que fazia com entusiasmo. [M616]
Fotos superiores: no início do tratamento.
Fotos inferiores: no final de seu tratamento, com duração de seis semanas.

10.4.2 Relato de uma paciente de 65 anos

Uma paciente de 65 anos responde por que frequenta a Clínica Katharina Schroth anualmente:

Tenho escoliose grave desde os catorze anos. Sempre fui muito desportiva e, apesar da escoliose, permaneço assim até hoje. Aos cinquenta anos, procurei a Clínica Katharina Schroth em Bad Sobernheim pela primeira vez. Desde então, tenho feito um pouco de ginástica todos os dias, de acordo com o método. Em Munique, também tenho uma fisioterapeuta formada segundo o método e sou atendida uma vez por semana.

Apesar de toda a atividade, não consigo manter o resultado de um treinamento tão intensivo. Portanto, uma renovação anual é necessária.

Aos sessenta anos, quando procurei a clínica, eu tinha um ângulo de 32°, medido com escoliômetro. Após três semanas de treinamento, meu ângulo se reduziu a 26°, ou seja, 6° a menos.

Há dois anos, cheguei à clínica com um escore pulmonar de 33% e, após apenas duas semanas de treinamento, passei para 37%. Agora, dois anos depois, cheguei com 43% e, após três semanas de tratamento, passei para 47%. Além disso, eu também "cresci" 2 cm. Isso significa que a coluna vertebral pode se endireitar com a ajuda de músculos fortalecidos.

O tórax se alarga e dá mais espaço aos pulmões. Acreditar que, com a idade avançada, um treinamento ativo intensivo da musculatura e da respiração "deixa de ser útil" é puro preconceito. A qualidade de vida melhora consideravelmente, assim como a capacidade física. Já estou com mais de 65 anos.

10.4.3 Evolução do tratamento ao longo de dez anos

Descreveremos a evolução do tratamento de uma paciente (> Figura 10.57 a-c) que praticou seus exercícios de modo muito consistente e persistente, e que também usou um colete bem ajustado por um longo tempo.

Dos seis aos treze anos de idade, a paciente inicialmente fazia tratamento fisioterapêutico devido a má postura; posteriormente, por apresentar escoliose, foi tratada com fisioterapia geral, uma a duas vezes por semana, com o método Klapp-Kriechen e ginástica de Niederhöffer.

O primeiro controle radiológico foi feito aos 12,3 anos de idade: torácica 28°, lombar 32° e lombossacral 22°. Nove meses depois, no início do primeiro tratamento de Schroth em regime de internação na clínica, um novo exame radiográfico mostrou uma deterioração torácica de 28° para 43° e, na região lombar, de 32° para 58°.

Diagnóstico: escoliose idiopática torácica convexa à direita; curva lombar convexa à esquerda pronunciada, com grande gibosidade lombar; e curva lombossacral da coluna vertebral, novamente convexa à direita, o que leva o quadril direito para fora. A estática corporal está deslocada para a esquerda. A perna esquerda parece encurtada.

Como a escoliose progrediu fortemente entre os doze e treze anos de idade, foi feito um colete de Chêneau bem ajustado durante o primeiro tratamento com a paciente internada na clínica. Conseguiu corrigir o valor torácico para 13° e o lombar para 18°. Nos quatro anos seguintes, a paciente usou o colete durante 21-23 horas por dia, e a partir dos dezoito até os 23 anos de idade, apenas durante a noite.

A paciente era extremamente confiável em relação ao tratamento Schroth; ia uma vez por semana a um terapeuta Schroth, praticava os exercícios em casa e frequentava um clube de natação, de modo que, aos 25 anos de idade, após completar o treinamento, tinha uma aparência ereta. A curvatura da coluna vertebral pôde ser reduzida consideravelmente. Atualmente,

a. *Esquerda*: RX de uma paciente com escoliose idiopática no início do tratamento Schroth: torácica 43°, lombar 58°, lombossacral 25°. *Direita*: o quadril direito está proeminente, grande gibosidade lombar à esquerda.
b. *Esquerda*: RX da mesma paciente usando colete: torácica 13°, lombar 18°. *Direita*: Paciente com colete de Chêneau.
c. *Esquerda*: RX de uma paciente após o oitavo tratamento Schroth e com idade de 25 anos: torácica 24°, lombar 30°, lombossacral 21°. *Direita*: Paciente com idade de 25,6 anos ao final do tratamento Schroth com uma postura mais alinhada e ereta.

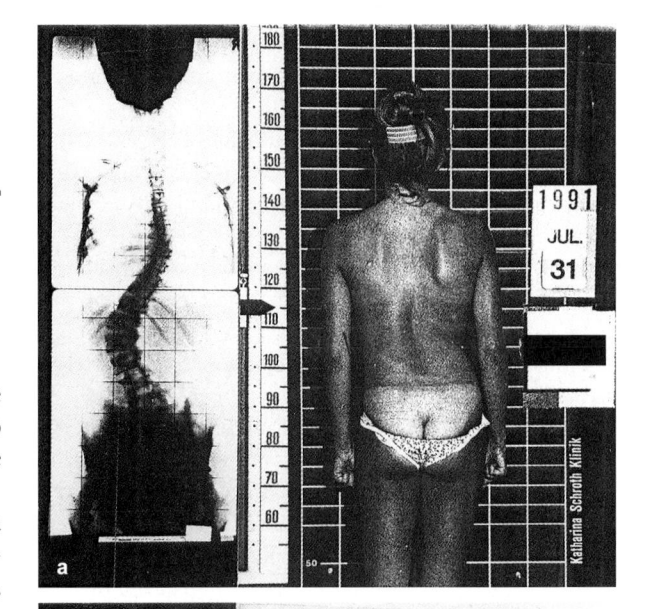

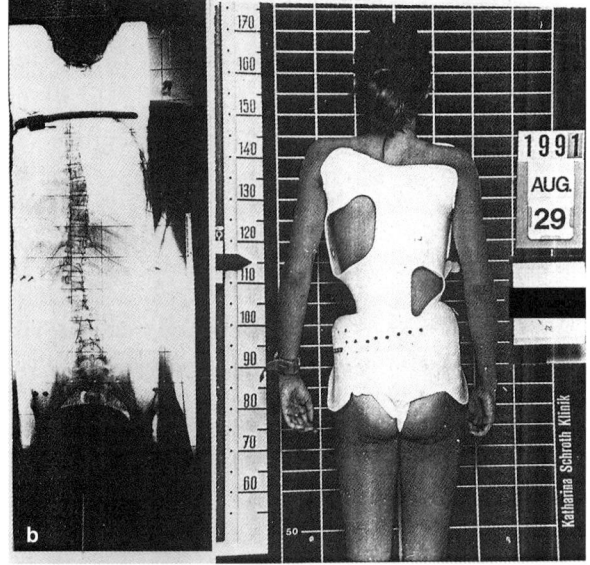

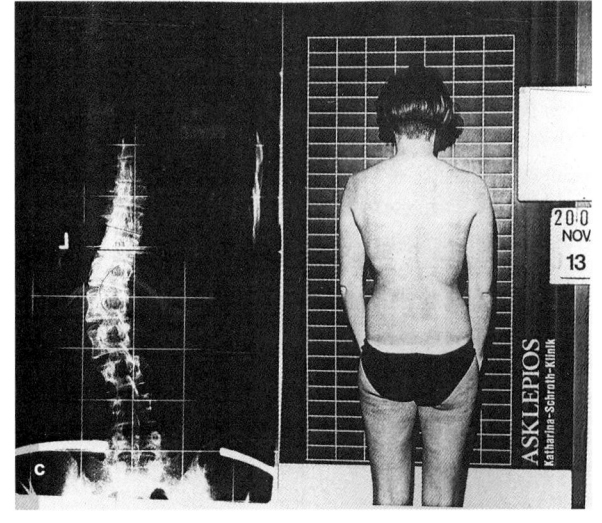

Figura 10.57 – Adolescente de treze anos; evolução do tratamento ao longo de dez anos. [M616]

a curvatura torácica é de apenas 24° e a lombar, de 30°. A correção da aparência externa leva automaticamente à correção da coluna vertebral.

Nem sempre é necessário usar um colete. Nesse caso, a paciente estava no início da puberdade, o que tornava o uso necessário. Foi uma boa combinação de ambos os métodos de tratamento.

A paciente apresenta boa mobilidade e está feliz por ter investido tempo e dinheiro no tratamento Schroth. Sem esse tratamento, a escoliose teria progredido ainda mais, de modo que um tratamento cirúrgico para fixação da coluna vertebral teria sido necessário.

Para os cirurgiões, a redução do ângulo é muito importante. Katharina Schroth raramente tinha uma radiografia em mãos. Por isso, ela tentava melhorar a aparência externa, o que é muito importante para os pacientes.

Os pacientes também ficavam muito gratos por não sentirem mais as dores que tanto os atormentavam quando a parte superior do corpo colapsava e as costelas encostavam umas nas outras ou contra o osso do quadril.

10.4.4 Relato de um paciente de 81 anos

O relato a seguir tem como objetivo encorajar os pacientes com escoliose grave a persistir com o tratamento Schroth, a fim de manter seu condicionamento físico na velhice.

Somos muito gratos por este relatório do senhor S., pois ele comprova que pacientes com escoliose grave (como ele) não morrem obrigatoriamente mais cedo. Christa Lehnert-Schroth conheceu-o bem-disposto e alegre por ocasião de sua estadia em Bad Sobernheim; nessa ocasião, ele escreveu o relato a seguir, a pedido dela.

Aos dezessete anos, quando cheguei à bela cidade de Meissen, às margens do rio Elba, para participar de um projeto especial de ginástica, não fui recebido em aposentos nobres de uma clínica, mas sim fui conduzido por uma senhora gentil a um jardim alegre, onde havia árvores frutíferas. Esse gesto simpático, a natureza em foco, manteve-se durante minha estadia. Todas as manhãs, o jardim oferecia espaço a uma comunidade de ginastas, instruídos pela senhora Schroth. Diariamente, ela transmitia seus pensamentos aos praticantes de exercícios, de acordo com o quadro clínico de cada um. A gente sentia e entendia: aqui um pensamento inovador se adianta: respiração — oxigênio — vida, aliado ao objetivo de conduzir pessoas que sofrem à norma da saúde. Assim, a senhora Schroth permanecia no campo de ginástica com suas ajudantes. Sentíamos como se o olhar dela estivesse voltado para o sol. Ela amava a cor amarela como o elemento brilhante, e suas roupas de ginástica se adequavam à cor. No consultório, seu sistema de ginástica se ampliava e não se transformava em uma sala de aula de ortopedia. É fácil imaginar que, para ela, certamente havia uma luta constante com todas as teorias e pensamentos. Ela nos permitiu conhecer um pouco da sua luta. Ela mencionou, entre outros, o professor Gebhardt, que trabalhava em Hohenlychen e que tinha uma atitude positiva em relação ao seu trabalho. Eu subia alegremente a ladeira da minha pensão em companhia de meus amigos ginastas, para me entregar de corpo e alma à ginástica, para que um sucesso pudesse ser visualizado, mensurado e registrado pela câmera. Meissen era impressionante de duas maneiras. Agradecíamos à senhora Schroth pelo sucesso da ginástica e também à cidade de Meissen, que embelezava o nosso tempo livre.

(Escrito por ocasião de uma estadia na Clínica Asklepios Katharina Schroth, no outono de 1999.)

O senhor S. ainda é muito ativo e nos escreveu que, aos 85 anos, anda de bicicleta e trabalha como escritor. Mais adiante, ele relata:

Já estou com 88 anos. Eu teria adorado voltar à clínica em Bad Sobernheim para uma reabilitação, mas a seguradora de saúde recusou o pedido. Mesmo assim, me mantenho em forma pedalando de maio a outubro. Venho fazendo isso há vinte anos.

A última vez em que estive em sua antiga clínica, eu subia quatro a cinco vezes 120 degraus do meu quarto no anexo ecológico até a sala de jantar. Eu conseguia fazer isso facilmente. Ainda continuo escrevendo. É algo que me dá prazer.

Há quarenta anos, faço minhas 25 flexões matinais e os exercícios para minhas costas durante vinte minutos. E novamente à noite, durante dez minutos. De vez em quando, descanso durante meia hora. Não preciso de medicamentos para o coração. Tomo apenas um comprimido de cálcio. Moro sozinho, sou adepto da terapia Waerland, como muitos alimentos crus, cerca de 80% são vegetais, saladas, batatas, requeijão com óleo de linhaça. Vinte por cento da minha alimentação consiste em peixe e carne ou derivados.

Aos dezesseis anos de idade, estive pela primeira vez em Meissen durante três meses, com a senhora Schroth. Depois, voltei de vez em quando, mas permaneci fiel à terapia Schroth até hoje. Há cinquenta anos não fico acamado sequer um dia e também não consultei médicos e não precisei de medicamentos. Aos 88 anos, e com minha escoliose grave, ainda estou em forma.

10.4.5 Relato de uma paciente de 84 anos

Uma paciente de 84 anos lembra que, após o final da guerra, entramos em contato para perguntar como ela estava.

Só neste momento seu cartão veio parar em minhas mãos; o cartão já tem quase sessenta anos. Como é interessante ler como era naquela época. Como é bom saber como foi o começo e em que se transformou o que antes era pequeno. A clínica atual é bonita. Mas, muitas vezes, eu penso nas épocas anteriores, especialmente nas muitas semanas passadas junto a um lago, o Wörthersee (onde passávamos temporadas de tratamento durante o verão). Ali havia uma sábia, dois bastões, um rolo e duas pequenas almofadas de areia. Praticávamos a respiração sentados num cobertor com as pernas cruzadas e com nossas colunas endireitadas. A senhora Schroth estava muito à frente de seu tempo (isso se eu pensar apenas em uma sessão de relaxamento). Hoje eles chamam isso de "treinamento autógeno". Naquela época, ninguém fazia uso dele. Hoje, os terapeutas se gabam do bem-estar, treinamento autógeno e outras coisas mais.

Nós já dispúnhamos dessas práticas há muito tempo com a senhora Schroth e era tão eficaz que ainda sinto o efeito em meus ossos quando penso nisso.
Foi uma época abençoada — ainda consigo subir escadas sem ofegar. E tudo isso devo à ortopedia respiratória Schroth

---

10.4.6 Relato de uma paciente de 32 anos

Uma paciente de 32 anos relata, entusiasmada, que precisou usar colete por vários anos quando era jovem. Depois disso, ela costurou um casaco para dormir com três bolsos, nos quais colocava almofadas corretivas de Schroth para dormir. Como ela dormia de costas por causa do colete, esse casaco para dormir não era um problema. Agora, após doze anos sem tratamento e três gestações, exercendo as tarefas domésticas habituais, bem como exercícios diários de Schroth, a escoliose não piorou. Pelo contrário: a gibosidade não é mais visível através das roupas. Ou seja, a coluna vertebral não está torcida. Dormir de costas é apenas uma questão de atitude, e não um problema.

D Documentação e avaliação

11 Documentação da evolução
   e resultados do tratamento 189

CAPÍTULO 11
Documentação da evolução e resultados do tratamento

Em nossa clínica foram realizados estudos retrospectivos e prospectivos para documentar os resultados do tratamento. Assim, verificou-se que o **endireitamento** de curvaturas escolióticas de alto grau ainda é possível mesmo na escoliose grave. Obviamente, escolioses incipientes e escolioses de até 30° podem ser influenciadas de maneira mais eficaz. Com base nas medidas de superfície com o sistema Formetric, usado em nossa clínica, puderam ser confirmadas reduções significativas, principalmente no desvio lateral e na rotação, bem como no aumento do comprimento da coluna vertebral.

Os ângulos medidos com o **escoliômetro** também foram influenciados positivamente. Os valores da **capacidade vital** e os **valores pulmonares** aumentaram consideravelmente, o que teve um efeito positivo na carga cardíaca direita.

Também foi possível comprovar um melhor **desempenho cardiopulmonar**. Por meio de medidas de pulso antes, durante e após exercícios extenuantes, também foi possível determinar uma melhora geral.

Em especial, condições físicas particularmente **dolorosas** foram influenciadas de modo muito favorável.

Um **efeito compensatório sobre os desequilíbrios musculares** foi examinado e documentado por meio de um estudo eletromiográfico.

As mudanças físicas favoráveis também exerceram um efeito benéfico sobre o **estado psicológico** dos pacientes, o que foi determinado com base em questionários de pacientes. O mesmo se aplica ao **bem-estar**, que foi parcialmente determinado com base na Baseler Befindlichkeits-Skala de Hobi[1], assim como na lista de queixas de Von Zerssen. Além disso, as séries de controle fotográfico falam por si. Todos esses estudos foram descritos detalhada e cientificamente em Weiss (2000).

11.1 Controles fotográficos e radiológicos

A seguir, vemos uma comparação de imagens radiológicas com os graus de ângulos na posição em pé e durante um dos exercícios de Schroth (➤ Tabela 11.1). Infelizmente, esses exercícios não puderam ser realizados com força total na sala de radiologia do médico, uma vez que o aparelho de raio X, no qual as mãos e as pernas do paciente precisavam ser fixadas, não era suficientemente estável (➤ Figura 11.1 a, b; ➤ Figura 11.2 a, b; ➤ Figura 11.3 a, b; ➤ Figura 11.4 a, b; ➤ Figura 11.5 a, b; ➤ Figura 11.6 a, b).

---

[1] Escala de Bem-Estar da Basileia. [N.T.]

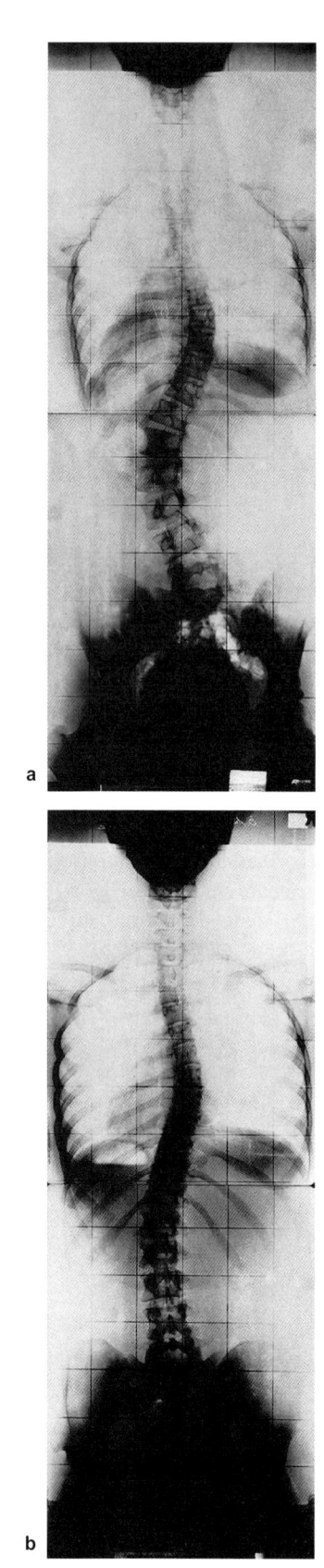

11 Documentação da evolução e resultados do tratamento

Figura 11.1 – Jovem de dezoito anos. [M616]
a. Imagem radiológica em posição inicial.
b. Imagem radiológica durante o exercício.

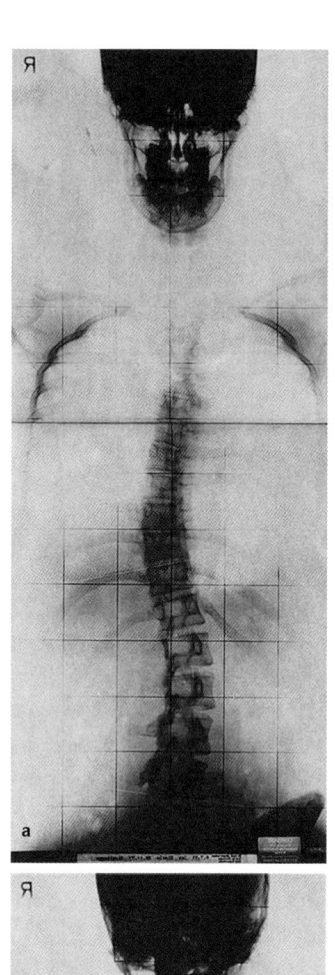

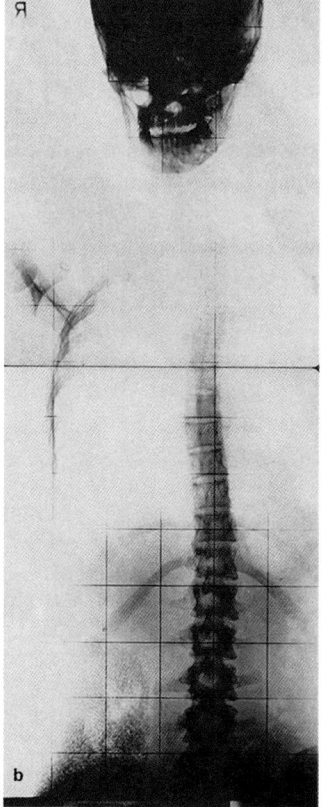

Figura 11.2 – Mulher de 21 anos. [M616]
a. Imagem radiológica em posição inicial.
b. Imagem radiológica durante exercício.

11.1 Controles fotográficos e radiológicos   191

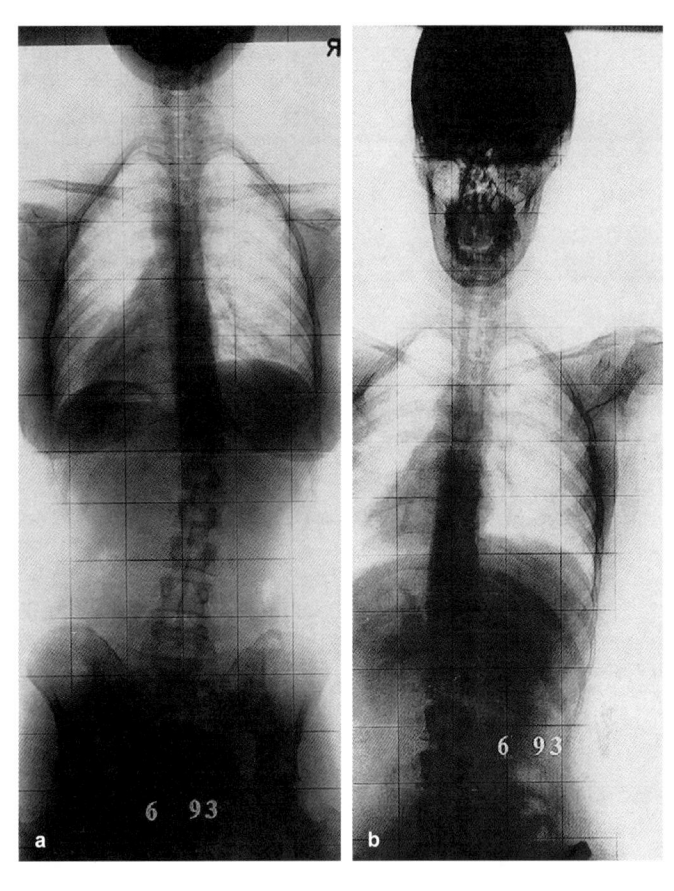

Figura 11.3 – Mulher de 28 anos. [M616]
a. Imagem radiológica em posição inicial.
b. Imagem radiológica durante exercício.

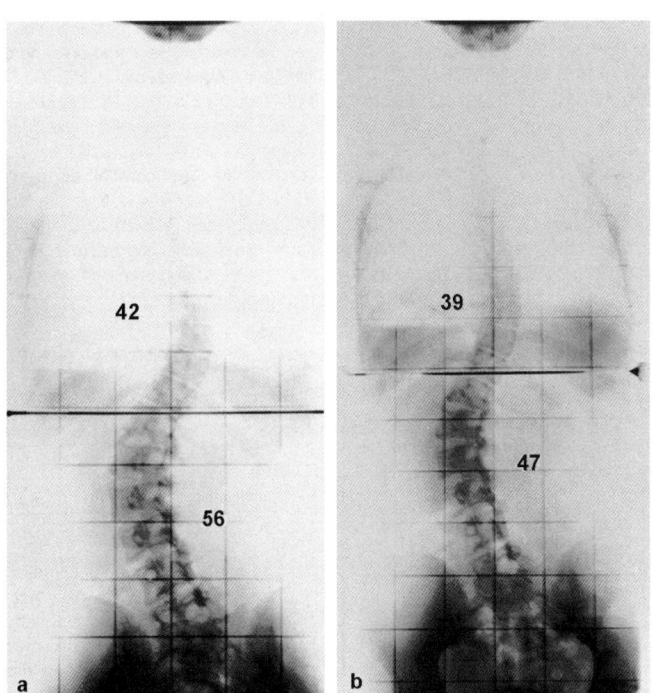

Figura 11.4 – Imagens radiológicas de uma adolescente de quinze anos. [M616]
a. Antes do tratamento fisioterapêutico: Cobb torácico 42°, lombar 56°.
b. Após um tratamento com a paciente internada na clínica, torácico 39° e lombar 47°.

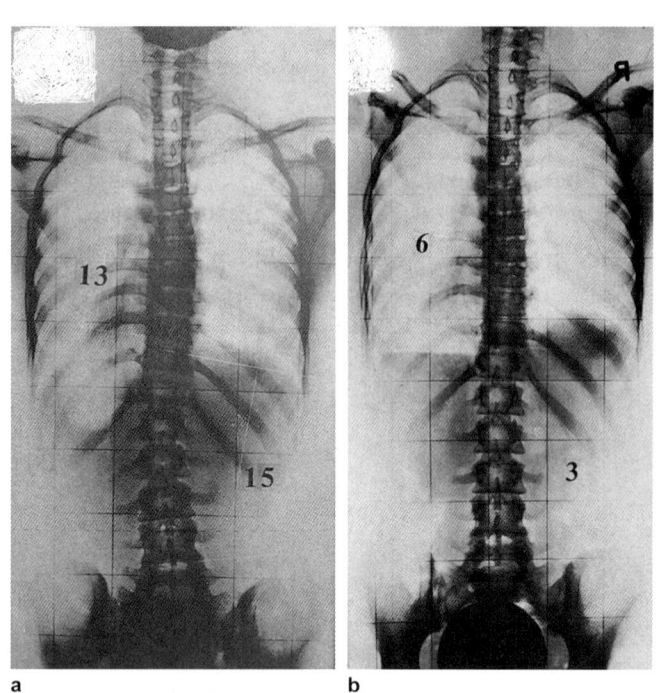

Figura 11.5 – Imagens radiológicas de uma menina de 12,8 anos de idade. [M616]
a. Quatro meses antes do início do tratamento, com uma curvatura torácica de 13° e uma curvatura lombar de 15°.
b. A mesma menina aos 13,4 anos, após um tratamento intensivo em regime de internação na clínica. Ângulo torácico de 6° e ângulo lombar de 3°. A paciente fez seus exercícios em casa regularmente de acordo com o mesmo método.

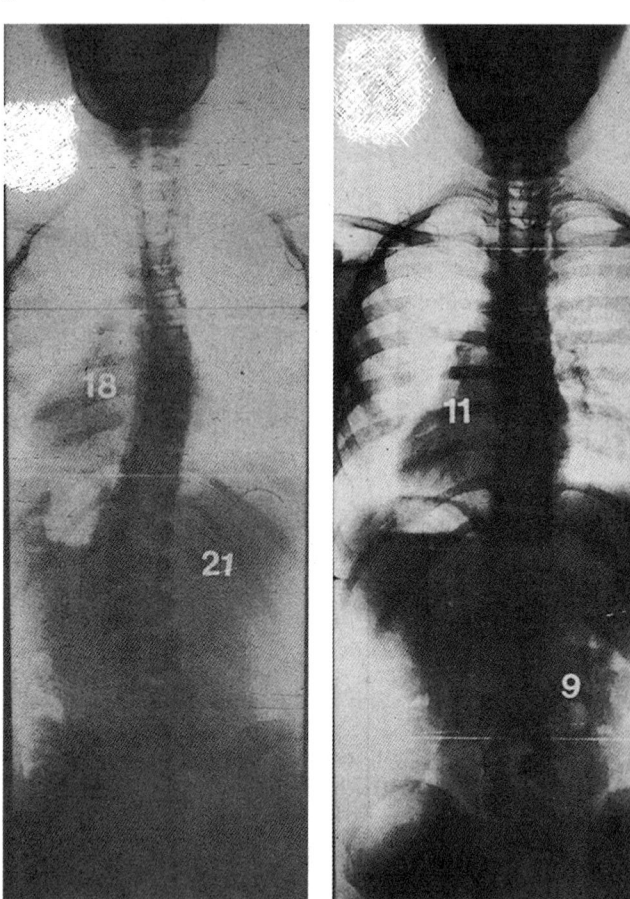

Figura 11.6 – Imagens radiológicas de uma menina com 9,5 anos de idade. [M616]
a. Curvatura torácica de 18° e curvatura lombar de 21°.
b. A mesma menina aos 20,6 anos: curvatura torácica de 11° e curvatura lombar de 9°. Entre as radiografias a e b, houve um tratamento intensivo segundo Schroth com a paciente internada.

Tabela 11.1 – Avaliação das imagens radiológicas.

Número	Idade	Postura em pé (Vértebra)	Ângulo de Cobb (°)	Ápice	Em exercício	Diferença
1.	14		13		6	–7
		Th10				
			30	L2/L23	6	–24
		L4				
			17		0	–17
2.	15		20		18	–2
		Th5				
			44	Th8/9	28	–16
		Th11				
			40	Th12/L1	30	–10
		L3				
			14		20	+6
		L5				
			0		5	+5
3.	16		7		0	–7
		Th3				
			15	Th8	0	–15
		Th10				
			17	L1	12	–5
		L3				
			17		4	–13
4.	18		18		11	–7
		Th5				
			39		22	–17
		Th11				
			47	L2	18	–29
		L4				
			26		7	–19
5.	20		9	6		–3
		Th3				
			23	16		–7
		Th10				
			34	21		–13
		L3				
			20	11		–9
6.	20		7		7	0
		Th4				
			23	Th8	23	0
		Th11				
			16	Th12	8	–8
		L3				
			6		0	–6
7.	20		45		37	–8
		Th7				
			85		57	–28
		L1				

11 Documentação da evolução e resultados do tratamento

Tabela 11.1 – Avaliação das imagens radiológicas.

Número	Idade	Postura em pé (Vértebra)	Ângulo de Cobb (°)	Ápice	Em exercício	Diferença
			44	Th10	30	−14
		L4				
			6		10	+4
8.	22	C4				
			44		35	−9
		Th5				
			87		75	−12
		Th11				
			77		58	−19
		L4				
			31		23	−8
9.	24	Th4				
			18	Th8/9	20	+2*
		Th12				
			71	L2/3	47	−24
		L5				
			58		35	−23
		Sacro				
			22		11	−11
10.	27		6		22	+16*
		C5				
			11		0	−11
		Th7				
			24	Th12	6	−18
		L3				
			14		5	−9
11.	28		4		2	−2
		Th11				
			15		2	−13
		L3				
			11		3	−8
12.	30		13		–	–
		Th3				
			23	Th8	2	−21
		Th11				
			28	L1	24	−4
		L3				
			18		16	−2
13.	31		17		17	0
		C7				
			54		46	−8
		Th9				
			63		49	−14
		L2				
			25		19	−6

* Durante o exercício, o paciente manteve sua cabeça inclinada.

Tabela 11.1 – Avaliação das imagens radiológicas.

Número	Idade	Postura em pé (Vértebra)	Ângulo de Cobb (°)	Ápice	Em exercício	Diferença
14.	31		6		6	0
		Th3				
			23		14	−9
		Th8				
			30	Th12	8	−13
		L2				
			13		6	−7
15.	32		10		9	−1
		Th1				
			39	Th3	31	−8
		Th5				
			49	Th7/8	36	−13
		Th10				
			49	L1	29	−20
		L3				
			27		15	−12
16.	36		29		15	−14
		L1				
			57	L2	40	−17
Deslizamento rotacional						
L1–L4		L3	28		25	−3
17.	37		12		12	0
		Th3				
			46	Th5	34	−12
		Th10				
			69	Th12	46	−23
		L3				
			35		24	−11
18.	37		52	Th7	30	−22
		Th10				
			47	L2	30	−17
		L3				
			18		20	+2
19.	38		17		23	+6
		Th1				
			57		57	0
		Th6				
			66	Th10	53	−13
		L2				
			26		20	+6
20.	63		20	Th8/9	?	?
		Th6				
L2/3 Cirurgia			56	Th7/8	49	−7
Fusão		L4				
		Sacro	52	L2	34	−18
			23		18	−5

11.2 Controle eletromiográfico do músculo-alvo com eletrodos de superfície (EMG)

Os músculos são um ponto de ataque considerável no tratamento da escoliose idiopática. Por um lado, o treinamento postural específico da escoliose só poderá ser eficaz se os músculos puderem manter o padrão postural corrigido também no longo prazo (Götze, 1975); por outro lado, os sintomas dolorosos miogênicos podem ser melhorados por meio de treinamento adequado (Hettinger, 1978; Weiss, 1989a). O **fortalecimento muscular** é mencionado em muitas publicações sobre o assunto. Os pacientes também se sentem mais produtivos e capazes após um tratamento segundo Schroth em regime de internação (Weiss, 1989a). Porém, até onde sabemos, as mudanças no desempenho postural após um tratamento fisioterápico ainda não foram objeto de estudo.

Em geral, existe um **aumento da atividade muscular** na parte convexa da curva em pacientes com escoliose (Basmajian; De Luca, 1985; Schmitt, 1985; Heine, 1980; Güth; Abbink, 1980; Brussatis, 1962), o que parece ser um mecanismo de adaptação em relação à musculatura mais solicitada do lado convexo. Por meio de métodos de treinamento adequados, o trabalho muscular pode tornar-se mais econômico. Significa que cargas crescentes podem ser levantadas com um número menor de unidades motoras ativadas (Stoboy; Friedebold, 1968).

> **NOTA**
> Um efeito do treinamento pode, portanto, ser observado com uma atividade eletromiográfica reduzida, com o mesmo nível de estresse (Basmajian; De Luca, 1985; Schmitt, 1985).

Em um estudo de Weiss (1990), foram avaliadas as eletromiografias livres de artefatos de 259 pacientes, obtidas de acordo com Schmitt (1985), de maneira padronizada durante o ato de levantar a partir do decúbito ventral pelo período de um minuto. A atividade eletromiográfica foi derivada por meio de eletrodos de superfície (Ag/Ag-C1) em localização paravertebral no nível da vértebra torácica, bem como acima da porção lombar do músculo eretor da espinha, como foi proposto por Macintosh e Bogduk (1987).

O exame final, após o tratamento fisioterapêutico em regime de internação na clínica, segundo o método Schroth, mostrou uma redução significativa da atividade torácica-convexa de 6,79% ($p < 0,05$). Também houve uma diminuição da atividade do lado convexo de 14,2% ($p < 0,001$) na região lombar. O quociente de atividade no lado convexo/lado côncavo também diminuiu significativamente na região torácica em 11,99% ($p < 0,001$) e na lombar de 7,91% ($p < 0,01$) (➤ Figura 11.7).

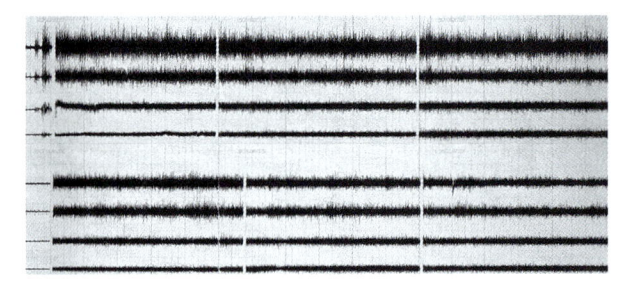

Figura 11.7 – Atividade eletromiográfica do músculo eretor da espinha no lado torácico convexo (primeira linha), no lado torácico côncavo (segunda linha), no lado lombar convexo (terceira linha) e no lado lombar côncavo (quarta linha) durante uma tentativa de se levantar da posição prona antes (acima) e depois (abaixo) de um programa de reabilitação segundo Schroth para pacientes internados.
Podemos reconhecer uma diminuição nítida da atividade dos músculos lombares e torácicos do lado convexo, bem como do lado torácico côncavo, durante o mesmo desempenho de trabalho muscular. A diminuição da atividade no lado côncavo mostra uma clara economia das porções lombares intrínsecas ao músculo eretor da espinha naquela localização. É exatamente esse grupo muscular que faz com que a curva lombar se endireite e se destorça. [M616]

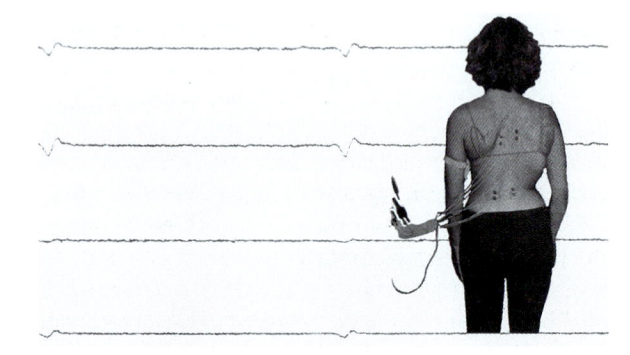

Figura 11.8 – Paciente em pé. A paciente de dezoito anos de idade está suspensa em seu suporte ligamentar passivo, de modo que nenhuma atividade possa ser observada na região dos músculos posturais. Normalmente, a primeira e a terceira linha mostram um aumento da atividade muscular, o que indica que a seção do lado convexo lombar consegue sustentar a parte torácica pendente em sentido lateral. O aumento da atividade na região da gibosidade também pode ser decorrente do fato de esses músculos estarem tentando manter a porção superior do tronco com a cintura escapular e a cabeça na posição vertical. [M616]

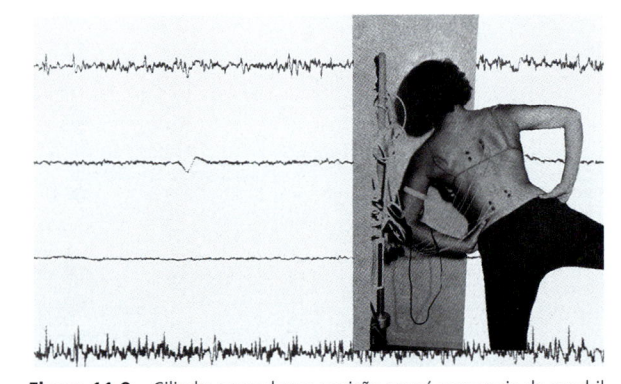

Figura 11.9 – Cilindro muscular na posição em pé com apoio de quadril. A quarta linha mostra o aumento da atividade muscular na região lombar direita, bem como o aumento das atividades do lado torácico convexo, como uma expressão da ativação desejada do reflexo de estiramento. [M616]

A partir desses resultados, podemos ver uma melhora no desempenho postural. Portanto, é de se esperar que um fortalecimento dos músculos, bem como uma economia do trabalho muscular, possa ser alcançado por meio de um programa de reabilitação fisioterapêutica em regime de internação segundo Schroth.

Em 1988 e 1989, fizemos exames eletromiográficos em pacientes com escoliose para examinar mais de perto as diferentes versões de alguns exercícios de Schroth.

Para tanto, foram colocados eletrodos de superfície de prata/cloreto de prata a 1,5 cm na lateral aos processos espinhosos torácicos, sobre o músculo eretor da espinha/músculo trapézio e na região lombar, sobre o músculo eretor da espinha na direção do trajeto da fibra, sempre na altura de nível vertebral (➤ Figura 11.8).

A linha de derivação superior mostra a atividade eletromiográfica do lado torácico convexo; a segunda linha de derivação mostra a atividade dos músculos paravertebrais do lado torácico côncavo. A atividade dos músculos paravertebrais lombares-convexos pode ser observada na terceira linha, e a atividade dos músculos do lado lombar-côncavo, na quarta linha.

Na região lombar, a atividade eletromiográfica se origina diretamente do músculo eretor da espinha, uma vez que partes dos músculos superficiais caudais, em relação a L2, são puramente tendíneos (Macintosh; Bogduk, 1987).

Na região torácica, a atividade do músculo eretor da espinha se mistura com a atividade dos músculos superficiais (por exemplo, o músculo trapézio). Segundo Friedebold (1958), durante a fixação das extremidades (em nossos exemplos, por meio de um bastão ou contratração do ombro) no ponto de derivação citado, também podemos esperar por uma atividade do músculo eretor da espinha.

Verificamos os seguintes exercícios em diferentes execuções (➤ Figura 11.8 e ➤ Figura 11.9).

11.3 Escoliômetro

A fim de investigar os **efeitos da respiração angular rotacional** sobre o tipo respiratório escoliótico, examinamos com o escoliômetro 76 pacientes com escoliose (➤ Figura 11.10).

É importante que o aparelho, que deve estar situado acima do processo espinhoso, seja segurado no centro com apenas um dedo para evitar que o terapeuta não o pressione unilateralmente.

No início e no final de um tratamento em regime de internação na Clínica Katharina Schroth, examinamos a diferença nos graus do escoliômetro entre a expiração e a inspiração. Durante a pausa respiratória, determinamos primeiramente o grau do escoliômetro em expiração. A seguir, solicitamos que o paciente respirasse para dentro das concavidades de seu tronco, ou seja, para dentro do lado fraco, e, na presença de uma curva lombar, também para dentro do ponto fraco abaixo da protuberância das costelas. Além disso, essas áreas do tronco são tornadas perceptíveis para cada paciente com pequenos toques do dedo indicador. Desse modo, foi então determinado o chamado **valor inspiratório**.

No geral, em quase todos os pacientes, o valor inspiratório foi menor que o valor expiratório. Ao final do tratamento em regime de internação, uma diferença já existente entre o valor inspiratório e o expiratório aumentou para 7,98% na vertebral torácica ($p < 0,001$) e, na lombar, em 12,37% ($p < 0,001$).

Na maioria dos casos, os valores inspiratórios no final do tratamento em regime de internação segundo Schroth foram menores do que os **valores expiratórios**, o que também pode ser observado no aumento estatisticamente muito significativo da diferença entre o valor expiratório e o inspiratório. Isso sugere que, durante a fase de inspiração da respiração rotacional, as irregularidades do tronco podem ser reduzidas através da respiração.

Uma vez que as mesmas condições padronizadas estavam disponíveis nos exames iniciais e finais (por meio de apenas um toque rápido com o dedo indicador na área das concavidades do tronco), parece justificada a suposição de que o padrão respiratório pode ser alterado e usado para corrigir a deformidade do tronco.

11.4 Testes de função pulmonar

Na Clínica Katharina Schroth, os achados foram documentados antes e depois do tratamento e comparados individualmente; cada paciente foi questionado subjetivamente, sendo obtida uma impressão geral favorável. Como atualmente foram concluídos alguns estudos sobre o efeito do "tratamento tridimensional da escoliose segundo Schroth", vamos relatá-los aqui.

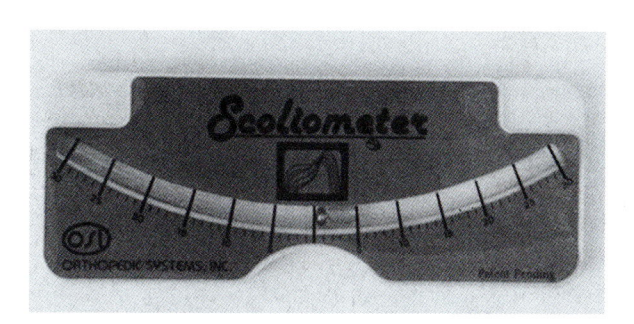

Figura 11.10 – Escoliômetro. [M616]

11.4.1 Alterações da capacidade vital

Aqui, um relato sobre 2.013 pacientes com escoliose que frequentaram a Clínica Katharina Schroth para um tratamento inicial em dois anos. Em 93% desses pacientes, houve um aumento da capacidade vital entre 400 e 600 cm³, em média (➤ Figura 11.11).

Em um estudo retrospectivo de longo prazo (Weiss, 1989a), foram descritos aumentos significativos da capacidade vital de pacientes na faixa etária de dez a treze anos. O primeiro tratamento mostrou um aumento médio das capacidades vitais de 20,85 % ($p < 0{,}001$) após seis semanas de tratamento. Uma repetição do tratamento mostrou um aumento médio da capacidade vital de 10,7% ($p < 0{,}001$) (➤ Figura 11.11).

Outro estudo comparou pacientes jovens e pacientes adultos com escoliose em relação às alterações da capacidade vital (Weiss, 1989b). Os pacientes jovens ($n = 278$) apresentaram aumentos altamente significantes da capacidade vital, de 18,94% do valor inicial ($p < 0{,}001$). Esses aumentos correspondem a um aumento médio de 445 cm³, com um valor médio inicial de 2.499 cm³ e um valor final de 2.944 cm³.

As repetições dos tratamentos nessa faixa etária ($n = 124$) resultavam em um aumento médio da capacidade vital de 10,74% em relação ao valor inicial ($p < 0{,}001$).

Nesse caso, o aumento médio foi de 264 cm³, com um valor inicial de 2.694 cm³.

Nos 148 pacientes escolióticos com mais de 24 anos de idade, tratados pela primeira vez na Clínica Katharina Schroth, houve um aumento percentualmente menor da capacidade vital, de 13,77 do valor inicial ($p < 0{,}001$). O aumento médio, como valor absoluto, foi de 398 cm³, com um valor inicial de 3.246 cm³ e um valor final de 3.644 cm³; portanto, é um valor significante (➤ Figura 11.12).

Götze (1978) encontrou um pequeno grupo de jovens pacientes com escoliose, tratados repetidamente na Clínica Katharina Schroth, com um aumento da capacidade vital de 11%, o que também coincide com os resultados dos tratamentos repetidos nos estudos citados.

Porém, nos primeiros tratamentos, com 18,94% ou 20,85%, os aumentos foram de quase o dobro, sugerindo que um efeito duradouro pode ser alcançado com o tratamento inicial, mas se perde parcialmente ao longo dos anos. Em

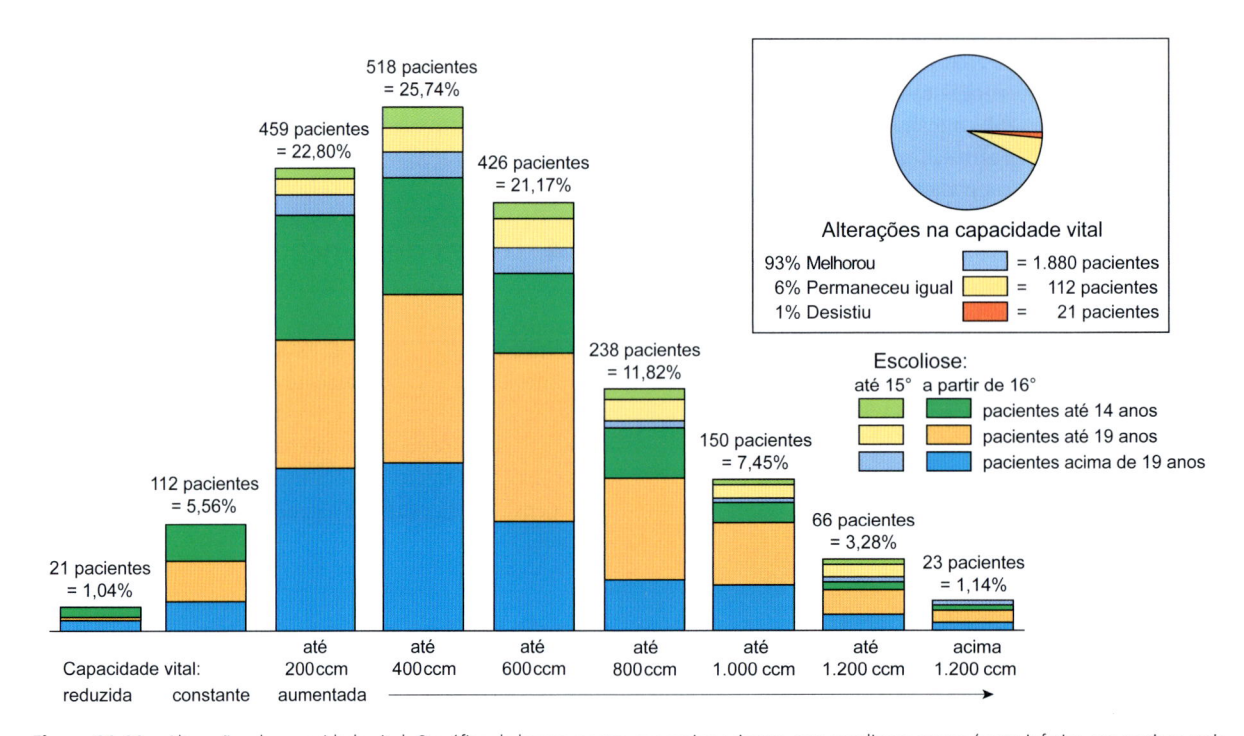

Figura 11.11 – Alterações da capacidade vital. O gráfico de barras mostra que mais pacientes com escolioses graves (parte inferior, em matizes mais escuros de azul, amarelo, verde) estiveram conosco para tratamento do que pacientes com escoliose leve (parte superior do gráfico, em matizes mais claros de azul, amarelo, verde). [L143]

qualquer caso, um tratamento em regime de internação segundo Schroth é superior ao treinamento físico de condicionamento com duração de várias semanas. Em ambos os casos, foram comprovados aumentos no desempenho cardiopulmonar; no entanto, não foram comprovados aumentos da capacidade vital por meio de um condicionamento físico de várias semanas em estudos de Bjure *et al.* (1969) e Götze (1976).

No entanto, como a redução da capacidade vital faz aumentar a sobrecarga cardíaca direita em pacientes com escoliose (Meister, 1980), podemos esperar que um tratamento em regime de internação segundo Schroth possa aliviar uma sobrecarga cardíaca direita, especialmente em pacientes cardíacos com escoliose.

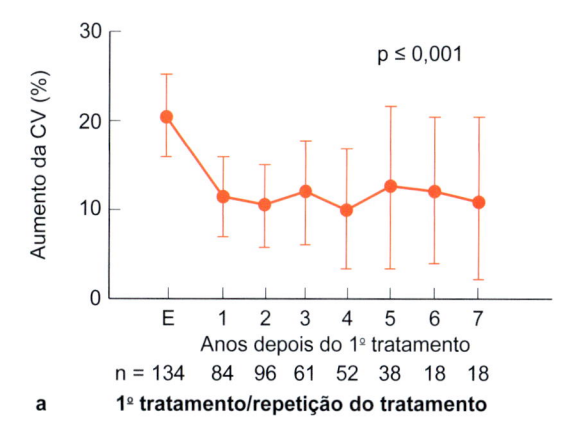

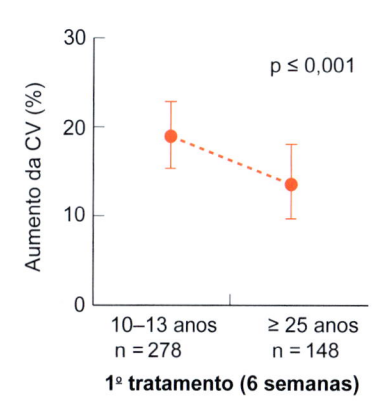

Figura 11.12 – Aumento da capacidade vital. [L143]

11.4.2 Mudanças na expansão torácica

NOTA
O aumento da expansão torácica pode ser visto como uma medida da mobilização das costelas.

A expansão gerada pela respiração é medida sob a axila, na transição entre o corpo do esterno e o processo xifoide, bem como na cintura. As medições sempre são feitas pelo mesmo pessoal qualificado.

O erro nas medições circunferenciais geralmente não desempenha um papel importante aqui, uma vez que não é o valor absoluto das dimensões circunferenciais individuais que é importante, mas apenas suas diferenças.

Weiss (1989a) relatou aumentos na expansão torácica entre 0,5 cm e 7 cm. Nos tratamentos iniciais, assim como em tratamentos repetidos, foram registrados aumentos altamente significativos, de mais de 20%, em todos os três pontos de medição (➤ Figura 11.13, ➤ Tabela 11.2).

A comparação entre pacientes adolescentes e adultos com escoliose também não demonstrou diferenças significativas (Weiss, 1989b). No último estudo, o aumento médio da medida das axilas nos pacientes de dez a treze anos de idade foi de 29% e nos pacientes adultos com escoliose com mais de 25 anos foi de 33,3% em relação ao valor inicial. A elevação do tórax aumentou em média 29,4% no grupo de pacientes escolióticos jovens; nos pacientes adultos, foi de 31,5%.

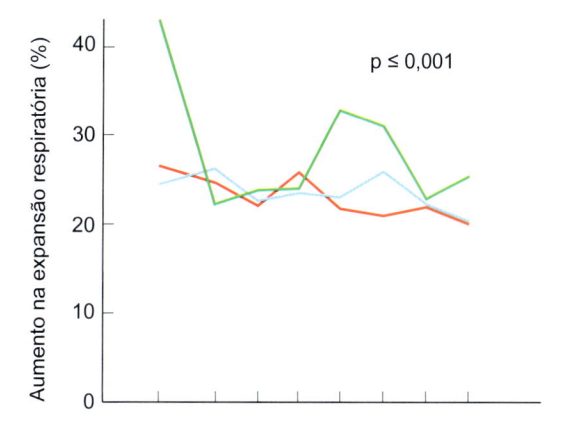

Figura 11.13 – Aumento na expansão respiratória (reimpresso com permissão de H-R. Weiss). [L143]

Os elevados aumentos na cintura — de 45,1% nos jovens e de 42,8% nos pacientes escolióticos adultos — chamam a atenção. Talvez isso também se deva ao fato de que, como parte do "Tratamento tridimensional da escoliose segundo Schroth", foi dada muita importância a uma respiração diafragmática equilibrada, incluindo o efeito corretivo das costelas flutuantes. De modo geral, podemos apenas tirar conclusões gerais dos aumentos mencionados no impulso respiratório. Eles não fornecem indicações da localização exata do aumento correspondente do alargamento do tronco. Por esse motivo, foram necessárias novas investigações, que serão tratadas na seção seguinte.

11.4.3 Alterações no tempo de expiração e largura do tórax no plano transversal

No início e no final de cada procedimento terapêutico, o **tempo de expiração** prolongado do paciente em pé é medido em segundos após uma inspiração intensa. O longo tempo de expiração representa principalmente um efeito de treinamento do músculo diafragmático e dos músculos intercostais devido ao trabalho contínuo necessário. Esse exercício respiratório faz parte do programa básico de exercícios de cada paciente.

Outra motivação consiste em aumentar o valor inicial em um segundo a cada dia. Esse aumento não ocorre continuamente, mas praticamente não existe um paciente que não consiga aumentar o número de segundos durante seu programa de tratamento. Também não são observadas restrições para pacientes que usam colete. Apenas nas escolioses com um ângulo de curvatura de mais de 100° Cobb o aumento é menor, especialmente em pacientes mais idosos.

O **aumento em largura do tórax no plano transversal** não é tão evidente quanto o longo tempo de expiração (respiração em segundos). Isso pode ser explicado em princípio, uma vez que as mudanças estruturais também desempenham um papel importante nesse caso.

As medições são feitas uma vez lateralmente e uma vez dorsoventralmente em expiração máxima e inspiração máxima.

Posição dos pontos de medição:
1. = Lateral às cavidades axilares.
2. = Aproximadamente na sexta costela, lateralmente.
3. = Manúbrio esternal/altura de T3, ventrodorsal.
4. = Processo xifoide/altura de T3, ventrodorsal.
5. = Processo xifoide/altura de T11, ventrodorsal.

As medidas são determinadas com um compasso pélvico, que nos mostra o aumento de diâmetro do tórax em centímetros nos pontos medidos. Portanto, a respiração em uma direção diagonal, a partir da concavidade posterior do tórax para a sua concavidade anterior, é particularmente importante. Apesar das opções de controle mais difíceis para os pacientes, nesse caso também são encontrados aumentos significativos das medidas respiratórias em pacientes com até quarenta anos de idade (89% até os vinte anos, 11% entre vinte e quarenta), bem como em pacientes com mais de quarenta e até 64 anos durante o primeiro tratamento (➤ Tabela 11.2).

Tabela 11.2 – Aumento das medidas respiratórias.

Respiração segundos		Até 40 anos segundos 15, 16-35, 29 = 132%	> 40 anos segundos 17,00-30,01 = 77%
		cm	cm
∅	1.	1,41–2,03 = 44 %	0,85–1,65 = 17 %
∅	2.	1,64–2,29 = 39 %	0,75–1,50 = 100 %*
∅	3.	1,18–1,66 = 40 %	1,10–1,30 = 18 %
∅	4.	1,19–1,72 = 44 %	1,25–1,60 = 28 %

* Cem por cento não ocorre porque os pacientes mais idosos com graus angulares maiores registram vários valores respiratórios paradoxais, que muitas vezes se transformam em valores positivos durante o procedimento terapêutico. Durante uma inspiração paradoxal, o tórax se contrai nos pontos de medição relevantes, e volta a se alargar durante a expiração.

11.5 Determinação das medidas de pulso

Em 1995, na Cínica Katharina Schroth, foram feitas **medições de pulso** em 169 pacientes com escoliose e alterações posturais durante quatro semanas, com a finalidade de testar a **capacidade de resistência por meio de exercícios de Schroth**. As medições foram feitas aleatoriamente em pacientes do sexo feminino e masculino. A faixa etária variou de catorze a trinta anos. As medições foram feitas durante e após um exercício específico de Schroth. Participaram pacientes submetidos a um primeiro tratamento, bem como pacientes que estavam repetindo o tratamento (➤ Figura 11.14, ➤ Figura 11.15 e ➤ Figura 11.16 a-c).

Foram feitas as seguintes medições:

1. Determinação da frequência cardíaca em repouso após cinco minutos em decúbito dorsal (média de 71 batimentos por minuto).
2. Medição durante exercício intensivo de Schroth (média 85 bpm).
3. Medição de 2-5 minutos em decúbito dorsal (média 73 bpm).
4. Medição após 5 minutos de relaxamento "guiado" (média 61 bpm).

O objetivo dessa investigação foi determinar, em parte, como exercícios por vezes extenuantes afetam a frequência do pulso ou o sistema cardiovascular, e se os exercícios eventualmente são muito estressantes, ou seja, se os pacientes não ficariam sobrecarregados.

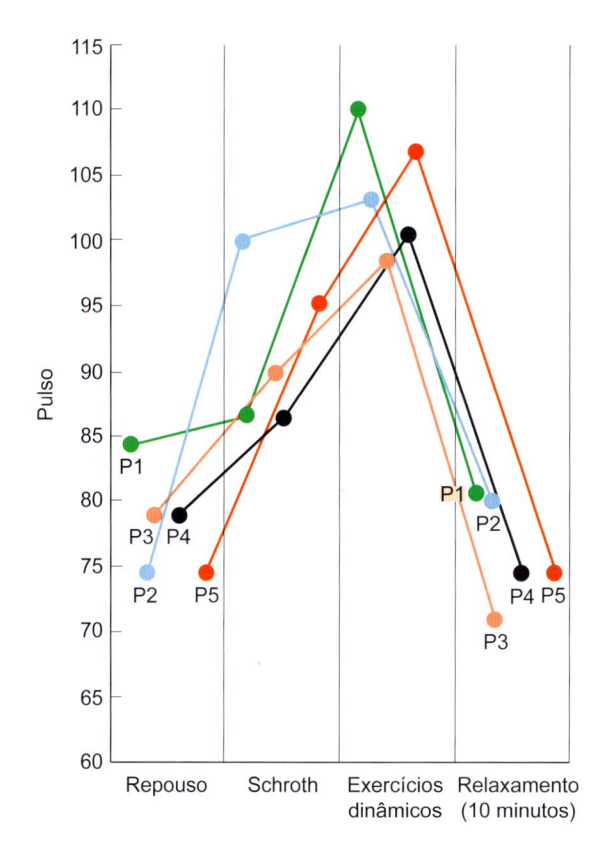

Figura 11.14 – Cinco pacientes: valores médios durante quatro semanas. [L143]

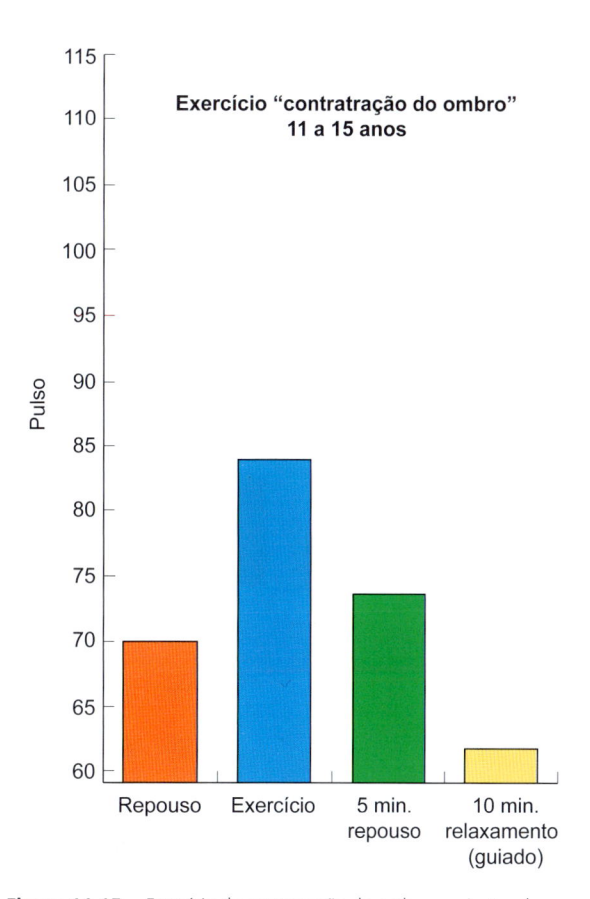

Figura 11.15 – Exercício de contratração do ombro: pacientes de onze a quinze anos de idade. [L143]

Em nenhum dos pacientes a diferença entre a frequência cardíaca de repouso e o pulso durante o exercício foi superior a 20 batimentos por minuto.

No decorrer do tratamento, os pacientes conseguiram voltar à frequência cardíaca inicial em um período de repouso mais curto e até mesmo diminuí-la em outros oito a doze batimentos abaixo da frequência cardíaca. Se definirmos um pulso inicial de 75 e o reduzirmos a 60 batimentos por minuto, isso significa uma redução de 650 mil batimentos cardíacos por mês para o coração!

Portanto, parece que o sistema cardiovascular é aliviado pela respiração aliada ao exercício (ou seja, pela tensão). Os pacientes declararam que a calma e a concentração ambiental (em grupo e na sala) desempenham um papel importante. A hora do dia escolhida também foi considerada importante. À noite, os pacientes estavam mais "estressados e nervosos" do que em uma manhã de domingo, por exemplo. Esse fato também se refletiu no pulso de repouso e de trabalho. Todos concordaram que o horário ideal para os exercícios de Schroth eram as horas matinais, e que planejariam seu programa doméstico de acordo.

Também foi interessante observar que o trabalho mental, essencial para os exercícios de Schroth, também exerceu um efeito motivador e um aumento na concentração dos pacientes.

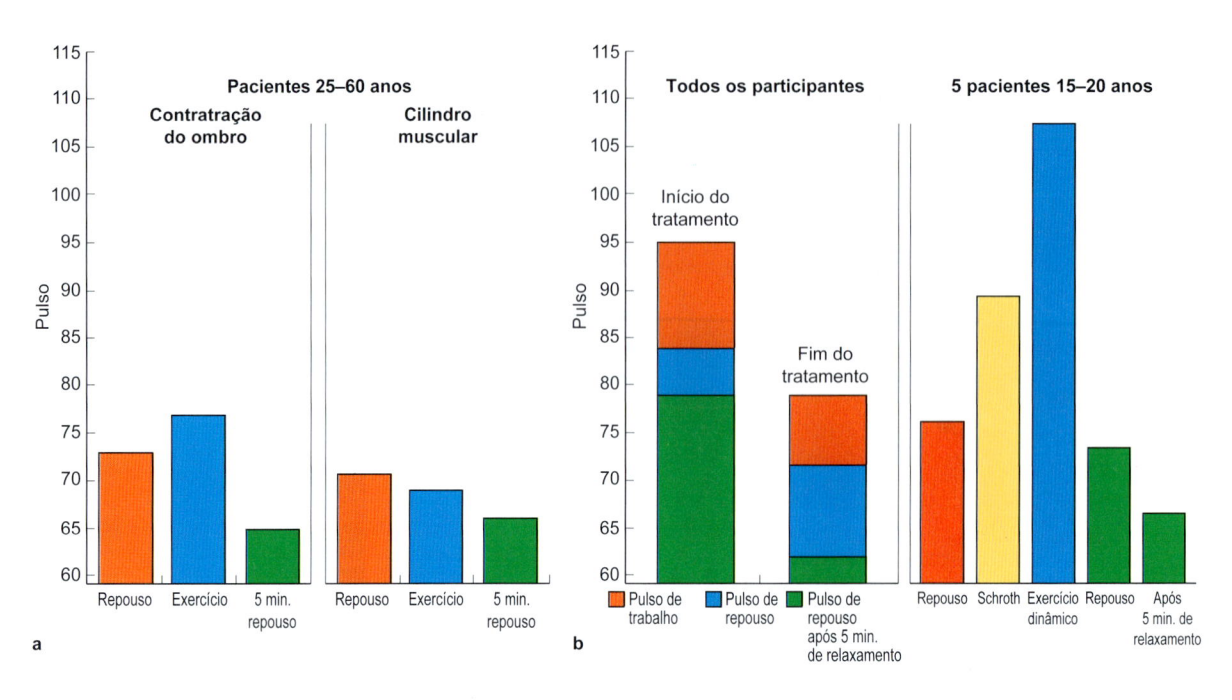

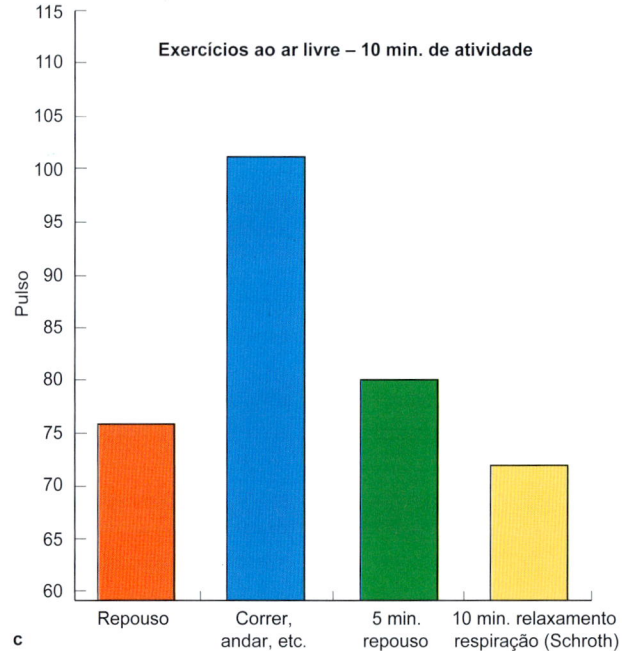

Figura 11.16 – Comparação de valores de pulso. [L143]
a. Durante a "contratração do ombro" frente ao "cilindro muscular".
b. No início e no final do procedimento terapêutico, ou seja, durante os diferentes exercícios.
c. Em repouso e com cargas diferentes.

E Tratamento para escoliose e mais

12 Tratamento na Clínica Katharina Schroth,
   em Bad Sobernheim 205

13 Rotina ortopédica diária 207

CAPÍTULO 12
Tratamento na Clínica Katharina Schroth, em Bad Sobernheim

12.1 Informações gerais sobre o processo de tratamento

1. **Determinação das alterações patológicas por meio de registros fotográficos e tomada de medidas:** no início e no final da permanência na clínica, os pacientes são fotografados sob condições iguais, com a parte superior do corpo desnuda, com a mesma posição da lente e a mesma iluminação. Além disso, os valores da altura e peso e os valores respiratórios são determinados no início e no final do tratamento. O médico da clínica faz um exame clínico geral, incluindo um exame radiológico, se necessário.
2. **Os exercícios ortopédicos respiratórios** são realizados em regime de trabalho individual e em grupo, de manhã e à tarde e, se possível, ao ar livre. Antes dos exercícios, é feita uma ginástica rítmica em grupo com música, pois ela estimula a respiração e a circulação. Os grupos trabalham alternadamente durante duas horas sob a orientação de um fisioterapeuta, com um ou vários aparelhos (espaldares, cadeiras, mesas, bambolês, bastões e banquinhos — ➤ Seção 8.1). É feito um controle individual e são fornecidas instruções pelo terapeuta. A execução dos exercícios é controlada e apoiada por espelhos.
3. **Massagens, relaxamento:** em geral, os pacientes recebem massagens nas costas duas vezes por semana. Em casos especiais, recebem também massagens para os tecidos conjuntivos. Uma vez ao dia, o relaxamento do corpo como um todo é treinado em grupo na posição corretiva individual.
4. **Períodos de descanso:** para garantir o sucesso do tratamento devem ser observados os períodos de descanso diariamente. Com bom tempo, o almoço pode ser servido ao ar livre no gramado ou na varanda; com mau tempo, os pacientes podem almoçar na cama.
5. **Lazer:** à noite, o lazer consiste em tênis de mesa, trabalhos manuais, canto, jogos e dança.
6. **Duração do tratamento intensivo:** em geral, o primeiro tratamento não deve durar menos de quatro semanas, pois a nova sensação corporal não se instala em pouco tempo. Casos complicados requerem um período de tratamento de seis a oito semanas. Tratamentos repetidos também podem ser bem-sucedidos em menos tempo.
7. **Idade dos pacientes:** na prática, pacientes de todas as idades (variando de sete a setenta anos) podem ser tratados com o método Schroth. O tratamento não é uma questão de ser criança, com "ossos flexíveis", mas sim da disposição física e mental de cada paciente. Crianças entre cinco e nove anos devem estar acompanhados de um dos pais, para que os exercícios possam ser executados corretamente em casa, ainda que de maneira mais mecânica. Portanto, fica claro que bebês e crianças de tenra idade não podem ser tratadas com nosso procedimento fisioterapêutico. Para elas, recomendamos a ginástica para bebês segundo Neumann-Neurode, Bobath e Vojta, entre outros.

12.2 Indicações e contraindicações

- **Indicações**
  - Escoliose, cifoescoliose, escoliose decorrente de paralisia.
  - Hiperlordose, doença de Scheuermann (cifose do adolescente), deterioração postural.
  - Hipercifose, hiperlordose, dores nas costas de origem estática.
- **Indicações relativas**
  - Giba de Pott (mal de Pott) após tuberculose vertebral curada.
  - Estado após fratura por compressão da coluna vertebral.
  - Pré e pós-tratamento de cirurgias da coluna vertebral.
- **Contraindicações**
  - Doenças circulatórias descompensadas.
  - Osteoporose.
  - Tuberculose pulmonar e óssea.
  - Paralisias espásticas!
  - Ressecção pulmonar.
  - Demência.

Em 1º de agosto de 1995, a Clínica Katharina Schroth foi adquirida pela Asklepios GmbH, que construiu uma clínica moderna (<www.skoliose.com>), localizada no seguinte endereço:

Asklepios Katharina-Schroth-Klinik
Korczakstr. 2
D-55566 Bad Sobernheim
Alemanha
Contato para cursos: e.mahler@asklepios.com

CAPÍTULO 13
Rotina ortopédica diária

No que tange ao termo *"compliance"*, entendemos a adesão dos pacientes jovens ao tratamento. O sucesso ou o fracasso do tratamento conservador depende de tal adesão.

NOTA
Os exercícios fisioterapêuticos são necessários como terapia de longo prazo. Inicialmente, são aprendidos semanalmente. Depois, em intervalos mais longos em regime ambulatorial ou durante internações, e devem ser praticados todos os dias como um dever de casa.

Os fatores que influenciam a adesão do paciente são, entre outros: nível socioeconômico, gravidade da doença, dor, chances de cura, atitude em relação à doença e qualidade de vida. Uma pior qualidade de vida provavelmente está associada a uma menor adesão em relação ao tempo de uso do colete.

13.1 Movimentos ortopédicos cotidianos

Os **movimentos ortopédicos cotidianos** aprendidos durante o tratamento (deitar, sentar, ficar em pé, andar, etc.) devem ser executados regularmente todos os dias. É melhor integrar certos **horários de exercícios** no decorrer do dia. A **duração** diária dos exercícios deve ser de cerca de uma hora, que pode ser dividida em trinta minutos duas vezes ao dia ou até mesmo em vinte minutos três vezes ao dia.

NOTA
O ar **puro e limpo** é importante — mesmo à noite. Fumar não é permitido durante a estada na clínica e também deve ser evitado em casa.

Antes de deitar, é importante rever a **posição de dormir** que, eventualmente, deve ser alterada. O posicionamento deve ser trabalhado de maneira segura — fato confirmado pela experiência prática —, de modo que o paciente acorde sempre que estiver dormindo em uma posição desfavorável e, então, deite-se corretamente posicionado e volte a dormir.

Pode ser útil lembrar que as pessoas gostam de dormir com as costas viradas para a parede. Portanto, se necessário, a cabeceira e os pés da cama devem ser trocados para que o paciente se deite à noite principalmente sobre o lado côncavo, mas sempre com almofadas corretivas sob a proeminência lombar, para que a curva lombar não se acentue. Mesmo quando acordado, não se deve trabalhar contra o lado côncavo. Por exemplo, ler na posição deitada, encurvado. Ou se deixar pender para o lado da gibosidade quando na posição em pé. O paciente pode usar óculos com lentes multifocais para a leitura sempre que estiver estudando ou lendo deitado de costas.

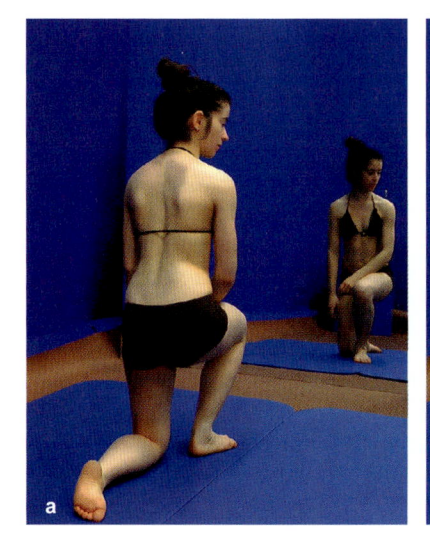

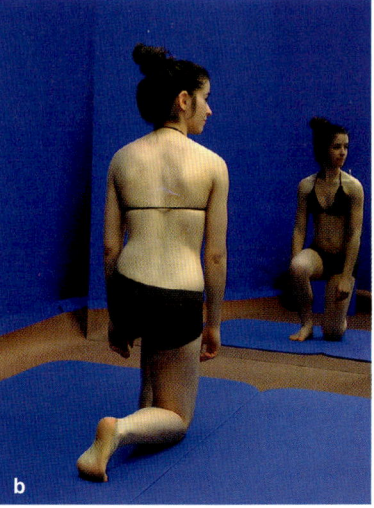

Figura 13.1 – Posição apoiada em um joelho (ver também ➤ Seção 7.3).
a. Execução errada.
b. Execução correta.

13 Rotina ortopédica diária

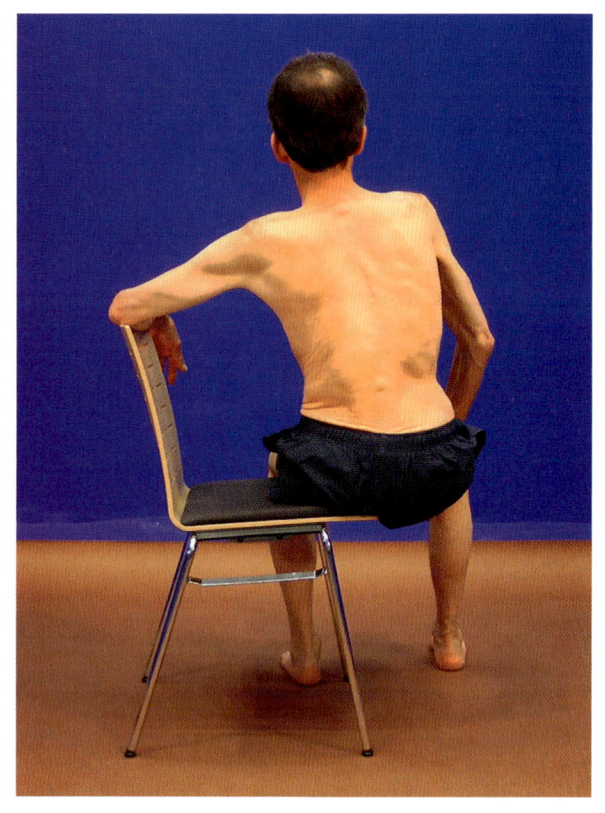

Figura 13.2 – Posição sentada favorável.

> **NOTA**
> É possível perder muitos ensinamentos por mero descuido.

Na escola, durante as aulas, a criança escoliótica deve ser posicionada de modo que fique sentada e voltada para a frente. Se uma criança sentar-se lateralmente, a escoliose pode piorar rapidamente (➤ Figura 13.1 a, b; ➤ Figura 13.2; ➤ Figura 13.3; ➤ Figura 13.4).

A imagem espelhada (em uma vitrine, a silhueta da sua própria sombra) deve ser usada em todas as oportunidades para controlar os atos de sentar, ficar em pé e andar. Também é melhor fazer **exercícios entre dois espelhos**, uma vez que as costas podem ser observadas sem torcer o corpo. Se o corpo estiver reto no espelho, a postura está correta. A sensação por si só pode ser enganosa.

> **ATENÇÃO**
> Não basta permanecer bem ereto somente durante os exercícios, pois, com um posicionamento escoliótico ruim de longa data, existe uma tendência de recair na postura errada.

Por essa razão, a hipercorreção no exercício é importante para que a posição média normal possa ser encontrada, pois apenas por meio de hipercorreção ocorre uma mudança na **imagem postural** (imagem cerebral) que está alterada devido ao longo desenvolvimento da escoliose.

> **NOTA**
> A postura correta deve ser trabalhada até que se torne uma aquisição segura.

A **natação** é o melhor esporte para o coração e a circulação. É altamente recomendável nadar duas a três vezes por semana.

Em casa devem ser feitos exercícios versáteis para treinar **todos os grupos musculares.** Os **dispositivos** usados durante o procedimento terapêutico podem ser substituídos por meios auxiliares simples em casa: por exemplo, os espaldares podem ser substituídos por uma barra fixada a vácuo no umbral da porta; a viga, por uma mesa ou cadeira; a alça de Glisson, por um posicionamento inclinado (cabeça para baixo); os pés da cama podem ser levantados por meio de tijolos. Tudo isso é discutido detalhadamente nas aulas sobre o tratamento!

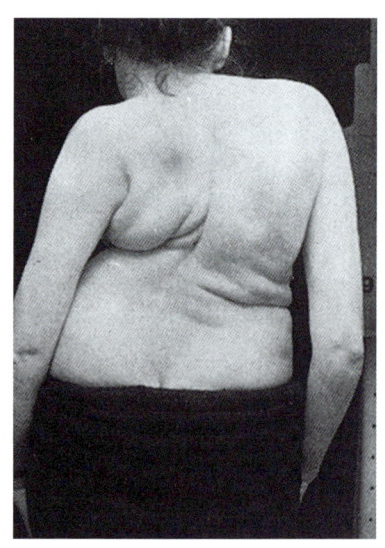

Figura 13.3 – Posição inicial.

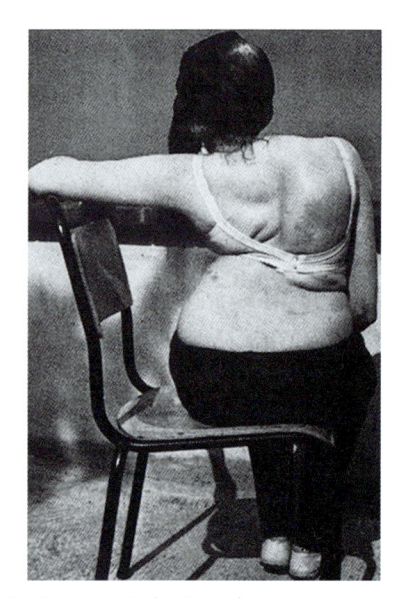

Figura 13.4 – Postura sentada otimizada.

Para que a prática dos exercícios em casa possa ser feita de maneira intensa e objetiva, foram gravados vários **CDs de áudio**, que permitem uma programação variada para ser feita em casa. É necessário que o paciente execute os exercícios de um modo consciente e atento, pois uma prática mecânica por si só não leva ao sucesso.

> **NOTA**
> Em última análise, **uma atitude positiva** é fundamental para estabilizar o sucesso do tratamento.

Da mesma maneira, é importante garantir que, ao **dirigir**, não apenas o pé do acelerador esteja apoiado, pois nesse caso o quadril gira para a frente. Em vez disso, o outro pé deve estar apoiado ao lado da embreagem. Durante viagens longas, recomenda-se um assento Recaro.

Os pacientes muitas vezes não têm espaço para colocar espaldares em casa. No entanto, como nossos exercícios no espaldar são extremamente eficientes para alongar e fortalecer os músculos do tronco, deve-se tentar criar uma opção para essa prática, se possível.

13.2 Incorporação da postura corrigida no dia a dia

Uma breve recapitulação, com uma consideração crítica do tratamento conservador da escoliose, fornece uma visão das prioridades em pesquisas futuras.

Em medicina, o tratamento conservador (*versus* o tratamento cirúrgico) é entendido principalmente como sendo o uso de **colete** em suas diversas variantes. O tratamento por meio de exercícios costuma ter uma importância secundária em relação ao tratamento com colete no caso de escoliose grave. Os valores das diferentes opções terapêuticas, dependendo do grau de gravidade, devem ser examinados neste momento de modo totalmente imparcial.

Alfred Schanz (1868-1931) — um dos mais importantes representantes da tecnologia ortopédica alemã — já levantou essa questão em 1908. De acordo com Schanz, ao longo dos anos houve um sem número de modelos, com variações em todas as direções imagináveis. Além das discussões sobre a utilidade da terapia da escoliose, também existem discussões sobre os diversos aparatos de correção. A razão para isso reside no fato de que a questão, como um todo, não foi abordada sistematicamente, mas apenas conclusões generalizadas foram tiradas a partir de observações e resultados individuais (Böni *et al.*, 2002). Segundo Böni, Schanz entendeu a sistemática como sendo a **derivação das indicações gerais da patologia da escoliose**, o que naturalmente não foi com base em um conceito de estudo que atenda os critérios atuais da medicina fundamentada em evidências. O apelo de Schanz para a busca de um esclarecimento sistemático da utilidade das intervenções terapêuticas na escoliose ainda é muito relevante nos dias de hoje.

Segundo Weiss, Rigo e Rovenich (2006), a **implementação da postura corrigida nas atividades da vida diária** é um processo demorado. A sensação de um alinhamento ideal do corpo é o produto de várias **informações externas** (tais como o controle da própria postura corporal por meio da imagem no espelho). **Informações internas** ocorrem, por exemplo, durante o toque de partes do corpo durante a vida cotidiana por meio de vários gatilhos. Em alguns casos, a imagem corporal interna não corresponde à externa e, portanto, não é a postura correta.

> **NOTA**
> A terapia visa apagar o sentimento antigo, sobrepondo-o com uma sensação postural nova e aprimorada.

Segundo Haas e Blischke (2009), o **aprendizado motor** começa com mudanças de curto prazo na conectividade neural local. Somente depois de repetições suficientes podemos esperar por alterações no longo prazo de grandes redes neurais. Essa **plasticidade** do sistema nervoso humano permite o aprendizado. Michel *et al.* (2010) enfatizam a importância de haver um nível razoável de dificuldade no aprendizado de novas tarefas. As crianças diferem em sua capacidade de processar informações. Segundo Badan *et al.* (2000), processos ainda não totalmente desenvolvidos influenciam a aprendizagem motora. As habilidades das crianças devem ser consideradas durante o emprego do *feedback.*

Crianças e jovens têm uma grande capacidade de imitação. Ao avaliar as ações, elas se baseiam na avaliação das pessoas com as quais se relacionam. Jung (2006) vê nisso uma consequência grave para o tratamento. Segundo Wulf (2009), na fisioterapia, a aprendizagem motora muitas vezes está ligada à execução dos movimentos. De acordo com Wulf, se oferecermos ao paciente um foco externo para a execução do movimento, isso aumenta a eficácia da intervenção. Para ele, esse **direcionamento da atenção** permite ao paciente desligar seus processos de controle, e seus movimentos são facilitados pela imaginação dos objetos. Em um estudo comparativo sobre os focos interno e externo, Thorn (2006) chegou à conclusão de que as crianças apresentavam um desempenho significativamente melhor no teste de reações de equilíbrio quando eram instruídas com foco externo.

> **NOTA**
> Na vida cotidiana, executar movimentos com precisão significa que a sequência do movimento não é afetada por estímulos perturbadores.

Darainy *et al.* (2009) descrevem que os erros na execução de movimentos causados pela distração afetam sobretudo a capacidade de transferência. Quando o objetivo do treinamento é a transferência motora, devemos nos lembrar de Haas e Blischke (2009), segundo os quais as repetições não devem ser feitas de modo estereotipado, pois o que foi aprendido de modo mecânico durante um exercício não pode ser transferido e aplicado de modo otimizado na vida cotidiana.

> **NOTA**
> A dificuldade no tratamento de pacientes com escoliose reside no fato de que **a correção da postura e do movimento** não representa um novo aprendizado e sim uma questão de **reaprendizagem motora**.

Panzer *et al.* (2002) encontraram indícios significativos de que os conteúdos de memórias previamente aprendidos não são esquecidos, mas que podem ser acessados em paralelo. Em outro estudo, Panzer e Shea (2008) foram capazes de comprovar que a segunda sequência de movimento pode ser aprendida melhor e mais rapidamente depois que a primeira foi suficientemente conscientizada. Portanto, ao se corrigir a postura em pacientes com escoliose, parece ser importante alertá-los para a assimetria autoadquirida no sentido de uma sequência inicial, para depois internalizar mais rapidamente o padrão corrigido. Sobre como, com qual frequência e que tipo de *feedback* deve ser dado ao paciente, Huber (2008) afirma que o *feedback* é um conceito individual, que todos os terapeutas devem usar de maneira muito controlada. Segundo ele, o paciente brevemente estará em condições de exercer um melhor controle, reconhecer erros e corrigir movimentos de modo individual e independente.

Um ponto importante da intervenção pedagógica no tratamento de crianças e adolescentes é o "reforço positivo" (Kölli, 2008). Diferenciamos entre *autofeedback* e *feedback* externo. O *autofeedback* também ocorre por meio de analisadores visuais, o que parece ser um importante ponto de partida pedagógico no caso de pacientes escolióticos que usam coletes. Se não houver uma intervenção positiva, a insatisfação pessoal com o próprio corpo pode se transformar em um distúrbio psicopatológico da autopercepção. Com esse foco, **trabalhar com um corpo ou com uma autopercepção positiva** torna-se parte fundamental do tratamento. Acima de tudo, deve ser promovida uma imagem corporal positiva (Beaumont *et al.*, 1993). Uma melhor autopercepção pode levar a um aumento da autoconfiança (Michler *et al.*, 2007; Pavles; Wulf, 2008).

A utilidade das intervenções terapêuticas no tratamento da escoliose é um tema altamente atual. Grandes estudos demostraram que medidas gerais de tratamento para melhora do condicionamento físico ou ginástica terapêutica inespecífica não ajudam no tratamento da escoliose. Apenas medidas direcionadas podem melhorar os desvios da coluna vertebral.

> **NOTA**
> Um bom tratamento inclui **uma avaliação precisa, uma indicação correta e um tratamento coerente com a avaliação**. Os grupos funcionais anteriormente mencionados, tais como o sistema neuroespinhal, as fáscias, o movimento do diafragma torácico e pélvico devem ser incluídos no tratamento.

Outro aspecto importante dos exercícios terapêuticos é a promoção das habilidades motoras das crianças, sempre com o foco de promover o alinhamento ideal da coluna vertebral. Além dos exercícios específicos para a escoliose, há o treinamento da coordenação e do movimento. A inclusão de habilidades motoras na fisioterapia deve ser seguida da transferência desses movimentos "artísticos"[1] para movimentos da vida cotidiana.

Nesse ponto, é preciso informar que até o momento nenhum estudo forneceu evidências de que, em crianças com escoliose severa, os padrões de movimento não fisiológicos que promovem a escoliose foram eliminados e que, portanto, a escoliose estaria curada. Mais uma vez, isso destaca a importância da **detecção precoce**.

Para Schmitt *et al.* (2002), uma escoliose não é uma indicação para a proibição de esportes em geral. Segundo os autores, não existem indícios confiáveis de que certos tipos de esporte (desde que não sejam praticados como esportes competitivos) levem a um aumento do desvio de coluna. Em suas recomendações sobre exercícios na presença de escoliose, Liljenqvist *et al.* (2006) também enfatizaram que, até o momento, não foi comprovada qualquer influência negativa dos esportes. Segundo Liljenqvist, não existem evidências científicas de que a prática de esportes coletivos com alta frequência exerça efeitos sobre pacientes escolióticos não operados com um ângulo de Cobb < 40°, seja de maneira positiva ou negativa. Frequentemente, o cuidado excessivo e o medo de esforços exacerbados são os motivos pelos quais pais, professores e médicos limitam a atividade física de pacientes jovens com escoliose. Assim sendo, todos os autores salientam a importância de fornecer aos pacientes escolióticos aconselhamento competente sobre lazer e práticas desportivas.

Durante a prática desportiva, o uso de uma órtese é desaconselhado. No entanto, esportes que envolvem uma compressão da coluna vertebral e movimentos repetitivos de torção e flexão são contraproducentes na escoliose. Na presença de um ângulo de Cobb > 41°, o esporte é recomendado, levando em consideração o fato de que é necessário considerar um eventual comprometimento cardiopulmonar ou outros fatores de risco. As mesmas recomendações se aplicam a pacientes com escoliose de 21° a 40° e a pacientes operados, embora uma recomendação geral não seja possível, pois depende do tipo do material cirúrgico usado e a extensão da artrodese.

> **ATENÇÃO**
> De modo geral, os seguintes esportes não são recomendados: esportes de contato, exercícios no solo, hipismo, saltos na cama elástica ou trampolim (Schmitt *et al.*, 2004).

---

[1] Kathatina Schroth incluía movimentos rítmicos, de coordenação e equilíbrio para que os pacientes integrassem as correções em diferentes atividades. [N.E.]

Além disso, é preciso fazer uma distinção entre esportes recreativos e competitivos. Basicamente, nada temos contra esportes competitivos em clubes, pois não foi possível encontrar uma conexão entre a evolução da escoliose entre jovens muito envolvidos em esportes e jovens que praticam menos esportes (Kenanidis *et al.*, 2008). No entanto, com volumes de treinamento maiores, a proporção de movimentos que sobrecarregam a coluna deve ser mantida a mais baixa possível. Esse problema é encontrado em praticamente todas as modalidades desportivas. Em contraste com Kenanidis e colegas, alguns estudos mostram uma progressão adicional da escoliose. Portanto, rotações do tronco submetido à sobrecarga, tal como em algumas modalidades de atletismo, devem ser evitadas. Usando o exemplo das bailarinas e praticantes de ginástica rítmica, foi demonstrado que o desequilíbrio muscular, aliado à frouxidão das estruturas ligamentares e ao retardo da menarca, promove ainda mais o desenvolvimento da escoliose (Liljenqvist *et al.*, 2006).

DICA
Os esportes que levam ao fortalecimento simétrico dos músculos do tronco parecem ser ideais para pacientes portadores de escoliose.

Modalidades desportivas simétricas incluem, por exemplo, o vôlei e a natação, mas eles só parecem ser úteis à primeira vista. Afinal, o **vôlei** se caracteriza pela dominância de um dos braços e, portanto, leva à hipertrofia muscular desse lado, resultando em um desequilíbrio de todos os músculos do tronco. Em última análise, leva a uma escoliose torácica à direita em pessoas destras; para a escoliose torácica esquerda nenhuma correlação pôde ser avaliada (Liljenqvist *et al.*, 2006).

Mesmo na **natação**, um esporte frequentemente recomendado, uma sequência de movimentos que, à primeira vista, parece ser simétrica, caracteriza-se por desvios. A inspiração unilateral no estilo *crawl*, por exemplo, causa um movimento assimétrico para respirar, que, feito repetidamente, pode ter um efeito negativo sobre a escoliose ou favorecer seu desenvolvimento. A preferência pelo lado mais forte nas técnicas de virada também promove o desenvolvimento assimétrico da musculatura do tronco. Na natação, em atletas com um alto nível de desempenho, existe um aumento na incidência de escoliose de 6,9% (Becker, 1982).

Karsky *et al.* (2001) consideram o **balé** benéfico para a escoliose porque, além da técnica e do estilo, também treina a força muscular aeróbica e anaeróbica, a mobilidade articular e o alongamento muscular. Segundo Exner-Grave (2008), escolioses leves não representam um problema biomecânico ou estético para a carreira de dançarinos. Ele presume que a coluna permanece uniformemente móvel. Nas escolioses mais pronunciadas, Simmel (2009) recomenda consultar um médico especializado em dança. A partir disso, podemos concluir que a escolha do esporte requer uma análise médica-esportiva e científica muito precisa, bem como um controle fisioterapêutico permanente, antes que possamos recomendar um esporte competitivo para uma criança.

O que hoje é baseado em evidências está fundamentado originalmente em conhecimento anedótico. Em reminiscência dessa época, dois artigos muito antigos receberão aqui seu espaço.

Excerto de *Funktionelle Skoliosebehandlung. Biologisch-medizinisches Taschenbuch*[2]

A Ortopedia, após o processo de Klapp, entre outros, há muito tempo passou da concepção estático-mecânica e tratamento da escoliose por meio de colete e similares, para o método de tratamento funcional. Na escoliose grave e fixa, os meios auxiliares mecânicos ainda estão em primeiro plano. Os resultados do tratamento nem sempre são satisfatórios.

Uma forma de tratamento funcional, compreensível a partir de um ponto de vista mais geral e frequentemente confirmada pela experiência (e também pelos médicos), atesta a validade do tratamento também para escolioses de terceiro grau. Esse caminho foi trilhado por uma ginasta leiga, a senhora Schroth (Meissen, Boselweg 52). Por experiência própria, ela aprendeu a usar o **poder remodelador da respiração** *para fazer regredir as mudanças de forma e melhorar a função. Essa "ortopedia respiratória" faz uso de uma série de exercícios diferentes, cada um dos quais é utilizado de acordo com as características individuais da pessoa a ser tratada. Acima de tudo, ela desenvolve principalmente a consciência corporal e o autocontrole sobre a postura dos membros, do tronco, etc., em relação uns aos outros e à postura geral. Como trabalho principal, Schroth considera a rotação reversa dos corpos vertebrais retorcidos. Isso é feito com a ajuda da respiração, enquanto as costelas funcionam como alavancas de braços longos para os corpos vertebrais. Essa "respiração rotacional" é aprendida em partes, durante um trabalho minucioso e nos menores detalhes.*

O procedimento é combinado com um tratamento geral (dieta, luz, ar, sol, etc.), orientação espiritual e educação para o aumento da atividade individual. Foi possível obter bons resultados sempre que o tratamento anterior, mesmo feito por excelentes especialistas, não foi capaz de mitigar o sofrimento. O processo merece um exame científico mais detalhado. Como apenas relativamente poucos médicos tomaram conhecimento desse procedimento, chegou a hora de chamar a atenção para ele. Ainda mais porque fornece informações valiosas para o tratamento preventivo, para a chamada ginástica ortopédica nas escolas.

— Vogel (1937: 559-560)

---

[2] Tratamento funcional da escoliose. Livro médico-biológico de bolso. [N.T.]

Excerto de *Atemheilkunst*[3]

Finalizando, devemos falar aqui sobre a Schule für Atmungsorthopädie Schroth [Escola de Ortopedia Respiratória de Schroth], a qual, um pouco fora do escopo geral do tratamento respiratório de pacientes e cuidados de saúde em um campo puramente **ortopédico***, explora as possibilidades da mecânica e a função dos movimentos respiratórios para a eliminação de deslocamentos vertebrais* **escolióticos** *e das alterações das costelas, com um sucesso surpreendente durante três décadas. A melhora do movimento respiratório abdominal-diafragmático, que geralmente está alterado em pacientes escolióticos, e sua continuação em um movimento respiratório torácico alto mais adequado, já garantem uma parte substancial da nova retificação da coluna vertebral.*

Durante um procedimento especializado em decúbito ventral-lateral, com posicionamento ortopédico simultâneo por meio de múltiplas almofadas corretivas, posteriormente sob o controle de espelhos, o paciente aprende a inervação e os movimentos de músculos respiratórios isolados e de seções de costelas. Para os preenchimentos das "depressões escolióticas" das costelas, essas seções são submetidas a um treinamento de movimento isolado: com essa "respiração rotacional", elas podem ser gradualmente expiradas de sua depressão deformada. Os corpos vertebrais torcidos podem, então, ser fixados de volta à sua posição normal em seu braço longo de alavanca. As porções de tecido pulmonar, desenvolvidas por meio de novas funções aeradas, devem então fornecer um apoio interno, como um amortecimento de ar segundo Schanz. Tendo em vista a duração do tratamento, os bons resultados são surpreendentes [> Figura 13.5]. A autora atribui uma grande importância a exercícios ao ar livre, com exposição à luz, ao ar e ao sol e, ao mesmo tempo, a mudanças de vida. Com ênfase, ela anuncia uma **mudança psicológica** *positiva com sucesso, aliada a uma* **modificação respiratória positiva** *após muitos anos de observação.*

— Schmitt (1956: 543 f)

---

[3] A arte da cura por meio da respiração. [N.T.]

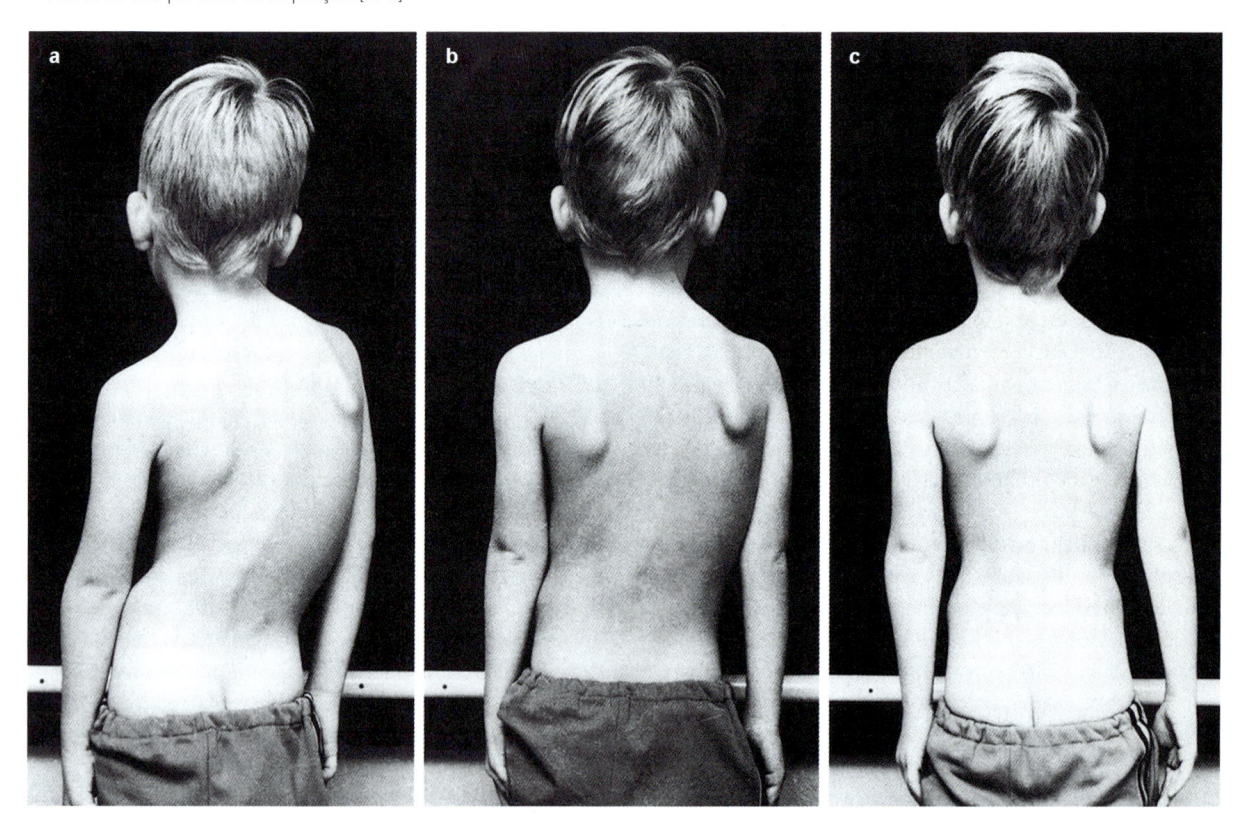

Figura 13.5 – Menino de cinco anos com escoliose após poliomielite.
a. No início do tratamento.
b. Após três semanas de tratamento com o método Schroth.
c. Após oito semanas de tratamento com o método Schroth.

Referências bibliográficas 215

Créditos fotográficos 219

Índice 220

Referências bibliográficas

Alter MJ. Science of Flexibility. 3rd ed. Champaign: Human Kinetics; 2004.

Asher MA, Burton DC. Adolescent idiopathic scoliosis: natural history and long term treatment effects. Scoliosis 2006; 1(2): 1–10 (disponível em: www.scoliosisjournal.com/content/1/1/2 heruntergeladen werden).

Badan M, Hauert CA, Mounoud P. Sequential pointing in children and adults. J Exp Child Psychol 2000; 75: 43–69.

Barral J, Mercier P. Lehrbuch der viszeralen Osteopathie. 2 Bde. München: Urban & Fischer; 2002.

Basmajian J V, De Luca C J. Muscles Alive: Their Functions Revealed by Electromyography. 5th ed. Baltimore: Williams & Wilkins; 1985.

Becker TJ. Scoliosis in swimmers. Clin Sports Med 1982; 5: 149–158.

Berdishevsky H, Lebel VA, Bettany-Saltikov J, et al. Physiotherapy scoliosis specific exercises – a comprehensive review of seven major schools, in scoliosis and spinal disorders. Scoliosis Spinal Disord 2016; 11: 20.

Bertram A M, Laube W. Sensomotorische Koordination. Gleichgewichtstraining auf dem Kreisel. Stuttgart: Thieme; 2008.

Beumont PJ V, Arthur B, Russell JD, Touyz SW. Excessive physical activity in dieting disorder patients: proposals for a supervised exercise program. Int J Eat Disord 1993; 15(1): 21–36.

Bills D, Moore S. The falciform ligament and the ligamentum teres: friend or foe (edição eletrônica). ANZ J Surg 2009; 79(10): 678–680.

Bistritschan E, Delank S, Winnekendonk G, Eysel P. Oberflächenmessverfahren (Medimouse) versus Röntgenfunktionsaufnahmen zur Beurteilung der lumbalen Wirbelsäulenbeweglichkeit. Sessão de pôsteres, Congresso Alemão de Ortopedia 2003. Z Orthop 2003; 141: Heft S1.

Bjure J, Grimby G, Nachemson A. The effect of physical training in girls with idiopathic scoliosis. Acta Orthop Scand 1969; 40: 325.

Böni T, Min K, Hefti F. Idiopathische Skoliose und Scheuermann-Kyphose. Orthopäde 2002; 31: 11–25.

Börke A (2008). Vergleich rasterstereografischer und röntgenologischer Parameter im Langzeitverlauf idiopathischer Skoliosen. Dissertação não publicada, Westfälische Wilhelms-Universität, Münster.

Bottenberg H. Biologische Therapie des praktischen Arztes. München: Lehmanns; 1936, p. 314.

Brussatis F. Elektromyographische Untersuchungen der Rücken- und Bauchmuskulatur bei idiopathischen Skoliosen. Die Wirbelsäule in Forschung und Praxis Bd. 24, Stuttgart: Hippokrates; 1962.

Buckup K. Klinische Tests an Knochen, Gelenken und Muskeln. 2. Aufl. Stuttgart: Thieme; 2000.

Budgell B, Polus B. The effects of thoracic manipulation on heart rate variability: A controlled crossover trial. J Manipulative Physiol Ther 2006; 29(8): 603–610.

Butler D S, Moseley G L. Schmerzen verstehen. Heidelberg: Springer; 2005.

Buttermann GR, Mullin WJ. Pain and disability correlated with disc degeneration via magnetic resonance imaging in scoliosis patients. Eur Spine J 2008; 17: 240–249.

Caillet R. Scoliosis, Diagnosis and Management. Philadelphia: F. A. Davis; 1983.

Carman DL, Browne RH, Birch JG. Measurement of scoliosis and kyphosis radiographs. J Bone Joint Surg 1990; 72: 328–333.

Chêneau J, Gaubert J. Zur Entwicklung des Chêneau-Korsetts. Grundlagen der Biomechanik für Orthopädie-Mechaniker. Literatursammlung. Dortmund: Verlag Orthopädie Technik; 1988.

Cheung J, Veldhuizen AG, Halbertsma JPK, Maurits NM, Sluiter WJ, Cool JC. The relation between electromyography and growth velocity of the spine in the evaluation of curve progression in idiopathic scoliosis. Spine 2004; 29(9): 1011–1016.

Cheung J, Halbertsma JPK, Veldhuizen AG, Sluiter WJ, Maurits NM, Cool JC, van Horn JR. A preliminary study on electromyographic analysis of the paraspinal musculature in idiopathic scoliosis. Eur Spine J 2005; 14: 130–137.

Chu WCW, Man GCW, Lam WWM, Yeung BHY, Chau WW, Ng BKW, Lam T, Lee K, Cheng JCY. Morphological and functional electrophysiological evidence of relative spinal cord tethering in adolescent idiopathic scoliosis. Spine 2008; 33(6): 673–680.

Collis D, Ponseti IV. Long-term follow-up of patients with idiopathic scoliosis not treated surgically. J Bone Joint Surg Am 1969; 51(3): 425–445.

Côté P, Kreitz BG, Cassidy JD, Dzus AK, Martel J. A study of the diagnostic accuracy and reliability of the scoliometer and Adam's forward bend test. Spine 1998; 23(7): 796–802.

Darainy M, Mattar AAG, Ostry DJ. Effects of human arm impedance on dynamics learning and generalization. J Neurophysiol 2009; 101: 3158–3168.

Demoulin C, Crielaard J-M, Vanderthommen M. Spinal muscle evaluation in healthy individuals and low-back pain patients: a literature review. Joint Bone Spine 2007; 74(1): 9–13.

Diakow PRP. Pain: a forgotten aspect of idiopathic scoliosis. The Journal of the CCA 1984; 28(3): 315–318.

Dickson RA, Lawton JO, Archer IA, Butt WP. The pathogenesis of idiopathic scoliosis. Biplanar spinal asymmetry. J Bone Joint Surg 1984; 66(1): 8–15.

Diemer F, Sutor V. Praxis der medizinischen Trainingstherapie. Stuttgart: Thieme; 2007.

Dölken M. Was muss ein Manualtherapeut über die Physiologie des Bindegewebes und die Entwicklung einer Bewegungseinschränkung wissen? Manuelle Medizin 2002; 40(3): 169–176.

Doody MM, Lonstein JE, Stovall M, Hacker DG, Luckyanov N, Land CE. Breast cancer mortality after diagnostic radiography. Spine 2000; 25(16): 2052–2063.

Drerup B, Ellger B, Meyer zu Bentrup F, Hierholzer E. Rasterstereographische Funktionsaufnahmen. Eine neue Methode zur biomechanischen Analyse der Skelettgeometrie. Orthopäde 2001; 30(4): 242–250.

Duthie RB. Manifestation of musculoskeletal disorders. In: Schwartz SI (ed.). Principles of Surgery, Vol. 2. New York: McGraw-Hill; 1969. pp. 1532–1583.

Dvorák J, Dvorák V, Schneider W. Manuelle Medizin. Diagnostik. 2 Bde. Stuttgart, NovaYork: Thieme; 1997.

Eder M, Tilscher H. Chirotherapie. Stuttgart: Hippokrates; 1988.

Exner-Grave E. Tanzmedizin. Die medizinische Versorgung professioneller Tänzer. Stuttgart: Schattauer; 2008.

Farkas A. Über Bedingungen und auslösende Momente bei der Skolioseentstehung (Versuch einer funktionellen Skoliosenlehre). Caderno suplemento de Z. f. Orthopädische Chirurgie Bd. XLVII. Stuttgart: Enke; 1925.

Fossum C. Faszien, das osteoartikuläre System und das allgemeine ompensationsmuster in der Osteopathie. Übers. v. Hinz K. Osteopathische Medizin 2003; 4(1): 4–12.

Friedebold G. Die Aktivität normaler Rückenstreckmuskulatur im Elektromyogramm unter verschiedenen Haltungsbedingungen. Z Orthop 1958; 90: 1–18.

Frost HM. Wolff's law and bone's structural adaptations to mechanical usage: An overview for clinicians. The Angle Orthodontist 1994; 64(3): 175–188.

Gaudreault N, Arsenault AB, Larivière C, DeSerres SJ, Rivard C-H. Assessment of the paraspinal muscles of subjects presenting an idiopathic scoliosis: an EMG pilot study. BMC Musculoskeletal Disorders 2005; 6: 14.

Götze HG. Die Rehabilitation jugendlicher Skoliosepatienten. Untersuchungen zur kardiopulmonalen Leistungsfähigkeit und zum Einfluss von Krankengymnastik und Sport. Tese de habilitação, Westfälische Wilhelms-Universität, Münster, 1976.

Götze HG. Pathophysiologie der Atmung und kardiopulmonale Funktionsdiagnostik bei Skoliosepatienten. Z Krankengymnastik 1978a; 30: 228.

Götze HG. Metrische Befunddokumentation pulmonaler Funktionswerte von jugendlichen und erwachsenen Skoliosepatienten unter einer 4wöchigen Kurbehandlung. Z Krankengymnastik 1978b; 30: 333.

Götze H G, Vogelpohl H, Seibt G. Der Einfluss einer 4wöchigen krankengymnastischen Behandlung nach Schroth auf die organische Leistungsfähigkeit jugendlicher Skoliosepatienten. Z Krankengymnastik 1975; 27: 316–321.

Greenman PE. Lehrbuch der osteopathischen Medizin. 3. Aufl. Stuttgart: Haug; 2005.

Grumeth F. Bisherige Erfahrungen mit der dreidimensionalen Skoliosebehandlung nach Schroth. In: Meznik F, Böhler N (Hrsg.). Die Skoliose. Buchreihe für Orthopädie und orthopädische Grenzgebiete. Bd. 5. Uelzen: Medizinisch-Literarische Verlagsgesellschaft; 1982. pp. 113–118. Também disponível em: www.schroth-skoliosebehandlung.de/dr_grumeth_de.pdf.

Guo X, Chau W-W, Chan Y-L, Cheng JC-Y. Relative anterior spinal overgrowth in adolescent idiopathic scoliosis; results of disproportionate endochondralmembranous bone growth. J Bone Joint Surg 2003; 85: 1026–1031.

Güth V, Abbink S. Vergleichende elektromyographische und kinesiologische Untersuchungen an kongenitalen und idiopathischen Skoliosen. Z Orthop 1980; 118: 165.

Haas C, Blischke K. Bedeutung der Repetition für das motorische Lernen – Lehren aus der Sportwissenschaft. Neuroreha 2009; 1: 20–27.

Hackenberg L. Stellenwert der Rückenformanalyse in der Therapie von Wirbelsäulendeformitäten. Tese de habilitação, Westfälische Wilhelms-Universität, Münster, 2003.

Hansen Th. Praktische Bewährung der Methode Schroth. Z Orthop Grenzgeb 1976; 114: 462–464.

Heine J. Die Lumbalskoliose. Stuttgart: Enke; 1980.

Heine J, Meister R. Quantitative Untersuchungen der Lungenfunktion und der arteriellen Blutgase bei jugendlichen Skoliotikern mit Hilfe eines funktionsdiagnostischen Minimalprogrammes. Z Orthop 1972; 110: 56.

Helfenstein A, Lankes M, Öhlert K, Varoga D, Hahne H-J, Ulrich HW, Hassenpflug J. The objective determination of compliance in treatment of adolescent idiopathic scoliosis with spinal orthoses. Spine 2006; 31(3): 339–344.

Helsmoortel J, Hirth T, Wührl P. Lehrbuch der viszeralen Osteopathie. Peritoneale Organe. Stuttgart, New York: Thieme; 2002.

Helsmoortel J, Hirth T, Wührl P. Die Bewegungen der Viszera: Die Mobilität (Teil 1). Deutsche Zeitschrift für Osteopathie 2006; 4(2): 21–24.

Helsmoortel J, Hirth T, Wührl P. Die Bewegungen der Viszera: Die Mobilität (Teil 2). Deutsche Zeitschrift für Osteopathie 2006; 4(4): 28–30. Também disponível em: www.qualitative-visceral-osteopathy.com/_pdf/bewegungen_der_viszera_2.pdf.

Hettinger Th. Trainingsgrundlagen im Rahmen der Rehabilitation. Z Krankengymnastik 1978; 30: 339–344.

Hick C, Hick A. Intensivkurs Physiologie. 6. Aufl. München: Elsevier Urban & Fischer; 2009.

Hodges PW, Butler JE, McKenzie DK, Gandevia SC. Contraction of the human diaphragm during rapid postural adjustments. J Physiol 1997; 505(2): 539––548.

Hüter-Becker A, Dölken M. Physiolehrbuch Praxis. Physiotherapie in der Orthopädie. Stuttgart, New York: Thieme; 2005.

Huber M. Weniger ist manchmal mehr – Feedback als therapeutische Technik. Ergopraxis 2008; 1(2): 24–27.

Hundt OE. Möglichkeiten der krankengymnastischen Beeinflussbarkeit der Skoliose und die damit verbundenen Wirkungen auf die Herz-Kreislauf-Funktionsbereiche. Rehabilitation der Atmung. Stuttgart: Fischer; 1975. pp. 100–105.

Janicki JA, Alman B. Scoliosis: Review of diagnosis and treatment. Paediatric Child Health 2007; 12(9): 771–776.

Joseph K-F, Richardson CA. Reliability of electromyographic power spectral analysis of back muscle endurance in healthy subjects. Arch Phys Med Rehabil 1996; 77: 259–264.

Jung N. Die Entdeckung der Spiegelneurone – eine Revolution für die Psychologie? Palestra, Congresso da Associação de Psicanálise e Psicoterapia em Berlim. Fev. 2006.

Kahn F. Das Leben des Menschen, eine volkstümliche Anatomie, Biologie, Physiologie und Entwicklungsgeschichte des Menschen. 4 Bde. Kosmos-Gesellschaft der Naturheilkunde. Stuttgart: Francksche Verlagsbuchhandlung; 1929.

Kapandij IA. Funktionelle Anatomie der Gelenke. 4. Aufl. Stuttgart: Thieme; 2006.

Karachalios T, Sojianos J, Roidis N, Sapkas G, Korres D, Nikolopoulos K. Ten-year follow-up evaluation of a school screening program for scoliosis: Is the forward-bending test an accurate diagnostic criterion for the screening of scoliosis? Spine 1999; 24(22): 2318–2324.

Karch J. Klinische Zeichen der lumbosakralen Gegenkrümmung bei Skoliosepatienten und der daraus resultierende Korrekturaufbau. Z Krankengymnastik 1989; 41: 467–468.

Karsky T, Makai F, Rehak L, Karsky J, Madej J, Kalakucki J. The new rehabilitation treatment of so called idiopathic scoliosis. The dependence of results on the age of children and the stage of deformity. Locomotor System 2001; 8(2): 66–73. Disponível em: www.ortotika.cz/skoliozakarski.pdf.

Kawchuk G, McArthur R. Scoliosis quantification: an overview. J Can Chiropract Assoc 1997; 41(3): 137–144.

Kenanidis E, Potoupnis M, Papavasiliou K, Sayegh F, Kapetanos G. Adolescent idiopathic scoliosis and exercising – Is there truly a liaison? Spine 2008, 33(20): 2160–2165.

Kirby AS, Burwell RG, Cole AA, Pratt RK, Webb JK, Moulton A. Evaluation of a new real-time ultrasound method for measuring segmental rotation of vertebrae and ribs in scoliosis. In: Stokes IAF (ed.). Research Into Spinal Deformities 2. Amsterdam: IOS Press; 1999. pp. 316–320.

Klawunde G, Zeller HJ, Seidel H, Schneider WD. Neurophysiologische und lungenfunktionsdiagnostische Untersuchungen zur Wirkung von Gymnastik und Manueller Therapie bei juvenilen Skoliosen. Phys Rehab Kur Med 1988; 40(2): 103–111.

Klein-Vogelbach S. Funktionelle Bewegungslehre. 4. Aufl. Berlin, Heidelberg: Springer; 1983.

Klisic P, Nikolic Z. Attitudes scoliotiques et scoliosis idiopathiques: Prévention à l'école. Apresentado na Conferência Internacional sobre a Prevenção da Escoliose em Idade Escolar em Roma, Itália. 1º abr. 1982.

Kouwenhoven JM, Vincken KL, Bartels LW, Castelein RM. Analysis of preexistent vertebral rotation in the normal spine. Spine 2006: 31(13): 1467–1472.

Kouwenhoven JM, Smith TH, van der Veen AJ, Kingma I, van Dieën JH, Castelein RM. Effects of dorsal versus ventral shear loads on the rotational stability of the thoracic spine: a biomechanical porcine and human cadaveric study. Spine 2007; 32(23): 2545–2550.

Kouwenhoven JM, Castelein RM. The pathogenesis of adolescent idiopathic scoliosis: review of the literature. Spine 2008; 33(26): 2898–2908.

Kölli O. Der dialogische Ansatz. Unser Weg 2008; 63(5): 184–187.

Krismer M, Bauer R, Wimmer C. Die operative Behandlung der idiopathischen Skoliose. Orthopäde 1998; 27(2): 147–157.

Lam GC, Hill DL, Le LH, Raso JV, Lou EH. Vertebral rotation measurement: a summary and comparison of common radiographic and CT methods. Scoliosis 2008; Nov 2; 3: 16. doi: 10.1186/1748-7161-3-16. Disponível em: www.ncbi.nlm.nih.gov/pmc/articles/PMC2587463/.

Larivière C, Arsenault AB, Gravel D, Gagnon D, Loisel P, Vadeboncoeur R. Electromyographic assessment of back muscle weakness and muscle composition: reliability and validity issues. Arch Phys Med Rehab 2002; 83: 1206–1214.

Larivière C, Arsenault AB, Gravel D, Gagnon D, Loisel P. Surface electromyography assessment of back muscle intrinsic properties. J Electromyogr Kinesiol 2003; 13: 305–318.

Lehnert-Schroth Ch. Die Behandlung der Skoliose nach dem System Schroth. Z Krankengymnastik 1975; 9: 322.

Lehnert-Schroth Ch. Die Probleme der krankengymnastischen Skoliosebehandlung. Der deutsche Badebetrieb 1976; 67: 317–324.

Lehnert-Schroth Ch. Grundlegende Gedanken zu den atmungs-orthopädischen Skolioseübungen nach System Schroth. Rehabilitation der Atmung. Stuttgart: Fischer; 1976. pp. 102–105.

Lehnert-Schroth Ch. Die Besonderheiten der krankengymnastischen Übungsbehandlung nach Schroth. Z Physikal Med Rehab 1976; 17: 3–8.

Lehnert-Schroth Ch. Skoliosen und die verschiedenen krankengymnastischen Behandlungsmethoden. Bad Sobernheim: autopublicação de Katharina-Schroth-Klinik; 1977–1990.

Lehnert-Schroth Ch. Die Beeinflussung der Lumbosakralskoliose durch die dreidimensionale Skoliosebehandlung. In: Meznik F, Böhler N (Hrsg.). Die Skoliose. Buchreihe für Orthopädie und orthopädische Grenzgebiete. Bd. 5. Uelzen: Medizinisch-Literarische Verlagsgesellschaft; 1982. pp. 116–118.

Lehnert-Schroth Ch. Haltungsschwäche und Haltungsschäden. Z Sport Praxis 1986; 27: 40–42.

Lehnert-Schroth Ch. Prävention von Haltungsschäden im Schulunterricht und beim Schulsport. Z Sozialpädiatrie in Praxis und Klinik 1986; 8: 344–348.

Lehnert-Schroth Ch. Die dreidimensionale Skoliosebehandlung nach Schroth. Deutsche Krankenpflegezeitschrift 1987; 40: 1750–1756.

Lehnert-Schroth Ch. Haltungsschäden und deren Vorbeugung im Schulunterricht. Z Turnen und Sport 1988; 62: 1–2; brochura autopublicada por Katharina-Schroth-Klinik, Sobernheim.

Lehnert-Schroth Ch. Unsere Erfahrungen mit einem Verkürzungsausgleich in der Skoliosebehandlung. Z Krankengymn 1991; 1: 1661–1672.

Lehnert-Schroth Ch. Krankengymastische Behandlung von Patienten mit operativ versteifter Skoliose. Zeitschrift für Physiotherapeuten 1996: 48(2): 212–219.

Lehnert-Schroth Ch. Dreidimensionale Skoliosebehandlung. 5. Aufl. Stuttgart: Fischer; 1997.

Lehnert-Schroth Ch, Weiss H-R. Dokumentation zur Entwicklung der dreidimensionalen Skoliose-Behandlung nach Schroth. Sobernheim: autopublicação de Katharina-Schroth-Klinik; 1989.

Lephart SM. Proprioception and Neuromuscular Control in Joint Stability. Champaign: Human Kinetics; 2000.

Lewit K. Manuelle Medizin. 5. Aufl. München: Urban und Schwarzenberg; 1987.

Liem T, Dobler TK, Puylaert M. Leitfaden der viszeralen Osteopathie. 1. Aufl. München: Elsevier Urban & Fischer; 2005.

Liljenqvist U, Witt K-A, Bullmann V, Steinbeck J, Völker K. Empfehlungen zur Sportausübung bei Patienten mit idiopathischer Skoliose. Sportverletzung Sportschaden 2006; 20(1): 36–42.

Liu T, Chu WCW, Young G, Li K, Yeung BHY, Guo L, Man GCW, Lam WWM, Wong STC, Cheng JCY. MR analysis of regional brain volume in adolescent idiopathic scoliosis: neurological manifestation of a systemic disease. J Magn Res Imag 2008; 27(4): 732–736.

Lonstein JF, Carlson JM. Adult scoliosis. In: Lonstein JF, Bradford DS, Winter RB. Moe's Textbook of Scoliosis and Other Spinal Deformities. Philadelphia: WB Saunders; 1987.

Lowe TG, Edgar M, Margulies JY, Miller NH, Raso VJ, Reinker KA, Rivard CH. Etiology of idiopathic scoliosis: current trends in research. J Bone Joint Surg Am 2000; 82-A(8): 1157–1168.

Macintosh JE, Bogduk N. The morphology of the lumbar erector spinae. Spine 1987; 12: 658.

Mannion AF, Connolly B, Wood K, Dolan P. The use of surface EMG power spectral analysis in the evaluation of back muscle function. J Rehabil Res Dev 1997; 34(4): 427–439.

Mannion A F, Knecht K, Balaban G, Dvorak J, Grob D. A new skin-surface device for measuring the curvature and global and segmental ranges of motion of the spine: reliability of measurements and comparison with data reviewed from the literature. Eur Spine J 2004; 13: 122–136; Medizin 2009; 1: 16–20.

Mayo NE, Goldberg MS, Poitras B, Scott S, Hanley J. The Ste-Justine Adolescent Idiopathic Scoliosis Cohort Study. Part III: Back pain. Spine 1994; 19(14): 1573–1581.

Meister R. Atemfunktion und Lungenkreislauf bei thorakaler Skoliose. Stuttgart: Thieme; 1980.

Michel J, Grobet C, Dietz V, van Hedel HJA. Obstacle stepping in children: task acquisition and performance. Gait & Posture 2010; 31: 341–346.

Michler P, Wolter-Flanz A, Linder M. trEATit – Intensive ambulante Gruppentherapie von Jugendlichen mit Essstörungen. Praxis der Kinderpsychologie und Kinderpsychiatrie 2007; 56: 19–39.

Mirtz TA, Thompson MA, Greene L, Wyatt LA, Akagi CG. Adolescent idiopathic scoliosis screening for school, community and clinical health promotion practise ultilizing the PRECE-DE-PROCEED model. Chiropractic & Osteopathy 2005; 13: 1–11.

Mollon G, Bogduk JC. Scoliosis structurales mineurs et kinésithérapie. Etude statistique comparative des résultats. Kinésithérapie Scient 1986; 244: 47––56.

Morrissy RT, Goldsmith GS, Hall EC, Kehl D, Cowie GH. Measurement of the Cobb angle on radiographs of patients who have scoliosis. Evaluation of intrinsic error. J Bone Joint Surg Am 1990; 72: 320–327.

Nachemson A, Lonstein J, Weinstein S. Report of the prevalence and natural history committee. Trabalho apresentado na reunião anual da Sociedade de Pesquisa da Escoliose, Denver, CO. 25 set. 1982.

Nash CL, Moe JH. A study of vertebral rotation. J Bone Joint Surg Am 1969; 51: 223–229.

Panzer S, Naundorf F, Krug J. Motorisches Lernen: Lernen und Umlernen einer Kraftparameterisierungsaufgabe. Deutsche Zeitschrift für Sportmedizin 2002; 53(11): 312–316.

Panzer S, Shea C. The learning of two similar complex movement sequences: Does practice insulate a sequence from interference? Hum Mov Sci 2008; 27(6): 873–887.

Paoletti S. Faszien. Anatomie, Strukturen, Techniken, Spezielle Osteopathie. München: Urban & Fischer; 2001.

Pavles Z, Wulf I. Physiotherapie in der Psychiatrie. Physioactive 2008; 4:36–38.

Pitzen P. Kurzgefasstes Lehrbuch der orthopädischen Krankheiten. 5. Aufl. München, Berlin: Urban & Schwarzenberg; 1950.

Porter RW. Idiopathic scoliosis: the relation between the vertebral canal and the vertebral bodies. Spine 2000; 25(11): 1360–1366.

Porter RW. Can a short spinal cord produce scoliosis? Eur Spine J 2001; 10(1): 2–9.

Preusse U, Giebel J. Die Leber – mehr als GOT und GPT? Osteopathic Psychological Review 2009; 105(3): 558.

Rinsky LA, Gamble JG. Adolescent idiopathic scoliosis. West J Med 1988; 148: 182–191.

Rogala EJ, Drumond DS, Gurr J. Scoliosis. Incidence and natural history. J Bone Joint Surg Am 1978; 60-A: 173–176.

Scheier H. Prognose und Behandlung der Skoliose. Stuttgart: Thieme, 1967. pp. 48–49.

Schlegel KF. Wert und Wertlosigkeit der krankengymnastischen Behandlung der Skoliose. Wissenschaftl Zeitschrift der Ernst-Moritz-Arndt-Universität, Greifswald, Mathematisch-Naturwissenschaftl Reihe 1971; XX: 2321––2333.

Schlegel KF. Die Skoliosebehandlung nach Schroth. Z Orthop 1976; 114: 761.

Schleip R, Klingler W, Lehmann-Horn F. Fascia is able to contract in a smooth muscle-like manner and thereby influence musculoskeletal mechanics. Medical Hypothesis 2005; 65(2): 273–277.

Schmidt FA, Kohlrausch W. Unser Körper. Handbuch der Anatomie, Physiologie und Hygiene der Leibesübungen. 8. Aufl. Leipzig: Voigtländer; 1981.

Schmidt RF, Lang F, Thews G. Physiologie des Menschen mit Pathophysiologie. 29. Aufl. Berlin: Springer; 2005.

Schmidt W. Die idiopathische Skoliose aus der Sicht der funktionellen Bewegungslehre (FBL). Z Krankengymnastik 1984; 36: 2–10.

Schmitt JL. Atemheilkunst. 3. Aufl. München, Berlin: Hanns-Georg-Müller-Verlag; 1956.

Schmitt O. Skoliosefrühbehandlung durch Elektrostimulation, Bücherei der Orthopädie, Bd. 45. Stuttgart: Enke; 1985.

Schmitt H, Carstens C. Sportliche Belastungsfähigkeit bei orthopädischen Deformitäten der Wirbelsäule im Kindesalter. Deutsche Zeitschrift für

Sportmedizin 2002; 53(1): 6–11. Disponível em: www.zeitschrift-sportmedizin.de/fileadmin/externe_websites/ext.dzsm/content/archiv2002/heft01/a01_01_02.pdf.

Schmitt H, Carstens C. Skoliose und Sport. Deutsche Zeitschrift für Sportmedizin 2004; 55(6): 163–164. Disponível em: www.zeitschrift-sportmedizin.de/fileadmin/externe_websites/ext.dzsm/content/archiv2004/heft06/Standards_Schmidt.pdf.

Schmitz A, Prange S, Wallny Th, Jäschke H, Schumpe G, Schmitt O. Erfassung des Anteflexionsverhaltens der Wirbelsäule bei Schulkindern mittels Ultraschalltopometrie. Ultraschall Med 2000; 21: 128–131.

Schroth K. Die Atmungs-Kur – Leitfaden zur Lungengymnastik. Chemnitz: Buchdruckerei Gustav Zimmermann; 1924.

Schroth K. Atmungs-Orthopädie und funktionelle Behandlung der Skoliose (seitl. Rückgratverkrümmung). Essen: Volksarzt-Verlag; 1930.

Schroth K. Behandlung der Skoliose (Rückgratverkrümmung) durch Atmungs-Orthopädie. Z Naturarzt 1931; 59: 11.

Schroth K. Krise in der Orthopädie. Obererzgebirgische Zeitung Buchholz/Sachsen (v. 11.5.1935).

Schroth K. Wie helfen wir den Rückgratverkrümmten? Obererzgebirgische Zeitung Buchholz/Sachsen (v. 23.6.1935).

Schroth K. Naturgemässe Betreuung Rückgratverkrümmter besonders im Krieg. Z. Der Heilpraktiker 4. München: Richard-Pflaum-Verlag; 1943.

Schroth K. Atmungs-Orthopädie Original-System Schroth. Der Heilmasseur – Physiotherapie. Zürich/Schweiz: Gebr. Bossard; 1955.

Schroth K. Was ist Atmungs-Orthopädie? Atem – Massage – Entspannung – Moderne Gymnastik (1/1963). Bad Homburg: Helfer-Verlag Schwabe; 1963. Nachdruck in Physiotherapie 1977; 68: 652–654.

Schroth K. Der hohlrunde Rücken in atmungs-orthopädischer Behandlung. Z. für Atempflege – Massage – Entspannung – Moderne Gymnastik 1966; 4:8–9.

Schroth K. Atmungs-Orthopädie Originalsystem Schroth. Z Erfahrungsheilkunde Bd. XV (6/1966).

Schroth K. Atmungs-Orthopädie Original Schroth. Taschenbuch der Physiotherapie. Heidelberg: Haug; 1968. pp. 68–92.

Schroth K. Gefahren der Behandlung seitlicher Rückgratverkrümmung. Der Naturarzt 1972; 7(9): 399–400.

Schroth K. Scoliometer-Beschreibung: Orthopedic systems, INC. 1897 National Avenue, Hayward, CA 94545 (415), 785–1020.

Seifert J, Selle A, Flieger C, Günther KP. Die Compliance als Prognosefaktor bei der konservativen Behandlung idiopathischer Skoliosen. Der Orthopäde 2008; 38(2): 151–158.

Shea KG, Stevens PM, Nelson M, Smith JT, Masters KS, Yandow S. A comparison of manual versus computer-assisted radiographic measurement: intraobserver measurement variability for Cobb angles. Spine 1998; 23(5): 551––555.

Simmel L. Tanzmedizin in der Praxis. Anatomie, Prävention, Trainingstipps. Berlin: Henschel; 2009.

Simmonds N, Miller P, Gemmell H. A theoretical framework for the role of fascia in manual therapy. J Bodyw Mov Ther 2012; 16(1): 83–93.

Sobotta J. Atlas der deskriptiven Anatomie des Menschen. München: Lehmanns; 1931.

Soderberg GL, Cook TM. Electromyography in biomechanics. Physical Therapy 1984; 64(12): 1813–1820.

Stecco C, Porzionato A, Lancerotto L, Stecco A, Macchi V, Day JA, De Caro R. Histological study of the deep fasciae of the limbs. J Bodyw Mov Ther 2008; 12(3): 225–230.

Stoboy H, Friedebold G. Evaluation of the effect of isometric training in functional and organic muscles atrophy. Arch Phys Med Rehabil 1968; 49(9): 508–514.

Suzuki S, Yamamuro T, Shikata J, Shimizu K, Iida H. Ultrasound measurement of vertebral rotation in idiopathic scoliosis. J Bone Joint Surg Br 1989; 71: 252–255.

Tatekawa Y, Kanehiro H, Nakajima Y. Laparoscopic modified Thal fundoplication for gastroesophageal reflux in patient with severe scoliosis and sliding esophageal hiatal hernia. J Pediatr Surg 2006; 41(10): 15–18.

Tatekawa Y, Tojo T, Kanehiro H, Nakajima Y. Multistage approach for tracheobronchomalacia caused by a chest deformity in the setting of severe scoliosis. Surg Today 2007; 37(10): 910–914.

Theologis TN, Fairbank JCT, Turner-Smith AR, Pantazopoulos T. Early detection of progression in adolescent idiopathic scoliosis by measurement of changes in back shape with the integrated shape imaging system scanner. Spine 1997; 22(11): 1223–1227.

Thorn JE. Using attentional strategies for balance performance and learning in 9 to 12 year olds. Dissertação publicada, State University, Florida; 2006.

Tomaschewski R. Die funktionelle Behandlung der beginnenden idiopathischen Skoliose. Dissertação, apresentada ao conselho científico da Faculdade de Medicina da Martin-Luther-Universität, Halle–Wittenberg; 1987.

Van den Berg F. Angewandte Physiologie 2: Organe verstehen und beeinflussen. Stuttgart: Georg Thieme; 2005.

Von Piekartz HJM. Kiefer, Gesichts- und Zervikalregion. Neuromuskuloskeletale Untersuchung. Therapie und Management. Stuttgart: Thieme; 2005.

Vogel M. Funktionelle Skoliosebehandlung. Biologisch-Medizinisches Taschenbuch. Stuttgart: Hippokrates; 1937. pp. 559–560.

Vogelpohl H. Die Beeinflussung der kardiopulmonalen Leistungsfähigkeit von Skoliosepatienten durch intensive Krankengymnastik und leichtes Ausdauertraining. Dissertação, Westfälische Wilhelms-Universität, Instituto para Medicina Desportiva, Münster; 1975.

Weinstein SL, Zavala DC, Ponseti IV. Idiopathic scoliosis: Longterm follow-up and prognosis in untreated patients. J Bone Joint Surg Am 1981; 64:702––712.

Weiss H-R. Prävention sekundärer Funktionseinschränkungen bei Skoliosepatienten im Rahmen einer mehrwöchigen Intensivbehandlung nach Schroth. Z Physikal Med Baln Med Klim 1988; 17: 306.

Weiss H-R. Eine funktionsanalytische Betrachtung der dreidimensionalen Skoliosebehandlung nach Schroth. Z Krankengymnastik 1988; 40: 363.

Weiss H-R. Krankengymnastische Rehabilitation bei idiopathischer Skoliose. ZFA 1988; 64: 1027–1030.

Weiss H-R. Effektive Skoliosebehandlung durch Krankengymnastik. Rheuma 1989; 4/5: 177–180 e 233–237.

Weiss H-R. Ein Modell klinischer Rehabilitation von Kindern und Jugendlichen mit idiopathischer Skoliose. Orthopädische Praxis 1989(a); 25: 93–97.

Weiss H-R. Prävention und Rehabilitation von Skoliosefolgen im Erwachsenenalter. Z. Krankengymnastik 1989(b); 41: 468–473.

Weiss H-R. Krümmungsverläufe idiopathischer Skoliosen unter dem Einfluss eines krankengymnastischen Rehabilitationsprogrammes. Orthopädie Praxis 1990; 10: 648–654.

Weiss H-R. Influence of an in-patient exercise program on scoliotic curve. Ital J Orthop Traumatol. 1992; 18(3): 395–406.

Weiss H-R. Beeinflussung skoliosebedingter Schmerzzustände durch ein krankengymnastisches Rehabilitationsprogramm. Orthopädie-Praxis 1990; 26: 793–797.

Weiss H-R. The effect of an exercise program on vital capacity and rib mobility in patients with idiopathic scoliosis. Spine 1991; 16(1): 88–93.

Weiss H-R. Schroth – Ein skoliosespezifisches Rehabilitationsprogramm. Teil 1: Theoretische Grundlagen. Teil 2: Praktische Durchführung. Therapeutikon 1989; 2: 682–694.

Weiss H-R. Wirbelsäulendeformitäten Band 1. Heidelberg: Springer; 1991.
Weiss H-R. Wirbelsäulendeformitäten Band 2. Stuttgart: Fischer; 1992.
Weiss H-R. Wirbelsäulendeformitäten Band 3. Stuttgart: Fischer; 1994.
Weiss H-R. Skolioserehabilitation, Qualitätssicherung und Patientenmanagement. Stuttgart: Thieme; 2000.

Weiss H-R. Befundgerechte Physiotherapie bei Skoliose. 3. Aufl. München: Pflaum; 2010.

Weiss H-R. Operationsinzidenz bei konservativ behandelten PatientInnen mit Skoliose. Med Orth Tech 2002; 122: 148–155.

Weiss H-R. Einflüsse des Schroth'schen Rehabilitationsprogrammes auf Selbstkonzepte von Skoliose-PatientInnen. Rehabilitation 1994(a); 33: 31–43.

Weiss H-R. Auswirkungen der Schroth'schen Dreh-Winkel-Atmung auf die dreidimensionale Verformung bei idiopathischen Thorakalskoliosen in Wirbelsäulendeformitäten. Bd. 3. Stuttgart: Fischer; 1994(b). S. 87–92.

Weiss H-R. Rehabilitation of scoliosis patients with pain after surgery. Stud Health Technol Inform 2002; 88: 250–253.
Weiss H-R. Sagittalkonfiguration bei idiopathischen Skoliosen. MOT 2004; 4: 75–79.
Weiss H-R. "Best practice" in conservative scoliosis care. 2. Aufl. München: Pflaum; 2006.
Weiss H-R. Ich habe Skoliose. Ein Ratgeber für Betroffene, Angehörige und Therapeuten. 8. Aufl. München: Pflaum; 2012.
Weiss H-R, Bickert W. Veränderungen elektromyografisch objektivierbarer Parameter der Rechtsherzbelastung erwachsener Skoliosepatienten durch das stationäre Rehabilitationsprogramm nach Schroth. Orthopädische Praxis 1996; 32: 450–453.
Weiss H-R, Cherdron J. Befindlichkeitsänderungen bei Skoliosepatienten in der stationären krankengymnastischen Rehabilitation. Orth Praxis 1992; 28: 87–90.
Weiss H-R, Moramarco M. Remodelling of trunk and backshape deformities in patients with scoliosis using standardized asymmetric computer-aided design/computer-aided manufacturing braces (disponível em: www.oapublishinglondon.com/images/article/pdf/1367838907.pdf).
Weiss H-R, Moramarco M, Moramarco K. Risks and long-term complications of adolescent idiopathic scoliosis surgery vs non-surgical and natural history outcomes. Hard Tissue 2013; 2(3): 27 (disponível em: www.oapublishinglondon.com/oa-musculoskeletal-medicine).
Weiss H-R, Rigo M, Rovenich U. Befundgerechte Physiotherapie bei Skoliose. 2. Aufl. München: Pflaum; 2006.
Weiss H-R, Weiss G, Petermann F. Incidence of curvature in idiopathic scoliosis patients treated with scoliosis-in-patient rehabilitation (SIR): an age- and sex-matched controlled study. Pediatr Rehabil 2003; 6(1): 23–30.
Weiss H-R, Weiss G, Schaar HJ. Incidence of surgery in conservatively treated patients with scoliosis. Pediatr Rehabil 2003; 6(2): 111–118.
Wild A, Krauspe R. Skoliose. In: Krämer J (Hrsg.). Orthopädie und Orthopädische Chirurgie. Wirbelsäule und Thorax. Stuttgart: Thieme; 2004. pp. 165–190.
Wong H-K, Hui J, Rajan U, Chia H-P. Idiopathic scoliosis in Singapore schoolchildren: a prevalence study 15 years into the screening program. Spine 2005; 30(10): 1188–1196.
Wulf G. Aufmerksamkeit und motorisches Lernen. 1. Aufl. München: Elsevier Urban & Fischer; 2009.
Zetterberg C, Björk R, Örtengren R, Andersson GBJ. Electromyography of the paravertebral muscles in idiopathic scoliosis. Acta Orthop Scand 1984; 55: 304–309.
Żuk T. The role of spinal and abdominal muscles in the pathogenesis of scoliosis. J Bone Joint Surg Br 1962; 44(1): 102–105.

Créditos fotográficos

A referência à respectiva fonte de cada ilustração está entre colchetes no final do texto da legenda.

A400–190	G. Raichle, Ulm associado à série Pflege konkret, Elsevier GmbH, Urban & Fischer Verlag, Munique
L143	Heike Hübner, Berlim, para M616
L157	Susanne Adler, Lübeck, para M616
G049	HR Weiss. *Befundgerechte Physiotherapie bei Skoliose*. 2. Aufl. Munique: Pflaum Verlag; 2006.
M616	Christa Lehnert-Schroth, Bad Sobernheim
W858	FH Joanneum Gesellschaft mbH, Graz, Áustria

Índice

Símbolos
3CP (escoliose) 31
4CP (escoliose) 31

A
Abdominal, Respiração 43
Adesão ao tratamento 16, 207
Alongamento, em exercícios 87
Alongamento ativo da coluna 32
Alteração estática da coluna vertebral 168
Ângulo da curvatura, Determinação do 15
Ângulo de Charpy 60
Ângulo de Cobb 13
Ápice vertebral 35
Apoiado em um joelho 207
Apoio para o quadril 89
Aprendizado motor 209
Arco principal de curvatura 79
Atividade do psoas
– com bola de exercícios 129
– em posição lateral 129
Atrofia por pressão 49
Aumento na expansão respiratória 46, 199, 200
Aumentos elevados da cintura 202
Autofeedback 210
Autopercepção 210
Avaliação de achados
– fotografias 163
– radiografias 163

B
Balé 211
Banquinho 89
Bloco da cintura escapular 33
Bloco da cintura pélvica 32
Bloco da lombar L 32
Bloco do ombro S 32
Bloco do quadril e da pelve H 32
Bloco do tórax T 32
Bloco torácico 32

C
Cabeça, Virar a 131
Camiseta para dormir 91
Capacidade respiratória, Aumento da 58
Capacidade vital 189, 198
– em indivíduos sadios 47, 48
– em pacientes com escoliose 47, 48
Cardiopulmonar, Desempenho 189
Casos problemáticos
– cifoescoliose rígida 163
– cifose sentada 176
– compensação do encurtamento 170
– correção da cintura escapular 169
– correção da gibosidade anterior das costelas 169
– correção de esterno deslocado 168
– deslocamento da coluna lombar 161
– escoliose congênita 159
– escoliose pré-adolescente instável 160
– escoliose toracolombar 178
– escolioses atípicas 172

– espondilolistese 176
– estado após correção gessada 160
– inversão da curva torácica 178
– postura da cabeça 181
– puberdade 168
– retificação da coluna 169
Cianose labial 47
Cifoescoliose
– posicionamento 91
– rígida, com doença de Scheuermann associada 163
Cifose 27, 57
– respiração angular rotacional 69
Cifose sentada 126, 176
Cilindro muscular 53, 63, 88, 102, 167
– com a parte superior do tronco sem apoio 107
– controle EMG 196
– deslizamento com rotação vertebral 178
– em decúbito lateral 103, 107
– em pé 106, 135
– exercícios 135
– exercícios básicos 102
– na posição de joelhos 102, 104, 105, 114
– no apoio lateral 107
Cintos e faixas 89
Cintura escapular 108, 140
– correção 169
Circular diagonalmente o tronco 116
Cóccix, Sentar sobre o 31
– exercício de alongamento 125
Colete 16, 17, 162, 168, 209
Colete de Chêneau para supercorreção 170
Compensação do encurtamento 171
Compliance 16
– fatores de influência 207
Consciência corporal 59, 87, 140
Contracurvatura lombossacral
– posicionamento 92
– sinais 75
Contração voluntária máxima (MVC) 20
Contramovimentos 78
Contratração do ombro 67, 79, 139, 165
– com faixa elástica Deuser® 118
Controle de exercícios 79
Controle do músculo alvo, EMG 196
Controle fotográfico 59, 189
Controle neuromuscular 19
Controle postural 208
Controle radiológico 189
– avaliação 193, 194, 195
Coordenação, Treinamento da 19
Corporais, blocos 30, 32
Corporais, eixos 25
Corporais, planos 25
Correção ativa 32
Correção de desrotação 168
Correção gessada 160
Correções da pelve 62, 166
– escoliose de quatro curvas 140, 141
– escoliose de três curvas 66, 67, 68, 69, 139

Costal, Respiração 43
Costas planas (*ou* Retificação da coluna) 169
Costelas
– como alavancas 61
– flutuantes 165
– flutuantes ou "livres" 112
– laterais 32
Crescimento axial
– com bastões 125
– com contratração do ombro 110
– entre bastões 109, 110
– na posição do alfaiate 124
Cruz de Santo André 115
Cunha lombo-pélvica 29
– lateral 30
Cunha ombro-cervical 29
– lateral 30
Cunha tórax-costelas 29
– lateral 30
Cunhas 26, 69
Curva primária 32
Curva secundária 32, 35
Curvas na coluna lombar, Duas 181
Curvatura em duplo "S" (*Double Major*) 15

D
Decúbito dorsal (*ou* Posição supina) 90
– cifoescoliose 91
– escoliose de quatro curvas (4C) 91
– escoliose toracolombar 180
– ordenado, com faixas e bastões 127
Decúbito lateral (*ou* Posição lateral) 93
– escoliose de quatro curvas (4C) 94
– escoliose toracolombar 180
– ordenado 128, 129
Decúbito ventral (*ou* Posição prona) 92
– escoliose de quatro curvas 92
– escoliose toracolombar 180
Deflexão 32
Deformação 11
Deformidade viscoelástica 11
Depressão das costelas 31
Descanso controlado 57
Descompensação estática 49
Desempenho cardiopulmonar 189
Desempenho postural 197
Deslizamento profundo 97, 111
Deslizamento rotacional 155
Deslizamento rotacional vertebral 49, 88, 93, 126, 178, 179
– cilindro muscular 178
Deslizamento vertebral
– lateral 35
– ventral 35
Deslocamento da coluna lombar decorrente do endireitamento torácico 161
Deuserband (faixas de Deuser) 131
Diafragma 12
Diafragmática, Respiração 43, 60, 71, 165, 200
Direcionamento da atenção 209
Dirigir automóvel 209

Distúrbios posturais, sagitais   34
Documentação da evolução do tratamento   189
Doença de Scheuermann   145, 147, 163
Dores, causas   22
Dores nas costas   22
Duração dos exercícios   207

E

Eixo corporal com múltiplas fraturas   176
Eixos corporais   25
Eletromiografia   19
– controle do músculo-alvo   196
Elevação da pelve em decúbito lateral   125
Elevação do corpo   121
Em pé (posição)   33, 97
Endireitamento da coluna   166
Endireitamento da curvatura   189
Equilíbrio
– cifótico   174
– correção   61
– escoliótico   30, 49, 78, 166, 174
Equilíbrio cifótico   174
Equilíbrio escoliótico   30, 49, 78, 82, 174
Equilíbrio postural, Distúrbio do   174
Esboço dos exercícios   64
Esboço radiológico   64
Escápula alada   53
Escoliômetro   13, 197
– efeitos da respiração angular rotacional   197
Escoliose   57
– achados   64
– atípica   173
– atividades desportivas apropriadas   210, 211
– capacidade respiratória   58
– causas   9
– classificação   39, 40, 41
– com curva lombossacral   74
– congênita   159
– de múltiplas curvas   181
– de quatro curvas (4C, 4CP)   34, 72, 76, 140
– de três curvas (3C, 3CP)   33, 65
– definição   9
– desalinhamento parcialmente fixo   29
– detecção precoce   210
– dores   22
– Double Major   34
– e a puberdade   168
– estado psicológico   189
– formas   72
– fundamentos mecânicos   35
– idiopática   9, 10
– indicação cirúrgica   168
– influência da musculatura   49
– intensidade do tratamento de acordo com SOSORT   20
– métodos de medição   13
– mobilização da coluna vertebral   20
– músculo grande dorsal   53
– padrão respiratório   45
– padrões   33
– pré-adolescente instável   162
– prevenindo recaídas   61
– quadro clínico   165
– quadro radiológico   165
– qualidade de vida   207
– reabilitação   23
– redução da capacidade cardiopulmonar   47
– torácica convexa à direita   11
– torácica direita   62
– toracolombar   178
– tratamento conservador versus tratamento cirúrgico   209
– tratamento tridimensional segundo Schroth   57
Escoliose de quatro curvas   34, 72, 181
– aumento da sobrecarga no membro inferior   76
– com proeminência do quadril   32
– contracurvatura lombossacral   74
– exercícios   73, 74
– posicionamentos   91, 92, 94
– quadro clínico   142
– rotação medial aparente   76
– rotação pélvica, aparente   76
Escoliose de múltiplas curvas   181
Escoliose de três curvas   33
– correção dos desvios   65
– correções pélvicas   66, 67, 68, 69
Escoliose *Double Major*   34
Escoliose idiopática do adolescente   16
Escoliose idiopática infantil   16
Escoliose lombar   15, 50
– musculatura intrínseca   53
Escoliose torácica   15
– extensores das lombares   51
Escoliose toracolombar   178
Escolioses atípicas   172
– localização da rotação do corpo vertebral   173, 174
– exercícios   180
– posicionamentos/posições de exercícios   180
Espelho, Controle da imagem no   59, 62, 109, 140, 209
Espirômetro   57
Espondilolistese   176
Esportes competitivos   210
Esportes recreativos   211
Estática corporal, correção   174
Estática, Descompensação   49
Estereografia Raster   15
– por vídeo   14
Esterno, Deslocamento do   168
Estudos   189
Evolução do tratamento, documentação e avaliação   189
Exemplos de caso
– casos problemáticos   155
– evoluções do tratamento   143
Exercício da maçaneta da porta   118
Exercício das "alças do metrô"   132
Exercício do leque   131
Exercício para a cervical na posição do alfaiate   121
Exercícios básicos
– cilindro muscular   102
– crescimento axial   109
– deslizamento profundo   111
– quatro apoios   97
– sentado em três apoios   108
Exercícios com faixas elásticas   131
Exercícios de alongamento
– elevação da pelve em decúbito lateral   125
– exercícios isométricos de resistência   126, 127, 128
– treinamento da posição sentada sobre o cóccix e sobre os ísquios   125
Exercícios de fortalecimento
– alongamento   125
– arco do pé   138
– musculatura abdominal   87
Exercícios de pêndulo   116
Exercícios de reversão da curva/curvatura   82
– representação esquemática   82
– suecos   77, 157
Exercícios de ventilação   57
Exercícios ineficientes   81
Exercícios isométricos de resistência
– com faixa e cinto   126
– decúbito lateral   128
– na posição supina   127
– posição de quatro apoios   129
Exercícios modeladores
– crescimento axial na posição do alfaiate   124
– elevação do corpo   121
– exercício para cervical na posição do alfaiate   121
– flexão a partir da posição supina   122
– flutuação lateral sobre a maca   123
– grande arco   120
– pronado de joelhos   123
– sentado em três apoios   122
– tração diagonal   120
Exercícios no espaldar
– circular diagonalmente o troco   116
– contratração de ombro   118
– cruz de Santo André   115
– de pêndulo   116
– exercício 50x   119
– inclinação de agachamento   115
– maçaneta da porta   118
– pedalar   116
Exercícios para a cervical   129
– flexão lateral da cabeça   131
– inclinação lateral da cabeça   130
– inclinação oblíqua da cabeça   130
– postura adequada da cabeça   130
– virar a cabeça   131
Exercícios para os pés   62, 138
Exercícios suecos para reversão de curvatura   77, 82, 157
Exposição à radiação   14
Extensão do tronco   83
Extensor das costas   51

F

Facilitação da respiração   61
Fáscias   11
– desequilíbrio   12
– funções   12
Feedback   19
– *autofeedback*   210
– externo   210
– respiração angular rotacional   170
– tratamento por meio de exercícios   170
Fígado   165

– tensionamento patológico 12
Fisioterapia
– fatores a serem observados 16
– objetivo 19
Flexão a partir da posição supina 122
Flexão lateral
– do tronco, com rotação 167
– fisiológica 167
Flexões do tronco 83
Flutuação lateral sobre a maca 123
Força de contração 20
Fotografias de controle 62, 77

G

Gensingen (colete) 16
– atividade do músculo psoas 131
– com cinta e bastão 128
Gibosidade anterior das costelas
– correção 169
– cunha 30
Gibosidade torácica 77
– anterior 31
Grande arco 120

H

Hipercorreção 175, 208

I

Ilha 143
Imagem postural 208
Impulso sobre a região occipital 164
Inclinação da cabeça para o lado 130
Inclinação oblíqua da cabeça 130
Inclinação pélvica 171, 172
Ineficientes, Exercícios 81
Inspiração paradoxal 200
Instabilidade segmentar 35
Integrated Shape Imaging System (ISIS) 15
Inversão da curva torácica 178
Isometria para a nuca, Exercício 111
– lateral 131
– variante 111

K

King, Classificação segundo 39

L

L (lombar)
– H (antes escoliose 4CP) 34
– T (antes escoliose 4C) 34
– variantes do perfil sagital torácico 34
Lado anterior estreito 31
Lado côncavo 27
Lado convexo 27
Lado da gibosidade torácica 27
Lado do pacote 31
Lado fraco 31
Largura do tórax 200
Laterais, Costelas 32
Lateral, Flexão 167
Lenke, Classificação segundo 39
Ligamento nucal 129, 130

M

Manobras auxiliares 123
Manto muscular, Tensão do 52, 76

Materiais de posicionamento 89
Mecanismo *feedforward* 19
Medidas de pulso 189, 200
Medidas de rotação
– ângulo de Cobb 13
– segundo Nash e Moe 13
– tabela de Raimondi 14
– tomografia computadorizada 14
Medidas de superfície 189
Medimouse® 14
Mobilizações da coluna vertebral 20
Motricidade voluntária, Treinamento da 58
Movimentos ortopédicos cotidianos 207
Movimentos respiratórios, correção 58
Movimentos respiratórios do tórax 69
– posição final 59
– posição inicial 59
Movimentos da pelve 26
Musculatura abdominal 49
– exercícios básicos 112, 113
– exercícios de fortalecimento 87
Musculatura intrínseca 52, 53
Musculatura lombar, Fortalecimento da 135
Musculatura postural (*ou* Musculatura de sustentação) 49
– exercícios básicos 113, 114
Musculatura torácica 53
Músculo(s)
– eretor da espinha (*ou* eretor do tronco) 51, 53, 102
– escalenos 53, 110
– grande dorsal 53
– iliocostal 51, 102
– iliopsoas 50
– longuíssimo 51
– longuíssimo dorsal 102
– quadrado lombar 49
– reto femoral 76
– rotadores 53, 61
– transverso abdominal 12

N

Natação 208
Niederhöffer, Exercícios de 173
Nomenclatura Schroth 31
Nuca, Isometria para a 111

O

Ortopedia respiratória segundo Schroth 57, 99
– contraindicações 205
– exames científicos 5
– exercícios básicos 102
– exercícios com faixas elásticas 131
– exercícios de alongamento, fortalecimento 125
– exercícios introdutórios 99
– exercícios isométricos de resistência 126, 127, 128
– exercícios modeladores 120
– exercícios no espaldar 115
– exercícios para cervical 129
– indicações 205
– origem e desenvolvimento 3
Oscilações da coluna vertebral
– fisiológicas 26, 27

– patológicas 27
Ott, Teste de 13

P

Pacote (*paket*) 31, 79
Pacote do ombro 32
Padrão respiratório escoliótico 45, 46
Paradoxal, inspiração 200
Pé pronado 74
Pedalar 116
Percepção corporal, auto 210
Planos corporais 25
Ponto fraco 31
Posição de quatro apoios 97, 109
Posicionamento
– decúbito dorsal 90
– decúbito lateral 93
– decúbito ventral 92
Posição de joelhos 97, 102
Posição do alfaiate 95
– escoliose toracolombar 180
Posição inicial 33
Posição inicial de exercício 33
– decúbito dorsal 90
– decúbito lateral 93
– decúbito ventral 92
– deslizamento profundo 97
– posição de joelhos 97
– posição de quatro apoios 97
– posição em pé 97
– posição sentada 95
Posição lateral ordenada (*ou* Decúbito lateral ordenado) 33, 93
Posição para dormir 62, 90, 207
Posição prona ordenada (*ou* Decúbito ventral ordenado) 33, 92
– adequados para crianças 93
– com cinta e dois bastões 126
Posição sentada 95
Posição supina ordenada (*ou* Decúbito dorsal ordenado) 33, 91
– com cinta e bastões 127
Postura consciente do dia a dia 33
Postura corretiva 33
Postura da cabeça 181
– correção 72, 168
– correta 130
– flexão lateral 131
– inclinação oblíqua 130
– inclinação para o lado 130
Postura da cabeça e da coluna cervical, correção 72
Postura habitual 32
Postura sentada 97
Postura sentada diante da televisão 97
Postura sentada para montaria 97
Prática de exercícios em casa 209
Pré-alongamento 52
Pressão ombro-braço 101
Proeminência das costelas 31
– anterior 31
Proeminência do ombro 32
Proeminente, Quadril 32
Pronado de joelhos 123
Protuberância lombar 31

Protuberâncias cifóticas 30
Puberdade 168

Q
Quadril proeminente
– lado do pacote 32
– lado fraco 32
Quantec Imaging System 14

R
Radiografias com inclinação 158
Raimondi, Tabela de 14
Reabilitação 23
Reconhecimento precoce 15
Redução da anteflexão 170
Relatório de achados 65
Relatos de pacientes 181
Relaxamento da tensão 11
Respiração
– abdominal 43
– costal 43
– costoesternal 43
– diafragmática 43
– posição pélvica 43
– sentado em três apoios 123
Respiração angular rotacional 46, 47, 69, 93, 139
– com contrarrotação das porções desrotadas do tronco 69
– escoliômetro 197
– exercícios 69
– posições iniciais 46
– respiração de rotação vertebral reversa 170
– retificação da coluna 169
Respiração costal 43
Respiração de rotação vertebral reversa 170
Respiração em segundos 200
Respiração oblíqua 58
Respiração plena 44
Respiração rotacional 3, 211, 212
Ressonância magnética, Imagem de 14
Retificação da coluna (ou Costas planas) 169
Retrações lordóticas 30
Rigo, Classificação segundo 40, 41
Rolos 89
Root mean square (RMS) 20
Rotação atípica dos corpos vertebrais 173

S
Saco de areia 94
Saquinhos corretivos 89, 140
Schober-Ott, Teste de 13

Schober, Teste de 13
Schroth, Classificação segundo 31, 40, 41
Segmentar, Instabilidade 35
Semidependurado 117
Sentado 32, 33
Sentado em três apoios 79
– exercício básico 108
– exercício modelador 122
– respiração 123
Sentado sobre o cóccix 31
– exercício de alongamento 125
Sentar de pernas cruzadas *ver* Posição do alfaiate
Sentar sobre o calcanhar 96
Sistema Formetric 189
Sobrecarga cardíaca direita, Alívio da 199
Society of Scoliosis Orthopaedic Rehabilitative Treatment (SOSORT) 20
SOSORT, Recomendações sobre a intensidade do tratamento 20, 21, 22
Subluxação 49, 50

T
T (tórax)
– antes 3C 33
– antes 3CP 33
Tecido conjuntivo 11
Tempo de expiração 200
Tensão de deslizamento 101
Tensão de elevação 101
Tensão de mola 99
Tensão dos doze 72
Tensão isométrica para estabilização 72
Tensão muscular isométrica forte 159
Terminologia
– conceitos gerais 35
– específica de Schroth 31
Teste da distância dedos-solo 13
Teste de flexão anterior 64
Teste de inclinação anterior 13
Testes de função pulmonar
– capacidade vital 198
– expansão da respiração 199
– largura do tórax 200
– tempo de expiração prolongado 200
Tomografia computadorizada, medidas de rotação 14
Tônus muscular 101
Tórax
– escoliótico 54
– normal 54
Torção da coluna lombar 50

Tração diagonal 120
Tratamento tridimensional da escoliose segundo Schroth
– adultos 64
– ambiente dos exercícios 201
– casos problemáticos 155
– cifose 57
– contraindicações 205
– controle do músculo-alvo 196
– correção dos movimentos respiratórios 58
– crianças/jovens 64
– documentação/avaliação 189
– duração dos exercícios 207
– escoliose 57
– evoluções do tratamento 143
– exercícios respiratórios 57
– fundamentos 61
– indicações 205
– medidas de pulso 200
– motivação 62
– posição de dormir 207
– processo de tratamento 205
– relatos de pacientes 181
– respiração angular rotacional 58
– resultados de estudos 189
– rotina diária 207
– testes de função pulmonar 197
– validade dos controles radiológicos 163
Treinamento da coordenação e do movimento 210
Tronco
– divisão 25
– elevações cifóticas 68
– movimentos 83
– partes lordóticas 68
– rotações/torções 26, 84

U
Ultrassom em tempo real 14

V
Valor inspiratório 197
Valores expiratórios 197
Vértebra apical (ápice) 35
Vértebra neutra 15, 35
Vôlei 211

ESTE LIVRO FOI COMPOSTO EM MINION PRO CORPO 10 POR 12 E
IMPRESSO SOBRE COUCHÉ FOSCO 90 g/m² NAS OFICINAS DA RETTEC
ARTES GRÁFICAS E EDITORA, SÃO PAULO – SP, EM ABRIL DE 2023